U0320017

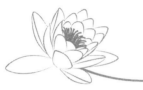

张伟中医肺病学

张　伟　主编

山东科学技术出版社

图书在版编目（CIP）数据

张伟中医肺病学 / 张伟主编 . —济南：山东科学技术出版社，2019.12（2021.1 重印）

ISBN 978-7-5331-9798-8

Ⅰ.①张… Ⅱ.①张… Ⅲ.①肺病（中医）—中医临床—经验—中国—现代 Ⅳ.① R256.1

中国版本图书馆 CIP 数据核字（2019）第 044754 号

张伟中医肺病学

ZHANGWEI ZHONGYI FEIBINGXUE

责任编辑：崔丽君

装帧设计：魏　然

主管单位：山东出版传媒股份有限公司

出 版 者：山东科学技术出版社

地址：济南市市中区英雄山路 189 号

邮编：250002　电话：（0531）82098088

网址：www.lkj.com.cn

电子邮件：sdkj@sdcbcm.com

发 行 者：山东科学技术出版社

地址：济南市市中区英雄山路 189 号

邮编：250002　电话：（0531）82098071

印 刷 者：北京时尚印佳彩色印刷有限公司

地址：北京市丰台区杨树庄103号乙

邮编：100070　电话：（010）68812775

规格：小 16 开（710mm×1000mm）

印张：29　字数：450 千　印数：1~4000

版次：2021 年 1 月第 1 版 第 2 次印刷

定价：**116.00 元**

前　言

　　《素问·五脏生成》言："诸气者，皆属于肺。"《史记·扁鹊仓公列传》云："肺气通于鼻，肺和则鼻能知臭香矣。"肺主一身之气并调节一身之气机，气至血方至，血至而能通神明。"肺合于心而气化，为血脉之所由始"，肺朝百脉、主治节的特性影响津液的运行敷布和排泄，维系着肺的呼吸与行水功能。肺为娇脏，皮毛与其表里沟通，四脏赖其覆盖顾护，不唯容易感受外邪内伤，即药物之过寒过热过燥者亦皆所不宜。肺系病常波及它脏，其病机更加复杂。

　　自岐黄肇始，肺病学的发展已历悠悠两千余载。从前嗟其浩繁散漫，学者虽穷年涉猎，往往不能得法，故编有《肺十论》《肺十病》《肺十法》付梓行世。《肺十论》领肺之十纲，论肺生理之常，则气、血、阴、阳、经、络；论肺病理之变，则痰、瘀、虚、毒。其中，对肺痰、肺瘀、肺毒实质的创新性、系统性论述可有效指导肺系病临床辨证。《肺十病》掣肺之十病，以临床实际为本，进与病谋，退与心谋，旨在指导遣方用药，与《肺十论》理论探究相辅相成。《肺十法》演肺之十法，意在追溯推演治法本源与机变，并从治法角度将肺之常变与相关疾病有机结合，是承于《肺十论》《肺十病》一脉的探幽发潜、领新标异之作。以上三作，立足于两千年来已备之成法，加以集纂，虽亦述心得，其本意不在出古人范畴。然而，正如陈存仁所立《医家座右铭》——"逢危急不可因循，竭智挽回，以尽天职"。正因以不守旧为原则，中医学术才始终生生不息，迭见精彩。况时至今日，现代医学的引入完善甚至更新了中医基础理论，生活方式的改变、工业科技的发展使得病因病机更加复杂，与老龄化的影响叠加，以致当今的临床实践日益棘手。若仍然互相沿袭、不加创新，则等于中庸胡广、模棱味道。当代中医临床家唯有潜心钻研，师古而不泥古，才能不致乖谬、继创辉煌。有鉴于此，笔者将数十年来窭寐诚求所得岐黄蕴奥，录成是编，续于上述三作之后，使个人心法与古人成法互为佐证，以飨同道。

治学必由浅入深，由博而专，此为一定之理。不知浅近，专求怪癖，不啻伤生害命。故本书撰述，虽然以临证所得为主，但涉及理法方药诸准绳定则，也尽数予以论述。本书首先界定肺病学研究的范畴，并梳理肺病学历代文献，以时代为经、诸病为纬，串而成篇。次论肺脏生理、病因与病机，此处重点阐述了肺生血理论内涵及临床实践，并以致病当量为例，讨论了量化等数学方法在中医中的应用前景。继而从辨证与辨病两个角度分别对肺系病进行解读，肯定脏腑、三焦、卫气营血辨证方法在肺系病中的应用价值，也提出痰瘀毒虚为肺系病辨证眼目；更切合临床实际，选取肺系常见病、疑难病，结合临床经验，衷中论而参西说，于往训中求新意，对热点、难点逐一解析。接于其后的，为肺系病治法与方药。此处则以专题的形式，或论中医甲流防控方案中根本治法的选定，或论虫类药、膏方在间质性肺疾病中的应用，林林总总，不一而足。终章所述，则是笔者从医数十年对肺病科学科建设的经验、对中西医结合前景的判断与方向方式的预测，以及基于当下中医学与现代医学的处境而提出的"医学4.0"解决方案的解读。

近年来，肺系病因其易感性、流行性、严重性而频频引发学界和民众的关注。WHO报告指出，慢性阻塞性肺疾病是世界第三大致死疾病，而肺癌则早已位居中国恶性肿瘤发病率和死亡率的首位。再考虑到间质性肺疾病等疑难病较之以往更为常见，肺系病临床诊疗任务的沉重可见一斑。一直以来，中医药在肺系病的防治中起着重要作用。疾病谱随时代更新，中医肺病学的研究重点也在随疾病谱转变。无论是中药抗病毒的卓有成效，还是中医辨证论治肺纤维化的前景斐然，抑或对GOLD指南、IIP国际多学科分类新标准及时跟进的中医解读，都印证了与时俱进的必要性。相信本书对诸多要点的创新性论述，对读者将有所裨益。中医学与现代医学的碰撞由来已久，由此衍生的中西医结合之路也摸索前行了半个世纪。中西医结合的前景如何？结合的接点和时间点在哪里？面临的问题和未来的发展方向是什么？这些关键问题得不到明确的解答，中西医结合只能称为"嘴上结合"。而在大数据、大工业背景下，现有的生物－心理－社会医学模式能否演化为更加合理的"医学4.0"模式，其内涵和表现形式又是什么？基于严谨的循证模式，本书对上述问题做出了大胆的预测，这也是本书的重中之重。一窥之见，果能有益于医道，有益于民生，亦足资快慰。

目 录

第一章　中医肺病学概述

第一节
中医肺病学的概念与研究范畴

中医作为我国绵延数千年的传统文化与科技成果，在历史长河的实践中不断发展，发挥着其独特的作用和影响。而中医在肺系领域运用学科理论指导临床治疗，已积累了丰富的临床经验，并不断发展完善，使中医肺病学成为中医临床医学的主要学科之一。

中医肺病学科是运用中医药理论阐述肺系疾病的发生、发展、变化规律，揭示肺病的病因病机及证治规律的一门临床学科，研究对象是肺系疾病[1]。中医肺病学的研究内容主要有肺脏象的生长发育规律及影响因素，包括肺的解剖定位、生理病理特点等；肺系疾病病因病机、辨证论治、常见症状辨证要点、治则治法等；肺系疾病的预防及预后。中医肺系病症涉及范围较广[2]，在古代文献中以"咳""嗽""喘""痰""上气""呀呷声""水鸡声"等证候名称和"咳嗽""哮喘""哮病""肺痿""肺痹""肺痈""肺痨"等疾病名称的形式存在。

第二节
中医肺病学的发展源流

中医肺病学的形成和发展经历了漫长的过程。早在殷商时期，人类已经有了关于相关疾病的记载，并对其防治积累了一定经验。《周礼》中就曾有记载："春时有痟首疾，夏时有痒疥疾，秋时有疟寒疾，冬时有嗽上气疾。"《礼记》则有"孟春行秋令，则民大疫""季春行夏令，则民多疾疫"等记载。此后《黄帝内经》《伤寒论》《金匮要略》等著作的出现，使中医肺病学逐渐形成独特的理论体系。

一、先秦时期

先秦时期是中国历史上自原始社会进入文明社会的重要历史阶段，中医肺病学乃至整个中医内科学发展史上划时代的医学巨著——《黄帝内经》便成书于该时期，该书全面总结了秦汉以前的医学成就，其显著特点是体现了整体观念和辨证论治思想，其中对肺系疾病如咳嗽、喘证、肺胀、肺痿等分别从脏腑、经络、气血津液等生理系统，风、寒、暑、湿、燥、火等病因及疾病的临床表现特点来加以认识，为后世肺系疾病的分类与命名奠定了基础。

（一）咳嗽

秦汉以前多从整体观念和辨证论治出发治疗肺系疾病，如咳嗽。从证候分类及临床表现来说，《素问·咳论》确立了以脏腑分类的方法，将咳嗽分为肺咳、肝咳、心咳、脾咳等，并详细论述了各类咳的证候特征。从病机转归来说，《黄帝内经》首先认为咳嗽是肺的病变，《素问·宣明五气》曰："五气所病，心为噫，肺为咳。"《灵枢·经脉》曰："肺手太阴之脉……是动则病肺胀满，膨胀而喘咳……是主肺所生病者，咳上气，喘渴。"但《素问·咳论》又指出"五脏六腑皆令人咳，非独肺也"，说明其他脏腑受邪也可影响肺而发生咳嗽。其传变规律是，五脏之咳日久不愈则传于六腑，从脏腑表里相传。《黄帝内经》的上述内容，为后世对咳嗽的辨证论治奠定了理论基础。

（二）喘证

《黄帝内经》中关于喘证的临床表现、病因病机等亦有诸多论述，如《灵枢·五阅五使》曰："故肺病者，喘息鼻张。"《灵枢·本脏》曰："肺高则上气肩息咳。"描述了喘证以呼吸急促困难、鼻张、抬肩等症状为特征。《黄帝内经》认为喘证的病因有外感、内伤之分，"虚邪贼风""暑""水气""风热""岁水太过""气有余"等病因及脏腑内伤等皆可引发喘证。还认为喘证病机有虚实之别，如《灵枢·五邪》言："邪在肺，则病皮肤痛，寒热，上气喘，汗出，喘动肩背。"《素问·举痛论》又说："劳则喘息汗出。"关于脏腑与喘证的关系，《黄帝内经》认为喘证主要与肺、肾有关，亦可涉及他脏。《素问·脏气法时论》说："肺病者，喘咳逆气，肩背痛，汗出……虚则少气不能报息……肾病者，腹大胫肿，喘咳身重。"《素问·逆调论》中亦载："夫水者，循津液而流也，肾者水藏，主津液，主卧与喘也。"可见肺、肾两脏是喘证的主要病变脏腑。《素问·痹论》云："心痹者，脉不通，烦则心下鼓，暴上气而喘。"《素问·经脉别论》曰："有所坠恐，喘出于肝。"提示心、肝病变亦可导致喘证的发生。关于瘀血致喘，《黄帝内经》中亦有论述，如《素问·脉要经微论》云："肝脉搏坚而长，色不青，当病坠若搏，因血在胁下，令人喘逆。"

（三）肺胀

"肺胀"一词最早出现在《黄帝内经》中，《灵枢·经脉》言"肺手太阴之脉……是动则病肺胀满，膨胀而喘咳"，《灵枢·胀论》言"肺胀者，虚满而喘咳"。两处"肺胀"不同。前者表明手太阴肺经起于中焦胃脘部，穿过横膈膜，络属于本经所属脏腑肺脏，再沿气道横出腋下，经气发生异常变动就会出现肺部胀满、气喘、咳嗽、缺盆中痛等症状。可见，这里的"肺胀"指的是肺部胀满的症状，不是病名。后者所在篇章专论胀病的病因、病机、诊断、治法和分类，比较详细地论述了五脏胀病与六腑胀病的证治内容，故此处"肺胀"是指病位在肺之胀病，为病名，此病名突显了疾病的病机及病位，也明确了肺胀的症状为肺部胀满、咳嗽、喘[2]。

（四）肺痿

《黄帝内经》中有"肺痿"的相关记载，但未明确提出"肺痿"这一特定病名。《素问·至真要大论》云："诸痿喘呕，皆属于上。"指出痿证的病变部位在于上焦，病变脏腑为肺脏。《素问·痿论》曰："肺热叶焦，则皮毛虚弱，急薄，着则生痿躄也。心气热……虚则生脉痿，枢折挈，胫纵而不任地也。肝气热，则胆泄口苦，筋膜干，筋膜干则筋急而挛，发为筋痿。脾气热，则胃干而渴，肌肉不仁，发为肉痿。肾气热，则腰脊不举，骨枯而髓减，发为骨痿。帝曰：何以得之？岐伯曰：肺者，脏之长也，为心之盖也，有所失亡，所求不得，则发肺鸣，鸣则肺热叶焦。故曰：五脏因肺热叶焦，发为痿躄，此之谓也。"该篇所论述的筋痿、肉痿等不同的病证，是以肢体痿废不用为主要特点，但尚无明确内脏痿证的记载。

（五）肺痿

《黄帝内经》亦从整体对肺痿进行了论述，认为其为慢性劳损性疾病，如《素问·玉机真脏论》说："大骨枯槁，大肉陷下，胸中气满，喘息不便，内痛引肩项，身热，脱肉破䐃。"对本病的临床特点进行了较具体的概述。《灵枢·玉版》说："咳，脱形，身热，脉小以疾。"生动地描述肺痿的主症及其慢性消耗表现。

（六）饮病

《黄帝内经》从五脏入手对饮病的病因病机也进行了阐述，如《素问·经脉别论》云："饮入于胃，游溢精气，上输于脾，脾气散精，上归于肺，通调水道，下输膀胱，水精四布，五经并行。"论述了正常的水液代谢途径。《素问·至真要大论》载"岁太阴在泉……湿淫所胜……民病积饮心痛"，《素问·气交变大论》载"岁土太过，雨湿流行，肾水受邪，甚则饮发，中满食减"，《素问·至真要大论》载"太阴之胜……饮发于中"，《素问·六元正纪大论》载"土郁之发，民病饮发湿下"，《五常政大论》载"太阴司天，湿气变物，水饮内积，中满不食"，《六元正纪大论》载"太阴所至，为积饮否隔"，等等，都是对痰饮认识的开端。

二、秦汉时期

秦汉时期是中国秦汉两朝大一统时期的合称，文学艺术得到进一步发展，并取得不少领先于世界的成就，在中医学、中药学方面，逐渐形成中医药理论体系。此时期的代表是"医圣"张仲景，其代表作《伤寒杂病论》以六经论伤寒，以脏腑论杂病，提出了理、法、方、药等比较系统的辨证论治理论体系，创造性地发展了《黄帝内经》的医学理论，使《黄帝内经》辨证论治的思维方法与临床实践密切结合起来，为中医肺病学的发展奠定了基础。

（一）咳嗽

该时期，医者针对许多疾病，根据辨证论治的原则从理法方药进行了更详尽的论述，如咳嗽。汉代张仲景在《伤寒论》和《金匮要略》中对咳嗽论治给出了许多具体的论述。如《伤寒论》中治疗伤寒表不解、心下有水气、干呕发热而咳的小青龙汤,《金匮要略·肺痿肺痈咳嗽上气病脉证治》中治表邪夹寒饮咳喘气逆的射干麻黄汤、治寒饮内停的苓甘五味姜辛汤、治虚火咳逆的麦门冬汤等,均为被后世沿用治疗咳嗽的著名方剂。

(二)感冒

早在《黄帝内经》中即已有外感风邪引起感冒的论述,如《素问·骨空论》曰:"风者百病之始也……风从外入,令人振寒,汗出头痛,身重恶寒。"《素问·风论》亦说"风之伤人也,或为寒热。"如《金匮要略·腹满寒疝宿食病脉证治》中记载:"夫中寒家,喜欠,其人清涕出,发热色和者,善嚏。"《伤寒论·辨太阳病脉证并治》论述太阳病时,以桂枝汤治表虚证,以麻黄汤治表实证,提示感冒风寒有轻重之不同,并为后世治疗感冒辨别表虚、表实奠定了基础。

(三)哮病、喘证

张仲景在《伤寒论》和《金匮要略》中不仅描述了哮病发作时的典型症状,同时提出了相关治疗方药,如《金匮要略·肺痿肺痈咳嗽上气病脉证并治》云:"咳而上气,喉中水鸡声,射干麻黄汤主之。"《伤寒论》中有"喘家作,桂枝加厚朴杏子佳"的记载。《伤寒杂病论》亦首创喘证的辨证论治,其中关于喘证的论述条文有五十多处,如《伤寒论》的太阳病、阳明病、厥阴病、辨不可下病脉证并治法篇及《金匮要略》的痉湿暍病、脏腑经络先后病、血痹虚劳病等篇皆有分布,比较全面而系统地论述了喘证的理、法、方、药,为后世所尊奉。《金匮要略》中设有"肺痿肺痈咳嗽上气病脉证治"进行专篇论述,其中所言"上气"即指气喘、肩息、不能平卧的证候。

(四)肺胀

《金匮要略·肺痿肺痈咳嗽上气病脉证治》中明确将"肺胀"作为病名来论述其方证治法,曰:"上气喘而躁者,属肺胀""咳而上气,此为肺胀,其人喘,目如脱状,脉浮大者,越婢加半夏汤主之""肺胀,咳而上气,烦躁而喘,脉浮者,心下有水,小青龙加石膏汤主之",提出肺胀的主症除了肺部胀满、咳嗽、喘之外,还有烦躁、短气、目如脱状、脉浮,用越婢加半夏汤和小青龙加石膏汤治疗。

（五）肺痿

《金匮要略》第一次明确定义"肺痿"病名，对肺痿的病因、病机、临床表现、辨证论治等均进行了较为系统的论述，奠定了后世医家辨证论治肺痿的基础。同时，专篇论述了肺痿的含义、临床表现、鉴别诊断及证治。《金匮要略·肺痿肺痈咳嗽上气病脉证治》载有"寸口脉数，其人咳，口中反有浊唾涎沫者何？师曰：为肺痿之病""热在上焦者，因咳而为肺痿"等论述。本篇所论述的肺脏痿弱、功能不振的病症，归于脏痿，病机总属"肺燥津伤""肺气虚冷"两端。肺燥津伤者，"寸口脉数，其人咳，口中反有浊唾涎沫"，可服用麦门冬汤以养阴润燥；肺气虚冷者，"吐涎沫而不咳，其人不渴，必遗尿，小便数""必眩，多涎唾"，可予甘草干姜汤治疗，以温补肺气、扶阳散寒。

（六）肺痈

肺痈病名亦首见于《金匮要略·肺痿肺痈咳嗽上气病脉证治》，该篇有"咳而胸满，振寒，脉数，咽干不渴，时出浊唾腥臭，久久吐脓如米粥者，为肺痈"的记载。"若口中辟辟燥，咳即胸中隐隐痛，脉反滑数，此为肺痈，咳唾脓血"，说明了肺痈的临床特点。张仲景认为肺痈的发病原因是"风中于卫，呼气不入；热过于营，吸而不出。风伤皮毛，热伤血脉。风舍于肺，其人则咳，口干喘满，咽燥不渴，多唾浊沫，时时振寒。热之所过，血为之凝滞，蓄结痈脓"，即起因于外感，风热伤肺，以致气血凝滞，而成痈脓。在治疗上指出，未成脓而肺气壅塞致咳嗽喘逆时，治以泻肺去壅，方选葶苈大枣泻肺汤；已成脓，浊唾腥臭、吐脓如米粥时，治以排脓解毒，方选桔梗汤，并提出"始萌可救，脓成则死"的预后判断，强调早期诊断、早期治疗的重要性。

三、晋唐时期

晋唐是我国医学发展史中承前启后的重要历史时期，此时期出现多部经典著作，如《诸病源候论》《针灸甲乙经》《肘后备急方》《千金要方》《千金翼方》等，进一步系统呈现了肺系疾病的治法及方药。

（一）咳嗽

隋代巢元方在《诸病源候论·咳嗽候》中具体讲述了咳嗽的分类："又

有十种咳。一曰风咳，欲语，因咳言不得竟是也。二曰寒咳，饮冷食寒入注胃，从肺脉上气，内外合，因之而咳是也……十曰厥阴咳，咳而引舌本是也。"并对这10种咳嗽的症状进行了描述和鉴别，对后世有较大影响。唐代孙思邈的《备急千金要方》、王焘的《外台秘要》及宋代王怀隐《太平圣惠方》、赵佶的《圣济总录》等，多宗巢氏之说。

（二）喘证

巢元方认为实邪和虚极劳损均可引发喘证，如《诸病源候论·虚劳上气候》曰："肺主于气，气为阳，气有余则喘满逆上；虚劳之病，或阴阳俱伤，或血气偏损，今是阴不足，阳有余，故上气也。"又如《诸病源候论·上气鸣息候》云："肺主于气，邪乘于肺则肺胀……故气上喘逆。"王焘在《外台秘要》中曰："久患气嗽，发时奔喘，坐卧不得，并喉里呀声，气欲绝。"其将喘病发作形象地描述为"奔喘"。书中关于"肘后疗咳上气，喘息便欲绝，以人参末之，方寸匕，日五次"的记载，成为后世用"独参汤"治疗肺虚气脱的滥觞。

（三）肺胀

《诸病源候论》提出肺胀的发病有虚实两个方面，虚证的发病机制是"肺虚为微寒所伤，则咳嗽。嗽则气还于肺间，则肺胀。肺胀则气逆，而肺本虚，气为不足，复为邪所乘，壅痞不能宣畅，故咳逆短气也"。而实证的发病机制是"肺主气，肺气有余，即喘咳上气。若又为风冷所加，即气聚于肺，令肺胀，即胸满气急也"。

（四）肺痿

葛洪在《肘后备急方》中提到治肺痿有四方，总的治疗原则是益气滋阴、温阳散寒、润燥固本，"治肺痿咳嗽，吐涎沫，心中温温，咽燥而不渴者。生姜五两，人参二两，甘草二两，大枣十二枚。水三升，煮取一升半，分温再服。又方，甘草二两，以水三升，煮取一升半，分温再服。又方，生天门冬（捣取汁）一斗，酒一斗，饴一升，紫菀四合。铜器于汤上煎，可丸。服如杏子大一丸，日可三服。又方，甘草二两，干姜三两，枣十二枚。水三升，煮取一升半，分温再服。"

巢元方于《诸病源候论·肺痿候》中扩展了对肺痿病因病机的新认识，

提出了"肺气壅塞"的病机论述，明确了"邪实"在肺痿发病中的作用。认为肺主气，为五脏上盖，气主皮毛，故易伤于风邪，风邪伤于腑脏，而气血虚弱，又因劳役大汗或经大下而亡津液，津液竭，肺气壅塞，不能宣通诸脏之气，因成肺痿。书中巢氏对该病的转归亦进行了探讨，其言"咳唾咽燥欲饮者必愈；欲咳而不能咳、唾干沫，而小便不利者难治"。

唐代孙思邈强调肺痿以虚为本，重视"正虚"的疾病本质，《千金要方·肺痿》言："肺痿虽有寒热之分，从无实热之例"，提出对于虚寒型肺痿的治疗可给予生姜甘草汤、甘草汤，对虚热型肺痿可用炙甘草汤、麦门冬汤等治疗。王焘《外台秘要》曰："肺气嗽经久将成肺痿，其状不限四时冷热，昼夜嗽常不断，唾白如雪，细沫稠黏，喘息气上。"对肺痿的症状进行了总结，并指出肺痿可见大便见症："伤于津液，便如烂瓜，下如豚脑。"

（五）肺痈

《诸病源候论·肺痈候》载："肺痈者，由风寒伤于肺，其气结聚所成也。肺主气，候皮毛，劳伤血气，腠理则开，而受风寒；其气虚者，寒乘虚伤肺，寒搏于血，蕴结成痈；热又加之，积热不散，血败为脓。"强调了正虚感邪是肺痈的致病原因，病初虽有感受风寒而起者，但之所以化脓成痈，与热邪不散有密切关系，故谓"积热不散，血败为脓"，并明确指出气结为肺痈之病机。同时，在《金匮要略》的基础上关于"肺痈"的病因、病机进行了系统的论述和补充，明确了"劳伤卫气"，乘"虚"伤肺为致病的主因和内因，外受风寒为外因，寒热失调，遂郁结为痈，肺热久积而导致血败，遂成脓痰。唐代孙思邈的《千金要方·卷十七·肺痈》除引用《金匮要略》治疗肺痈的桔梗汤、葶苈大枣泻肺汤外，还提出了著名的苇茎汤。苇茎汤治疗肺痈与桔梗汤相比甘缓剂轻，且此方可以大疏肺气、泻浊通瘀，使湿瘀由溺孔而去，成痈期热毒蕴肺，血瘀成痈用之效佳，并指出服后"当有所见吐脓血"，乃时至21世纪的中医临床上尚为行之有效的治疗肺痈之经典方剂。此外，《千金要方》中还有："治咳有微热烦满，心胸甲错，是为肺痈，黄昏汤方。"即用合欢皮治疗肺痈之始。唐代王焘的《外台秘要》列有"肺痈方九首"，其中"疗肺痈经时不瘥"的桔梗汤在《金匮要略》桔梗汤的基础上加用地黄、当归、白术、薏苡仁、败酱草、桑白皮而成，近代对肺痈之经久不愈、气血衰弱者，仍多采用。王焘还创制了以桔梗、贝母、巴豆为主治疗肺痈的"桔梗白散"，此方主要针对"肺痈属实，其咳剧，其痰臭，其人不甚羸瘦"。

四、宋金元时期

宋金元时期，中医肺病学取得了长足的进步与发展，基础理论研究取得重大突破，学术流派开始形成，伤寒学开始兴盛，总结并创造了流传至今的经典方剂，提高了肺系病的临床防治效果。

（一）感冒

感冒一词始见于北宋《仁斋直指方·诸风》，作者在"伤风方论"中论述《和剂局方》参苏饮时指出："治感冒风邪，发热头疼，咳嗽声重，涕唾稠黏。"宋·陈无择《三因极一病证方论·叙伤风论》是对伤风的专题论述，以六经辨证，根据不同症候加以施治，提出治足太阳膀胱经伤风用桂枝汤、治足阳明胃经伤风用杏子汤、治足少阳胆经伤风用柴胡加桂汤、治足太阴脾经伤风用桂枝加芍药汤、治足少阴肾经伤风用桂附汤、治足厥阴肝经伤风用八物汤。尽管在当时有一定影响，但后世较少采用，而伤风之名沿用至今。元代《丹溪心法·中寒附录》说："凡症与伤寒相类者极多……初有感冒等轻证，不可便认作伤寒妄治。"又在《丹溪心法·中寒二》中提出："伤风属肺者多，宜辛温或辛凉之剂散之。"明确本病病位在肺，确立了感冒治疗的辛温、辛凉两大法则，对后世有深远影响。

（二）咳嗽

金元时期，刘河间《素问病机气宜保命集·咳嗽》指出咳与嗽有别，"咳谓无痰而有声，肺气伤而不清也。嗽谓无声而有痰，脾湿动而为痰也。咳嗽是有痰而有声，盖因伤于肺气而咳，动于因湿而为嗽也。"张从正的《儒门事亲》则对风、寒、暑、湿、燥、火引发的 6 种咳嗽，分别制订了相应方剂，并提出"老幼强弱虚实肥瘦不同，临证审定权衡可也。病有变态，而吾之方亦与之俱变"的论点，示治疗要因人而异，方随证转。朱丹溪在其《丹溪心法·咳嗽》中将咳嗽分为风寒、痰饮、火郁、劳嗽、肺胀 5 种。对《素问·咳嗽论》的 11 种咳证，分别提出了具体处方，多为后世医家引用，并结合四时季节的变化及一日之中的咳嗽时间分析病机，进行论治。如谓"上半日多咳者，此属胃中有火，用贝母、石膏降胃火。午后咳者，多属阴虚，必用四物汤加炒黄柏、知母降火"等，为咳嗽辨证论治提供了新的内容。

（三）哮病

对于"哮病"的命名，南宋张杲《医说》有"齁"之病名、《普济本事方》有"齁喘"等形象性命名。直至元代朱丹溪首创"哮喘"命名，把哮病从笼统的"喘鸣""上气"中分离出来，阐明其病机专主于痰，如"哮喘必用薄滋味，专注于痰"，并提出"未发以扶正气为主，既发以攻邪气为急"的治疗原则。

（四）喘证

宋代《圣济总录》载："肺气喘急者，肺肾气虚，因中寒湿，至阴之气所为也。盖肺为五脏之华盖，肾之脉入肺中，故下虚上实，则气道奔迫，肺叶高举，上焦不通，故喘息不得安卧。"该书将喘证划分为肺实、肺虚、邪气在里、邪气在表、肺胀、阴证发喘、心下有水气而喘等不同证候，其主张机体正气亏虚、邪气乘虚侵袭是喘证的主要病机，并首次提出"下虚上实"的发病观点。严用和的《济生方》中对喘证病因病机的论述更为全面，还明确指出产后失血过多亦可致喘，"诸气皆属于肺，喘者也属于肺……将理失宜，六淫所伤，七情所感，或因坠堕惊恐，渡水跌仆，饱食过伤，动作用力，遂使脏气不和，营卫失其常度，不能随阴阳出入以成息，不得宣通而为喘也……更有产后喘急，为病尤亟，因产所下过多，营血暴竭，卫气无所主，独聚于肺，故令喘急……"金元以后，众医家逐渐充实了内伤致喘的理论，并以"虚"为辨证纲领。如金代刘完素从火热论喘，在《素问玄机原病式·六气为病》中有"故病寒则气衰而息微，病热则气甚而息粗……热则息数气粗而为喘也"的观点。《儒门事亲·嗽分六气毋拘于寒述》引申其论，有"热乘肺者，急喘而嗽，面赤潮热"及"火乘肺者，咳喘上壅，涕唾出血"等论述。张从正纠正刘完素"火热致喘"之偏，立"寒湿致喘"之说，认为"寒乘肺者或因形寒饮冷，冬月坐卧湿地，或冒冷风寒，秋冬水中感之，嗽急而喘"。《丹溪心法·喘》中述："六淫七情之所感伤，饱食动作，脏气不和，呼吸之息，不得宣畅而为喘急。亦有脾肾俱虚体弱之人，皆能发喘……又因痰气皆能令人发喘。"在总结前人经验的基础上，朱丹溪认识到，除六淫致病之外，七情、饮食所伤、体虚等内因皆可成为喘证的病因。其在《脉因证治》中明确提出喘证有虚实之分，并有关于病位的论述，如提出"实喘气实肺盛""虚喘由肾虚""由肺虚者"等观点。朱氏正式将"哮"作为一个独立的病名，与喘证进行区别，从而结束了喘、哮不分的情况，首创"哮喘"之病名，对后世影响颇深。

（五）肺胀

《太平圣惠方》云："夫肺气不足，为风冷所伤，则咳嗽。而气还聚于肺，则肺胀……痰饮留滞，喘息短气，昼夜常嗽，不得睡卧也。"提示痰饮留滞是肺胀的主要致病因素。《丹溪心法·咳嗽十六》曰："肺胀而嗽，或左或右，不得眠，此痰挟瘀血碍气而病。"论述了肺胀的病机为痰挟瘀血，阻碍气机[3]。

（六）肺痿

宋代陈无择从气血角度补充了对肺痿病机的认识，《三因极一病证方论·肺痿肺痈绪论》言："肺为五脏华盖，百脉取气，运动血脉，卫养脏腑，灌注皮毛，将理失宜，气与血乱，则成肺痿肺痈矣。"元代朱丹溪认为，"肺痿治法，在乎养血、养肺、养气、清金"，《圣济总录》提出虚寒肺痿"当以温药和之"的原则等，均丰富了肺痿的治法认识。

（七）肺痨

宋元诸家对本病的研究大有发展。宋代陈言与严用和列"劳瘵"专篇，明确地将肺痨从一般虚劳和其他疾病中独立出来，这在理论和实践上都是一个大发展。对肺痨的病机研究最有成效者首推元代朱丹溪。《丹溪心法》中"盖劳之由，因人之壮年，气血完聚，精液充满之际，不能保养性命，酒色是贪，日夜耽嗜，无有休息，以致耗散真元，虚败精液"的记载强调了劳瘵形成的内在因素。并认为肺痨的病机是"火盛金衰"，明确"劳瘵主乎阴虚"，治疗上切忌大寒大热，确立了滋阴降火的治疗大法。

（八）肺痈

宋代钱乙在《小儿药证直诀》及《小儿卫生总微论方》中将肺痈称为肺疽、肺疮。钱乙认为对本病按病机之演变分阶段治疗，实为有效。初有风寒证时，可用小青龙汤；若咳唾脓血，此乃肺热，宜用葶苈大枣泻肺汤、桔梗汤、苇茎汤，并应用参芪补肺汤以善其后。南北朝僧深的《僧深药方》

所载桔梗汤，由桔梗、甘草、薏苡仁、败酱草、干地黄、白术、当归、桑白皮组成，即为治疗肺痈热毒蕴结的经时不瘥之方。

元代齐德之在《外科精义·论诊候肺疽肺痿法》中将肺痈称为肺疮，"其肺疮之候，口干喘满，咽燥而渴，甚则四肢微肿，咳唾脓血或腥臭浊沫""大凡肺疮，当咳嗽短气，胸满时唾脓血，久久如粳米粥者难治；若呕脓而不止者，亦不可治也。其呕脓而自止有自愈，其脉短而涩可自痊，浮大者难治，其面色当白而反面赤者，此火之溧金，皆不可治"。同时，指出肺痈的预后，凡病进邪盛，如呕脓不止、面赤脉大者，预后不良；病退邪衰，如呕脓自止、脉短而涩者，预后较好，对临床有一定的指导意义。元代危亦林《世医得效方·卷第十九·肺痈》所载排脓散以嫩黄芪为君，配伍川白芷、北五味子（炒）、人参排脓秒、补肺气。两方同名异药，但皆以托脓为要着[4]。

五、明清时期

明清时期国力鼎盛，文化方面进入总结集大成的时期，中医肺病学也全面发展。此时期，出现了李时珍历时27年编撰的《本草纲目》，收载药物1 892种，附方10 000多个，对治疗肺系病药用植物进行了科学分类，创新发展了中药学的理论和实践。同时，此时期温病学说（包括传染性和非传染性发热性疾病）逐渐形成，其主要代表人物和著作有叶天士的《温热论》、薛雪的《湿热条辨》、吴鞠通的《温病条辨》及王士雄的《温热经纬》等。

（一）感冒

明代李中梓在《医宗必读·伤风》中将感冒之虚、实之治概括为"治实之法，秋冬与之辛温，春夏与之辛凉，解其肌表，从汗而散。治虚之法，固其卫气，兼解风邪，若专与发散，或汗多亡阳，或屡痊屡发，皆治之过也"。明代龚廷贤提出"风寒感冒"的名称。随着后世医家的不断充实，到清代，对感冒之理、法、方、药的认识基本完善。清代林珮琴在《类证治裁·伤风》中强调，伤风"治法不宜表散太过，不宜补益太早，须察虚实，审轻重，辨寒热，顺时令"，充分体现了辨证论治的整体思想。

（二）咳嗽

明代医家对咳嗽亦有深刻认识，其代表人物张景岳在《景岳全书·咳嗽》中首次执简驭繁地将咳嗽分为外感、内伤两大类，论述了外感咳嗽和内伤咳嗽的病理过程，丰富了辨证论治的内容。张氏还对外感、内伤咳嗽的辨证提出了若干要点，在治疗上提出外感咳嗽以寒邪为主，治以辛温，但须根据不同岁气施治，而在"时气"与"病气"的关系上，又当以"病气"为主；内伤咳嗽以阴虚为主，治以滋阴，但见虚寒而咳嗽不已者又当补阳。至此，咳嗽之辨证分类较为完善，切合临床实用。李中梓的《医宗必读·咳嗽》在申明咳嗽"其总纲领，不过内伤外感而已"的前提下，对外感、内伤的治疗原则提出了自己的见解，指出"大抵治表者，药不宜静，静则流连不解，变生他病，故忌寒凉收敛。如《五脏生成》篇所谓'肺欲辛'是也。治内者，药不宜动，动则虚火不宁，燥痒愈甚，故忌辛香燥热；如《宣明五气论》篇所谓'辛走气，气病无多食辛'是也。"但用药动静并不是绝对的，必须随患者的症状具体情况而言。明末喻嘉言的《医门法律》对于燥的病机及内伤为病而致咳嗽的证治多有发挥，并提出《黄帝内经》中"秋伤于湿，冬生咳嗽"当为"秋伤于燥"的见解。不仅如此，他还对内伤咳嗽提出"内伤之咳，治各不同，火盛壮水，金虚崇土，郁甚疏肝，气逆理肺，食积和中，房劳补下，用热远热，用寒远寒，内已先伤，药不宜峻"等治疗法则，并针对治疗新久咳嗽中常见的问题提出 6 个条律，示人不可违犯，防止医源性错误的发生，可供临床参考。清代沈金鳌的《杂病源流犀烛》、程钟龄的《医学心悟》等都在继承前人的基础上，对咳嗽有新的创见和心得。如《杂病源流犀烛·咳嗽哮喘源流》在论述咳嗽的病机时说"盖肺不伤不咳，脾不伤不久咳，肾不伤火不炽，咳不甚，其大较也"，不仅指出肺、脾、肾三脏是咳嗽的主要病变所在，并指出了咳嗽累及的脏腑是随着病情的加重而由肺及脾、由脾及肾的。他所论述的 16 种咳嗽，脉因证治齐备，全篇共列出咳嗽方 84 则，并将导引、运动列为治疗方法之一，使咳嗽的治疗方法日趋丰富。程钟龄创制的止嗽散，根据肺为娇脏的特点，其配伍"温润平和，不寒不热"，成为治疗外感咳嗽的著名方剂。

（三）哮病

明代虞抟的《医学正传》进一步对哮与喘进行了明确的区分，认为"大抵哮以声响名，喘以气息言。夫喘促喉中如水鸡声者，谓之哮；气促而连属不能以息者，谓之喘"。后世医家鉴于哮必兼喘，故一般通称"哮喘"，为与喘证区分，故名为"哮病"。

（四）喘证

明代以后多数医家将哮证与喘证分开论述，并进行鉴别。虞抟首先在《医学正传》中对哮与喘之病名进行区别。王肯堂进一步详细论述了二者的不同，"喘者，促促气急，喝喝息数，张口抬肩，摇身撷肚""哮与喘相类，但不似喘开口出气之多，如《圣济总录》有名呷嗽是也，以胸中痰多，结于喉间，与气相系，随其呼吸呀呷于喉中作声"。张景岳在《景岳全书·喘促》中把喘证分为虚实两类："气喘之病……欲辨之者，亦惟二证而已。所谓二证者，一曰实喘，一曰虚喘也。此二证相反，不可混也。实喘者有邪，邪气实也；虚喘者无邪，元气虚也。实喘者，气长而有余；虚喘者，气短而不续。实喘者，胸胀气粗，声高息涌，膨膨然若不能容，惟呼出为快也；虚喘者，慌张气怯，声低息短，惶惶然若气欲断，提之若不能升，吞之若不能及，劳动则甚，而惟急促似喘，但得引长一息为快也。"张氏认为实喘多与风、寒、火有关，有"实喘证，非风寒即火耳"之说。

清代叶天士不断总结前人经验，在《临证指南医案·喘》中进一步把哮喘的证治纲领总结为"在肺为实，在肾为虚"。方仁渊对其进行补充，说："实喘治肺，虚喘治肾，确有见地，然不可执一；实喘治肺，须兼治胃；虚喘治肾，宜兼治肺。"林珮琴在《类证治裁》中提出"喘由外感者治肺，由内伤者治肾"的观点。何梦瑶在《医碥》中论述了饮食五味与喘证的关系，表明"食味酸咸太过，渗透气管，痰入结聚，一遇风寒，气郁痰壅即发"。李用粹在《证治汇补》中云："若暴怒所加，上焦郁闭，则呼吸奔迫而为喘。"体现了李氏认为喘证与情志有关系的见解。高世栻的《素问直解》注曰："血在胁下，则枢机不利，升降不和，故令人喘逆。"可见高氏认为跌仆损伤瘀血可致气机紊乱，瘀血乘肺而致喘。

（五）肺痿

清代众医家在肺痿本虚论的基础上，对"邪实论"亦给予了重视。尤怡在《金匮要略心典·肺痿肺痈咳嗽上气病脉证治》中进一步阐明："痿者萎也，如草木之枯萎而不荣，为津烁而肺焦也。"周学海认为，"阴虚血瘀"为其责，《读医随笔·论咳嗽》言"养液行瘀"之法可缓解肺痿络涩瘀滞之证。喻嘉言则补充了肺痿"逆气""积痰""火热"的病机要素，并提出治痿大法，《医门法律·肺痿肺痈门》曰："肺痿者，其积渐已非一日，其寒热不止一端，总由肾中津液不输于肺，肺失所养，转枯转燥，然后成之……《金匮》治法，非不彰明，然混在肺痈一门，况难解其精义。大要缓而图之，生胃津，润肺燥，下逆气，开积痰，止浊唾，补真气以通肺之小管，散火热以复肺之清肃。"同时，喻氏指出了肺痿治疗的宜忌，"凡肺痿病……漫然不用生津之药，任其肺日枯燥，医之罪也……恣胆用燥热之药，势必镐镐不救，罪加等也……故行峻法，大驱涎沫，图速效，反速毙，医之罪也"。清代沈金鳌《杂病源流犀烛·肺病源流》对肺痿的用药宜忌等做了补充，其言"切忌升散辛燥温热"。清代叶天士的《叶选医衡》亦有"患此必十死八九，最为难治"的论述，说明了本病症为疑难病、危候，预后差，死亡率高。清代甚至有关于肺痿流行病学的记载，《脉诀汇辨》载："谓戊子、戊午、戊寅、戊申四年也。谓乙巳、乙亥二年也。民病肺痿寒热。"

（六）肺岩

明代王肯堂在《证治准绳·杂病》中记载了肺癌的治法方药："肺之积，名曰息贲，在右胁下，大如覆杯，气逆背痛，或少气喜忘目瞑，肤寒皮中时痛，如虱缘针刺，久则咳喘，宜大七气汤加桑白皮、半夏、杏仁各半钱，兼吞息贲丸。"明代陈实功在《外科证治》中指出肺癌的早期发现较困难，"诸患易识，独肺中患毒难觉……咳嗽、口干、咽燥，此皆肺中生毒之证也。"《东医宝鉴·痈疽篇》云："痈疽发于肉者，当审脏腑，如中府隐隐而痛者，肺疽也。""疽"字论定了肺癌的恶变性质。明代张景岳指出肺癌预后不良，《景岳全书·虚损》云："劳嗽，声哑，声不能出或喘息气促者，此肺脏败也，必死。"清代赵濂的《医门补要》亦云："表邪遏伏于肺，失于宣散，并嗜烟酒，火毒上熏，久郁热炽，烁腐肺叶，则出秽气，如臭蛋逼人，虽迁延，终不治。"清代喻嘉言在《寓意草》中记载了肺癌晚期转移至锁骨上淋巴结的临床表现，"李继江二三年来，尝苦咳嗽生痰，胸膈不宽……见其两颐旁，有小小垒块数十高出，即已识其病之所在"。清代沈金鳌在《杂病源流犀烛·积聚癥瘕痃癖痞源流》中提到，"邪积胸中，阻塞气道，气不宣通，为痰，为食，为血，皆得与正相搏，邪既胜，正不得而制之，遂结成形而有块"，说明了肺癌的病因病机与邪犯于肺，气机不通，痰、食、血与正气相互搏结有关，对于后世研究肺癌的发病和治疗均具有重要的启迪意义。

（七）肺痈

明代龚廷贤秉承巢氏之论，其《寿世保元·己集六卷·肺痈》谓"盖因调理失宜，劳伤血气，风寒得以乘之，寒生热，风亦生热，壅积不散，遂成肺痈""夫肺痈者，由寒热之气，内舍于肺，其气结聚之所成也"。明末清初张璐在《张氏医通·肺痈》中指出："盖由感受风寒，未经发越，停留肺中，蕴发为热，或挟湿热痰涎垢腻，蒸淫肺窍，皆能致此，慎不同用温补保肺药，尤忌发汗伤其肺气，往往不救。"确属个人经验之谈。另外，张氏还提及肺痈排脓之后，病情仍有反复的情况："肺痈溃后，脓痰渐稀，气息渐减，忽然臭痰复甚，此余毒未尽，内气复发，必然之理，不可归咎于调理服食宜也。但虽屡发，而热渐轻可，可许收功；若屡发而痰秽转甚，脉形转疾者，终成不起也。"这也是整个疾病过程中不可忽视的一方面。

清代沈金鳌的《杂病源流犀烛·肺病源流》谓"肺痈，肺热极而成痈也"，沈氏认为本病或由外感，或由内生，或内外合邪，但究其病因离不开"热"。清代林珮琴认为"肺痈者，咽干吐脓，因风热客肺蕴毒成痈"，直接明言肺痈乃风热客肺蕴毒而成。而"肺痈由热蒸肺窍，至咳吐臭痰，胸胁刺痛，呼吸不利，治在利气疏痰，降火排脓"的论述指明了肺痈的基本病机和主要治则。林珮琴所著《类证治裁·卷之二·肺痿肺痈》言："肺痈……体倦食少脾虚者，参术补脾汤养之"，亦言"二症溃后，宜补脾肺，滋肾水，不宜专攻其疮"。

清代陈实功的《外科正宗·肺痈论》言："夫肺痈者，金受火刑之症也。"根据病机演变及表现，将肺痈分为初起、已成、溃后3个阶段，提出初起在表者宜解散风邪或实表清肺，已有里热者宜滋阴养肺或降火抑阴，成脓者宜平肺排脓，脓溃正虚者宜补肺健脾等治疗原则。《外科正宗·肺痈论·第二十四》所载人参五味汤清热养阴、益气补肺，可治气血劳伤、咳脓或咯血等，药用人参、五味子、前胡、熟地黄、黄芪、地骨皮、桑白皮、枳壳、柴胡等。另有"热退身凉，脉来短涩，精神减少，自汗盗汗，补肺健脾""又有七情、饥饱、劳役损伤脾肺者，麦冬平肺饮主之，紫菀茸汤调之""又有房欲劳伤，丹石补药消铄肾水者，宜肾气丸主之，金液戊土丹调之"等论述。除金液戊土丹，文中还提及以肾气丸补肾益肺之法，对后世分期论治影响较大。

清代喻嘉言的《医门法律·卷之六·肺痈肺痿门》对肺痈的形成、临床表现及治疗叙述甚详。《医门法律》指出："凡属肺痿肺痈之咳，误作虚劳，妄补阴血，转滞其痰，因致其人不救者，医之罪也。"说明肺痈不同于虚劳之咳。有关形成的原因，他提出："留邪固结于肺叶之间，乃至血为凝滞，以渐结为痈脓，是则有形之败浊。"治疗方面，倡议治疗以"清肺热，救肺气"为要，强调清肺热的重要性，提出"凡治肺痈病，以清肺热，救肺气，俾其肺叶不致焦腐，其生乃全。故清一分肺热，即存一分肺气，而清热必须涤其壅塞，分杀其势于大肠，令浊秽脓血日渐下移为妙"。论及皂荚丸时，曾言"如棘针遍刺，四面环攻，如是多日，庶几无坚不入，聿成荡洗之功，不可以药之微贱而少之也"。《医宗金鉴·卷六十七·内痈部·肺痈》载："治之者，于未溃时乘脓未成，风郁于表者，法宜疏散，用射干麻黄汤以汗之。"《医宗金鉴》亦言"如气壅喘满，身不得卧者，急服葶苈大枣汤以泻之"。同时载"肺痈肺热复伤风，肺脏生痈隐痛胸"，言明肺脏素热又感风邪而致肺痈，其因热伤肺络，血肉腐败成脓，瘀阻肺络而胸中隐痛，"若痈脓溃后，咳嗽无休，脓痰不尽，形气虚羸者，宜清金宁肺丸主之"。清代沈金鳌《杂病源流犀烛·肺病源流》言"肺痈……皆缘土虚金弱不能生水，阴火烁金之败症，故补脾亦是要着"。

（八）肺痨

随着实践经验的积累，医者对肺痨的认识也越来越深入。明代李梴在《医学入门》中指出肺痨的六大主症为"潮，汗，咳嗽，见血或遗精，便浊或泄泻"，以及某些常见的兼证，为临床诊断提供依据。龚廷贤的《寿世保元·劳瘵》进一步对其病机实质进行了阐述："夫阴虚火动，劳瘵之疾，由相火上乘肺金而成之也。伤其精则阴虚而火动，耗其血则火亢而金亏。"李中梓进一步提出"补虚以补其元，杀虫以绝其根"的治疗大法，其中特别强调杀虫一法，认为"能杀其虫，虽病者不生，亦可绝其传疰耳"，表明杀虫不仅有治疗意义，还有预防意义。明代龚居中编写的《红炉点雪》即为有关肺痨的专著。明代绮石《理虚元鉴》认为"理虚有本，肺、脾、肾是也。肺为五脏之天，脾为百骸之母，肾为一身之根，治肺、治脾、治肾，治虚之道毕矣"，也是治疗肺痨诸虚的原则。至此，肺痨的理法方药已基本完善。

六、近现代时期

近现代时期，中医学经历了一段曲折的发展阶段。由于受到西方现代医学的冲击，中医学曾一度受到排斥。中华人民共和国成立后，在国家继承发展弘扬中医文化的政策下，中医学重获新生。在现代科学技术的研究下，中医理论、中药药理及临床疗效被不断证实其科学性。中医学界取中国传统医学与西方现代医学的优势相结合，在疾病的防治上不断创新发展，取得了许多可观的临床疗效。中医肺病学亦然，近几十年来，不少医家运用中西医结合方法防治肺部疾病，使中医肺病学有了新的发展前景。

中医药防治肺病的临床经验总结也是近现代中医肺病学体系发展的重要部分。综合运用中医中药、针灸、贴敷等各种治法，总结各自经验，不少医家有了效验方，在临床治疗中收益颇多。另外，随着现代科技的发展，中药剂型也不断被挖掘发展完善。除汤剂外，中药膏方、丸剂、散剂等传统剂型亦应用广泛，并出现颗粒剂等现代制剂，方便临床应用，使中医肺病学得到更全面的发展。

参考文献

[1]武维屏，苏惠萍.中医内科呼吸学科建设内涵与外延的认识与实践[J].中医教育，2005, 24（2）:62-63.

[2]温柠如，王祺，李明飞，等.中医肺病学科内涵与外延[J].实用中医内科杂志，2014, 28（9）:1-3.

[3]张伟，邵雨萌，张心月.痰、瘀、虚为慢性阻塞性肺疾病发病的关键环节[J].中国组织工程研究与临床康复，2007, 11（8）:1512-1514.

[4]姜德友，阎闯，曲敬来.肺痈证治源流考[J].中国中医急症，2016, 25（3）:411-413.

第二章　肺脏生理功能特点

　　肺位于胸腔，左右各一，覆盖于心之上。肺有分叶，左二右三，共五叶。肺经肺系（指气管、支气管等）与喉、鼻相连，故称喉为肺之门户，鼻为肺之外窍。

　　肺的主要生理功能是主气、司呼吸，主行水，朝百脉、主治节。肺的生理特性主要有肺为华盖、肺为娇脏与肺气宣降。肺在体合皮，其华在毛，在窍为鼻，在志为悲（忧），在液为涕。肺与大肠由手太阴肺经与手阳明大肠经的相互属络而成表里关系。肺在五行属金，为阳中之阴，与自然界秋气相通应。

　　古代医家多强调肺脏主气、司呼吸的功能，以及肺为水之上源，"通调水道，下输膀胱"之输布津液的作用，而鲜有提及肺血者，但《景岳全书》载："五脏皆有气血，而其纲领则在肺出血也。"长期的临床观察表明，肺脏不仅为"多气之脏"，亦为血脏，在血液的生成、运行中发挥着重要作用。

第一节　肺脏生理纲要

一、肺的生理功能

（一）主气，司呼吸

　　《黄帝内经》云"诸气者，皆属于肺""肺气通于鼻，肺和则鼻能知臭香矣"。清代汪昂《本草备要》中记载："肺主气，肺气旺则四脏之气皆旺，精自生，而形自盛。"论述了肺气的作用。肺气者，肺之精气也。"肺气"在肺的生理功能活动方面主要表现为肺主气、司呼吸。其中，肺主气包括主呼吸之气和主一身之气两个方面。

1. 肺主呼吸之气

肺主司呼吸功能主要靠肺气的推动作用，肺气宣发（肺气向上向外运动，呼出浊气）与肺气肃降（肺气向下向内运动，吸入清气）相配合，保证呼吸运动的正常进行。如果外感伤肺或内邪干肺，导致宣发肃降失调，即"肺气"失常，影响气体交换，便会出现胸闷、咳嗽、气促、呼吸不利等症状。

2. 肺主一身之气

《素问·六节脏象论》云："肺者，气之本。"肺主一身之气的生理效应有二：一主生成宗气，二主调节一身之气机。呼吸功能健旺，吐故纳新，宗气方能得以生成，而呼吸运动实际上就是肺气的升降出入运动，呼即肺气的升与出，吸即肺气的降与入。

肺主一身之气的生成，体现于宗气的生成。宗气由肺吸入的自然界清气与脾胃运化的水谷之精化生的水谷之气在肺中相结合而成，属后天之气。宗气积存于胸中"气海"，既上走息道出喉咙以促进肺的呼吸，又贯注心脉以行血气，还可沿三焦下行脐下丹田以资先天元气。宗气作为一身之气的重要组成部分，在机体生命活动中占有非常重要的地位，关系着一身之气的盛衰。

肺主一身之气的运行，体现于对全身气机的调节作用。肺有节律的呼吸，对全身之气的升降出入起着重要的调节作用。肺的呼吸调匀通畅、节律均匀、和缓有度，则全身之气升降出入通畅协调。

肺主一身之气和呼吸之气，实际上都基于肺的呼吸功能。呼吸调匀是气的生成和气机调达的根本条件。如果肺的呼吸功能失常，不仅影响宗气的生成，还会进一步影响一身之气的生成，导致所谓"气虚"，出现少气不足以息、声低气怯、肢倦乏力等症；并且影响一身之气机，导致各脏腑之气的升降运动失调。若肺丧失了呼吸功能，清气不能吸入，浊气不能排出，新陈代谢停止，生命活动也就宣告终结。正是基于"肺主气"的生理特点，编者团队通过文献回顾和分析，结合大量临床病例，提出"气运失常"是间质性肺炎等中医肺系慢性病发生发展过程中的重要病机。

（二）主行水

就津液的运行敷布和排泄而言，"肺气"本身便具有宣发和肃降的生理效应。宣发，一是将津液和水谷精微布散全身和体表，宣发卫气，司腠理开阖，调节汗液排泄；二是推动呼出浊气，由气体带走部分水液。肃降，一是将津液下输五脏六腑及全身起滋润作用；二是将津液代谢后的废物下输肾和膀胱形成尿液排泄体外；三是协助大肠传导，由粪便带走部分水液。《素问·经脉别论》称为"通调水道"。肺的通调水道功能便有赖于肺气的宣发与肃降。

因肺为"华盖"，在五脏六腑中位置最高，参与调节全身津液代谢，故《医方集解》称"肺为水之上源"。如果肺的宣发或肃降功能失常，水道失于通调，便可导致津液代谢障碍，出现尿少、痰饮、浮肿等症。临床上对因肺主行水失常而导致的津液输布异常所致痰饮水肿等病症，可用"宣肺利水"和"降气利水"的方法进行治疗。《素问·汤液醪醴论》中"开鬼门，洁净府"，即指发汗、利小便，因肺主宣降而为水之上源，故发汗之中有宣通肺气之意，可解肺气壅滞，古人喻之为"提壶揭盖"，《医学源流论》则称之为"开上源以利下流"。

（三）朝百脉，主治节

肺气输布人体气血津液的作用不仅体现在通调水道方面，也体现于朝百脉、主治节中。通调水道包含了将津液代谢后的废物下输肾与膀胱或排出体外（属于肃降），以及将精华和营养物质布散全身体表（属于宣发）两方面。朝百脉、主治节也涵盖有百脉流经周身后，再朝于肺（属于肃降），通过肺脏进行气体交换，吐故纳新，同时辅心行血，将含有清气的血液推送向全身（属于宣发）两层含义。

1.肺朝百脉

指肺有辅心行血于周身的生理功能。全身的血液，通过血脉流经于肺，经肺的呼吸进行气体交换，之后运行于全身。手太阴肺经为十二经流注之起始，百脉流经周身后，再朝于肺，通过肺的功能活动进行气体交换，吐故纳新，同时肺气又协助心气推动血液运行，将血中之精微输布全身上下内外。就这个意义来说，肺朝百脉也主要是行使肺的宣发肃降作用。《素问·平人气象论》所谓"脏真高于肺，以行营卫阴阳也"即指此而言。

《素问·平人气象论》云："人一呼脉再动，一吸脉亦再动。"肺气充沛，宗气旺盛，气机调达，则血运正常。所谓肺气宣发是指肺气宣通、发散、通畅，其有向上升宣和向外周布疏的运动功能。肺气肃降是谓肺气清肃、洁净、下降，具有向下肃降和向内收敛的运动功能。肺气之所以能宣能降，在于肺气具有阴阳两端，即肺阴肺阳，相互交错，阴平阳秘，则为气生生不息之动力，为肺气升降出入之"神府"。

宣发与肃降在病理情况下常相互影响。所以说，没有正常的宣发，就没有良好的肃降，继而进一步影响肺脏其他功能。宣发与肃降正常，则气道通畅，呼吸调匀，体内外气体得以正常交换。如果二者的功能失去协调，就会发生"肺失宣发"和"肺失肃降"的病变，出现咳喘、胸闷等症。若宣降停息，则呼吸停止，生命也就随之而终止。

2. 肺主治节

指肺气具有治理调节肺的呼吸之气及全身之气、血、津液的功能。《素问·灵兰秘典论》云："肺者，相傅之官，治节出焉。"其生理作用主要体现在以下几方面：一是治理调节呼吸运动；二是治理调节一身之气的运动；三是治理调节血液的运行；四是治理调节津液的输布代谢。张珍玉[1]提出广义"治节"和狭义"治节"的概念，狭义"治节"是指肺主持呼吸节律，并以此辅助、维持心率、心律及心率／呼吸频率之间的比例这一生理作用；广义"治节"除具备狭义的治节功能之外，还包括对肺脏、卫气、寤寐的调节。《素问·生气通天论》曰："故阳气者，一日而主外，平旦人气生，日中阳气隆，日西而阳气已虚，气门乃闭。"说明机体卫气"白天趋旺于表，夜间静谧于里"的昼夜运行规律，并表明这一规律实际上是由肺气的宣发肃降完成的。卫气主于肺，白天肺气宣发长，夜间肃降长，故对于卫气及寤寐有一定的调节作用。

（四）肺生血

《景岳全书》载："五脏皆有气血，而其细领则在肺出血也"。长期的临床观察表明，肺脏除了多气，亦为血脏，在血液的生成、运行中发挥着重要作用。《本草述钩元·芳草部》中将肺、心、脾三者化生血的过程精辟地概括为："肺合于心而气化，为血脉之所由始；肺合于脾而血化，为经脉之所由通。"可见，在血的生成过程中，肺发挥着与心同样重要的作用。

1. 肺主气，气生血

早在《黄帝内经》中就有对"肺生血"的记载，表明当时医家已认识到机体的血先在肺内产生，然后经肺脉循行全身，以营养五脏六腑、四肢百骸。如《灵枢·营卫生会》曰："中焦亦并胃中，出上焦之后，此所受气者，泌糟粕，蒸津液，化其精微，上注于肺脉，乃化而为血，以奉生身，莫贵于此，故独得行于经隧，命曰营气。""人受气于谷，谷入于胃，以传于肺，五脏六腑皆以受气，其清者为营。""水谷入胃，脾气消磨，渣滓下传，精微上奉，化为雾气，归之于肺。肺司气而主皮毛，将此雾气，由藏而经，由经而络，由络而播宣皮腠，熏肤充身泽毛，是谓六经之气。雾气降洒，化而为水，津液、精血于是生焉。"从以上论述中可以看出，水谷经脾胃的运化分为精微与糟粕两大部分，在脾升清的作用下，水谷精微在肺中与吸入的清气相合，最终完成血及营气等的化生过程。元代李东垣《医学发明》云："肺主诸气，气旺则精自生，形自盛，血气以平。故曰阳生则阴长，此之谓也。"可见，血液的生成除了脾胃化生水谷精微，"心生血""肝其充在筋，以生血气"，肺亦能由气生血，正如《医家秘奥》所载："中气上升于肺而为气，从肺回下则化为血。"

此外，在清代医书中已经有了类似现代解剖学中肺循环的认识，更进一步阐明了肺参与生血的具体过程，如《医经精义》载有："心为君主，肺在心外，以辅助之。究其迹象，则因心血回入于肺，得肺气吹出血中浊气则复变红而返入心。"

2. 肺藏津，津生血，津血同源互根

津液是血的重要组成部分，如《灵枢》所言："津液和调，变化而赤是谓血。""中焦出气如雾，上注溪谷而渗孙脉，津液和调，变化而赤为血。"《灵枢·邪客》亦曰："营气者，泌其津液，注之于脉，化以为血。"可见，津液是生成血液的重要物质基础之一，对调节营血的盈亏有重要意义。肺主行水，《医方集解》称"肺为水之上源"，《血证论》云"肺为华盖，肺中常有津液"，所以，除肺气能生血，肺中所藏的津液亦能化赤为血。

3. 肺的宣发、肃降在生血中的作用

肺主气，气生血，但这种化生血液的过程乃"脉气流经，经气归于肺""脾气散精，上归于肺"的过程，而这个过程离不开肺的宣发、肃降功能。肺藏津，津亦化血，津液变化为血也有赖于肺气的推动，"肺中之清气，因脾胃谷气所注，还下其浊于胃，以致津液变化为血，营卫通而糟粕以次传下者，此天气下为雨也。"另外，《本草述钩元》载："肺阴下降入心而生血，血脉润则阳中之阴先降。""盖肺阴下降入心胃，即气之所以化血者。"可见，肺的宣发肃降在血的生成过程中也发挥着重要的作用。

4. 肺阳在生血中的作用

肺阳是肺气中具有温煦、宣发、推动、兴奋作用的部分，是客观存在的。肺阳的生理功能除温煦、防御、宣发、推动和调控及遣魄之随神往来外，尚有生血的作用，如李浩然[4]在论述肺阳生理功能时引《医家秘奥》曰："宗气即膻中之阳，此阳属肺……此气降下，即为阴血，所谓'金能生水'是也。"因此认为，肺阳所衍生的宗气，下降于肾，便能化为阴血。

二、肺的生理特性

（一）肺气宣降

肺气宣降，是指肺气向外、向上与向内、向下肃降的相反相成的运动。肺气的宣发与肃降运动协调，维系着肺的呼吸与行水功能。

1. 肺气宣发

首先明确提出"宣发"二字，并与肺联系在一起的为《太平圣惠方》，其指出："夫肺为四脏之上盖，通行诸脏之精气……宣发腠理，而气者皆肺之所主也。"《灵枢·决气》曰："上焦开发，宣五谷味，熏肤，充身，泽毛，若雾露之溉，是谓气。"上溯《黄帝内经》，具"宣发"蕴义的论述颇丰，现辑其大要如下。《灵枢·小针解》曰："水谷皆入于胃，其精气上注于肺。"《灵枢·营气》曰："谷入于胃，乃传于肺……布散于外。"《灵枢·营卫生会》强调："人受气于谷，谷入于胃，以传于肺，五脏六腑皆以受气，上焦如雾。"《灵枢·口问》曰："谷入于胃，胃气上注于肺。"《灵枢·平人绝谷》曰："上焦泄气。"

肺气宣发，能向上向外布散气与津液，主要体现在以下3个方面：一是呼出体内浊气；二是将脾所转输来的津液和部分水谷上输头面诸窍，外达于全身皮毛肌腠；三是宣发卫气于皮毛肌腠，以温分肉、充皮肤、肥腠理、司开阖，将代谢后的津液化为汗液，并控制和调节其排泄。如《灵枢·决气》曰："上焦开发，宣五谷味，熏肤，充身，泽毛，若雾露之溉。"喻嘉言在《医学实在易》中曰："凡经络之气，皆肺气所宣。"宣发功能的正常对保证人体气液代谢、维护人体生命活动正常有重要的影响，对人体的免疫功能也起着十分明显的调节作用。肺的宣发又是其发挥清肃和下降功能的前提。肺合于皮毛，司腠理开阖，人体皮肤是抵御外邪的一道屏障。宣发功能正常，卫气达于皮毛，腠理致密则易拒邪于外。若因外感风寒而致肺失宣发，则致呼吸不畅、胸闷喘咳；卫气被郁，腠理闭塞，可致恶寒无汗；津液内停，可变为痰饮，阻塞气道，则见呼吸困难、喘咳不得卧。

2. 肺气肃降

肃降，指维持气机的收敛和气的通降。所谓收敛，是指肺气不仅有开泄汗孔的作用，而且有闭拒汗孔的作用，以适应内外环境（如寒温）的变化，维持出入的平衡。所谓通降，是指正常地吸入清气，并下纳于肾。

肺气肃降，能向内向下布散气和津液，主要体现在以下3个方面：一是吸入自然界之清气，并将吸入之清气与谷气相融合而成的宗气向下布散至脐下，以资元气；二是将脾转输至肺的津液及部分水谷精微向下向内布散于其他脏腑以濡润之；三是将脏腑代谢后产生的浊液下输于肾或膀胱，成为尿液生成之源。人体脏腑之气的运动规律，一般是在上者宜降，在下者宜升，肺居胸中，为五脏六腑之华盖，其气以清肃下降为顺。通过肺的肃降作用，可使肺系津气通调而不闭塞，治节诸脏而令协调。皇甫中《明医指掌》曰："夫肺为五脏华盖……合阴阳，升降出入，营运不息，循环无端。"肺为至高之脏，主一身之气，气机升降受其治节。肺治节于脾，化运正常，升降不已；肺治节于肾，吸纳有序，气化正常，升降不息；肺治节于肝，肝气条达，升发有度；肺治节于心，血液环流不止。喻嘉言《医门法律》云："肺气清肃，则周身之气莫不服从而顺利。"王孟英认为，肺受病则"一身之气皆失其顺降之机"。若肺失肃降，则可出现呼吸表浅或短促、咳喘气逆等症。

肺气的宣发肃降，是相互制约、相互为用的两个方面。柯雪帆[2]指出宣发与肃降对于全身之气的升降出入起着关键的作用。宣发与肃降具体体现于 3 个方面：其一，肺的呼吸；其二，水液的输布与排泄；其三，皮肤卫气的活动。宣发与肃降协调，则呼吸均匀调畅，卫气充实，水液得以正常地输布代谢，所谓"水精四布，五经并行"。宣发与肃降失调，则见呼吸失常、水液代谢障碍及皮肤卫气活动异常。宣发和肃降都是肺的基本生理功能形式，二者相反相成，既对立又统一。在生理情况下二者相互依存和相互制约依靠肺气的推动功能，肺气宣发向上向外运动，呼出浊气，肺气肃降向下向内运动，吸入清气，从而保证了呼吸运动的正常进行。肺司呼吸是通过肺气宣发肃降来实现的。

李昌[3]指出，肺脏兼有宣发肃降之能，实为气机升降之关键。其一，肺在五脏之中与气之关系最为密切。肺司呼吸，促使全身清浊之气交换。其功能正常与否，直接影响着气的生成。其次，肺有宣发肃降之功，肺气的升降出入，带动着全身之气的升降出入。气宣发正常，方可"上焦开发，宣五谷味，熏肤，充身，泽毛，若雾露之溉。"肃降无碍，才能"通调水道，下输膀胱，水精四布，五经并行。"再者，《素问·五脏别论》云："魄门亦为五脏使。"王冰注曰："魄门，肛之门也，内通于肺气。"肺气之所以能宣能降，协调平衡，在于肺气有阴阳两端，肺阴肺阳相互交错，阴平阳秘则为肺气生生不息之动力。

（二）肺为华盖

"华盖"原指古代帝王车驾的顶盖。肺位于胸腔，覆盖五脏六腑，位置最高，因而有"华盖"之称。《灵枢·九针论》曰："肺者，五脏六腑之盖也。"肺居高位，又主行水，故称之为"水之上源"。肺覆盖于五脏六腑之上，又能宣发卫气于体表，以保护诸脏免受外邪侵袭，故《素问·痿论》云："肺者，脏之长也。"

（三）肺为娇脏

肺为娇脏，指肺清虚娇嫩，易受邪袭的生理特性。肺体清虚，性喜濡润，不耐寒热，不容异物；肺外合皮毛，在窍为鼻，与外界相通，外感六淫之邪从皮毛或口鼻而入，常易犯肺而为病。临床上治疗肺脏疾患，以轻清、宣散为贵，过寒、过热、过燥之剂皆所不宜，正是肺为娇脏的生理特性所决定的。

三、肺的五行归属

（一）在体合皮，其华在毛

皮毛为一身之表，具有防御外邪、调节津液代谢与体温，以及辅助呼吸的作用。毛附于皮，故常"皮毛"合称。肺与皮毛之间存在相互为用的关系，故称"肺合皮毛"。

肺对皮毛的作用主要有二：一是肺气宣发，将卫气外输于皮毛，以发挥其温分肉、肥腠理、司开阖及防御外邪的作用、二是肺气宣发，将水谷精微和津液外输于皮毛，以发挥其濡养、滋润的作用。若肺津亏、肺气虚，既可致卫表不固而见自汗或易罹患感冒，又可因皮毛失养而见枯槁不泽。

皮毛对肺的作用也主要有二：一是皮毛宣散肺气，以调节呼吸，《黄帝内经》把汗孔称为"玄府"，又叫"气门"，是说汗孔不仅是排泄汗液之门户，而且是随着肺气宣发肃降进行体内外气体交换的场所；二是皮毛受邪，可内合于肺，如寒邪客表，卫气被遏，可见恶寒发热、头身疼痛、无汗、脉紧等症；若伴有咳喘等症，则表示病邪已伤及肺脏，故治疗外感表证时，解表与宣肺常并用。

（二）在窍为鼻，喉为肺之门户

鼻为呼吸之气出入之所，通过肺系（喉咙、气管等）与肺相联，鼻的主要生理功能是主通气和主嗅觉。鼻的通气和嗅觉功能，均依赖肺津的滋养和肺气的宣发运动。肺津充足，肺气宣畅，鼻窍得养而通利，嗅觉灵敏；肺津亏虚，肺失宣发，则鼻窍干燥或鼻塞不通，嗅觉迟钝。故曰："鼻者，肺之官也。""肺气通于鼻，肺和则鼻能知臭香矣。"临床治疗鼻干生疮、嗅觉失常，多用滋养肺津以润燥之法；治疗鼻塞流涕、嗅觉失常，多用辛散宣肺之法。

喉为呼吸之门户，主司发音。喉的发音有赖于肺津的滋养与肺气的推动。肺津充足，喉得滋养或肺气充沛、宣降协调，则呼吸通畅，声音洪亮。若各种内伤或过用，耗损肺津、肺气，以致喉失滋养或推动，发音失常，出现声音嘶哑、低微，称为"金破不鸣"，治以津气双补；若各种外邪袭肺，导致肺气宣降失常，郁滞不畅，出现声音嘶哑、重浊，甚或失音，称为"金实不鸣"，治以宣肺祛邪。

（三）在志为忧（悲）

忧、悲由肺精、肺气化生。《素问·阴阳应象大论》云："在脏为肺……在志为忧。"悲和忧虽有不同，但对人体生理活动的影响却大致相同，故忧和悲同属肺志。悲、忧为人体正常的情志变化或情感反映，但悲忧过度，则可损伤肺精、肺气，出现呼吸气短等现象。如《素问·举痛论》云："悲则气消。"反之，肺精气虚衰或肺气宣降失调，机体对外来刺激耐受能力下降，也易于产生悲忧的情绪变化。所以山东中医药大学附属医院肺病科团队在病房、门诊中针对患者情绪波动建立了专门的处理机制与治疗安慰措施。

（四）在液为涕

涕，即鼻涕，为鼻的分泌液，有润泽鼻窍、防御外邪、利于呼吸的作用。鼻涕由肺津所化，并有赖于肺气的宣发。《素问·宣明五气论》有"五脏化液……肺为涕"之说。肺津、肺气充足，则鼻涕润泽鼻窍而不外流。若寒邪袭肺，肺气失宣，肺津不化可见鼻流清涕；风热犯肺，热伤肺津，可见鼻流黄涕；风燥犯肺，伤及肺津，可见鼻干而痛。

（五）与秋气相通应

秋季，暑去而凉生，草木皆凋，属阳中之阴的少阴，人体之肺气清肃下降，同气相求，故与秋气相应。肺气应秋而旺，清肃敛降。时至秋日，人体气血运行也随"秋收"之气而内敛，并逐渐向"冬藏"过渡。故养生家主张秋三月"早卧早起，与鸡俱兴"（《素问·四气调神大论》），使心志安宁，收敛神气。治疗肺病时，秋季不宜过于发散而应顺其敛降之性。此外，秋季气候多清凉干燥，而肺为清虚之脏，喜润恶燥，故秋季易见肺燥之证，临床常见干咳无痰、口鼻干燥、皮肤干裂等症。

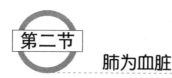

第二节　肺为血脏

一、肺生血的文献论述

（一）古籍中关于"肺为血脏"的描述

1.《黄帝内经》时期

肺血一词，虽《黄帝内经》中没有提到，但"白血"一词和肺血之义较为相近。《素问·至真要大论》论述："阳明司天，清复内余，则咳、衄、嗌塞、心鬲中热，咳不止，而白血出者死。"何谓白血？唐代王冰注："白血，谓咳出浅红色血，似肉似肺者。"王冰的解释有一定道理，后世医家在其基础上又有发挥。明代医家吴昆将白血一词直接解释为肺血，他明确指出白血即肺血，并对其形色做了推测性描述，《素问吴注》云："白血，肺血，其色淡而白也。"可以看出，吴昆将"白"作形容词解。清代喻嘉言也从吴昆之说，《医门法律》云："《经》谓咳不止而出白血者死，岂非肺受燥火煎熬而腐败，其血亦从金化而色白耶。"可以看出，吴昆、喻嘉言都将白血称为肺血，指咳血。当代学者孙广仁、苏新民认为，白血之"白"字，不应作形容词而应作"魄"的通假，因此，"白血"就是"魄血"，与"白汗"作"魄汗"类同。因肺藏魄，故"白血"或"魄血"很可能就是肺血的别称。如上所述，《黄帝内经》时代可能已经有了肺血概念的雏形，只不过没有用肺血而是用了"白血"二字。

2. 宋代

肺血一词，较早出现在宋代窦材的《扁鹊心书》中，主要指咽喉部的脓血，"一人患喉痹，六脉细，余为灸关元二百壮，六脉渐生。一医曰：此乃热证，复以火攻，是抱薪救火也。遂进凉药一剂，六脉复沉，咽中更肿。医计穷，用尖刀于肿处刺之，出血一升而愈。盖此证忌用凉药，痰见寒则凝，故用刀出其肺血，而肿亦随消也"。可见，此处所谓"肺血"即指咽喉部的脓血。

宋代陈自明《妇人良方大全》中出现过"脾肺血虚"一词，可认为是较早用肺血来指称肺脏之血的著作。陈自明在解释一妇人病的病机时说："大便坚涩，内热日瘦，脾肺血虚也。"

3. 明清时期

明清时期，肺血一词出现的频率较前有明显增加。明代孙一奎《赤水玄珠》记载："一妇阴中肿闷，小便涩滞，两胁作肿，内热晡热，月经不调，时或寒热。此因肝经郁怒，元气下陷，湿热壅滞。朝用归脾汤加柴胡、升麻，解郁结，补脾气，升元气；夕用加味逍遥散，清肝火，生肺血，除湿热。各数剂，诸症悉愈。"指出夕用加味逍遥散以生肺血。明代李时珍《本草纲目》曰："黄芪之补肺气，阿胶之补肺血。"《医学正传》中有"嗽声嘶者，乃血虚受热"的论述，明确指出了肺血虚受热而致咳嗽的特点，也反证了肺血的存在。明代秦景明《症因脉治》云："血虚咳嗽之治，血虚补血，海藏四物汤。归芍地黄汤、天地煎。"明确指出，肺血虚可导致咳嗽，治疗时应用补肺血的方药。

清代唐容川《血证论》云："血者火化之阴汁，津者气化之水液，二者本相济相养。水不济火，则血伤。血不养气，则水竭。水竭则津不润，肺血伤。"指出津液和肺血有密切关系。清·冯兆张《冯氏锦囊秘录》分析虚咳有二，其中"如夜嗽多，口渴，痰不易出，发热，为血虚"，治宜"六味地黄汤加麦冬、五味子"。清代景东畛《嵩厓尊生全书》指出血虚咳嗽的特点为"日轻夜重"，治疗以"二陈加当归即止"。其他如《辨证奇闻》《续名医类案》等也提到了肺血及其相应的病症。

明清时期，尤其是清代，肺血相关论述出现的频率较高。因此，可以认为肺血概念基本定型的时期是明清时期。但总体看来，肺血一词仍是历来讨论较少的。

（二）肺生血的现代研究

1. 现代解剖学可佐证肺为血脏

现代医学通过实验已经证实肺具有贮血功能。实验显示，肺部的血管系统中含有 750~1 000 mL 血液，其中约 10% 分布在毛细血管里，其余大部分存在于肺部的微、小静脉内，所以肺脏为多血之脏。由于肺组织和肺血管的顺应性大，而且存在胸内负压的影响，肺循环不仅血容量多，其变动范围也大。肺血管和左心房内的血液是左心室的贮血库，对左心室能够有效地射血具有重要的保证作用。有研究测量了狗的肺动脉血流量和主动脉血流量，结果发现，在稳定状态下二者基本相等，反证了肺为多血之脏。肺部有两套血液循环系统，一套是肺脏的功能血管，即循环于心肺之间的肺动脉、肺静脉；另一套是肺脏的营养支持血管，即发自胸主动脉的支气管动脉、支气管静脉。而且运行于各脏器的血液汇集后流经肺脏，转化为含氧丰富的动脉血再输送到全身各处，这与中医肺生血、朝百脉的观点相符。另外，现代医学发现肺内存在通气血流比，正常人的比值为 0.84 左右，也说明流经肺部的血液要多于肺部交换的气体，更加证实肺为多血之脏。

综上所述，肺脏不仅是气脏，亦是血脏。肺对全身血液的生成和运行有着极为重要的作用。肺既主气，亦可生血、行血，而气血关系密切。正如《医论三十篇》云："气阳而血阴，血不独生，赖气以生之，气无所附，赖血以附之，一身气血，不能相离，气中有血，血中有气，气血相依，循环不已。"血无气无以行，气无血无以用，可见肺脏主气的功能与肺藏血是相辅相成、相互为用的。正如张聿青所云："人身气血周流贯通，本无一息之停。气中有血，血以涵气也，血中有气，气以统血也。"肺主气，为气脏，又在血的生成及运行过程中发挥重要的作用，所以我们认为肺和脾一样，亦为气血生化之源。

2. 肺生血的现代科学研究

现代医学认为造血器官为生成血细胞的器官，包括骨髓、胸腺、淋巴结、肝脏及脾脏。医学界和科学界有证据表明，巨核细胞主要存在于骨髓里，并在骨髓里完成生产血小板的过程。在此之前有科学家观察到一种现象：血液流经肺脏后，血小板增多，而生产血小板的巨核细胞数量减少，便假设巨核细胞在肺内生产血小板，但由于并无直接证据，这一问题一直悬而未决。

2017 年 3 月 22 日《Nature》发表了一篇题为 *The lung is a site of platelet biogenesis and a reservoir for haematopoietic progenitors* 的论文。来自加州大学的学者发现，肺不仅仅是呼吸器官，还参与人体的造血过程，具有造血功能，可以生产血细胞。有科学家利用双光子活体成像技术进行极为精细的观察，在活体小鼠肺部的微小血管中，观察到了单个细胞的行为。在小鼠的模型中，由肺部制造的血小板数量超过总体的一半，这一点在之前从未被认识到，可以说是现代医学的新发现。

另有学者在小鼠肺血管里看到了大量生产血小板的巨核细胞和各种造血祖细胞，巨核细胞在小鼠的肺部生产血小板，且每小时生产的数量超过1 000万个，这就意味着小鼠体内一半以上的血小板来源于肺，生产血小板的主要器官并非骨髓。这项研究首次发现肺部储存有多种造血祖细胞，这些细胞可以用于恢复受损骨髓的造血能力。学者继而研究肺血管中的巨核细胞和造血干细胞如何进入肺脏，以及是否会在肺脏和骨髓之间来回移动。实验将普通的肺部移植到了巨核细胞可发出绿色荧光的小鼠体内，发现本没有荧光细胞的小鼠肺部内慢慢出现了绿色荧光。这表明能生产血小板的巨核细胞源自骨髓。另外，为验证肺部巨核细胞生产血小板的能力，研究人员构建血小板水平低模式小鼠，并为其移植携带含绿色荧光蛋白的巨核细胞的新肺，移植完成后，模式小鼠的血小板水平很快回升，该稳定水平持续数月，明显长于巨核细胞和血小板的寿命。这种现象表明，潜伏在肺里的巨核细胞祖细胞源源不断地分化成巨核细胞，保证了小鼠体内血小板水平的稳定。由此，肺对动物血液成分稳定的重要性可见一斑。研究人员为骨髓造血干细胞有缺陷的模式小鼠移植了所有细胞都被荧光标记的健康小鼠的肺脏之后发现，在模式小鼠的骨髓里出现的荧光标记细胞不仅促进了血小板的生成，还生成了各种血细胞，包括嗜中性粒细胞、B细胞、T细胞等免疫细胞。该发现意味着肺内的造血祖细胞在骨髓受损时，可以迁移到骨髓，恢复骨髓的造血能力。在小鼠体内观察到的现象，明确提示肺在血液生成方面有非常重要的作用。以上一系列研究改变了我们对血细胞的形成、肺生物学和疾病及器官转移等相关的认知。

（三）为何历代少提肺血

1. 从生理功能上看

（1）更多强调肺主气的功能：从古至今，历代医家更多地强调肺主气的生理功能，将肺的呼吸功能放在首位，《黄帝内经》对肺与气的关系早有明确论述。《素问·五脏生成》云："气者，皆属于肺。"《素问·六节脏象论》云："肺者，气之本，魄之处也，其华在毛，其充在皮，为阳中之太阴，通于秋气。"之后历代医家在诸多著作中对肺主气的生理功能多有论述，如"夫脏腑之精，皆上注于肺，肺主于气"（《太平圣惠方》）"肺为气之主，肾为气之藏"（《仁斋直指方论》）"夫气乃肺主"（《寿世保元》）"诸气皆主于肺，故曰气之本"（《类经》）"肺主气属卫"（《温热论》）。全国统编教材《中医基础理论》也均将肺气放在肺生理功能的第一条进行论述。可见，在肺的生理功能中，历代都较多强调其主气的功能。

（2）强调肺通调水道、主行水、主津液的功能：历代医家对肺通调水道、主行水、主津液的功能亦论述较多，早在《黄帝内经》中就有对肺通调水道过程的相关论述。《素问·经脉别论》曰："饮入于胃，游溢精气，上输于脾。脾气散精，上归于肺，通调水道，下输膀胱。水精四布，五经并行，合于四时五脏阴阳，揆度以为常也。"说明肺的宣发肃降对体内水液的输布、运行、排泄起着疏通和调节作用，又因肺为华盖，故清代汪昂《医方集解》称"肺为水之上源"。张志聪《素问灵枢合注》云："肺应天而主气，故能通调水道而下输膀胱，所谓地气升为云，天气降而为雨也。"

由此可见，古人少提肺血，是因为在人们的习惯思维中更多地将肺主气、司呼吸及肺主液的功能放在首位，首先想到的是肺气、肺津，"血"对于肺脏而言，只能退居其次。

2. 从病理上看

在临床中，肺部疾患或损伤所致的大出血远不及心、肝等脏器出现大出血的机会多而常见。所以，古人在从宏观观察、凭经验判断的条件下忽略肺脏多血是完全可能的。

3. 受中医解剖和文献记载的影响，古人认为"肺为少血之脏"

（1）古代对肺的解剖的认识：《黄帝内经》中记载肺为白色，"肺为牝脏"。《医贯》曰："喉下为肺，两叶白莹。"白莹二字，指出了肉眼所见的肺的颜色。白莹是指颜色白而有光彩，这一色明显偏淡，之所以淡，一方面自然是因为肺脏血少。血为红色，血少者当然应为浅红色或白色，这正如血虚者往往面色无华、唇舌色淡一样，肺脏本身可能先天"血虚"所以呈现出"白莹之色"。另一方面可能是相对于其他脏器的颜色为淡而言。将"白"和"如缟映绀"的肝或"马肝赤紫"的脾相比，颜色自然偏淡。肝脾两脏分别被称为"血海"和"气血生化之源"，都是多血之脏，颜色皆较深，古人直观地认为颜色深的脏多血，颜色浅的脏少血。由此推论色浅的肺必然不会是多血之脏。

（2）太阴常多气少血：古代文献记载肺为少血之脏可能还与"太阴常多气少血"一说有关。此说见于《素问·血气形志》："夫人之常数，太阳常多血少气，少阳常少血多气，阳明常多气多血，少阴常少血多气，厥阴常多血少气，太阴常多气少血，此天之常数。"这里的太阴，在有的书中被直接解释为肺脏，如《重庆堂随笔》："然肺为多气少血之脏，故一切血药概不欲用，以羊肺为主，诸味之润者佐之，人所易能也。"《丹台玉案·诸血门》："盖肺脏以气为主，本多气而少血，是以所出者亦少也。"由以上文献可很容易地得出肺脏少血的结论。

如上所述，古代医家认为肺不是多血之脏，再多提肺血就与古典文献所载情况不相符了，没有实在意义，这可能也是少提肺血的原因之一。

（3）在功能上肺血处于隐性状态：魏凤琴[18]认为，五脏生理功能的维持均需要精、气、血、津液的供养，但由于五脏功能有别，故对精、气、血、津液等物质的需求存在脏与脏之间的差异，从量上可以说有多少的区别，从功能表现上有显性和隐性的区别。对于肺而言，其生理功能的维持以气、津两种物质状态为主，故表现为显性；相反，维持肺脏的功能需求量少的物质则处于隐性状态，肺对血这种物质的需求量少，所以在功能表现上为隐性。既然为隐性，肺血及其功能就表现不明显，所以少提肺血。

二、肺生血，肺为血脏

（一）肺血化生

血是循行于脉中的富有营养的红色液态物质，是构成人体和维持人体生命活动的基本物质之一。"气血者，人之所赖以生者也"（《医宗必读》），"人有阴阳，即为血气。阳主气，故气全则神旺；阴主血，故血盛则形强。人生所赖，惟斯而已"（《景岳全书》）。所以说，"夫人之生，以气血为本"（《妇人良方》）。

1.血化生的物质基础

（1）水谷精微：脾胃化生的水谷精微是生成血液的最基本物质，故曰"中焦受气取汁，变化而赤是谓血"（《素问·决气》）。

（2）营气：营气是血的组成部分，"夫生血之气，营气也。营盛即血盛，营衰即血衰，相依为命，不可分离也"（《读医随笔·气血精神论》）。

（3）精：《景岳全书》云："血即精之属也。"《侣山堂类辨》云："肾为水脏，主藏精而化血。"《诸病源候论》云："肾藏精，精者，血之所成也。"由上观之，精也是化生血的基本物质。

（4）津液："营气者，泌其津液，注之于脉，化以为血"（《灵枢·邪客》）；"中焦出气如露，上注溪谷，而渗孙脉，津液和调，变化而赤为血"（《灵枢·痈疽》）。可见，津液可以化生为血，不断补充血量，以使血液满盈。

2. 何为肺血

肺血作为中医学名词之一，历代医家对其概念持有不同的观点，常见如下。

（1）指肺出血：多为肺络损伤导致血从口出，吐出后有形色可见，可用药物治疗，如《医方论》："至内伤之血，则由肺经气管而出，自是两途。故胃血易治，肺血难治。"《本草易读》："（白及）苦，辛，微寒，性涩。止肺血，填肺损。"

（2）指因肺脏功能失常所导致的吐血、唾血、便血等出血：《御药院方》："（止血散）治阳风下血，或在便前，或在便后。在便前者，其血近，肾肝血也；在便后者，心肺血也，其血远，此药并主之。"《本草通玄》载："凡吐血者，以水盆盛之，浮者，肺血也，以羊肺蘸白及末食之；沉者，肝血也，以羊肝蘸食；半沉半浮者，心脾之血也，羊心脾蘸食。"《验方新编》："血吐在水内，浮者肺血也""脾肺之血系属气虚，以补气益脾为主。"以上论述均指肺脏功能失常所导致的各种出血。

（3）指肺脏之血，具滋润营养肺脏的作用：《赤水玄珠》："一妇阴中肿闷，小便涩滞，两胁作肿，内热晡热，月经不调，时或寒热。此因肝经郁怒，元气下陷，湿热壅滞。朝用归脾汤加柴胡、升麻，解郁结，补脾气，升元气；夕用加味逍遥散，清肝火，生肺血，除湿热。各数剂，诸症悉愈。"《本草纲目》："黄芪之补肺气、阿胶之补肺血。"

（4）肺血指肺经血分，与肺经气分相对而言：《麻料活人全书》："枯黄芩泻肺火以凉肺血。"《洞天奥旨》"肺风，生于鼻面之间，乃肺经之病也。夫肺开窍于鼻，肺气不清，而鼻乃受害矣，鼻既受害，遂沿及于面。

世人不知肺经有病，或冷水洗面，使热血凝滞，因结于面而生疮突。治之法必须清肺气，而兼消其风，活肺血而再祛其火，然后用擦药外治，未有不速痊者也。"《症因脉治》："黄芩四物汤，治火伤肺之血而嗽者。"

（5）指咽喉部脓血：《扁鹊心书》中所载肺血主要是指咽喉部的脓血，"一人患喉痹，六脉细，余为灸关元二百壮，六脉渐生。一医曰：此乃热证，复以火攻，是抱薪救火也。进凉药一剂，六脉复沉、咽中更肿。医计穷，用尖刀于肿处刺之，出血一升而愈。盖此证忌用凉药，见寒则凝，故用刀出其肺血，而肿亦随消也。"

肺血是与肺脏相关的概念，与脏象相关的基本概念应该使用具生理意义的概念来指称，对于肺脏象而言，也应如此。所以，与肺脏象相关的肺血的基本含义和主体含义是肺血即肺脏之血，是指藏于肺中，具有营养和滋润作用的红色液体，是构成肺和维持肺功能活动的基本物质之一，与肺气相对而言。

3. 肺主气，肺行血

血的运行依赖于气的推动，故《医学真传》云："人之一身，皆气血之所循行。气非血不和，血非气不运。"而肺主气，故全身血液的运行又依赖于肺气的推动和调控。肺气充盛，则可推动调控血液运行至全身，正如《类经》所载："经脉流通，必由于气，气主于肺，故为百脉之朝会。"明代方广《丹溪心法附余》云："肺主气运行血液，周流一身，金也。"可见，肺对血液的运行起着重要的调控作用。

（1）肺主呼吸之气：肺是体内外气体交换的场所，通过肺的呼吸，吸入自然界的清气，呼出体内的浊气，实现了体内外气体的交换。肺有节律的一呼一吸，吐故纳新，促进气的生成，同时对全身之气的升降出入也起着重要的调节作用，全身气机调达，气行则血行，从而促进血液的运行，故明代潘楫《医灯续焰》载："肺主一身之气，气非呼吸不行，脉非肺气不布。"《素问灵枢合注》云："人一呼脉再动，一吸脉亦再动。"《难经》云："人一呼脉行三寸，一吸脉行三寸。"

（2）宗气助心行血：肺脏调控血液运行亦可通过宗气来实现，宗气由吸入肺脏的自然界清气与来源于中焦的水谷之气化合而成，即由肺所吸入之清气和脾胃所化生之水谷精气生成。"真气者，所受于天，与谷气并而充身者也"正是对这一生成原理的最具概括性的说明。《灵枢·邪客》云：
"宗气积于胸中，出于喉咙，以贯心脉，而行呼吸焉。"表明宗气一方面
可循喉咙而走息道，推动呼吸，另一方面可"贯心脉"，助心行血，推动
全身血液的运行，维持周身百脉对组织血流的灌注。故肺气充沛，宗气旺盛，
气机调畅，则血运正常。故《神医汇编》云："肺为一身之华盖，张盖周身，
肃令气血者也。"

4. 肺与脉关系密切

脉是运行血液的通道，脉主司输送血气，使其流行于全身发挥滋润濡
养之功，故《素问·脉要精微论》云："夫脉者，血之府也。"李时珍在《濒
湖脉学》中称脉为"血之隧道"。肺与脉之间有密切的关系，《素问·经
脉别论》云："脉气流经，经气归于肺，肺朝百脉，输精于毛皮。"肺与
脉关系密切主要表现在以下两个方面。

（1）肺朝百脉：肺朝百脉是指全身的血液都通过百脉流经于肺，经
肺的呼吸，进行体内外清浊之气的交换，然后通过肺气的宣发肃降作用，
将富有清气的血液通过百脉输送到全身。"肺朝百脉"首见于《黄帝内经》，
正如《素问·经脉别论》云："脉气流经，经气归于肺，肺朝百脉，输精
于皮毛，毛脉合精，行气于腑，腑精神明，留于四藏，气归于权衡，权衡以平，
气口成寸，以决死生。"说明脉中之血必须通过肺气化合，才能为人体所用，
起到营养全身的作用，同时也说明肺与百脉之间关系密切。

（2）诊脉独取寸口：《素问·五脏别论》曰："五味入口，藏于胃，
以养五藏气，气口亦太阴也。"提出了"诊脉独取寸口"之说。寸口属于
太阴肺经，且是肺经之经渠、太渊穴所在之处。肺主气而朝百脉，为十二
经脉气血运行之始终，全身经络的气血都要朝汇于肺；肺的经脉起于中焦
脾胃，脾胃为五脏六腑精气的源泉，所以全身脏腑经脉气血的情况，可以
从寸口体现出来，故陈修园认为"两手六部，皆为肺脉，肺为脏腑之华盖，
凡一切脏腑病，其气必上熏于肺，而应之于脉。"故"寸口属肺经，为百
脉之所会。"这无疑是肺与脉关系的最好体现。

5. 从气血关系反证肺为多血之脏

历代医家均认为肺主气，故有"肺者，气之本""诸气者皆属于肺""肺
为气之主"等论述。而气血关系密切，"气为血之帅，血为气之母"，正如《医

论三十篇》云："气阳而血阴，血不独生，赖气以生之，气无所附，赖血以附之，一身气血，不能相离，气中有血，血中有气，气血相依，循环不已。"血无气无以行，气无血无以用，正如张聿青所云："人身气血周流贯通，本无一息之停。气中有血，血以涵气也，血中有气，气以统血也。"可见肺脏主气的功能与肺藏血是相辅相成、相互为用的，肺血是肺气功能活动的物质基础，肺脏多气，必然多血，以涵肺气，故肺应为多血之脏。

（二）肺血化生的五脏关系

五脏相关，肺血也正是通过心、肝、脾、肾的协调而产生的。

1. 肺血与肾精

《素问·上古天真论》曰："肾者主水，受五脏六腑之精而藏之。"肾藏精，精血同源，精和血之间存在着相互资生和转化的关系，血能生精，如《诸病源候论》云："肾藏精，精者，血之所成也。"肾精又是化生血液的物质之一，如《张氏医通》云："（肾）精不泄，归精于肝，而化清血。"而《侣山堂类辩》则更明确地指出："肾为水脏，主藏精而化血。"张景岳在《景岳全书》中亦云："肾之精液入心化赤而为血。"《医方类聚·血病门》也指出"精为血之本"，说明肾所藏之精是化生血液的重要物质。《类经》云："精足则血足。"故肾精充盛，血有所充，则肺血充盛。另外，肾能藏精生髓，髓则贮存于骨内。现代医学认为骨髓是重要的造血器官，这与中医学精血互生理论非常一致。

2. 肺血与脾（胃）

脾胃为后天之本，为气血生化之源。血液的生成还有赖于脾胃所化生的水谷精微。血主要由营气和津液组成，营气和津液都来自所摄入的饮食，经脾胃的消化吸收而生成水谷精微，所以中医学认为脾胃为后天之本，气血生化之源。《景岳全书》曰："血者，水谷之精也，源源而来，生化于脾。"《名医指掌·诸血证》云："血者，水谷之精也，生化于脾。"而《景岳全书》云："生血之源，源在胃也。"脾胃功能正常，气血生化有源则肺血亦充盛，肺脏可得到滋润和濡养，维持肺脏正常生血、行血的生理功能。结合现代医学理论，认为脾胃的运化首先为造血提供了原材料。只有脾胃运化水谷精微功能旺盛，机体的消化吸收功能才能健全，造血原料才能供应丰盈，为化生精、气、血、津液提供足够的养料，从而使脏腑、经络、四肢百骸，以及筋肉皮毛等组织得到充分的营养，为进行正常的生理活动提供可靠的保证。

3. 肺血与心

肺、心同居上焦，在血的生成、运行方面共同发挥着作用。《灵枢·营卫生会》曰："中焦亦并胃中，出上焦之后，此所受之者，泌糟粕，蒸津液，化其精微，上注于肺脉，乃化而为血，以奉生身，莫贵于此，故独得行于经隧。"说明肺在全身血液的生成、运行中发挥着重要作用。而《素问·阴阳应象大论》中的"心生血"，《灵枢·决气》谓"中焦受气取变化而赤是谓血"，《素问·痿论》谓"心主身之血脉"，均是说明心总司一身血液的生成和运行。《血证论》载："火者，心之所主化生为血液以濡养周身。"《本草述元》将肺、心、脾三者化生血的过程精辟地概括为"肺合于心而气化，为血脉之所由始；肺合于脾而血化，为经脉之所由通"。

4. 肺血与肝

清代叶天士首次根据"肝左肺右"提出"肝升肺降"理论，肺为华盖，居胸腔的顶端通天气，天气以降为安。而肝应春，主春生之气，以升为安，肝气升发正常则肺气肃降方可正常，有升有降，气的运动才正常。气行血，明代方广《丹溪心法附余·咳嗽》云："肺主气运行血液，周流一身，金也。"气机升降循环正常，朝百脉运化才能保持畅通。肺朝百脉，产生的血液滋润濡养五脏六腑、四肢毛窍，只有在有效调节血液循环量的基础下，肺产生的血液才能被有效利用。肝为藏血之脏，现代研究表明肝藏血的生理功能主要依赖于肝脏能够调节体内机体循环血量，这说明肝肺之间在血液输布方面存在一定联系。

三、从临床看"肺生血"

（一）肺血的生理功能

由于历代医家对肺血提及较少，因此，对于肺血的功能更是论之甚少。而作为肺脏的一种基本物质，必然有其相应功能。肺血作为一身之血的一部分，自然具有血的一般功能。对于血的主要功能，正如《景岳全书》所说："故凡为七窍之灵，为四肢之用，为筋骨之和柔，为肌肉之丰盛，以至滋脏腑，安神魂，润颜色，充营卫，津液得以通行，二阴得以调畅，凡形质之所在，无非血之用也。"即血可以营养和滋润全身各处。

1. 滋润濡养本脏

《难经》中"血主濡之"是对血的营养和滋润作用的简要概括。全身各部分（内脏、五官、九窍、四肢、百骸）无一不是在血的濡养作用下发挥其生理作用的，故《金匮钩玄》载："目得之而能视，耳得之而能听，手得之而能摄，掌得之而能握，足得之而能步，脏得之而能气。是以出入升降、濡润宣通者，由此使然。肝受血而能视，足受血而能步。"一方面，血是功能活动的物质基础，有了肺血的滋润濡养，肺气才能正常发挥其出入升降的生理功能。正如《素问·经脉别论》中所载："肺朝百脉，盖以唯有血液充盈敷濡于肺，肃杀金性始得阴配而治节之令自调。"肺主宣发，肺气向上的升宣使肺发挥排出体内浊气、输布水谷精微外达皮毛、宣发卫气而调节腠理开阖等功能；肺主肃降，肺气向下的通降使肺发挥吸入自然界的清气、向下布散水谷精微、肃清呼吸道的异物等功能。"血为气之母"，肺气的宣发和肃降必须依附于肺血而存在。如果肺气无所依附，则将浮散无根而发生气脱，正如《医学真传》所说："气非血不和，血非气不运。"另一方面，肺血是全身血液循环的重要部分。血液循环的正常运行，不仅在于心的生理功能是否正常，而且在于肺、肝、脾等脏的生理功能是否协调平衡。《素问·灵兰秘典论》云："肺者，相傅之官，治节出焉。"因此，肺血充盈，则肺能辅助心脏推动和调节血液的运行。

2. 滋润濡养肺经

对于肺血而言，所能营养和滋润的不仅是肺脏，还有与之相连的体、华、窍等。肺外合皮毛，通过肺的宣发和肃降，将肺血向上向外布散于全身皮毛肌腠以滋润濡养之，使之红润光泽。

3. 神志活动的物质基础

血液是神志活动的物质基础，《灵枢·营卫生会》云："血者，神气也。"血液供给充足，则人体神志活动正常。《灵枢·平人绝谷》亦云："血脉和利，精神乃居。"《灵枢·本神》云："生之来，谓之精……并精出入者，谓之魄。"魄者，五神之一，系指与生俱来、人所固有的本能意识、感觉和动作，在人们的精神、意识和思维活动中占有重要位置。《中西汇通医经精义》亦云："人生血肉块然，阴之质也，有是质，即有宰是质者，秉阴精之至灵，此谓之魄。"《素问·宣明五气》认为："肺藏魄。"《中藏经》载："肺者，魄之含。"魄既以精为物质基础，又藏于肺，为肺血所濡养。如果肺血亏虚，则"百合病恍惚不宁，魄受扰也，梦魇中恶，魄气所掩也"。

（二）从"肺为血脏"到"肺血虚"

1. 肺血虚的概念

历代文献少提肺血虚证，直到宋代陈自明《妇人良方大全》在解释一妇人病的病机时说："大便坚涩，内热日瘦，脾肺血虚也。"虽是较早提及肺血虚的著作，但也没有明确指出肺血虚证的定义，现代医家对其定义有不同的表述。翟华强[5]认为，肺血虚是指肺中血液不足或肺血的濡养功能减退的病理变化。失血过多，新血不能及时生成补充导致濡养功能减退的病理变化；因脾胃虚弱，饮食营养不足，化生血液的功能减弱或化源不足，而致血液化生障碍；因久病不愈、慢性消耗等因素而致营血暗耗等，均可导致肺血虚。周兆山[6]认为，肺气亏虚，不能将水谷精微及清气布散于全身以化营气，则血无以生，而致血虚，肺病日久，脉络瘀阻，新血不生，而致肺血亏虚证。曹科等[7]认为，所谓肺血虚证是肺气亏虚，气不生血，津液不足，生血之源亏少所导致的血虚证候。邸若虹等[8]认为，肺血虚是指由肺气虚弱，肺之宣发、肃降功能失常，血之生化乏源引起的血虚证。

各家论述肺血虚证的定义时，主要从肺气虚，气不生血；肺津不足，肺血生化乏源；肺的宣发肃降功能失常，不能正常生血；瘀阻肺络，新血不生几个方面来论述，但上述几个方面更偏重于说明肺血虚证产生的机制，不管哪种原因，最后的结果均是导致肺中血液不足或肺血的功能异常，濡养功能减退。另外，临床上心血虚证、肝血虚证较为常见，心血虚证的定义是心血不足，不能濡养心脏所表现的证候；肝血虚证是指肝血亏虚，所系组织器官失养所表现的证候。笔者在综合各家论述的基础上，同时参照血虚证、心血虚证、肝血虚证的定义模式，结合肺及血的生理功能，认为肺血虚的定义为：由于肺血不足或肺血的濡养功能减退，导致肺脏及其所系组织器官失于滋润濡养的病理变化。

2. 肺血虚证存在的依据

由于历代医家及文献在生理上更多强调肺主气、司呼吸及肺通调水道、主津的功能，所以病理变化上更多强调肺气虚及肺阴、肺津不足，鲜有提及肺血虚者。然而，通过对中医文献的梳理及临床观察，我们认为肺血虚是存在的，理由如下。

（1）从疾病症状上看肺血虚证的存在性：全国高等中医药院校规划教材《中医诊断学》中虽然没有将肺血虚证型单独列出，但并不意味着完全否定了肺血虚证的存在性，如书中记载血虚证的临床表现为"面色淡白或萎黄，口唇、眼睑、爪甲色淡白"，这些血虚症状都是出现在人体皮部。而《素问·咳论》曰："皮毛者肺之合也。"《素问·五脏生成》记载："肺之合皮也，其荣毛也。"可见，人体皮部的血虚失养与肺有着极大关系。另外，在肺气虚证中有"面色淡白，舌淡苔白，脉弱"等肺血虚的见症。并且由于气血关系密切，肺气虚可直接影响到血的生成导致肺血虚。所以，肺血虚证是存在的。

（2）从病机方面考察肺血虚证的存在性：脾胃虚弱，气血生化乏源，是导致血虚的重要原因之一。而其所导致的血虚应该是全身性的血液亏虚、濡养不足，而不仅是心血虚和肝血虚，所以"肺血虚证"应该存在。而且，根据五行学说，肺属金，脾属土，土生金，为母子关系。由"母病及子"可知，脾胃虚弱、气血生化乏源所致的血虚应是对肺的影响最大，所以"肺血虚"存在的可能性最大。

（3）从"肺为血脏"推测肺血虚存在的可能性：《灵枢·营卫生会》云："中焦亦并胃中，出上焦之后，此所受气者，泌糟粕，蒸津液，化其精微，上注于肺脉，乃化而为血，以奉生身。莫贵于此，故独得行于经隧。"由此可知血液首先生于肺脏，再从肺脏输布全身，营养各脏腑组织。《素问·经脉别论》载："食气入胃，散精于肝……浊气归心，淫精于脉，脉气归经，经气归于肺，肺朝百脉，输精于皮毛，毛脉合精，行气于腑，腑精神明，留于四脏，气归于权衡。"《中医基础理论》在肺的主要生理功能中对于"肺朝百脉"有这样一段解释："肺朝百脉，是指全身的血液通过百脉会聚于肺，经肺的呼吸，进行体内外清浊之气的交换，然后再将富含清气的血液通过百脉输送到全身。"说明肺是全身血液循环所经过的重要脏器，由此可见肺为血脏，肺脏多血。

现代解剖学认为，肺，尤其是肺的呼吸部，即从呼吸支气管到肺泡，都富含血管。作为功能性血管的肺动脉，最终分支成稠密的毛细血管网缠绕肺泡，以进行气体交换，而作为肺营养性血管的支气管动脉，更是从肺门入肺后就一路分支而下，沿途也是一路"营养"而下，而且连同功能性血管管壁、肺间质、淋巴结、胸膜脏层等也都由它营养，更何况有了动脉，就一定有与之相对应、伴行的静脉来引血出肺。由此可见，肺脏多血。既然肺脏多血，当然就可能会有因各种原因而导致"肺血虚证"。

（4）从现代医学看肺血虚的存在性：人体周身的血液都是在肺脏通过浓度差释放二氧化碳，加载氧再运往机体各组织器官。而人体各组织器官的新陈代谢都是不能没有氧的，所以，可以说氧是人体血液中很重要的组成成分。但诸如急慢性支气管炎、肺气肿等疾病都会直接影响肺的呼吸功能，使肺通气减少，也就影响到血液中氧的浓度，从而引起机体组织不同程度的缺氧，进一步影响线粒体的功能，使人出现头晕眼花、气短、神疲、四肢倦怠等一派虚象。故认为血液中重要成分氧的缺少应该属于血虚。

（5）从治疗事实看肺血虚的存在性：虽然历代医家没有明确提出肺血虚证，但文献中记载的关于肺血虚证的治疗却不少见，这在一定程度上佐证了肺血虚证的存在。如唐代医家王焘在《外台秘要》中论述肺痈成脓后经久不愈、气血衰弱时，应用了《金匮要略》的桔梗汤加养血之品当归、地黄等，亦名桔梗汤。李时珍在《本草纲目》中说："黄芪之补肺气，阿胶之补肺血。"指出肺血不足可用阿胶来治疗，虚则补之，"补肺血"三字不仅佐证了肺血虚证的客观存在，也指明了治疗肺血虚的常用药物。清代医家吴谦等编修的《医宗金鉴》一书中，在注释生脉饮时引用了李杲的一段话："夏月服生脉饮，加黄芪、甘草，名生脉保元汤，令人气力涌出，更加当归、白芍，名人参饮子，治气虚喘咳、吐血、衄血，亦虚火可补之例也。"肺主气，司呼吸，气虚喘咳、吐血、衄血，耗损气血致肺血虚，人参饮子针对肺血虚，在生脉保元汤益气养阴的基础上，加当归、白芍养血之品，以补养肺血。明代秦景明《症因脉治·咳嗽》中有"血虚咳嗽之治，血虚补血，海藏四物汤、归芍地黄汤、天地煎"的论述，明确指出肺血虚可导致咳嗽，治疗时应用补肺血的方药。清代唐容川《血证论》曰："血者火化之阴汁，津者气化之水液，二者本相济相养。水不济火，则血伤。血不养气，则水竭。水竭则津不润，肺血伤。""血与水本不相离，故汗出过多则伤血，下后亡津液则伤血。"指出了血与津液相济相养之关系，并主张从肺着手，首推滋补肺阴为治疗血证第一要法。《血证论》对肺阴虚津液不能化生血液而致血虚的治疗，方用《理虚元鉴》辛字润肺膏，对肺阳不足而致血虚者，又借用陈修园温补肺阳之法，方用保元汤甘温除热，以顾护肺阳，使肺之阳气旺盛，功能正常，肺血虚之证自愈。1978年版全国统编中医药专业教材《中医内科学》在肺痨病案里，选登了《黄文东医案》治疗肺结核一例，其病案辨证属肺痨阴血不足，络有宿瘀，治以养血化瘀，佐以止血之法，方剂中用了当归、丹参养血活血之品。程运文临证对结核大咯血后出现的贫血症，表现为面色萎黄、头昏头痛、心悸失寐、盗汗、舌淡、脉细等血虚症状者，用生脉散合黄芪糯米汤加阿胶、黄精、白芍、天冬，多配合抗结核西药治之，不仅贫血能很快纠正，而且有利于肺结核的痊愈。

（6）从历代文献记载推测肺血虚的存在：宋代陈自明《妇人良方大全》中在解释一妇人病的病机时说："大便坚涩，内热日瘦，脾肺血虚也。"指出肺血不足可能导致上述病症，可以认为是较早提及肺血虚的著作。明代虞抟《医学正传》云"咳嗽[6]声嘶者，乃血虚受热"，明确指出了肺血虚受热而致咳嗽的特点；同代秦景明《症因脉治》详述了血虚咳嗽的病因为"形役阳亢，阴血亏损，血虚则内热，煎熬真阴，阴火日旺，肺金被克，而咳嗽之症作矣"，其脉象"左寸细数，肺阴有损，中气虚弱，气不生血；左脉弦数，肝火煎熬，两尺细数，肾虚水竭"。由以上医家所论，可知临床不乏肺血虚证的存在[9]。

四、"肺为血脏"在肺系病诊疗中的应用

（一）哮喘

哮喘之虚，传统多责之于肺气虚、脾气虚、肾阴虚、肾阳虚。但从历代文献记载及临床上可发现，血虚亦可致哮。《素问·经脉别论》载："肺朝百脉，盖以唯有血液充盈敷濡于肺，肃杀金性始得阴配而治节之令自调。"若由于各种原因导致肺血不足、血不养金，则气无所主，肺气上逆，宣降

失常致哮喘作。另外，血虚日久，血枯不荣，无以充脉，则脉道涩滞而形成瘀血，瘀血夹痰阻于气道，则气道挛急而哮喘作。

对于血虚致哮，历代医家亦多有论述。宋代王协中认为，"哮喘一证，古无良方，盖因其病有痰有火，有血虚，有真阴涸竭。若只消痰清火，病未减而元气日亏"，提出了血虚、阴虚也可致哮喘的发生。《太平圣惠方》曰："夫产后虚喘者，由脏腑不和气血虚伤……血冲于肺，气与血并，故令喘也。"明代王肯堂《证治准绳》亦云："因产所下过多，荣血暴竭，卫气无主，独聚肺中，故令喘也。"说明肺血亏虚，气无所主，独聚肺中，升降不利而发咳喘的病理过程。《医学正传》云："阴虚喘者，血虚则阳无所依附而上奔，宜四物汤倍芍药，加人参五味子以收之。"不仅指出了血虚致喘的病机，还明确了治疗的方药。清代沈金鳌《杂病源流犀烛》论治肺血虚病治以四物汤为主，对血虚火热，喘咳声嘶者，用芩连四物汤；气血两虚，喘咳短气者，用宁肺汤；肺肾亏虚，血不荣金，相火内动，病人自觉有热气从脐下上冲于肺而喘不休者，用四物汤加知柏、麦冬、五味子，配用六味地黄以滋肾润肺，引火归元。唐容川《血证论》载："血虚则火盛津伤，肺叶痿而不下垂，故不得降，喘息鼻张，甚则鼻敞若无关阑。"指出血虚致哮的病机和临床症状。

据近年来文献报道，治疗哮喘时，适当运用补血法，以熟地黄、当归等养血药治之者屡见不鲜，并收到满意的疗效。团队研究[10]也发现，哮喘应从瘀论治，治瘀可以贯穿治哮之始终。但鉴于血瘀亦可致血虚，血瘀血虚之间又互相影响、互为因果，故临床治疗中适当使用养血法可提高疗效，并经临床及动物实验均证实养血法有显著改善症状、提高免疫力的作用。说明对于血虚致哮这一病机应该加以重视，既可以丰富哮喘的病机学说，又可提高临床疗效。

（二）慢性阻塞性肺疾病

对慢性阻塞性肺疾病（COPD）病机的认识，着眼于气分失调者众，而究其血分失常者鲜。其慢性迁延期多属正虚邪实，其正虚除肺、肾的阳气不足外，还存在肺血亏虚这一重要病机。"肺为血脏"，具有生血的功能。而COPD患者病程日久，正气不足，肺气亏虚，不能将水谷精微及清气布散于全身以化营气，则血无以生，而致血虚。另外，COPD为患，肺气郁闭，瘀血内郁肺脉，脉络瘀阻，瘀血内停，妨碍新血生成，而致肺血不足。现代研究显示，COPD 患者支气管、细支气管毛细血管基底膜增厚，内皮细胞损伤，血栓形成和管腔纤维化、闭塞，从而引起肺循环障碍。若病变发展为肺气肿，大量肺泡周围的毛细血管受肺泡膨胀的挤压而退化，使肺毛细血管大量减少，肺脏本身流动的新鲜血液减少而致肺血亏虚。肺血亏虚，肺失濡养，可使肺功能衰减，临床可见呼吸短促，咳痰多有咸味，同时可见面色不华、皮肤干枯粗糙、毛发欠光泽或泛黄、眩晕、心悸等其他血虚症状。且"血为气之母"，肺血亏虚，血不濡气，亦可使肺、肾之气更虚，互为因果，恶性循环，从而使病情加重。肺血亏虚还可导致机体抵抗力低下，易致外邪侵袭，而引起 COPD 反复急性发作。另外，临床上部分 COPD 患者没有明显肺血亏虚的见症，但 COPD 多见于中老年人，发病率与年龄增加呈正相关，且一般病程较长，反复发作，所以存在肺血不足的病机变化。因此，临床上对于 COPD 的治疗，除补益肺气外，还要重视养血法的应用，肺血充盛则肺体得养，又可濡养肺气，为虚损的肺脏提供物质基础，从而增强肺主气的生理功能，加速 COPD 的痊愈。

马坤[11]认为，COPD（寒喘）患者存在血虚血瘀、卫外不固、肺阳虚的病机，确立了养血活血、益气固表、温补肺肾的治法，拟养血益气汤进行 COPD 的防治。结果表明，养血益气法能有效缓解 COPD（寒喘）患者的临床症状，提高其生活质量。实验研究[12]表明，养血益气汤能够纠正 COPD 大鼠体内的免疫失衡，降低 TNF-α 和 IL-8 水平，进而抑制炎症反应。

可见，COPD 发展过程中，存在肺血不足、肺血亏虚的病机变化，以潜性变化为主，故临床治疗过程中适当配伍养血法可提高疗效，促进疾病的恢复，减少急性发作的次数。

（三）肺间质纤维化

肺间质纤维化是弥漫性肺部感染性疾病，是呼吸系统疾病中的难治病，临床以活动性呼吸困难、呼吸浅快、动则气短、干咳、憋喘为主要特征，属中医"肺痿""肺痹"的范畴，对其病机的认识虽然各家不一，但鲜有提及血虚者。笔者认为，在肺间质纤维化发病各阶段中均有潜在的肺血虚的病理变化。

1. 肺间质纤维化初期

曾有学者认为，"正虚邪袭，肺失宣肃"是肺间质纤维化发生的起始病机。通过观察大量的临床病例发现，其主要病因为反复感受六淫或时邪、先天禀赋不足。"正气存内，邪不可干"，而肺血是人体正气的一部分，具有防御邪气侵入的作用，若肺血充足，肺体得养，则肺具有清肃之性，可保持呼吸道不受致病因子的侵袭，六淫、时邪无侵袭之机。"邪之所凑，其气必虚"，若肺血亏虚，肺体失养，则肺内因素（如肺部感染、吸入粉尘、放射损伤等）可直接侵袭肺脏，肺外因素（如免疫异常、药物化学作用等）、他脏病变等亦可影响及肺，导致肺失宣肃，引起肺间质纤维化的发生。

2. 慢性迁延期

肺间质纤维化慢性迁延期的病机特点是正虚邪实，虚实夹杂。正虚主要是指气血亏虚，络脉不荣；邪实主要是痰瘀阻络。正虚邪实互为因果，气虚推动津液、血行无力，血虚运行缓慢，均可导致痰、瘀的形成，而瘀血形成后又阻碍新血的生成，加重血虚。故《血证论》云："瘀血不去，新血且无生机，况是干血不去，则新血断无生理，故此时诸虚毕见。"据此可知，瘀血阻滞往往影响新血的生成，而新血不生，瘀血亦不能祛。本虚与标实相互作用，导致病情缠绵难愈。另外，肺间质纤维化病理过程中的肺泡壁增厚、渗出物机化、肺泡变形闭锁、间质中纤维组织收缩及毛细血管数量减少并影响血液循环等表现与中医的肺血不足、血行瘀滞的病机相似。

3. 肺叶枯萎期，即肺间质纤维化晚期

随着病情的进展，肺脏虚损，津气严重耗伤，津枯则肺燥，清肃之令不行，病位亦由肺及脾、及肾。肺气虚损，则血无以生；肺津耗伤，津枯肺燥，则肺血生化乏源；肺生血，肾藏血，脾胃为气血生化之源，后期肺、脾、肾虚，亦可导致血液生化无源，肺血亏虚。津枯血虚，致肺叶失于濡养，枯萎不用。

临床上应用具有补血作用的方药治疗肺间质纤维化也取得了较好的疗效，这也佐证了肺间质纤维化病变过程中肺血虚的存在，如郭广松等[13]观察当归对博莱霉素（BLM）诱导大鼠肺纤维化程度的影响及对肺间质成纤维细胞的影响，发现当归可能通过降低纤维化肺组织中 CTGF-mRNA

水平，间接抑制成纤维细胞增殖、分化作用，减轻纤维化程度。柴文戎等[14]研究亦发现当归具有较强的自由基防护和抗脂质过氧化作用，可以明显减轻肺纤维化发病过程中急性肺泡炎和纤维化的发生。刘卫敏等[15]观察25%浓当归注射液对博莱霉素（BLM）所致大鼠肺纤维化发生发展过程的影响及机制，结果发现应用当归后，急性肺泡炎阶段自由基损伤减轻，炎性细胞渗出明显减少，炎性介质如 Fn 含量显著下降，病理上肺纤维化明显减轻，电镜下胶原纤维减少，而且反映胶原纤维含量的 Hyp 明显减少，肺纤维化过程受到阻遏，疗效与激素无明显差异，且长期应用无明显不良反应。朱际平等[16]的研究表明，温润养血颗粒可以有效抑制由急性肺损伤引起的肺纤维化，小剂量给药效果最好，其机制在于可有效抑制肺纤维化形成过程中胶原纤维含量的增加。刘勇等[17]观察从当归补血汤中提取的当归补血总苷对平阳霉素所致大鼠肺纤维化的保护作用，发现当归补血总苷能调节肺纤维化大鼠体内的自由基水平，减轻自由基对肺组织结构的氧化损伤，并能显著降低血清 TGF-β1 的水平，减少 TGF-β1mRNA 的表达。

当各种原因导致肺络空虚、肺络损伤或血液妄行时，就会导致肺血病证。肺血的病理变化包括由于肺血生成不足或久病失血等耗血太过、肺血的濡养功能减弱所致肺血虚证，以及由于寒凝、热灼、痰阻、气逆、虚火、气虚等致肺络损伤而引起的肺出血证。历代医家学者对肺出血及肺血瘀的论述较多，而较少涉及肺血虚证，故仅在此就肺血虚证进行详尽的论述，同时简要论述肺血虚、肺血瘀、肺出血三者之间的关系如下。

肺血亏虚，营血亏少，可致运行缓慢，滞而为瘀；肺血亏虚，营血亏少，脉管失养，则导致肺出血；血溢脉外，则肺血更虚；血溢脉外，离经之血即为瘀血；瘀血形成，又可导致血不循经而形成肺出血；瘀血形成，新血不生，又可加重肺血虚。可见肺血虚、肺血瘀、肺出血三者之间在病机上相互转化，互为因果。

五、肺生血相关问题探讨

众所周知，血小板是从骨髓成熟的巨核细胞胞质裂解脱落下来的具有生物活性的小块胞质，学界普遍认为巨核细胞普遍存在于骨髓中，并在骨髓里完成生产血小板的过程。加州大学科学家首次发现了小鼠模型中肺部储存有多种造血祖细胞，这些细胞可以用于恢复受损骨髓的造血能力。但是学界尚有疑问，为何血小板生成是在肺里进行而不是在其他器官？肺的间质组织和血液里是否有独特的微循环、信号通路可以诱导血小板生成？造血干细胞（MK 细胞的先导）为什么会到肺里，它们如何在肺里保持分化的潜力？这种细胞在哪种条件下可重新回到骨髓或者再分化？种种细化的机制还未完全被阐明，肺生血的相关文献研究或许仅仅提供了一种整体观的思路，如何将肺生血的理论研究补充到古代文献中并有机结合也是我们研究的重点。

肺里的造血干细胞也会形成免疫细胞（B 细胞、T 细胞等），这些免疫细胞会对肺脏的免疫微环境形成什么独特影响，肺生血，肺在脾胃、心、肾的协助下化生的血及营气是如何调节人体的稳态的，等等，都是中西医结合研究的出发点之一。

无论中医西医，都以认识人类自身为对象，以防治疾病、提高人口素质及健康水平为奋斗目标，二者实则殊途同归，应取长补短，共同进步。中医源远流长，有着自己独特的理论基础，而这些理论由于科学发展的局限性还不能被透彻地解释，甚至经常有学者认为中医为玄学，由此例可知实则不然，随着越来越多的传统中医理论开始被科学技术证实，中医必将在世界舞台散发出耀眼的光芒。

参考文献

［1］张珍玉 . 肺主治节理论的破译［J］. 浙江中医学院学报 , 1998, 22（4）: 48–49.

［2］柯雪帆 . 宣发与肃降的病理及证治［J］. 中医药学刊 , 2001, 19（4）: 29.

［3］李昌 . 浅谈脏腑气机［J］. 河南中医学院学报 , 2009, 24（1）: 20.

［4］李浩然 . 略论肺阳虚［J］. 中医杂志 , 1988（12）: 16–17.

［5］翟华强 . 肺血病证的理论探讨［J］. 新中医 , 2005, 37（11）: 6–9.

［6］周兆山 . 慢性支气管炎血分失常病机探讨［J］. 山东中医杂志 , 1991, 6（5）: 195–196.

［7］曹科 , 文小敏 . 浅谈肺血虚证［J］. 新疆中医药 , 2004, 22（5）: 3–4.

［8］邸若虹 , 晏飞 , 浅谈肺生血及肺血虚证［A］. 中华中医药学会第九届中医医史文献学术研讨会论集萃 , 2006.

［9］江涛.肺主气的文献研究及肺亦为后天之本［D］.济南：山东中医药大学，2006.

［10］张伟，邵雨萌.再论哮病从瘀论治［J］.湖南中医学院学报，2004,24（3）：241-
　　　242.

［11］马坤.养血益气法在防治慢性支气管炎中的作用及其对小鼠免疫功能的影响［D］.
　　　济南：山东中医药大学，2010.

［12］张心月，贾新华，王丽娟，等.从气血变化看肺间质纤维化［J］.中医药学报，
　　　2012,40（3）：56-51.

［13］郭广松，汪虹.当归对大鼠肺纤维化间质成纤维细胞的干预作用［J］.武汉大学
　　　学报（医学版），2007,28（5）：560-563.

［14］柴文戎，李水春，王洪新，等.中药当归治疗肺间质纤维化的实验研究［J］中国
　　　药理学通报，2001,9（7）：819-822.

［15］刘卫敏，徐启勇，林宇辉，等.浓当归注射液对肺纤维化发生发展过程的影响［J］.
　　　武汉大学学报（医学版），2001,22（4）：325-327.

［16］朱际平，朱海青，孙子凯.温润养血颗粒治疗肺纤维化模型大鼠的病理研究［J］.
　　　辽宁中医杂志2003,30（12）：1030-1031.

［17］刘勇，李俊，高建.当归补血汤总苷抗大鼠肺纤维化的实验研究［J］.安徽医科
　　　大学学报，2009,44（5）：594-597.

［18］魏凤琴.五脏精气血津液理论及其指导意义［J］.中医药学刊,2006,24
　　　（5）：897-898.

［19］陈鹏，丘和明.试论肝藏血理论的临床意义［J］.新中医,2011,43（2）：10-12.

第三章　肺系病病因病机概述

第一节　肺系病病因概述

肺主气，司呼吸，开窍于鼻，外合皮毛，故风、寒、燥、火等外感六淫易从口鼻、皮毛而入，首先犯肺。又因肺居胸中，位于诸脏之上，朝百脉而通它脏，故内伤诸因，除肺脏自病外，它脏有病亦可影响肺。

一、外因

（一）外感六淫

1. 风邪

中医学认为，风邪是六淫学说的重要外邪，是外感病尤其是肺系病的始发和首要病因，如《素问·风论》曰："故风者，百病之长也。"风为阳邪，其性轻扬开泄，"伤于风者，上先受之"。肺为"华盖"，易感受风邪，使肺卫不固，肺失宣降，出现恶风、发热、汗出、咳嗽、咽痒、憋喘等症状。因此，感受风邪是引发普通感冒、风咳、哮病、喘证及肺胀的重要因素。通过研究风邪在多种呼吸道疾病发病机制中的作用，将有利于指导临床辨证分型及遣方用药。

风邪致病的特点如下。第一，风为百病之长。风邪为六淫病的主要致病因素，正如《素问·玉机真脏论》言："是故风者，百病之长也。"风邪致病最急，变化最多、最速。其次，六淫中其他几种病邪亦每多与风邪相兼为患，如风寒、风热、风湿等。因此，风邪引起的外感病发病率最高。第二，风性轻扬开泄。风为阳邪，其性具有向上向外、升发开泄的特性。所谓"伤于风者，上先受之"。《素问·太阴阳明论》云："犯贼风虚邪者，阳受之""阳气从手上行至头"。"开泄"是指风邪侵犯人体,使皮毛腠理疏松,以致卫阳不固,津液外泄。因此感受风邪会出现恶风、汗出的症状。第三,风性善行而数变。风邪致病,发无定时,症无定处,发病急骤,变化迅速,容易传变。如风邪侵袭引发的咳嗽常呈急迫性、挛急性和阵发性。又如风热犯肺,初起以表热为主,以肺为病变中心,见卫分气分证,严重则病变及血分,逆传心包,预后较差。

风邪独特的致病特点使其成为引发多种呼吸道疾病的重要因素。风邪侵袭卫表,易引发普通感冒;风邪犯肺,肺失宣降,肝郁气逆成为引起风咳的主要病机;内外风相合,使得痰阻气道,气道痉挛,发为哮病;风邪束肺,肺气失于宣降,气机壅滞,上逆作喘;外感风邪,损伤肺气,痰气互结,则引发肺胀。此外,风邪尚可由足太阳膀胱经之风门、肺俞、大杼、风池穴等穴位入侵于肺,故风邪是引起多种呼吸系统疾病发病的重要因素[1]。

2. 寒邪

中医学认为,寒邪是肺系疾病发病的主要外因之一,肺为娇脏,肺叶娇嫩,通过口鼻直接与外界相通,且外合皮毛,不耐寒热,易受寒邪侵袭。寒邪的致病特点如下:第一,寒为阴邪,易伤阳气。寒邪侵入后,机体阳气奋起抵抗,即可制阴祛寒。但若寒邪过盛,则阳气不仅不足以驱除寒邪,反为寒邪所害,故《素问·阴阳应象大论》云:"阴胜则阳病。"所以,寒邪最易伤人阳气。寒邪伤阳,主要表现为外寒侵袭肌表而卫阳受损,直中脏腑而脏腑之阳气受伤。若寒邪侵袭肌表,寒遏卫阳,可见恶寒发热、毛耸、流清涕等症;寒邪损伤卫阳则为表虚证,由于肌表失于温煦故可见恶寒发热、恶风汗出等症;寒邪直中脾胃,脾阳受损,可见脘腹冷痛、呕吐、腹泻等症。此外,阳气的虚衰可致气化失司,造成水液代谢失常,易出现水肿、心悸等,如阳气不足,阴寒内盛,肺失宣降,脾失健运,津液凝聚,化痰成饮,可致咳嗽、哮喘等病变。第二,寒性凝滞。凝滞即凝结、阻滞不通之意,寒邪具有凝结、阻滞的特性。气血津液的运行之所以能够畅行不息,全依赖一身阳气的温煦推动作用。气行则血行,气行则津行,若寒邪伤人,机体的阳气受损,温煦推动功能减弱,易致气血津液运行不利,经脉闭阻不通,从而形成气滞、瘀血、痰浊、内湿等,并可常见疼痛之症。故《素问·举痛论》云:"寒气入经而稽迟,泣而不行,客于脉外则血少,客于脉中则气不通，故卒然而痛。"第三，寒性收引。收引为收缩、牵引之意。寒邪侵袭人体，常外束肌表，皮肤、腠理收缩，使卫阳之气不得透达于外。如《素问·举痛论》云："寒则腠理闭，气不行，故气收矣。"寒气入经客于脉中，阻滞气血运行而引起疼痛；寒气入经客于脉外，除引起疼痛外，更使脉道寒凉而缩蜷。正如《素问·痹论》所云："痛者，寒气多也，有寒故痛也。"《素问·举痛论》亦云："寒气客于脉外则脉寒，脉寒则缩蜷，缩蜷则脉绌急，则外引小络，故卒然而痛。得炅则痛立止。"

清代柯琴《伤寒来苏集》云："寒之伤人有三：早晚雾露，四时风雨，冬春霜雨，此天之寒气也；幽居旷室，砖地石阶，大江深泽，邃谷高山，地之寒气也；好饮寒泉，喜食生冷，酷嗜瓜果，误服冷药，人之寒气也。"无论"天之寒气""地之寒气"，还是来源于"喜食生冷，酷嗜瓜果"的"人之寒气"，都是从外而来，故称之为外寒，但其致病的途径则各有不同。

（1）自皮毛伤肺：皮毛为人身之表，包括汗系（气门）、皮肤与毫毛等组织，起着调节呼吸、调节水液代谢、抗御外邪的屏障作用。人体正常肤色主要为皮肤本色与血色相兼的显现，故肌肤的色泽，尤其是面部色泽在很大程度上更易反映出气血的盛衰和运行的情况及脏腑功能的正常与否。兹从皮毛的作用阐述寒邪伤肺的致病途径。其一，皮毛调节呼吸。《素问》指出了汗孔不仅是营卫之气出入身体的通道，同时随着"气门"的开合，皮毛能够调节体内外气体交换，辅助肺呼吸和气体交换的功能。"肺合皮毛"理论源于《黄帝内经》，是对肺与皮毛相互关系的高度概括，具体指皮毛与肺共同完成呼吸运动。在病理上，肺与皮毛互相呼应、相互反馈、相互影响。清代医家唐容川在《中西汇通医经精义》中说："皮毛属肺，肺多孔窍，所以宣肺气，使出于皮毛以卫外也。"明确指出皮毛有"宣肺气"的作用。有学者进一步解释说："凡人之气，由口鼻呼吸出入者，其大孔也；其实周身八万四千毛孔，亦莫不从而嘘。"故汗孔的开合在很大程度上影响着肺的呼吸功能。一旦皮毛有病变，自然会影响肺，使肺气宣发功能减弱。若外感表证，邪犯皮毛，最易累肺，影响肺的呼吸功能。其二，皮毛辅助肺调节水液代谢。体液代谢是人体重要的功能活动之一。水液来源于饮食水谷，在其输布、代谢过程中，肺的宣发肃降和通调水道作用至关重要。《素问·水热穴论》云："所谓玄府者，汗空也。"皮毛通过其作为"玄府"的作用，辅助肺调节水液代谢。皮肤调节体液的主要方式为排泄汗液。《灵枢·五癃津液别》中"天暑衣厚则腠理开，故汗出；天寒则腠理闭，气湿不行；水下流于膀胱，则为溺"的论述说明津液在维持人与自然界的互相适应、保持自身阴阳相对平衡中起着重要的调节功能。如寒邪由表及肺，肺宣发肃降功能失常，则致水液停积，发为喘满肿胀。皮毛抗御外邪，邪气侵袭人体的途径是从皮毛而入，因古人认识到每当天冷衣薄，皮肤受凉或汗出当风，毛窍聚闭，即易出现恶寒发热等肺卫表证，故认为邪气侵袭人体的途径是从皮毛而入。如《素问·玉机真脏论》云："风寒客于人，使人毫毛毕直，皮肤闭而为热。"揭示了外感风寒证出现肺卫表现的病机。外感咳嗽是邪气由表入肺所致，除可见到皮寒形冷外，还可见咳嗽、鼻塞、流清涕等肺部症状，故明代张介宾在《景岳全书》中亦说："夫外感之咳，必由皮毛而入，盖皮毛为肺之合，而凡外邪袭之，则必先入于肺。"说明了机体感受外邪后，肺合皮毛，皮寒可致肺寒，多表现出或轻或重的外感表证。

（2）自口鼻伤肺：肺为娇脏，易感邪气，在常见致病因素风、寒、暑、湿、燥、火六淫中，当肺气虚弱、卫外不固之时，寒邪通过口鼻侵袭肺脏致病。从致病途径方面看，寒邪侵袭肺脏，亦首先通过口鼻、皮毛入里而伤及肺，可以说口鼻、皮毛是机体的第一道防御屏障。鼻是气体出入的通道，与肺直接相连，所以称鼻为肺之窍。如《素问·阴阳应象大论》云"肺主鼻，在窍为鼻"，《灵枢·五阅五使》亦云"鼻者，肺之官也"。鼻为呼吸道之最上端，具有主通气和主嗅觉的功能。现代生理学也认为当外邪从鼻侵入肺时，会出现鼻肺反射，即鼻腔阻力增高或鼻黏膜遇到冷热、化学气体等刺激时，常可引起支气管收缩，从而影响肺通气量。在临床上可见到许多鼻病及肺的病例，如鼻衄、鼻渊久病不愈，可致咳嗽、哮喘，提示鼻病日久，更容易遭受外邪的侵袭而出现呼吸道症状；再如可通过观察鼻的某些异常体征推断肺脏病变，如鼻塞、流清涕多为风寒犯肺等。

（3）饮冷伤肺：口属于胃系，咽喉为肺胃之门户，口鼻、咽喉相通，通过门户的开合来调节不同的通路，寒邪经过口、食管入胃，故《灵枢·忧恚无言》云："咽喉者，水谷之道也；喉咙者，气之所以上下者也。"寒饮是指过食生冷或者偏嗜生冷。因饮食不节，恣食寒凉，胃阳受伤，因肺脉起于中焦脾胃，寒气循经上肺，损伤肺阳，肺阳受损势必影响水液的输布运行，导致水饮停聚，水道失调之患。正如《素问·咳论》所云："其寒饮食入胃，从肺脉上至于肺则肺寒。""肺寒"指肺虚寒或肺阳虚。又如医家王冰云："三焦者，非谓手少阳也，正谓上焦中焦耳，何者？上焦者出于胃上口，并咽以上贯膈，布胸中走腋。中焦者亦并于胃口，出上焦之后。此所受气者，泌糟粕，蒸津液，化其津液，上注于肺脉乃化而为血……故言皆聚于胃，关于肺也。"以上诸论，指出了上中二焦经脉相连，气血相贯，两焦受病，水湿不布，肺失宣降而作咳，表明肺与胃经脉关系密切，说明肺脏自病、他脏及肺致病的途径是可以通过经络相关传变的[2]。

目前临床研究表明，寒邪与月平均气温、月最低气温、月平均气压显著相关，其中与前二者呈负相关，与后者成正相关，表明寒邪主要与温度气象指标密切相关[3]。

3. 湿邪

湿为长夏主气。长夏即夏至到处暑 5 个节气，时值夏秋之交，为一年中湿气最盛的季节。若湿气淫胜，伤人致病，则为湿邪。湿邪为病，长夏居多，但一年四季均可发生。湿邪伤人所致的病证称为外湿病证。外湿病证多由气候潮湿、涉水淋雨或居处潮湿、水中作业等环境中感受湿邪所致。

湿邪致病特点如下[4]。第一，外湿致病广泛多样，可及全身。外湿的存在形式多种多样，空气中的湿四处弥漫，《黄帝内经》云"邪之所凑，其气必虚"，邪气往往趁机体不同部位之虚而入，故所致疾病因湿邪的弥漫之性而广泛多样。《景岳全书》曰："湿之为病，有出天气者，雨露之属也，多伤人脏气；有出于地气者，泥水之属是也，多伤人皮肉筋脉……有由于汗液者，以大汗沾衣，不遑解换之属是也，多伤人肤腠。"《中医诊断学》指出"湿气伤人，无处不到"即是如此。第二，外湿袭人首先犯肺，内合于脾。通常认为，湿与脾五行均属土，故湿邪伤人往往从脾论之。但是，对于外湿而言，其为外感六淫之一，必然遵循外感之邪的致病规律。《黄帝内经》云"天气通于肺"，肺上连咽喉，开窍于口鼻，外通于天气。肺气具有卫外抗邪的作用，湿邪伤人首先犯肺。外湿犯肺除了从口鼻而入外，还常从皮毛而入。肺体皮，肌表是人体最大的防御器官，发挥着卫外的作用。外湿犯表，多能阻遏肌表之卫阳，从而出现"水肿""发热""汗出""恶寒""湿疹"等症。外湿致病中纳呆食少、大便溏薄等症状的出现为由肺及脾导致。《素问·经脉别论》云："饮入于胃，游溢精气，上输于脾，脾气散精，上归于肺，通调水道，下输膀胱，水精四布，五经并行。"脾肺皆属太阴，二者在水液输布等方面息息相关。外湿袭人，阻遏肺气出入，影响气机运动，导致脾不能将津液及时"上归于肺"，进而出现水津运化失常，正常的津液瘀积于脾，导致内湿的出现。第三，外湿致病，易阻遏气机，伤阳亦伤阴。湿为阴邪，易阻遏气机，损伤阳气。清代叶桂《温热论》曰："湿胜则阳微。"阴胜则阳病，湿邪为害，易伤阳气。《素问·阴阳应象大论》曰："燥胜则干。"燥与湿相对，但是，外湿阻滞气机，若影响津液的正常输布，亦可出现燥证的诸多表现，甚则形成"真湿假燥"之病。《素问·至真要大论》所载"太阴司天，湿淫所胜，则沉阴且布，雨变枯槁，胕骨痛阴痹，阴痹者，按之不得，腰脊头项痛，时眩，大便难，阴气不用，饥不欲食，咳唾则有血，心如悬"应是外湿伤阴的最早记载。阴津的运化与气机密切相关，湿邪阻滞气机，可影响水液的输布代谢。水液输布失常则可表现出阴亏之燥像。第四，外湿致病容易兼加它邪，易与戾气相合。六淫邪气中，风、寒、暑、燥、火皆为无形之邪，唯湿有形，故外邪可依附于湿之形而侵袭人体。除此之外，疫疠之气也常合湿而至。隋代巢元方在《诸病源候论》中述："疫疠病候，皆由一岁之内，节气不和，寒暑乖候，或有暴风疾雨，雾露不散，则民多疾疫。"由此可见，当时已经发现疫疾与高湿天气有关。现代研究中有学者认为，"湿邪"不可单纯地理解为周围环境湿度过高，实际上它包含了能导致湿病的微生物、物理、化学、营养等多种因素。适当的湿度是生物病原体繁殖、传播、流行的必要条件，这成为解释高湿气候容易爆发流感的原因之一。

4.燥邪

燥为秋季主气，秋季天气收敛，其气清肃，气候干燥，失于水分滋润，自然界呈现一派肃杀之象。燥气太过，伤人致病，则为燥邪。肺为娇脏，喜润恶燥，且外合皮毛，开窍于鼻，燥邪伤人，多自口鼻而入，首先犯肺。

燥邪致病特点如下。第一，燥胜则干。燥邪伤人最易损伤人体津液，表现为一系列干枯不荣之象，"诸涩枯涸，干劲皴揭皆属于燥"，轻则见皮肤干燥、五官干涩等症状，甚则影响脏腑气化功能，可见咳喘、肿胀、腹泻、咽肿等，严重者耗损精血津液，可致癥瘕积聚等证。当根据主症判断病邪是燥邪本气或是化生的燥邪致病。第二，耗气、涩气、闭气，燥伤肺气。如《黄帝内经》谓："金郁之发，燥气以行，民病咳逆。"又如清·喻嘉言云："诸气膹郁之属于肺者，属于肺之燥。"可见，燥邪伤肺，肺之津液受损，肺主气的功能便难以正常实现，而出现郁涩气机的表现，甚则气机闭塞，见胸满烦张、喘憋等症状。第三，燥邪常易兼夹邪气为患。外感所受燥邪，通常或兼凉或兼热，但所表现的温、凉均不似寒邪、热邪那般严重，病证仍以燥为主。但燥邪可随其相兼邪气致病，有将其称之为杂邪者，如余国珮先生所称："所谓杂气者，即燥火温热之邪，或一时兼发，人感之极烈，损人最速，古以痧名之，非天地间另有一种杂气也。"第四，燥邪可化热、化火而发病。如遵刘河间之"六气皆从火化"说，六淫之燥邪可化为火邪致病，在素体阴虚或误治等因素下，燥伤津血从而转为内伤病；亦可因他邪耗伤人体正气，邪气伏留暗耗精血，阴虚生热，热灼精津而化燥。此等伏留而燥化之邪，最易涩气，日久可致成痰、成瘀，后期多为耗伤精血之证。同时，燥金邪气伤身亦可伏留体内，因伏留部位不同而表现出不同的临床症状。燥性干涩，易伤津液。燥邪最易损伤肺津，从而影响肺之宣降，甚或燥伤肺络，出现干咳少痰或痰黏难咯，甚则痰中带血。

5. 火（热）邪

凡致病具有炎热升腾等特性的外邪，称为火热之邪。火热旺于夏季，但不具有明显季节性，也不受季节气候限制，故火热之气太过，变为火热之邪，伤人致病，一年四季均可发生。火热为阳邪，其性燔灼趋上。"阳胜则热"，故多发为实热性病证，可见高热、烦渴、脉洪大等症。火性炎上，易侵害人体上部，尤以头面部多见，如咽喉肿痛、口苦咽干等。火热易伤津耗气，火热之邪伤人，一方面会迫津外出，使气随津泄而致津亏气耗；另一方面会直接煎灼津液，耗伤阴气。火热之邪伤肺，初期会出现口干咽燥、高热烦渴的实热性病证，随着病情进展，慢慢会发展为肺的气阴两虚之证。

（二）疠气

疠气是一类具有强烈传染性和致病性病邪的总称。吴又可在《瘟疫论》中说："夫瘟疫之为病，非风非寒非暑非湿，乃天地间别有一种异气所感。"指出疠气是有别于外感六淫的一类病邪。疠气种类繁多，所引起的疾病统称为疫疠，如流行性感冒、禽流感、甲型 H1N1 流感等。该类疾病具有发病急骤、易于流行、传染性强、病情危笃等特点。

（三）痨虫

类于今之结核杆菌，在《千金要方》中被称为"肺虫"，主要引起肺结核和肺外结核症状，临床上多表现为潮热、盗汗、消瘦等症状，具有明显传染性。

（四）吸烟

大量基础研究、临床研究和流行病学调查结果显示，吸烟是肺癌的重要危险因素，吸烟者罹患肺癌的风险会增加 20 倍。85%~90% 的肺癌患者吸烟，剩余的 10%~15% 的肺癌患者有很大一部分长期暴露于二手烟的环境。吸烟除了与肺癌的发生息息相关外，还是导致慢性阻塞性肺疾病（慢阻肺）的重要发病因素。吸烟者慢性支气管炎的发病率比不吸烟者高 10 倍以上。

烟草中含有多种有害物质，如尼古丁、焦油、甲醇等，这些物质长期通过呼吸道损害呼吸道纤毛，引起呼吸道黏膜发生炎症及氧化和抗氧化机制失衡，使呼吸道反复发生炎症和修复，引发气道重建，同时对肺的免疫功能产生影响，造成不完全可逆的气流阻塞，最终会形成慢阻肺。

（五）空气污染

空气污染包含颗粒物及气态污染物两类，主要来源于工业、汽车尾气、火力发电站等。同时，还可被分为初级和次级两种污染物，前者指被直接排放入大气的污染物，后者指前者经过化学反应后产生的污染物。随着环境污染的日益加重，空气污染已成为影响人们身体健康不可忽视的因素，特别是对肺系疾病的影响。现代医学认为，空气中的有害因子可以抑制呼吸系统的防御功能，通过减少肺巨噬细胞的数目，降低其吞噬能力及胞内溶菌酶的活性，以及抑制其代谢等途径引起肺巨噬细胞功能障碍，导致肺部炎症、慢阻肺，甚则引起癌变。

此外，长期暴露于粉尘的工作环境往往会引发某些肺部职业病，如硅肺、石棉肺、铁尘肺、滑石肺等。

二、内因

（一）情志

七情，即喜、怒、忧、思、悲、恐、惊七种情志变化。七情分属五脏，与脏腑功能活动有着密切的关系，其中，喜、怒、思、悲、恐称为"五志"，悲、忧同属肺志。七情是人体对外界客观事物的不同反应，是生命活动的正常现象，不会使人发病。但在突然、强烈或长期的情志刺激下，超过了正常的生理活动范围而又不能适应时，则脏腑气血功能紊乱，就会导致疾病的发生，这时的七情就成为致病因素，而且是导致内伤疾病的主要因素之一，也称为内伤七情。

"肺在志为忧"，通俗讲，肺是表达人类忧愁、悲伤的主要脏器，忧愁和悲伤均属非良性刺激的情绪反映，对于人体的重要影响是使气不断地消耗，即"悲则气消"，由于肺主气，所以悲忧易于伤肺。反之，在肺气虚时，机体对外来非良性刺激的耐受性下降，而易于产生悲忧的情绪变化。此外，肺开窍于鼻，在液为涕，因此，当人因忧愁而哭泣时，常会痛哭流涕。肺主气、司呼吸，悲伤忧愁可使肺气抑郁，日久耗气伤阴，出现感冒、干咳、气短、咳血、音哑及呼吸频率改变等症状。肺主皮毛，所以忧愁还会使面部皱纹增多，面容憔悴，在临床上不少因精神情志因素引起的荨麻疹、斑秃、牛皮癣等皮肤病亦与此相关。

悲（忧）致病的特点[5]：①以外界刺激引起情志异常为主。因六淫致病从皮肤或口鼻而入，由表入里，发病初期常有表证。与外感六淫不同，悲伤和忧愁是以刺激引起情志异常为主因，作用于肺脏，导致肺脏阴阳气血失调而发病。②悲（忧）致病首先影响人体气机。《管子·内业》认为"忧郁生疾"，过度悲伤或忧愁容易损伤肺气为病。《素问·举痛论》中的"悲则气消"是指过度悲忧可使肺气抑郁，意志消沉，肺气耗伤，表现为善悲欲哭、烦热躁乱、面色惨淡、神气不足、脉紧或结代。《素问·举痛论》云："悲则心气急，肺布叶举，而上焦不通，营卫不散，热气在中，故气消矣。"另外，《三因极一病证方论·七气叙论》有"喜忧伤肺，其气聚"，《灵枢·本神》有"忧愁者，气闭塞而不行"，《医醇剩义·劳伤》有"悲则气逆，膜郁不舒，积久伤肺"等论述，反映在临床上，常可见心情沉重、闷闷不乐、精神不振、胸闷、气短等。由此可见，不仅脏腑功能有赖气机协调，情志活动亦与气机关系甚密。这是因为，精神情志一方面是脏腑功能活动的产物，又与气的运行有着对应关系。因此，调畅气机可派生调畅情志的作用。肺气以降为顺，肺肃降有序，则气入，若邪阻肺气，肺气上逆，则宣肃不及，必有胸闷气喘[6]。③悲（忧）直接伤及肺脏。中医认为，人的情志活动与五脏有着密切的关系。如《素问·阴阳应象大论》云"忧伤肺"，《三因极一病证方论·三因论》云"七情人之常性，动之则先自脏腑郁发，外形于肢体""予事而忧则肺劳"。可见，七情致病可直接伤及内脏，忧愁过度，肺脏首先受累。④悲（忧）常导致病情加重或恶化。由于悲伤和忧愁伤肺，影响气机，易导致气滞，气滞日久，痰凝血瘀。津液与血均为体内液态的精微物质，主静而属阴，其正常的输布代谢有赖于气机的正常运行。若悲伤过度，忧愁不已，则气机紊乱，致使津液凝滞而为痰，血行不利而成瘀，痰饮血瘀的形成又会影响气血津液的化生，使病证虚实夹杂，缠绵难愈。

综前所述，悲伤和忧愁对于肺脏的影响的确存在。外界的不良刺激引起情志的异常，作用于人体，对人体的气机及肺脏本身造成伤害。值得说明的是，忧愁和悲伤的不良刺激不仅可以影响肺脏气机，使气机升降出入失常，同时，"气为血帅"，气行则血行，气机逆乱，必然影响血的正常运行。《灵枢·平人绝谷》云"血脉和利，精神乃居"，意为血液充盛和调，则精力充沛、思维敏捷、情绪稳定，而血液的运行，依赖于气机正常的升降出入，故王冰认为"气和则神安"，气机失调不仅可以直接导致疾病的发生，也是导致病情加重的不可忽视的因素，历代医家也对此做出了诸多论述。现代研究认为，长期忧郁也可导致肺癌。情志不畅可造成人体免疫功能下降，容易受外邪侵袭而发病。良好的心理状态可以调整、平衡机体的免疫功能，使已有的恶性肿瘤处于自限状态[7]。由此可见，保持良好的心理状态具有非常重要的意义。

（二）饮食

嗜食生冷，寒饮从口入胃，因肺胃经脉相关，寒邪从肺脉上至于肺，从而出现肺胃阳虚阴盛的虚寒证。《黄帝内经》有"形寒寒饮则伤肺"的论述，《难经·四十九难》也有"形寒饮冷则伤肺"之言，说明外感寒邪和冷食冷饮皆可伤肺。《素问·咳论》中"其寒饮食入胃，从肺脉上至于肺则肺寒"

之语明确指出了寒饮入胃进而伤及肺脏的病理机制。《灵枢·百病始生》则强调了形寒和寒饮叠加致病伤肺，故有"重寒伤肺"之言。这里所谓的"重寒"，即指形寒、寒饮两个致病因素叠加伤肺致病的情况。由上可见，形寒与寒饮皆为寒邪，易伤阳气，都会导致肺脏的生理机能失常。"寒饮"伤肺多易导致肺失宣发所致的病证，主要表现为阴盛阳虚的病理机制。肺阳受损，肺气不足则宣降无权、气化失常，导致肺行水功能失常形成痰饮。而痰饮易阻塞气道，影响气体交换出现咳喘痰多，甚至不能平卧。

此外，《证治汇补·痰证》提出"脾为生痰之源，肺为贮痰之器"。嗜食肥甘厚味亦可影响脾之运化，脾失健运，津液代谢障碍，水液停滞，则聚而生痰成饮，上犯于肺，出现咳嗽、哮病、喘证及肺胀等肺脏疾病，不除痰饮则终无宁日。

（三）劳逸失度

过度劳动或过度安逸都会成为致病因素，正所谓过犹不及。"劳则气耗"，形劳过度则会耗伤肺脾之气，出现短气懒言、神疲乏力、气喘汗出等一系列肺脾气虚的症状。此外，许多肺系疾病亦会因为劳倦过度而诱发或加重。

三、病理产物

（一）痰饮

痰是体内水津不归正化所形成的病理产物，又是导致疾病的病理因素之一。痰的形成途径，概而言之有四：其一，外感六淫，阻碍气化，导致津液凝结成痰；其二，七情内伤，郁结不畅，则致气不布津，液聚为痰；其三，饮食不节，过食肥甘厚味，导致积湿生痰；其四，劳欲体倦，脾肾亏虚，致使水谷不能化生精微物质而变为痰浊。当痰邪内阻于肺，肺之宣肃失司，则可表现为咳痰、喘鸣、胸闷、眩晕等一系列肺系病和痰邪致病相复合的临床表现，基于这一临床表现，提出肺痰这一概念，即在痰邪病理基础上与五脏中的肺脏密切相关的以肺系病证特点与痰邪致病特点相复合的病理产物，肺痰一旦形成，又可成为肺系病的致病因素。肺痰的产生，根据病因可分为外感生痰和内伤生痰两方面。不论外感还是内伤，均可导致肺脏宣肃失司、通调水道功能下降而生痰。内伤生痰中，根据肺痰的来源不同，又可分为脏腑生痰、血瘀化痰、气虚和气滞生痰三大方面。脏腑生痰方面，肺痰的产生或者形成，根据自脏和他脏的分类，可以分成肺脏生痰和他脏生痰贮藏于肺两类。而血瘀化痰、气虚和气滞生痰则是因血液和气机失于正常运行而导致痰邪产生。

肺痰致病特点：①起病缓慢，病情隐匿。慢性肺病多呈现慢性经过、反复发作、逐渐加重的特点，症状表现也由初期轻浅的咳嗽、咳痰，逐渐出现进行性呼吸困难、胸闷气短、动辄气喘，后期出现发绀、浮肿等重症。从中医角度而言，痰的产生多与久病体虚、脏腑功能失调不复相关，且痰邪为害，并非初期即可彰显，一旦有可寻可察之外症，则往往病属晚期。②病性复杂，兼夹他邪。脏腑功能失调不仅能生成痰，瘀血、水湿、火热、毒邪、气滞均可产生，而且外感之邪也可生痰。痰湿既生，则随患者体质或治疗用药而发生热化或寒化的性质变换，表现为风痰、寒痰、热痰、湿痰甚至是燥痰。且痰邪常常与瘀血、水湿、火热、毒邪、气滞相互胶结，致使疾病出现寒热错杂、虚实并见，治疗难取速效。③痰分显隐，共同致病。肺痰有显性表现和隐性指标。不论是显性表现还是隐性指标，都是病理表现，都会引起肺宣发肃降功能失司，出现多种症状。隐性指标是借助于现代研究成果所发现的，这是可喜的一点，我们完全可以应用于中医学并指导临床治疗。例如针对隐性指标可以提前应用化痰中药。已有研究表明，益气化痰中药能降血脂且具有抗凝作用。④为害严重，伤人形质。许多肺病难治，与致病因素多、相关病变脏腑多和病性复杂相关，多产生虚实夹杂、寒热并见的复杂证候。临床中众多患者出现进行性呼吸功能下降，后期影像学上出现肺纤维化时的蜂窝肺改变，此时患者呼吸功能严重受损，肺主气司呼吸功能严重失司。痰浊、水湿、毒瘀胶结，由一脏连及五脏俱损，阴阳两虚，形体消瘦或浮肿、严重喘憋，甚至出血、痉厥、神昏，终至阴阳离决而死[8]。

（二）瘀血

瘀血，是指血液不能正常循行于脉道，停滞于体内，既包括体内离经之血，也包括阻滞于血脉、脏腑内运行不畅的血液，既是病理产物，又是致病因素。在瘀血形成的因素中，外感、气机、津液等致瘀因素与肺密切相关。肺为娇脏，不耐寒热，此外，肺主一身之气，朝百脉，有通调水道之功，这些功能的失司都会导致瘀血的形成。而这些瘀血停聚于肺，又会反过来影响肺的生理功能，导致咳嗽、咳痰、胸痛、咳血等症状。

四、致病当量的引入

中医对肺系病病因的叙述虽被广泛应用于临床，但缺乏客观标准和现代研究的量化与标准化，故提出"致病当量"的概念——在同一群体中可以引起机体一定程度病理生理改变的致病因子的量。在不同的群体中，同一个当量所引起的病理改变程度不同。致病当量可理解为一个衡量机体病理改变程度的常数。任何一种病因，无论是环境因素、心理因素还是行为方式等，均可导致机体产生相应生理病理改变。通过对这种改变的量化衡量，可以反映这种致病因素的致病程度，这是我们提出"致病当量"的基础。如果定义一定量的某种改变为一个当量，那么，所有能导致该当量的某种改变的病因均可称为"一当量病因"。将病因当量化后，不仅易于不同病因的比较，还可以将不同的病因进行复合。另外，此概念还强调"在同一群体中"。《黄帝内经》云"有人于此，并行并立，其年之长少等也，衣之厚薄均也，卒然遇烈风暴雨，或病或不病，或皆病，或皆不病，其故何也？"。中医学认为，不同的人对于相同致病因素具有不同的反应性。现代医学也认为，不同年龄、性别、人种、体重等的群体在某些方面具有差异。这就要求，"致病当量"对于不同的人群应该有不同的衡量标准。故运用到中医学时，可以将体质、证型等方面的差异结合到"致病当量"中，这样，致病当量的灵活性就可以大大提升，可以满足中医学"个体化"的要求。这种差异可以用"当量系数"代表。"致病当量"这一概念是总结了现有医学发展模式及病因学研究现状，结合临床需要所提出的一种新的假说，是在理论上对医学研究的创新，突破传统中医主观化、模糊化的局限性，促进中医达到现代化、量化、标准化、客观化的要求，为中医研究的新模式提供了一种可能性[9]。

致病当量应用实例：对肺系病常见的外感病因，如风、寒、湿、燥等邪气单独及复合作用对呼吸系统的影响进行初步定量模拟研究。以寒邪为例，在中医学中它是一种单一的病因，但是，通过对 1997—2000 年在山东省中医院住院的慢性支气管炎、支气管哮喘、类风湿关节炎患者及 4 年的气象资料进行统计分析，得出了山东济南地区寒邪与气象因子的相关系数及回归方程，发现寒邪与月平均气温、月最低气温、月平均气压显著相关，其中与前二者呈负相关，与后者成正相关，表明寒邪主要与温度气象指标密切相关。这说明寒邪其实是复合性的，其相关的因素主要有：①绝对温度；②温差变化；③与受体接触时间；④受体周围空气流速；⑤受体周围空气湿度。导致疾病产生的诸多因素之中，必有主要因素及次要因素，具体到寒邪，以温度和时间为主，以空气流速和空气湿度为辅，后二者可以加强寒邪致病力度。从中医病因学说的角度出发，后二者分别是风寒之邪和寒湿之邪。随后，以寒邪为突破口，在实验室先后模拟了单纯寒邪及风寒之邪、寒湿之邪等复合致病因子。研究发现，寒邪对实验大鼠可以造成损伤，而且损伤的程度与寒邪的程度成正相关。如寒挟风湿组大鼠比单纯寒邪组大鼠肺脏组织病理改变更为严重，炎性细胞因子的含量也增加。不同温差组大鼠的趋化因子 Fractalkine（FK）有显著差异，而且温差挟湿各组 FK 水平及炎性细胞因子明显高于相应的温差组，表明复合致病因子造成损伤更为严重。分析实验结果，考虑这种程度上的差异是否可以以数学模型或者"当量"的形式被衡量，进而可对致病因素进行进一步细化分解及量化分析，并对其作用进行估计与预测，通过评定所受外邪的程度来评价患者的病理状态及预后等方面，并指导临床用药，以进一步总结提炼出"致病当量"概念理论及临床意义。定量研究方法是中医学量化的一种探索[10]。

第二节　肺系病病机概述

　　肺的病理变化十分复杂，然归纳而言不外乎主气功能和津液代谢功能的失司。此外，肺的生理功能依赖于肺的宣发与肃降运动，故肺病常以宣发和肃降失调为机要。

　　从《黄帝内经》开始就有肺实和肺虚的提法，如《素问·通评虚实论》中"气虚者肺虚也"和《素问·大奇论》中"肺满皆实"之说，成为肺病按虚、实病机分类之肇始。后世许多经典医著和方书，均以虚实为纲讨论肺病病机。根据致病原因的不同，若邪正剧烈相争，病理活动剧烈、亢盛有余，多表现出偏实的病机；邪气太盛或病情迁延，正气受损，肺的气血阴阳不足，脏腑功能活动减弱、衰退降低，又反映出偏虚的病机变化。

一、肺实的病机

《黄帝内经》中已开始有"肺气盛"的提法，并从脉症方面讨论肺气盛的病机变化。如《素问·病能》有"肺气盛则脉大，脉大则不能偃卧"，《灵枢·淫邪发病》篇有"肺气盛，则梦恐惧，哭泣，飞扬"等论述，指出肺气盛可引起精神失调。可以看出，《黄帝内经》已初步提到肺实的病机。但最为明确提出肺实病机的应是《中藏经》，此书不仅把肺的病机按虚、实分类，有《论肺脏虚实寒热生死逆顺脉证之法》的专章，而且直接点出"肺实病"的名称，总结了肺实病机的典型脉症："肺实病则上气喘急咳嗽，身热脉大也。"随之，《诸病源候论·肺病候》也说："肺气盛，为气有余，则病喘咳上气，肩背痛，汗出，尻阴股胫足皆痛，是为肺气之实也。"肯定了肺气盛则为肺气实之病机。其后，《千金要方》《圣济总录》《济生方》更深入探讨了肺实的病机和表现。临床实践观察表明，肺脏发病时，病机偏实者居多。其原因主要与肺的宣发、肃降运动有关。六淫邪气从口鼻、皮毛侵袭人体，肺卫之气奋起抗邪，邪正相争，肺的宣发运动受阻，卫气被遏，肺气被困，形成肺卫俱实的病机。若病邪由表入里，侵犯肺脏或病理产物内生，停积肺中，无论是寒邪的凝滞、热邪的消灼、痰饮水湿的壅遏，均可使肺气闭阻，宣发、肃降失调，形成一派邪气亢盛、病情偏实的病机变化。由于肺实主要表现为宣降失调，故肺实的病机包括肺失宣发、肺失肃降、肺失宣降3个方面。

（一）肺失宣发

肺主气，向上向外升宣、发散以宣通肺窍，宣布卫气，调畅气机。感受外邪，病邪犯肺，最易导致肺失宣发，而影响卫气透发、精微输布、津液代谢调节、辅心行血等功能[11]。

1.肺卫失宣

肺主宣发，将卫气和津液布敷体表以"温分肉，充皮肤，肥腠理"，抗御外邪。六淫之邪由口鼻皮毛侵犯人体，凝闭肺卫，肺气宣发之机受阻，卫表调节功能失职，则引起肺卫失宣的病机。由于病邪性质和个体因素的差异，肺卫失宣后其病机发展趋势各有侧重，主要有卫气郁遏、腠理失调、经气不利等几个方面。

（1）卫气郁遏：风、寒、暑、湿、燥、火等六淫邪气侵犯肌表，均可引起卫气郁遏。这是因为，六淫袭表，卫气奋起抗邪，在祛邪外出的同时，自身亦受到邪气的困顿而不畅，反被邪气所遏。卫气被遏，卫阳失却温煦则恶寒；卫阳抗邪，阳浮肌表，不得外泄，郁于体表而发热；邪气伤卫，与卫阳抗争同时进行，则恶寒与发热并见。其中寒邪袭表，其收引、凝滞之性不仅可直接遏郁卫气，还可通过收缩皮毛、汗孔，闭塞腠理而阻碍卫气运行，故寒邪是引起卫气郁遏的主要病因，恶寒发热之症尤为显著。

（2）腠理失调：腠理是皮肤、肌肉、脏腑之纹理，是渗泄体液、流通气血的门户，受肺卫之气的调节。邪气犯肺，肺卫失宣，易引起腠理开阖失调，寒邪易使腠理闭塞。寒为阴邪而主收引、凝滞，能使皮毛收缩，汗孔关闭，腠理阖而不开，肺卫之气不能宣发津液外泄，可致无汗、恶寒之症。《素问·举痛论》说："寒则腠理闭，气不行。"清楚地揭示了寒气闭塞卫气、腠理失宣的病机。

风、暑、热邪可致腠理开泄。风为阳邪，其性开泄，由外侵袭，易伤卫气。卫阳不能充皮肤、肥腠理，开阖失司，玄府失密，故见汗出恶风之症。正如《伤寒溯源集·中风正治》所说："中风，风伤卫也……风邪袭于毛孔，卫气不能司其开阖之常，玄府不闭，故汗出。"暑、热亦为阳邪，暑热犯肺，里热炽盛，郁蒸升散，可使腠理疏松，津液外泄，汗出不止，即《素问·举痛论》"炅则腠理开，营卫通，汗大泄，故气泄"之意。由此可见，风邪开泄，暑、热升散，虽然病机有别，但均能使玄府失其开阖，而致肌腠失调。

（3）经气不利：六淫袭表，肺卫失宣，卫表不固，经络空虚，邪气乘虚而入，阻碍经气运行，导致经气不利，表现以疼痛为主的症状。

风邪善行而数变，风邪外袭，阻滞经络，闭塞经气，闭阻的部位游移不定，善动不居，故引起头身、关节、肌肉游走性疼痛。并因经气不利、经脉失养，诱发经脉挛急而生风，则出现口眼歪斜、肌肤麻木、肢体强直、手足痉挛等动风的症状。寒为阴邪，主收引、凝滞。寒邪侵袭经络，经气凝滞，经脉收引，引起剧烈疼痛，表现为头项强痛、身疼腰痛、周身骨节疼痛、手足拘急等症。正如《素问·举痛论》所说："寒气入经而稽迟，泣而不行。客于脉外则血少，客于脉中则气不通，故卒然而痛。"不通而痛，是寒邪滞塞经气的主要病机。湿性属阴，侵袭经络，最易阻碍气机。又因其性黏滞、重着，常使经气胶着，缠绵难解。所致疼痛以重着、酸痛为特征，可见头重如裹、身重困倦、肢体肌肉关节酸痛、重着不移诸症。

2. 津液代谢失司

肺主宣发，将脾所转输的津液上输于头面诸窍，外达于全身皮毛肌腠，正所谓"肺主气，行荣卫，布津液，诸邪伤之，皆足以闭塞气道，故荣卫不行，津液不布，气停津聚，变成涎沫，而吐出之"。肺失宣发，则会导致正津不化，停聚成痰，出现津少失濡或水气泛溢的病理变化。

（1）津少失濡：肺主宣发，是指肺气有推动卫气、津液及水谷精微输布全身，以温润肌腠皮毛的作用。《灵枢·决气》曰："上焦开发，宣五谷味，熏肤、充身、泽毛，如雾露之溉，是谓气。"所谓上焦开发，就是指肺的宣发、输布、濡润作用。燥热之邪犯肺，一方面，肺卫失宣，气不布津，可致津少失濡；另一方面，燥性干涩，易吸收水分，邪热炎炽，易耗伤津液，均可导致津少失濡，脏腑、官窍、肌肉、皮毛失养，引起口、咽、鼻、唇、舌、皮肤干燥，毛发焦枯，干咳少痰，小便短少等症。

（2）水气泛溢：肺为水之上源，肺气有通调水道的作用。风、寒、湿、热等邪气外袭，肺卫失宣，气津不布，内不得入于脏腑，外不得越于皮肤，下不能通行水道，水气泛溢，停留皮里，全身水肿、皮肤绷急、骨节疼痛、发为风水。《金匮要略·水气病脉证并治》说："风水，一身悉肿，脉浮而渴，续自汗出，无大热，越婢汤主之。"

总之，六淫邪气从口鼻皮毛而入、痰浊水湿病理产物从内而生，均会郁遏肺气，导致宣发失职。肺失宣发，肺气不能上通，呼气不出，浊气存内，呼吸失畅，胸中满闷。积存之浊气不能下降，逆而向上，最终导致呼吸不利，引起咳逆气喘等症。

3. 助心行血异常

肺气失宣，则会导致气机郁滞，使心血运行不畅，甚至血脉痹阻，心率、心律失常，而见胸闷、心悸、怔忡、胸痛、唇舌青紫等症，临床上常见于肺心病心功能不全的患者。

4. 上窍失宣

鼻与喉均为肺之上窍。肺气宣发，气津上布，则上窍通利。病邪犯肺，宣发失职，可致肺气不通、津液不布，使上窍失宣、发音受阻。

（二）肺失肃降

肺为"华盖"，居高位，肺气肃降，吸收清气，下布精微，水精四布，五经并行，排泄废物，洁净肺系，诸脏自安。若受邪气干扰，清肃之令不行，肺气失降，可引起肺气上逆、水液通调失职、上窍闭塞等病机变化。

1. 肺气上逆

肺主肃降，散宗气至脐下，以资先天元气。一身之气，禀命于肺，肺气清肃，则一身之气莫不服从而顺行。肺为娇脏，喜清肃，不容异物，一旦受到外邪侵袭或水湿、痰饮、瘀血等病理产物停留，均可影响肺气向下通降的功能。肺气不降，升降反作，逆而向上，表现为咳逆气喘等一系列气逆冲上的症状。《医学三字经·咳嗽》中"肺为气之主，诸气上逆于肺则咳，是咳嗽不止于肺而不离乎肺也"，以及《黄帝内经》中"肺为脏腑之盖而主气，故令人咳而气逆""肺病者，喘咳逆气""夫五脏皆有上气喘咳，但肺为五脏华盖，百脉取气于肺，喘即动气，故以肺为主"等论述均阐述肺气上逆病变。

2. 肃降失职，由脏及腑

肺与大肠相表里，肺气肃降可使胃气无上逆之变，同时保证大肠之气下行，发挥正常的传导功能，使胃肠气机畅行无阻。若邪气袭肺，肺气闭塞，清肃之令不行，肺气不能下降大肠，传导失职，糟粕停留肠间，大肠积滞不通，则引起大便秘结、艰涩难排，进而肠中气滞，出现腹痛腹满、浊气上逆等症。《丹溪心法·论通大便禁忌》言："予观古方，通大便皆用降气之品，盖肺气不降，则大便难传送。"叶天士治便秘用开降肺气法，亦源于此。《临证指南医案·便闭》云："若湿热伤气，阻遏肠腑者，则理肺气以开降之。"华岫云在按语时归纳其治法云："若湿热伤气，阻遏肠腑者，则理肺气以开降之。"均源于肺失肃降的病机。若邪热壅肺，肺失肃降，可在症见高热气粗、咳喘痰黄稠的同时，兼见腹部胀满、疼痛拒按、大便秘结等大肠燥热互结之症。

肺失肃降对大便的影响存在双向反应。如上所述，肃降不行，肺气不能下降大肠，传导阻滞，可致大便秘结。若邪气犯肺，毒热逼迫，可使肺气肃降太过，邪毒与水湿夹肺气直迫大肠，使之传导紊乱，引起腹泻便溏之症。如小儿麻疹所见泄泻，即是肺热移于大肠所成。《医宗金鉴·痘疹心法要诀》云："麻疹泻泄，乃毒热移入肠胃，使传化失常也。有腹痛欲解，或赤或白，或赤白相兼者。"麻疹毒热壅肺，不得外透，热势内迫，虽向上冲逆，亦不能外透，势必夹杂痰热毒邪，向下直泻，逼迫肺气下降而成泄泻。此外，外感六淫邪气，肺卫失宣，邪迫大肠，传导失调可引起里急后重的下痢证。喻嘉言开提肺气逆流挽舟而治痢疾之法，就是根据肺气肃降太过的病机而制定的。

3. 下窍闭塞

正常生理状态下，肺气肃降，水液下输膀胱，小便排泄正常。若外邪闭肺或痰热阻肺，肺为邪热所伤，热盛津伤，肺金燥热，肺气不能肃降，津液不能下输膀胱，气化无权，则发为癃闭。朱丹溪言："肺为上焦，膀胱为下焦，上焦闭则下焦塞……如滴水之器，必上窍通而后下窍之水出焉。"治用吐法以通小便，取其上窍通，则下窍自出之意。吴鞠通治疗癃闭也提出"启上闸，化肺气，宣上则利下"的治法。

4. 肺失宣降

肺的宣发与肃降密不可分，二者是一个有机整体。肺的生理运动以宣发、肃降为基本形式。宣发肃降相辅相成，保证肺的多种生理功能正常进行。发生病理变化时，虽可单独表现为肺气失宣或肺气失降，但大多数情况下相互影响、同时失调，表现为肺的宣降失司。肺气的宣发和肃降是相反相成的矛盾运动，在生理情况下相互依存、相互制约，在病理情况下又常相互影响。只有肺之宣降正常，才能使气道通畅，呼吸调和，保持人体内外气体交换正常，使各脏腑组织获得气、血、津液的温煦濡养，免受水湿痰浊之患。若宣降停息，生命亦随之告终。"肺失宣发"与"肺失肃降"常相互影响，常被统称为"肺失宣降"。

二、肺虚的病机

肺的病机除大量属实外，还存在不少属虚的病机。肺虚是指肺的功能虚衰所表现的病机变化。当肺受到各种致病因素的作用时，如由于其他脏腑疾病的传变、致病因素过强、病程日久正气受损，都会导致肺的生理功能受到损害，引起肺虚的病机变化。早在《黄帝内经》中已有关于肺虚病机的论述，如《素问·玉机真脏论》云："其不及则令人喘，呼吸少气而咳，上气见咳血，下闻病声。"其不及，即指肺气虚。《中藏经》把肺病病机按虚实分论，直接提出肺虚的病机《论肺脏虚实寒热生死逆顺脉证之法》云："肺……虚则寒生，咳息利下，少气力，多悲感""虚则不能息，耳重嗌干，喘咳上气，肩背痛"。其后《诸病源候论》《千金要方》《圣济总录》《济生方》等都有关于肺虚病机的阐述，为肺虚的病机奠定了坚实的基础。

（一）肺气虚

最早提出肺气虚病机的是《黄帝内经》。如《素问·方盛衰论》提到肺气虚不能藏魄而致神志不安的病机："肺气虚则使人梦见白物，见人斩血借借，得其则肩背寒，少气不足以息，尿色变。"后世对肺气虚的病机代有发挥。概括起来，久病咳喘、劳倦过度、禀赋不足、年老体衰、失治误治为引起肺气虚的病因。肺气虚即肺的功能活动减退，包括3个层次：卫外功能减退、主气功能减退、治节功能减退。

1. 肺气虚损，呼吸功能减弱

肺主气，司呼吸，吐故纳新，进行气体交换。各种原因损伤肺气，脏腑功能活动减弱，呼吸运动乏力，可引起一系列肺气虚弱的表现。肺气通于鼻，肺和则鼻能知香臭。肺气虚无力向上宣通鼻窍，可致鼻塞不通、嗅觉不灵。若肺气虚，不能推动肺叶收缩、舒张，宣发无能，肃降无权，则出现咳喘无力、声低气怯、动则尤甚等症。如《中藏经·论肺脏虚实寒热生死逆顺脉证之法》云："虚则力乏喘促，右胁胀，语言气短者是也。"若肺气虚，呼吸无力，每次呼出吸入之气减少，为满足全身供气的需要，呼吸频率被迫加快，患者感到呼吸困难，名曰短气。正如《明医指掌·喘证》所云："若肺气太虚，气不能布息，呼吸不相接续，出多入少，名曰短气。"若肺气虚，呼吸功能衰弱，每次出入气息减少，表现为气息微弱、发音困难，则为少气。《诸病源候论·肺病候》云："肺气不足，则少气不能息，耳聋咽干，是为肺气之虚也。"《杂病源流犀烛·少气》也云："肺藏气，肺不足则息微少气……肺虚则气无由藏，又不克充气之府。曰少气者，独言所剩无多，虚虚怯怯，非如短气之不相接续也。"充分说明，肺气虚弱，可引起多种呼吸功能减弱的症状。

2. 卫外不固

肺主皮毛，肺气虚，不能宣发卫气，卫阳不能布敷肌表，固护无力，肌腠疏松，津液外泄，表现为自汗、恶风等症。如《景岳全书·杂证谟·汗证》云："自汗者属阳虚，腠理不固，卫气之所司也。人以卫气固其表，卫气不固，则表虚自汗，而津液为之发泄也。"这里的阳虚，不指阳气失于温煦，而是指肺气虚不能宣发卫气。《不居集·肺虚咳嗽》又云："肺虚者，肺家无气自虚也。惟其自虚，则腠理不密，故外则无风而畏风，外则无寒而恶寒。"进一步阐明肺虚卫外不固而引起各种病变的机制。

3. 津液不行

肺为水之上源，受邪气侵袭或病理产物停留，邪实肺闭，肺失宣肃，除不能输通水道而致津液不行外，若肺气虚弱，不行宣肃之职，无力推动津液运行，水道不通，津液停滞，亦可化生痰饮，常见咳嗽、呕吐痰涎、痰色白清稀量多等症。正如《医门法律·痰饮》所云："肺主气，行营卫，布津液，气凝则液聚，变成涎沫。"气凝虽可由寒凝引起，但亦包括因气虚无力推动所致者。若肺气虚，气不化津，津不上承，则为口燥渴、欲饮水。此乃"肺之治节不行，宗气不布，故短气；气不布则津亦不化，故膈燥而渴"。

4. 上不制下

膀胱有贮尿、排尿的功能，除与肾的蒸腾气化有关外，还受到肺气的制约。若肺气虚弱，不能主司肃降，影响膀胱气化，失去对膀胱的制约，膀胱处于易开难合的状态，则形成小便遗失或失禁等症。《中藏经·论脏腑虚实寒热生死逆顺脉证之法》曰："咳而遗溺者，上虚不能制下也。"华佗最早提出上不制下的病机，从咳而引起遗尿，可知上虚系指肺气虚。李东垣《脾胃论·分经随病制方》云："小便遗失者，肺气虚也。"对此病机进行了进一步肯定。《医学入门·脏腑》补充云："肺之气，虚则呼吸少气，不足以息，小便频数或遗。"为治疗遗尿病用补肺法的创立奠定了理论基础。

肺与大肠相表里，肺气肃降，可使津液下渗大肠。同时亦协助大肠传导功能，保证大便顺利排泄，润泽通畅。如果肺气不足，失于肃降，津液不能下渗，肺气失于推动，大肠传导失职，肠的蠕动减慢，可致大便虚秘，无力排泄。

5. 宗气衰少

肺主宗气而运行周身，肺气不足，不能化生宗气，易致宗气衰少。宗气有行息道、主呼吸、贯心脉和行气血的作用，宗气衰少，其病机有三。其一，发音困难。张景岳云："声由气发，气不足则语言轻怯，不能出声。"肺气不足，宗气衰少，不能振奋气流上冲咽喉，发声无力，则见声低气怯、少气懒言、呼吸气弱、咳喘声低等症。如《灵枢·海论》曰："气海不足，则气少不足以言。"胸中为气海，胸中所藏为宗气，气海不足，即言宗气虚衰，气少难以维持发音、说话。《类经·疾病类·失守失强者死》云："气虚之甚，故声不接续，肺脏失宗也。"充分阐明肺气虚而宗气衰少引起声低懒言的病机。其二，气不行血。肺朝百脉，主治节，有贯心脉助心行血的作用。肺气虚，宗气衰，不能推动血行，有两方面的病机：一是肺气虚，无力上升，宗气不能运血上荣于面，可见面色淡白、唇舌色淡诸症；二是宗气虚少，不能助心行血，气虚血瘀，血痹心脉，血阻肺气，可见心悸怔忡、胸闷憋痛、面色紫暗、唇甲青紫等症。其三，大气下陷。大气系指胸中之气，大气即是宗气。正如喻嘉言所说："或谓大气即宗气之别名，宗者，尊也、祖也。"张锡纯进一步指出："肺之所以能呼吸者，实赖胸中之大气……而此气，且能撑持全身，振作精神，以及心思脑力、官骸动作，莫不赖乎此气。"肺气旺盛，宗气充足，胸中大气升降自如，则呼吸正常，脏腑功能协调。肺气虚弱，宗气衰少，胸中大气不转，大气不升，反而下陷，可致短气、呼出困难、气息微弱、全身倦怠乏力、精神不振、思维迟钝等症，严重时可见呼吸顿停。《医门法律·大气论》云："大气一衰，呼吸即觉不利，而且肢体酸懒，精神昏愦，脑力心思，为之顿减。若其气虚而且下陷，或下陷过甚，其人则呼吸顿停，昏然闷觉。"大气下陷，多表现出肺气虚弱而不升，甚至下脱的病机趋势。

6. 肺气欲脱

肺气不足进一步发展，肺气大衰，呼吸功能极度低下，脏腑精气濒临欲绝，气不能内守，元气涣散，向外脱失，会出现呼吸功能严重衰败的危重病机。肺气大虚，宣降失司，不能行使呼吸之职，可见气息微弱不续甚或时有中断、语声低怯不清。气不养神则见神情淡漠，甚则昏迷。肺气大虚，卫外不固则大汗不止。肺气大虚，不能推动血脉，则见面色苍白、四肢不温、脉微欲绝，呈现肺气欲脱、生命垂危的危重病象。

肺气虚的病机进一步发展，可引起多种病机变化。肺气分为肺阳气与肺阴气，因此肺气虚可分为肺阴气不足与肺阳气不足，二者为肺气虚进一步发展的不同结果。肺气虚日久，阴阳偏颇，发展为阴偏虚或阳偏虚的病理状态，引起这种结果出现的原因就是体质因素。阳虚体质之人则发展为肺阳气亏虚，阴虚体质之人则发展为肺阴气亏虚[12]。

（二）肺阳虚

《黄帝内经》虽未正式提出肺阳虚的名称，但从论及肺虚、肺寒的概念中已包含着肺阳虚的病机。《金匮要略·肺痿肺痈咳嗽上气病脉证治》云："肺痿吐涎沫而不咳者，其人不渴，必遗尿，小便数。所以然者，以上虚不能制下故也。此为肺中冷，必眩，多涎唾，甘草干姜汤以温之。"仲景虽未提出肺阳虚的名称，却对肺阳虚的病机有了初步阐述。《千金要方·肺虚冷》云："病苦少气，不足以息，嗌干少津液，名曰肺虚冷。"《症因脉治·内伤肿胀》云："肺虚水肿……如面色惨白，二便清利，气怯神离，肺之真阳虚也。"对肺阳虚所致病机变化进行了深入探讨。《大明本草》中有"人参治疗肺阳气不足"的论述，提出了"肺阳气"一词。明清时期，医家对肺阳虚的论述逐渐增多，认识也逐渐深入。近现代，"肺阳"这一概念引起众多医家的承认与重视。现代名医蒲辅周明确提到："五脏皆有阳虚阴虚之别：肺阳虚，则易感冒，因卫气虚，抵抗力弱。"《中医基础理论》教材言："肺阳的升散作用，概括于肺气的宣发功能，肺的阳气不足即指肺气虚。"通过对文献的梳理可知，"肺阳"是客观存在的，并且发挥着重要的生理功能。

肺阳的生成与父母先天之精气、肺吸入自然界的清气、肺阴所化之气，以及心阳、脾阳、肾阳的资助等方面有关。它根植于肾阳，又依靠脾阳的不断培育。肺阳是指肺气中具有温煦、宣发、推动、兴奋等作用的部分，发挥着温煦人体、防御外邪、司肺气之宣发、遣魄之随神往来等作用。引起肺阳虚的病因主要有外邪久恋肺脏，特别是寒湿之邪犯肺，损伤阳气，所谓"形寒饮冷则伤肺"是也；亦可因久咳久喘，耗伤肺气，由肺气虚渐致肺阳虚；亦有过劳耗气，日久伤阳或由它脏阳虚波及于肺者。肺阳虚的病机变化可分为肺寒失温、肺寒津停、肺寒血凝和肺寒失制等4个方面。

1. 肺寒失温

肺阳有温煦肺系的作用。肺阳虚衰，失却温煦之职，寒凝气缩，肺叶收敛，闭而不张，气机受阻，宣降失职，则发为咳嗽、气喘、胸闷；肺阳亏虚，振奋、推动功能减弱，呼吸表浅，无力吸清排浊，呼吸气息微弱，频率加快，声息降低，则为气短少气、声音低怯。《诸病源候论·虚劳少气》云："虚劳伤于肺，故少气。肺主气，气为阳，此为阳气不足故也。"直接阐明肺的阳气虚衰可致少气。肺阳虚衰，阳不制阴，阴寒内盛，不能宣发卫阳以温煦肌表，肥厚腠理，肌肤失温、失养，则为畏寒喜暖、肩背怕冷、手足寒冷、皮毛焦枯。卫阳虚衰，肌表不固，不能抗御外邪，则为自汗、反复感冒。《千金要方·肺中冷》云："肺劳虚冷……上气，胸满，喘息气绝。"《济生方·肺大肠虚实论治》也云："方其虚也，虚则生寒，寒则声嘶，语言用力，颤掉缓弱，少气不足，咽中干无津液，虚寒乏气，恐怖不乐，咳嗽及喘，鼻有清涕，皮毛焦枯，诊其脉沉缓者，是肺虚之候也。"文中虚冷、虚寒，均指肺阳虚失于温煦。《蒲辅周医疗经验·辨证求本》更明确指出："肺阳虚，则易感冒，因卫气虚，抵抗力弱。"

2. 肺寒津停

肺主通调水道，肺阳能振奋、激发宣发肃降功能，阳和布敷，气化津行，水津四布，五经并行。肺阳虚，阴寒内盛，寒主凝滞，津液得热则行、遇寒则凝，易致津液停肺，化生水湿痰饮。肺阳虚衰，阳失蒸腾，气不化津，津不上承，则见口燥咽干、渴不欲饮、皮肤焦枯等症。如《千金要方·肺虚冷》云："病苦少气，不足以息，嗌干不朝津液。"肺阳虚，津液不化，停为寒饮，则见咳嗽气喘、吐痰清稀、量多色白、呈泡沫状、口吐涎沫，甚或咳逆倚息不得卧等症。若阻碍肺阳向外宣达，胸中阳气不暖后背，则见背恶寒如掌大之症。正如《医门法律·痰饮留伏论》云："言胸中留饮，阻遏上焦心肺之阳，而为阴噎，则其深入背者，有冷无热，并阻督脉上升之阳，而背寒如掌大，无非阳火内郁之象也。"另外，喻嘉言说："手太阴肺，足以通调水道于下，海不扬波矣。"阐述肺之阳气有蒸化布散津液、防止水气泛溢而成水肿的作用。如果上焦肺阳亏虚，由脾上输的津液无以蒸化，肺不行清肃之令，津液不能下输膀胱，泛溢肌肤则成水肿。《景岳全书·杂证谟·肿胀》云："凡水肿等症，乃脾、肺、肾三脏相干之病。盖水为至阴，故其本在肾；水化于气，故其标在肺……今肺虚，则气不化精而化水……阴中无阳，则气不能化，所以水道不通，溢而为肿。"《症因脉治·内伤肿胀》亦云："肺虚身肿之因，劳役过度，肺气久虚，清肃之令不行，下降之权失职，卫气壅遏，营气不从，则肿症作矣。"这里的肺气虚实际已包含肺阳亏虚、气化无能的病机在内。随即更明确指出："肺虚水肿……如面色惨白，二便清利，气怯神离，肺之真阳虚也。"

3. 肺寒血凝

肺朝百脉，主治节，肺阳温养、推动作用有利助心行血，保证气血正常运行。肺阳虚衰，阴寒内盛，阳失推动，百脉收引，血流缓慢，瘀滞难行，寒凝血瘀，渐致肺血瘀阻。肺内血瘀，阻滞肺气，则发为胸部满闷、喘息气短、咳逆倚息不得卧；肺血瘀阻，不能布散于头面、四肢、皮肤，则为面色晦暗、唇甲青紫、毛发焦枯、舌暗有瘀斑瘀点、舌下脉络迂曲、脉沉涩等症。

4. 肺寒失制

膀胱的排尿与肾阳的蒸腾气化有密切的关系，但亦受到肺中阳气的制约。肺中阳气旺盛，肃降水液下行膀胱，尿液得以正常排泄。肺阳虚衰，肺中虚冷，肺叶萎缩，无力收摄，水之上源失制，无力制约膀胱，所谓上虚不能制下，水液直趋膀胱，而致小便清长、频数，甚至遗尿。早在《素问·气厥论》中就提到："心移寒于肺则肺消，肺消者饮一溲二，死不治。"此乃消渴病中之上消证，因肺阳虚，上不制下而引起小便量多。此外，肺痿常致遗尿。《金匮要略·肺痿肺痈咳嗽上气篇》中"肺痿，吐涎沫而不咳者，其人不渴，必遗尿，小便数，所以然者，以上虚不能制下故也，此为肺中冷"的论述是对肺寒上不制下而致尿多、遗尿的有力论证。肺阳虚进一步发展，可兼肺心阳虚、肺脾阳虚、肺肾阳虚等症。

（1）肺心阳虚：心肺同居上焦，肺气虚可影响心气，若肺阳虚衰，不足以温运心血，亦可致心阳失养，引起肺心阳虚的病机。除见咳嗽气短、畏寒肢冷外，还见心悸怔忡、尿少肢肿、面色晦暗、唇甲青紫等症。

（2）肺脾阳虚：肺金脾土，肺阳虚衰，肺失宣降，痰饮内停，子盗母气，损伤脾阳，进而引起肺脾阳虚的病机。除见肺阳虚的表现外，可兼见纳呆食少、腹胀便溏、痰多色白清稀等症。

（3）肺肾阳虚：肺金肾水，肺阳虚衰，母病及子，不能温养肾水，可致肾阳不足，引起肺肾阳虚。常见畏寒肢冷、久病咳喘、呼多吸少、动则尤甚、腰膝酸冷等症。

（三）肺阴虚

肺阴虚是指肺之阴津亏损，失于滋润，可引起一系列病机变化。《黄帝内经》《伤寒杂病论》《诸病源候论》都综合论述了阴虚的病机，尤多涉及肾、肝、胃等其他脏腑。直到宋代之前，对肺的阳热亢盛、燥热伤津等肺实热的病机讨论较多，极少提到肺阴虚。钱乙《小儿药证直诀》根据"小儿肺虚，气粗喘促"的病证确定阿胶散（又名补肺汤）这一后世诸多医家所公认的治疗"肺阴虚损"的方剂，惜未能正式提出肺阴虚的病机。其后，著名补阴派大师朱丹溪提出"阳常有余，阴常不足"的观点，加上张景岳的"真阴论"思想，都是强调肾阴亏损，上犯于肺阴，未直接论及肺阴的损伤。《理虚元鉴·阴虚之症统于肺》云："就阴虚成痨之统于肺者而言，均有数种……凡此种种，悉宰于肺治。所以然者，阴虚痨症，虽有五劳七伤之异名，而要之以肺为极则。"从而提出"阴虚之症统于肺"的著名论点，这是对肺阴虚病机的最早论述。在此之后，清代温病学派兴起，医家对肺阴虚病机的认识更加深入。纵观古代文献，大多将肺阴虚与其他脏腑阴虚的病机相提并论，如肺肾阴虚、肺胃阴虚等，单独提肺阴虚的甚少。肺阴虚的病因包括外感六淫，特别是温热燥邪；痨虫侵袭；饮食不节，素嗜烟酒、辛热燥辣食物；五脏失和，内火燔灼；先天不足，老年体弱；久病重病，失治误治；房劳太过，肾水枯竭，等等。肺阴虚的病机可分为阴虚失养、阴虚失制、阴虚火炎等几个方面。

1.阴虚失养

肺阴是滋养肺脏、维持肺的生理功能活动的重要物质基础。肺阴亏虚，失于滋养，可引起肺的多种功能失调。宣发肃降功能缺乏肺阴的滋润，则清肃之令不行，肺气上逆，发为咳喘气逆。肺中津液缺乏，不能转化为痰，故见干咳无痰或痰少而黏不易咯出、咳声清高、咳嗽剧烈等症。如《理虚元鉴·干咳嗽论》云："干咳者，有声无痰，病因精血不足，水不济火，火气上炎，真阴燔灼，肺脏涩而咳也。"《杂病源流犀烛·咳嗽哮喘源流》亦云："十曰干嗽，肺中无津液也，其脉细涩……轻则连咳数十声，方有痰出，重则多咳亦不吐痰，故为干咳嗽，极难治。"以上论述均阐明肺阴失滋、津少不足是引起干咳的重要病机。若肺阴不足，津液不能敷布全身，形体、肌肉、皮毛失养，可致形体消瘦、口鼻咽喉干燥、面色憔悴、皮毛焦枯等症。如《医碥·伤燥》曰："若亡血亡津，肾虚火盛，致此多端，则又属于人事矣。在外则皮肤皴揭枯涩，在上则鼻咽焦干，在下则二便涸涩，在手足则痿弱无力，在脉则涩滞虚衰。治以甘寒润剂，清肺以滋水源，庶几血充阴满，泽及百骸。"此处虽言伤燥，但从治法甘寒润剂、清肺以滋水源可悟出肺阴亏虚全身失滋的病机。肺为娇脏，肺叶娇嫩，肺阴亏虚不能滋养肺叶，则肺叶干枯发为肺痿，常见张口短气、咳吐浊唾涎沫等症。正如《金匮要略·肺痿肺痈咳嗽上气篇》所云："热在上焦者，因咳为肺痿，肺痿从何得之？师曰：或从汗出，或从呕吐，或从消渴小便利数，或从便难，又被快药下利，重亡津液，故得之。"说明阴液亏损是产生肺痿的主要原因。肺叶枯萎，清肃不行，水津不布，化为涎沫，故虽肺阴缺乏而反见呕吐涎沫。《医门法律·肺痈肺痿门》云："肺痿者，其积渐已非一日，其寒热不止一端，总由胃中津液不输于肺，肺失所养，转枯转燥，然后成之……只此上供之津液，坐耗歧途。于是肺火日炽，肺热日深，肺中小管日窒，咳声以渐不扬，胸中脂膜日干，咳痰难于上出，行动数步，气即喘鸣，冲击连声，痰始一应。"进一步阐明肺燥津伤失于滋润而致肺痿的病机。

2. 阴虚失制

肺主通调水道，为水之上源。肺气肃降，津液下输前后二阴，则二便通畅。《血证论·咳嗽》有"肺叶腴润，复垂向下，将气敛抑，使气下行，气下津液随之而降，是以水津四布"之说，即言肺主治节，与二便排泄有密切关系。肺与大肠相表里，若肺阴受损，津液枯少，不能下输大肠，无水行舟，传导失司，可致肠枯便秘，数日一行，排便困难。如《石室秘录·大便燥结》云："大便闭结者，人以为大肠燥甚，谁知是肺燥乎？肺燥则清肃之气，不能下行于大肠。"肺燥必伤阴，肺阴不足，清肃不行，津液不能下滋大肠，则便秘难行。《血证论·阴阳水火气血论》进一步指出："设水阴不足，津液枯竭，上则痿咳，无水以济之也，下则闭结，制节不达于下也。"均指出肺阴不足、大肠失滋是导致便秘的重要病机之一。若热伤肺阴或胃中津液不能上输于肺，肺中津液匮乏，化源不足，小便生成减少，膀胱气化失司，则为小便短涩不畅，甚或癃闭。如《血证论·脏腑病机》云："肺中常有津液养其金，故金清火伏。若津液伤……水源不清，而小便涩；遗热大肠，而大便难。"阐述了肺阴亏损、上源缺水、下源断流的病机。若热甚伤阴，肺中津液枯竭而失润，清肃之令不行，水液不能正常向下输布，泛溢肌肤可成水肿，同时，因津液不能下输膀胱而兼见小便短少之症，此乃通常所说的阴虚水肿证，主要源于肝肾阴虚，波及肺阴。阴精亏损，精不化气，阳用失司，虚热自生，水液泛溢。诚如《杂病源流犀烛·肿胀源流》所说："肾水不足，虚火灼金，小便不生而患肿。"肾阴虚，阴不制阳，虚火上炎，损伤肺阴，肺阴虚，肺失肃降，水津不能下输而尿少或水津泛溢于肌肤而成水肿。

3. 阴虚火炎

《寿世保元·劳瘵》云："夫阴虚火动，劳瘵之疾，由相火肺金而成也。伤其精则阴虚火动，耗其血则火亢而金亢。"指出肺阴不足、阴不制阳、阳气亢盛为肺脏虚火内扰的病机。肺中阴虚火炎，炼液为痰，痰火交阻，清肃失司，肺火冲逆，可致咳逆不已、痰黏色黄、咳吐不利等症。如《血证论·咳血》曰："盖肺金火甚，则煎熬水液为痰，水液伤，则肺叶不能腴润下垂，其在下之肝肾，气又熏之，肺叶焦举，不胜制节，故气逆为咳，气愈逆，所以久咳不止也。"若肺阴亏虚，肺火日盛，热迫血行，损伤肺络，可致咳逆胸痛、痰中带血或咳出鲜红色血液。诚如《景岳全书·杂证谟·血证》云："凡病血者，虽有五脏之辨，然无不由于水亏，水亏则火盛，火盛则刑金，金病则肺燥，肺燥则络伤易嗽血，液涸而成痰。"《血证论·咳血》也云："肺为娇脏，无论外感内伤，一旦伤其津液，则阴虚火动，肺中被刑，金失清肃下降之令，其气上逆，嗽痰咳血。"肺虚火炎，虚火伤络，热迫血行，随咳而出，便为咳血。此外，肺阴不足、虚火内生可引起全身性虚热证，表现为全身低热、五心烦热、午后潮热、颧红盗汗等热象。肺阴虚的病机进一步发展，可引起肺胃阴虚、肺肾阴虚等病机变化。

（1）肺胃阴虚：肺金胃土，肺阴虚进一步演化，子盗母气，可伤及胃阴；胃阴虚，土不生金，亦可引起肺阴虚，二者互为因果，形成肺胃阴虚的病机。出现干咳痰少、咯痰不爽与饥不欲食、胃脘不舒、干呕呃逆等症。

（2）肺肾阴虚：肺金肾水，肺阴不足，母病及子，金不生水，可伤及肾阴，形成肺肾阴虚的病机。表现为咳嗽痰少、呼多吸少、腰膝酸软、遗精失眠等症。肺阴不足，津不化气，可致肺气虚衰，形成肺的气阴两虚的病机，则可见咳嗽气喘、痰少黏稠、咳痰声低不爽、神疲乏力、潮热盗汗等症。

（四）肺血虚

肺血虚是指由于肺血不足或肺血的濡养功能减退，导致肺脏及其所系组织器官失于滋润濡养所产生的一系列病机变化。历代医家及文献中鲜少提及肺血虚，多强调肺主气司呼吸及肺通调水道与主津的功能，所以病理上多重视肺气虚及肺阴津不足，但我们通过临床观察及对中医文献进行梳理，认为肺血虚是存在的[13]。

肺脏自病，生化乏源或它脏久病，累及肺，抑或失血过多、瘀阻肺络、新血不生等原因都会导致肺血虚。肺血虚的病机包括血虚失养、阴津亏耗、魄无所藏等方面。

1. 血虚失养

血循脉而流于全身，发挥营养和滋润作用。肺血是一身之血分布于肺的部分，同样具有滋润濡养、化神之功，以维持肺脏各种生理功能的正常发挥，正如《景岳全书·血证》云："故凡为七窍之灵，为四肢之用，为筋骨之和柔，为肌肉之丰盛，以至滋脏腑，安神魂，润颜色，充营卫，津液得以通行，二阴得以调畅，凡形质之所在，无非血之用也。"指出血对脏腑、形体、官窍具有濡养、滋润之功。肺血虚则脏腑、形体、官窍失其所养。

（1）肺脏失养：《金匮钩玄》中记载"目得之而能视，耳得之而能听，手得之而能摄，掌得之而能握，足得之而能步，脏得之而能气。是以出入升降、濡润宣通者，由此使然。肝受血而能视，足受血而能步"，可见，各脏腑、经络、形体、官窍生理功能的正常发挥需要依赖血的滋润和濡养。作为构成肺脏和维持其生理活动的物质基础之一，肺血具有滋润和濡养肺脏的作用，维持肺脏主气、司呼吸、通调水道等生理功能。另外，血能载气，而肺主呼吸之气和一身之气，故肺中之血尚有涵养肺气、使气有所依附的生理功能，正如《素问·经脉别论》中所载"肺朝百脉。盖以唯有血液充盈敷濡于肺，肃杀金性始得阴配而治节之令自调"，可见，肺血充盈，气有所主，则肺的宣发、肃降功能正常。宣发功能正常，则能呼出浊气、输精于头面诸窍及皮毛、布散卫气于皮毛肌腠；肃降功能正常，则可吸入清气以生成宗气、布精于其他脏腑、下输浊液。若肺血不足，气无所依附，升降出入失常，则可见咳、喘、痰等病理变化。滋润濡养肺经肺血不仅能滋润濡养肺脏，维持肺生理功能的正常发挥，对于与肺相联系的体、华、窍等，同样具有滋润、濡养之功。肺外合皮毛，通过肺的宣发和肃降，将肺血向上向外布散于全身皮毛肌腠以滋润濡养之，则面色红润，皮肤和毛发润泽，感觉灵敏，运动自如。

肺血不足就会出现全身或局部失于滋润、濡养，以及功能活动逐渐衰退等虚弱证候，正如张景岳云："人有此形，惟赖此血，故血衰则形萎，血败则形坏，而百骸表里之属，凡血亏之处则必随所在而各见其偏废之症。"肺血不足，肺脏本身失于滋润、濡养，肺之宣发、肃降功能失常，临床则会出现咳嗽声嘶、气短喘促、痰中带血等症状，如《太平圣惠方》中记载妇女由于产后血虚，肺气无所依附，肺气上逆而出现咳喘、气促等。明代王肯堂《证治准绳》云："因产所下过多，荣血暴竭，卫气无主，独聚肺中，故令喘也"。可见，古代医家已经认识到肺血可以滋养肺脏、涵养肺气，若各种原因导致肺血不足，肺气无所依附而逆于上，则肺气宣发肃降失常而见咳、喘等病变。

（2）肺血不足，所络属组织器官失养：肺外合皮毛，肺血不足会出现各种皮毛失养的症状。《灵枢·决气》云："血脱者，色白，夭然不泽，其脉空虚，此其候也。"王冰注曰："夭，谓不明而恶。"指出了血虚导致的面色、肤色及脉象的异常。《诸病源候论》载："血极，令人无颜色，眉发堕落，息息善忘。"说明了血虚不能荣华颜面而致面部毫无色泽，发为血之余，血虚不能荣发而致眉发脱落。王圻曰："肺病者，色白而毛瘁。"肺外合皮毛，肺血亏虚，血少失荣而致的皮毛之见症是它脏血虚少见的。肺血虚则会面白无华或萎黄，唇、舌、爪甲淡白，皮毛憔悴，毛发泛黄而不泽，皮肤干枯粗糙。

2. 肺血亏虚，魄无所依

血不仅是脏腑功能活动的物质基础，也是精神活动的物质基础。只有血液充盈，才能产生充沛而舒畅的精神情志活动。肺藏魄，《中藏经·论肺脏虚实寒热生死逆顺脉证之法》载"肺者，魄之舍"，《中西汇通医经精义》云"人生血肉块然，阴之质也，有是质，即有宰是质者，秉阴精之至灵，此谓之魄"。魄以肺血为物质基础，在肺血充盛、血行通畅、血脉调和的前提下，魄得肺血濡养，则精力充沛、神志清晰、感觉灵敏、思维敏捷。反之，在诸多因素的影响下出现肺血亏虚、血行异常时，则可出现不同程度的精神情志方面的病症，如精神疲惫、失眠、多梦、烦躁，甚至神志恍惚等。

3. 肺血虚常伴有肺阴津亏耗

《血证论》载："失血家，十有九咳；所以然者，肺为华盖，肺中常有津液，则肺叶腴润，复垂向下，将气敛抑，使其气下行；气下则津液随之而降，是以水液四布，水道通调，肾气不浮，自无咳嗽之病矣。血者火化之阴汁，津者气化之水液，二者本相济相养。水不济火则血伤，血不养气则水竭。水竭则津不润，肺血伤则火来克金。金被火克，不能行其制节，于是在下之气始得逆上。"血和津液都是由水谷精微所化生的，津血同源，津血互化，相互依存。肺中常藏津液，是肺血化生的重要组成部分。若各种原因导致肺血亏虚，不能化生津液，则导致肺中阴津不足，故肺血虚常与肺阴津亏虚并见，兼见口燥咽干、五心烦热、颧红、盗汗等，故临证在补益肺血的同时需配伍养阴生津之品，如麦冬、玄参、沙参等。

4. 肺血虚常与肺气虚并存

肺主气、司呼吸，为气之本，肺生血。气血关系密切，正如《灵枢·营卫生会》言："血之与气，异名同类焉。"血为气之母，血能载气、生气，为气的生成和气的运行提供物质基础，因此血足则气旺。血亦能载气，气存于血中，赖血之运载而达全身。《不居集》载："气即无形之血，血即有形之气……一身气血，不能相离，气中有血，血中有气，气血相依，循环不已。"《张氏医通》云："气禀阳质，血禀阴质，而阴中有阳，阳中有阴，不能截然两分。"可见，气血关系密切，若肺血亏虚，无以生气，则可引起肺气亏虚而出现神疲少气、咳喘无力、动则喘甚、声音低怯等，形成肺气血两虚证。

5.肺血虚易与他脏血虚并存

（1）肺病及脾：肺五行属金，脾属土，二者为母子之脏，脾土能生肺金。肺与脾在经络上息息相关，如《灵枢·经脉》曰："肺手太阴之脉，起于中焦，下络大肠，还循胃口，上隔，属肺。"脾与胃为表里，手太阴肺经起于中焦脾胃，还循胃口，说明肺脾两脏有正经相连。肺主气，直接参与血的生成，脾为后天之本，气血生化之源，所以江涛[14]认为，肺脾同为气血生化之源、后天之本，二者相互为用，气、血、津液的生成及运行均依赖于肺脾。肺脾两脏生理上关系密切，病理上必然相互影响，若肺血亏虚，子盗母气，肺病及脾，则"脾血不足"，运化功能失常，生血乏源，肺失滋润濡养，脾病及肺，在病机上形成恶性循环，最终导致肺脾血虚证的形成。

（2）肺病及心：心生血，主身之血脉，肺辅心行血，故心、肺两脏在一身血液的生成和运行中共同发挥着重要的作用。同时，肺主气、藏津液，津血同源，津液调和，变化而赤为血，若肺津不足，生化乏源，不仅可导致肺血亏虚，亦可波及于心，引起心血亏虚，最终导致心肺血虚的发生。

参考文献

［1］李雯雯，朱雪，郭梦倩，等.论风邪在多种呼吸系统疾病发病机制中的重要作用［J］.时珍国医国药，2013,24（11）：2738-2739.

［2］宋玉.形寒寒饮伤肺理论及致病机制的实验研究［D］.武汉：湖北中医药大学，2014.

［3］贾新华，张伟.寒邪与气象因子相关性分析［J］.山东中医药大学学报，2003,27（6）：402-405.

［4］郭梦倩，朱雪，李雯雯，等."外湿"新论［J］.辽宁中医杂志，2014,41（5）：907-909.

［5］张伟，张晓蕾.浅谈悲（忧）伤肺［J］.中医药学报，2013,41（1）：4-6.

［6］张伟，李刚，张心月，等.从痰、瘀、虚辨治慢性阻塞性肺疾病［J］.中医药信息，2006,23（5）：6-8.

［7］邵雅聪,张伟.基于卫气营血-脏腑辨证体系论治放射性肺损伤［J］.天津中医药大学学报,2018,37(1):21-24.

［8］考希良.论肺痿［D］.济南:山东中医药大学,2013.

［9］郭梦倩,朱雪,李雯雯,等."致病当量"概念的提出——中医肺系病病因研究新思路［J］.成都中医药大学学报,2013,36(3):93-96.

［10］张伟,朱雪,张心月,等."致病当量"理论在中医学领域的应用探索［J］.新中医,2013,45(4):3-5.

［11］田丙坤.肺主宣发的理论探讨和病理生理实验研究［D］.广州:广州中医药大学,2006.

［12］邵雨萌,张伟.肺气肺阴肺阳关系探讨［J］.山东中医杂志,2012,31(7):467-468.

［13］田梅,张伟.浅述肺血虚证的存在性［J］.新中医,2013,45(11):3-4.

［14］江涛."肺主气"的文献研究及肺亦为后天之本论［D］.济南:山东中医药大学,2006.

第四章　肺系病辨证思路

辨证论治是中医认识疾病的基本原则，是中医学对疾病的一种特殊的研究和处理方法。它包括了辨证与论治两个过程。

所谓辨证，其实是对证的认识过程，证是对机体在疾病发展过程中某一阶段病理反映的概括，包括了病变的病因、病位、病性及邪正关系，反映了一个阶段的病理变化本质。因此，证比症更全面、更深刻、更正确地揭示疾病的本质。而所谓辨证，就是根据四诊所收集的资料，通过综合分析，辨清疾病的病因、病性、病位及邪正的关系。

论治又称施治，是根据辨证的结果，确定相应的治疗方法。在诊治疾病的过程中，辨证和论治是相互联系密不可分的两个部分。辨证是决定治疗的前提和依据，论治则是治疗的手段与方法。我们在具体的临床工作中，就是通过观察患者的症状所得之感性材料，经过思考，找出其本质和规律，然后给予准确的治疗。

在中医学发展的历史长河中，先贤们创立了多种辨证方法。它们既可独立偏重于某种疾病的辨证论治，也可互补地对某些疾病进行辨证论治。下面分别就肺系病的脏腑辨证、三焦辨证、卫气营血辨证进行论述，同时，结合临床经验从痰瘀毒虚及络病理论对肺系病论治进行总结。

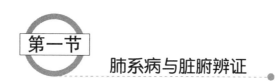

第一节　肺系病与脏腑辨证

一、脏腑辨证沿革及肺系病的脏腑辨证分证论治

（一）脏腑辨证范畴的起源与含义

脏腑辨证体系肇始于先秦两汉，经过隋唐时期的不断整理趋于系统化，

于宋金至明清时期更有长足发展。

《黄帝内经》奠定了脏腑辨证的理论基础，在其起源时期，参与辨证的因素极为简要，其脏腑辨证主要有以下特点。第一，脏腑辨证重五脏，轻六腑，注重脏腑整体观念。《黄帝内经》记载的五脏证名有肺气虚、肾气虚、肝气虚等，六腑基本没有现今意义上的证。并且，对五脏证均以组合的形式论述，使每一脏论述的形式基本一致。如《素问·方盛衰论》云："肺气虚则使人梦见白物……肾气虚则使人梦见舟船溺人……肝气虚则梦见茵香生草……心气虚则使人梦救火阳物……脾气虚则使人梦饮食不足。"此外，证与病名并列存在，具有一定的独立性，基本不从属于病。第二，证的分类以气为核心。在气的基础上再分类，基本以虚实寒热为分类标准，但尚不系统。如《灵枢·本神》云："肝气虚则恐，实则怒……心气虚则悲，实则笑不休。"第三，没有明确的脏腑复合证。《黄帝内经》中尚无明确的脏腑复合证，五脏、六腑之间通过五行生克关系传变，脏腑之间通过表里关系传变。胃在六腑中的地位极特殊，常与五脏并论，如风有五脏风，有胃风，而其他五腑则未涉及。晋·皇甫谧的《针灸甲乙经》对《素问》《灵枢》和《明堂孔穴针灸治要》3部文献进行了分类整理，有关脏腑辨证部分集中在《精神五脏论第一》《五脏变腧第二》《五脏六腑阴阳表里第三》《五脏六腑官第四》《五脏大小六腑应候第五》《津液五别第十三》《五色第十五》等数篇中。从篇名可以看出，《针灸甲乙经》对前期文献中的脏腑辨证是以五脏和六腑为整体进行系统整理的，说明当时的脏腑辨证内容具有以脏腑为单位的系统性与完整性。

（二）脏腑辨证范畴的发展

1.《金匮要略》初步形成肺病证辨证论治原则

《金匮要略·肺痿肺痈咳嗽上气病脉证治第七》一篇专门详细论述了3种肺病的病因、病机、脉证、治疗及转归。治疗虚寒肺痿的甘草干姜汤、治疗寒饮咳喘的射干麻黄汤、治疗虚火上炎之咳喘的麦门冬汤、治疗肺痈初期的葶苈大枣泻肺汤、治疗肺痈脓已成的桔梗汤、治疗热饮肺胀的越婢加半夏汤，以及治疗痰饮挟热之肺胀的小青龙加石膏汤等流传至今，被广泛运用于肺系疾病的治疗中。此外，在《痰饮咳嗽病脉证并治》中，提出了痰饮的成因为肺、脾、肾三脏功能失常，其中，肺气虚不能通调水道是痰饮形成的重要因素之一。《水气病脉证并治》指出，肺、脾、肾三脏的通调、运化和气化功能失调是导致水湿停聚、聚为水肿的原因。

2.《中藏经》论述了肺虚实、寒热、生死、逆顺脉证

《中藏经》提出了对脏腑病证按虚实、寒热、生死、逆顺辨证的模式，肺病证的内容虽多沿用前期文献，但明确以虚实、寒热为辨证要点，并对肺病按脉象及五行传变规律进行了预后判断，提出了"论肺脏虚实寒热生死逆顺脉证之法"。论治上，确立了"虚则补之，实则泻之，寒则温之，热则凉之，不虚不实，以经调之"的对应治法，显现出脏腑辨证论治的轮廓，为魏晋隋唐时期脏象辨证论治的发展奠定了基础。

3.《脉经》提出肺之经络辨证

王叔和在《脉经》中不仅丰富了肺病的脉学特点，还论述了肺之经脉病证的辨证及其论治。有"肺手太阴经病证"的系统论述，提出了肺实、肺虚、肺大肠俱实、肺大肠俱虚等病变。其论述结合脉证、病机，再联系到治疗，初具脏象辨证论治模式，为《千金要方》的脏腑虚实寒热辨证论治奠定了基本框架。

4.金元医家发挥肺脏象辨证论治理论

刘完素把脏腑生理、病理与运气密切联系，提出了脏腑本气及本气兴衰病变。综合《黄帝内经》人与自然密切相关理论，运用"比物立象"的方法，解释《素问玄机原病式》病机中的五脏诸病，指出"诸气𪠡病痿，皆属肺金"。并将脏腑虚实与六气的变化相联系，提出了脏腑六气病机说，如《素问玄机原病式·热类》中"肺热则口辛"，而下痢色白亦为热，因"燥郁为白，属肺金也""肺热甚则出涕""悲，金肺之志也。金本燥，能令燥者火也"。另外，刘氏根据《黄帝内经》有关理论，参照王冰之说，指出脏腑的本气是肺气清、肝气温、心气热、脾气湿、肾气寒。如果脏腑有虚实变化，则其相应的本气亦随之而变，本气虚表现为相反之属性，本气实表现为过甚的属性。可见，刘完素突出了脏腑的特殊性，为后世医家研究人体生理与病理变化奠定了重要的认识基础。张元素根据《黄帝内经》要旨，撷取前人精华，结合自己的临床经验，构成了脏腑辨证说，其内容较之以前诸说更为全面。其脏腑辨证主要是从脏腑的性质、功能、特征与经络及六气相

联系，脏腑病变则以生理特点为基础，根据脏腑本气及经络循行部位，结合寒热虚实进行辨证。

（三）脏腑辨证体系

脏腑辨证在肺脏疾病中有着广泛的应用。脏腑辨证是根据肺脏的生理功能、病理变化，对通过四诊所获得的疾病症状和体征进行综合分析与归纳，从而推求病机，判断病位、病性和邪正盛衰状况，最后确定肺脏虚、实、寒、热的一种辨证方法。许多与肺系疾病相关而不具卫气营血、三焦及六经辨证的疾病，如慢性阻塞性肺疾病的肺气虚证、肺脾气虚证等，可通过脏腑辨证，采取补肺气、健脾益气的方法进行治疗。

以脏象学说来看，肺与大肠、皮毛、鼻等构成了肺系统。肺在五行属金，在五脏阴阳属阳中之阴，主气司呼吸，通调水道，宣化卫气，朝百脉而助心行血，在五脏六腑中位居最高，故称"华盖"。从解剖来看，肺是质地疏松内里含气之脏，"其虚如蜂窠""得水而浮"，故又被称为清虚之脏。

肺脏与其他脏器的关系是非常密切的。与心同居上焦，朝百脉而助心行血。与脾在五行中属相生的关系，当肺出现虚证的时候往往因为"子病及母"而致脾气亏虚。肝为将军之官，肝火旺则可"木火刑金"，临床上可出现干咳、烦躁，甚至少量咳血。肺与肾的关系也较为密切，肺为气之主，而肾为气之根，因而只有肺肾相交才能使得呼吸畅通而平稳。由此可见，临床上常有肺病而涉及他脏者，亦有因他脏病变而致肺脏发生病理变化的现象。

脏腑辨证，是在认识脏腑生理功能、病理特点的基础上，将四诊收集的资料分析整合，从而辨明疾病所在脏腑部位及其病性的辨证方法。每个脏或腑都有独特的生理作用、病理特征，也有各自不同的外在表现，这些特点有利于医者明确疾病的部位，最终明确地诊断疾病所属的"证"[2]。

对于间质性肺疾病，证候的辨别更不应缺少病位的辨别，首先应辨明疾病不同发展阶段的病位、所属脏腑，其次应明确此阶段疾病的性质，若为实证，应辨明寒、热、痰、瘀、气滞等；若为虚证，则应辨明气、血、阴、阳的不同[3]。《素问·灵兰秘典论》云："心者，君主之官也，神明出焉。肺者，相傅之官，治节出焉……凡此十二官者，不得相失也。"指出人体各部分都有独特的生理作用，它们之间相互关联、彼此影响。且《黄帝内经》中明确指出人体是将五脏作为核心，通过经络系统把全身其他组织器官联系在一起，相互影响、相互作用，以协调全身器官发挥正常生理功能。就肺脏系统来说，肺有主气、司呼吸，主行水，朝百脉、主治节的生理作用。这些功能的实现离不开其他脏腑系统的正常作用，其他脏腑的异常必将影响肺。《素问·咳论》云："肺咳之状，咳则喘息有音，甚则唾血……肾咳之状，咳则腰背相引而痛，甚则咳涎。"又云："五藏之久咳，乃移于六府。脾咳不已，则胃受之，胃咳之状，咳而呕，呕甚则长虫出……久咳不已，则三焦受之，三焦咳状，咳而腹满，不欲食饮。"明确指出五脏六腑咳的不同症状表现及其相互作用和传变规律。可由此辨明疾病所累及的脏腑归属。肝主升发，肺主肃降，肝升肺降，升发肃降互相调和，周身气机运行畅达，气血则安。若肝气失于条达，影响肺，使肺肃降失常，便会有咳、两胁胀闷、疼痛等表现。脾弱久能及肺（母病及子），终致肺脾两虚。此外，若脾脏运化障碍，水液不得转输、布散，聚集成痰，积于肺中，出现咳、痰、喘的症状。"肺为水之上源，肾为主水之脏"，因肾功能失调，可影响水液正常输布，水聚成肿，水气上凌于肺则咳嗽、咳痰。肺司呼吸，肾主纳气。肾不纳气则可出现气短喘息、呼多吸少等症状。而肺的功能失常也可波及心、肝、脾、肾，使其功能异常，出现相应症状[4]。

（四）肺系病的脏腑辨证分型论治

肺部疾患的传变有其独特的规律，多与他脏并病或合病，多见心肺气虚、肺脾气虚、肝火犯肺、肺肾阴虚等证型。

1. 肺气虚证

金·李东垣《内外伤辨惑论·辨气少气盛》曰："内伤饮食劳役者，心肺之气先损，为热所伤，热既伤气，四肢无力以动，故口鼻中皆短气少气，上喘懒语，人有所问，十不欲对其一，纵勉强答之，其气亦怯，其声亦低，是其气短少不足验也。"临床症见心悸、咳喘、气短、乏力，动则尤甚，兼见胸闷、痰液清稀、面色㿠白、头晕、神疲、自汗、声低气怯，舌淡苔白，脉沉弱或结代。

2. 肺脾气虚证

金·李东垣《脾胃论·脾胃盛衰论》曰："肺金受邪，由脾胃虚弱，不能生肺，乃所生受病也。故咳嗽气短、气上，皮毛不能御寒，精神少而渴，情惨惨而不乐，皆阳气不足，阴气有余，是体有余而用不足也。"故临床可见久咳、气短而喘、痰多稀白、食欲不振、腹胀便溏、声低懒言、疲倦乏力、面色㿠白或面浮足肿，舌淡苔白，脉细弱。

3. 肝火犯肺证

《素问·咳论》曰："五脏六腑皆令人咳，非独肺也……肝咳之状，咳则两胁下痛。"而《症因脉治·肝经咳嗽》更明确指出："肝经咳嗽之因，木气怫郁，肝火时动，火盛刑金，则为喘咳，二者肝经咳嗽之因也。"所以，肝火犯肺可症见胸胁灼痛、头晕目赤、咳嗽阵作、痰黏量少色黄、动则咳血，并常兼见急躁易怒、烦热口苦，舌红苔薄黄，脉弦数。

4. 肺肾阴虚证

清·唐容川《血证论·脏腑病机论》曰："肺开窍于鼻，主呼吸，为气之总司。盖气根于肾，乃先天水中之阳，上出鼻，肺司其出纳。肾为水，肺为天，金水相生，天水循环，肾为生水之源，肺即为制气之主也。"若肾不生水，则阴亏于下，肺不主气，气浮于上，临床可见咳嗽痰少、腰膝酸软、形体消瘦、口燥咽干、骨蒸潮热、颧红、盗汗，舌红少苔，脉细数。甚至可见咳嗽、痰中带血、声音嘶哑、男子遗精、女子月经不调等症。

二、脏腑辨证在咳嗽中的应用

肺部疾病临床上多伴有咳嗽的表现，咳嗽既是一种症状也可以作为一类单独的疾病，咳嗽作为临床常见病，其辨证首辨外感与内伤，内伤咳嗽与多脏腑相关联，现试以咳嗽为例，探讨脏腑辨证在咳嗽中的应用。

咳嗽之名始见于《黄帝内经》。从证候分类及临床表现来说，《素问·咳论》确立了以脏腑分类的方法，分为肺咳、肝咳、心咳、脾咳等，并详细论述了各类咳的证候特征。从病机转归来说，《黄帝内经》首先认为咳嗽是肺的病变，《素问·宣明五气》曰："五气所病，心为噫，肺为咳。"《灵枢·经脉》曰："肺手太阴之脉，是动则病肺胀满，膨膨而喘咳……是主肺所生病者，咳上气喘。"但《素问·咳论》又指出："五脏六腑皆令人咳，非独肺也。"说明其他脏腑受邪亦可影响肺而发生咳嗽。其传变规律是，五脏之咳日久不愈则传于六腑，从脏腑表里相传。《黄帝内经》的上述内容，为后世对咳嗽的辨证论治奠定了理论基础。

清·沈金鳌《杂病源流犀烛》、程钟龄《医学心悟》等都在继承前人的基础上，对咳嗽有新的创见和心得。如《杂病源流犀烛·咳嗽哮喘源流》在论述咳嗽的病机时说："盖肺不伤不咳，脾不伤不久咳，肾不伤火不炽，咳不甚，其大较也。"不仅指出肺、脾、肾三脏是咳嗽的主要病变所在，并指出了咳嗽累及的脏腑是随着病情的加重而由肺及脾、由脾及肾的。

（一）肺咳

肺脏虚弱常由肺系疾病迁延不愈、肺脏虚弱或其他脏腑受损累及肺脏致阴伤气耗，肺主气功能失调，肃降无权而致咳嗽。肺阴不足易致阴虚火炎，灼津为痰，肺失濡润，气逆作咳；肺气亏虚，肃降无权，气不化津，津聚成痰，气逆于上，引起咳嗽。

（二）肝咳

肝脉布胁肋，上注于肺。肝气升发，肺气肃降，相互制约，相互协调，则人体气机升降正常。若因情志抑郁，肝失条达，气郁化火，火气循经上逆犯肺，肺失肃降，则致咳嗽，称为"木火刑金"。

（三）肾咳

肾主纳气，为气化之源。若肾气衰弱，气失摄纳而上逆或肾阳不振，气化不利，水饮内停，上逆犯肺则咳。肾阴亏虚，虚火上炎，阴伤损肺，灼津成痰，肺失滋润，肃降无权，则发咳嗽。

（四）心咳

肺朝百脉，主治节。肺与心是气血相关的关系，二者互相影响。《中西汇通医经精义》云："心火不足，则下泄，上为饮咳，皆不得其制节之故也，惟肺制心火，使不太过，节心火不使不及，则上气下使，无不合度。"可见心之功能失调，即心火太过与不及，气血运行异常则会影响肺的宣发与肃降，主症可见咳嗽伴胸闷、心悸、咽中梗塞、咽喉肿痛等。

（五）脾咳

脾主运化，乃肺之母。肺病久咳，则子病及母，脾失健运，肺脾气虚，气不化津，痰浊内生，上渍于肺，肺失宣降则咳嗽；平素脾胃受损，痰湿内生，伏于肺成夙根，每遇诱因则咳嗽时作。"脾为生痰之源，肺为贮痰之器"，患者症见咳声重浊、痰多、喉间痰鸣、胸脘痞闷、口淡口甜或有右胁下痛，隐隐牵引肩背胀痛，活动时加重。

（六）胃咳

《灵枢·经脉》云"肺手太阴之脉，起于中焦，下络大肠，还循胃口，上膈属肺"，《素问·平人气象论》云"胃之大络，名目盛里，贯鬲络肺"，均示肺胃联系紧密。"聚于胃，关于肺"为胃咳之病机。《素问·咳论》言："皮毛者肺之合也，皮毛先受邪气，邪气以从其合也。其寒饮食入胃，从肺脉上至于肺则肺寒，肺寒则内外合邪因而客之，则为肺咳。"即病因一为外感寒邪，二为寒饮停聚，胃失和降、气机上逆是其病机特点。《素问·咳论》云："胃咳之状，咳而呕，呕甚则长虫出。"表明其临床表现除咳嗽、呕吐二症外，常见嗳气呃逆、烧心嘈杂、反酸等症状。

三、脏腑辨证在结缔组织病相关性间质性肺炎中的应用

临床上多数间质性肺疾病患者需要长时间服药维持治疗，药物的不良反应时有发生，很大程度上影响着患者的健康和生活。中医学对间质性肺疾病的诊治独具优势，应用脏腑辨证理论深入分析病机、确立治法，取得了良好的治疗效果。目前，中医学者多将间质性肺疾病归于"肺痿""肺痹"范畴，认为痰阻、正虚、血瘀、毒滞为本病的基本病机，痰、虚、瘀、毒痹阻经络伴随整个疾病的发生发展过程。肺痿病因主要包括久病损肺、误治津伤、外感六淫、情志失宜及药食失宜等，而以久病损肺为最常见。肺痿基本病机有上焦虚热、肺中虚冷及邪壅阻肺，其中，肺津不足贯穿疾病发展的始终；病位在肺，与五脏相关，尤其与脾胃、肾关系密切。现就以五脏的关系分别论述其与间质性肺疾病的关系。

（一）从肝论治间质性肺疾病

间质性肺疾病患者临床可兼见焦虑不安、抑郁、心烦易怒等症状。《格致余论·阳有余阴不足论》提出："主闭藏者肾也，司疏泄者肝也。"肝主疏泄，肝气协调周身之气的运行。情志的畅达是肝主疏泄的体现之一，肝的疏泄功能正常，气机升降有常，则心情愉悦。若肝气疏泄失司，则情志活动失常，导致一系列情志变化。若出现上述症状，则提示病变已影响肝。"肝生于左，肺藏于右"，肝主升发，肺主肃降，肝升肺降，升发肃降相互协调，共同调节使周身气机正常运行。肺肃降功能正常，有助于肝升发

功能的发挥；肝气升发正常，有助于肺肃降功能的发挥。二者有一方失司，则可波及另一方，导致其生理功能异常，出现相应症状。《素问·玉机真脏论》言："五脏受气于其所生，传之于其所胜……肺受气于肾，传之于肝。"又载"弗治，病入舍于肺，名曰肺痹，发咳上气，弗治，肺即传而行之肝。"可以看出，肺系疾病可传变及肝[5]。肺气不降，则肝气升发异常，肝郁气滞；反之，肝气郁滞日久，又妨碍肺肃降功能，肺宣发肃降失常，津液失于布散，酿成痰湿，体内痰湿堆积则加重胸闷喘息等。五行学说中，金克木，即肺克肝，间质性肺疾病患者长期处于紧张焦虑状态，肝气旺盛，反侮肺金。

（二）从脾论治间质性肺疾病

间质性肺疾病患者有时出现喘息气短、咳唾涎沫、咳痰量多、倦怠乏力、纳呆食少、面色萎黄、形体瘦弱等症状。《素问·玉机真脏论》云："脾为孤脏以灌四傍。"脾主运化，能够将摄入的水谷化作精微物质，并经过脾的传输送达其他脏腑，不仅滋养五脏六腑，也滋养身体其他系统。脾又可以运化水液，若脾脏亏虚，运化功能下降，饮食水谷不化，则见纳呆食少；精微化生乏源，肢体筋肉不能得以充养，则形体瘦弱；气血化生不足无法上荣于面部，则面色萎黄；脏腑失于充养，生理功能减退，则疲乏无力。由此可以看出，上述症状多为脾虚之见证。肺与脾相关，肺吸入自然之清气，脾化生谷精进而化作谷气，二者共同形成宗气，故肺气虚可累及脾导致脾气虚（子病及母），最终形成肺脾气虚之证。肺主行水，脾可运化水液，肺脾气虚，影响水液的生成及输布，集聚则为痰饮，加重患者痰嗽喘咳，导致肺脾更虚[6]。故培土生金、健脾补肺在间质性肺疾病的治疗中有重要意义，当患者出现脾气虚的症状时，尤应如此。治疗上常益气健脾，帮助水谷运化，能改善患者临床症状。同时，健脾以运化痰湿，祛除痰湿病邪。

（三）从心论治间质性肺疾病

间质性肺疾病后期，病情进一步加重，多出现咳嗽咳痰、胸闷喘息、面色晦暗、口唇青紫、胸闷胸痛、舌暗等痰阻血瘀之象。《素问·痿论》云"心主身之血脉"，心能生血、行血。由脾胃化生而来的水谷精微可进一步化为营气和津液进入脉中，经过心火的作用，化赤为血，即所谓的"奉心化赤"；若血液运行失常，瘀血已生，则可辨证病情已波及心。患者久病体虚，耗伤正气，导致心气血阴阳虚衰，则可影响血液的正常运行，造成血瘀脉滞。

中医认为，肺能助心行血，肺气虚无力推动血液运行或肺宣降失常，气机滞涩，心行血功能便受到影响，出现心血瘀阻的征象。这一疾病阶段，很多患者都有瘀血的外在表现，严重时可导致右心衰竭，出现明显的体循环淤血之象。瘀血既成，阻碍气机升降、津液布散，痰液逐渐增多，病情进展。因此，活血化瘀药的使用非常重要，常用丹参、当归、川芎、赤芍等活血，桂枝等温心阳以助心行血。

（四）从肾论治间质性肺疾病

肺主气、司呼吸，肾藏精、主纳气。人的呼吸运动由肺所主，也需要肾纳气功能的配合。肾封藏功能正常，肺才可以将自然之清气通过肃降功能下纳于肾，使呼吸深度得以维持，可见肺肃降正常有助于肾的纳气[7]。间质性肺疾病患者肺气虚日久，气机失调，肃降失常，最终会导致肾不纳气，出现气短喘息、呼多吸少等症状。肺主行水，为水之上源；肾主水液代谢，为主水之脏。《素问·水热穴论》云："其本在肾，其末在肺，皆积水也。"二者相互协调维持水液正常的输布和排泄，肺功能失常，必然影响肾，导致水液代谢障碍，出现水肿症状。肺与肾阴阳互相资生，肺阴充盛，向下输于肾则肾阴充足。间质性肺疾病患者肺布散津液失常，阴液亏虚，继而伤及肾中阴液，致肺肾阴虚。患者常表现为痰液量少、黏稠难咯、口咽干燥、腰膝酸软。间质性肺疾病的终末阶段，患者往往出现面青唇紫、大汗出、舌青黯、脉浮大无根等阴阳俱虚的变证。以上这些症状都说明其发展过程已达肾，治疗亦离不开调理肾脏，再根据具体病机的不同分别采取补肾纳气、补肺益肾、温补肾阳等不同治法。

第二节　肺系病与三焦辨证

一、三焦辨证沿革及肺系病的三焦论治

（一）三焦范畴的起源与含义

三焦辨证由清代著名医家吴鞠通创立，是其温病学说的核心，对温病

特别是湿热病辨证论治有着重要的指导意义。三焦辨证主要是把人体按部位划分为三大部分，每个部分又包括诸多脏腑，临床结合脏腑的生理功能和各自特殊的病理反应，通过分析临床证候，确定病变部位和所损脏腑，具有辨证精细、定位准确的特点。吴鞠通根据《黄帝内经》关于三焦部位和三焦功能的论述，结合温病的病变部位，对三焦的部位和所包括的脏腑进行了明确的规定，即贲门以上为上焦，包括心肺二脏；贲门以下至脐部为中焦，包括脾胃、胆、大肠等脏腑；脐以下为下焦，包括肝、肾、小肠、膀胱等脏腑。吴鞠通在辨证论治方面对中医学贡献很大，他创立的三焦辨证不仅对辨治温病有重要的指导意义，对杂病治疗同样重要，三焦治法对立法用药有纲领性的指导作用。

（二）三焦辨证范畴的发展

追其理论渊源可以上溯到《黄帝内经》《难经》。自此以后，历代医家每多发挥，对于三焦辨证的认识日趋完善。三焦辨证理论发源于《黄帝内经》《难经》，但《黄帝内经》《难经》对于三焦的论述多涉及脏腑功能。如《素问·灵兰秘典论》曰："三焦者，决渎之官，水道出焉。"决是疏通之意；渎，水也，亦指沟渠，意指三焦是水液升降出入的通道。《难经·三十八难》曰："所以腑有六者，谓三焦也，有原气之别焉，主持诸气，有名而无形，其经属手少阳，此外腑也，故言腑有六焉。"指出三焦在生理方面为原气之别使，有主持诸气的功能。《黄帝内经》中亦有关于三焦病证的一些名称，如"三焦胀""三焦病""三焦约""三焦咳"等，但没有关于辨证用药的总结[8]。

隋·巢元方《诸病源候论》认为，三焦即上焦、中焦、下焦，其病有寒热、虚实之分，蕴含了三焦虚实、寒热的辨证思想。《诸病源候论·三焦病候》论述道："三焦气盛为有余，则胀气满于皮肤内，轻轻然而不牢，或小便涩，或大便难，是为三焦之实也，则宜泻之。三焦气不足，则寒气客之，病遗尿，或泄利，或胸满，或食不消，是三焦之气虚也，则宜补之。"从不同的证候论三焦寒热不同及虚实不同之病理。唐代孙思邈在临证应用的基础上进行了总结，对三焦寒热辨证进行了系统的理论论述。孙思邈在《备急千金要方》中明确了三焦的部位，并分别论述了三焦的概念及三焦胀、三焦病等证候表现，提出了三焦寒热虚实的治法与方剂，体现了三焦辨证的思想。《千金要方·卷第二十三焦虚实第五》云："夫上焦如雾……主手少阳心肺之病，若实则上绝于心，若虚则引起于肺也""中焦如沤……其气起于胃中脘……若虚则补于胃，实则泻于脾，调其中和其源，万不遗一也""下焦如渎……主肝肾病候也……所以热则泻于肝，寒则补于肾也。"唐代王焘《外台秘要》已将三焦作为判断病位、病势、病程演变规律乃至指导临证遣方用药的理论依据，其"霍乱门"和"消渴门"亦采用了三焦辨证方法，分别以"呕吐""呕吐泄泻""泄泻"三症作为霍乱病的上、中、下三焦辨证依据，以"口渴多饮""饥饿多食""小便频数"三症作为上、中、下三焦消渴证的定位辨证要点，对于"天行时气病"也运用了三焦辨证施治思路[9]。

宋代论述三焦理论的著作较多，《圣济总录》因其总结三焦辨证之理法方药较之其他医籍更为全面，堪称宋代论述三焦辨证的代表作。《圣济总录》以三焦为纲辨治寒热虚实的思想为后世三焦辨证理论体系的形成奠定了理论基础。《圣济总录》对三焦的运用不仅包含脏腑三焦，还包括部位三焦和辨证三焦，如论治三焦病中有三焦约、三焦咳、三焦胀、三焦有水气等皆以三焦为六腑之一而言。而在三焦分证中分上焦虚寒、热结，中焦虚寒、热结，下焦虚寒、热结时则是以三焦为部位三焦而言。至于在其他杂病的辨治过程中，如咳嗽、呕吐、水肿、霍乱等辨治时则是以三焦作为辨证三焦而用。但是在运用中"以三焦为纲，寒热虚实为目"则是其共性的基本原则，充分反映了宋代三焦辨证学说的主要特点。

金元医家在宋代三焦辨证学说的影响下，各陈己见，对三焦辨证的运用各有特色。刘完素突出三焦辨治寒热中辨治热病一节，通过上、中、下三焦不同的病理，将热病病程大体划分为早、中、晚3期，使医家对于热病的证治有了系统的整体上的认识，这一观点在后世明清医家的进一步补充和完善下，形成了系统的温病三焦辨证学说[10]。

清·叶天士在前人研究的基础上，尤其是在刘完素热病三焦分证的启迪下，根据江南地理气候结合临床实践，对温病三焦分证进行了较为全面的发挥，发展了前人三焦分证理论，并提出："仲景伤寒，先分六经，河间温热，须究三焦。"认为温病的传变是由"口鼻均入之邪，先上继中"。治疗上"须辨表里上中下，何者为急施治"，并提出了三焦分证用药原则，即"上焦药用辛凉，中焦药用苦寒，下焦药用咸寒""上焦宜通宜降，中焦宜守宜行，下焦宜潜宜固"。创造性地把三焦辨证与卫气营血辨证有机结合起来，并运用于温热病辨治中。如《温热论》讨论了"气病有不传血分，而邪留三焦"的辨治原则与方法。《叶案存真》中指出温病"不但分三焦，更须明在气在血"，强调卫气营血与三焦辨证结合的重要性。清代吴鞠通取法于刘完素，提出温病辨证必究脏腑病位，在继承《黄帝内经》按五脏辨治热病的基础上，著《温病条辨》，提出辨治温病必以三焦为纲，以三焦概五脏作为证治体系和主线来辨析温病的病位、病性、病势，确立治则治法和相应方药。吴鞠通以三焦辨病变的部位和脏腑，即在上焦属心肺，在中焦属脾胃，在下焦属肝肾。以三焦辨证候性质，在上焦为表热证或表湿热证，在中焦为里热证、里实证或里湿热证，在下焦为里虚证。总之，吴鞠通所创三焦辨证强调脏腑定位，不但在指导临床方面，而且在发展辨证论治方面都是很有意义的。三焦辨证的本质主要是脏腑辨证，反映出温病传变的动态规律，并体现治疗方面的主要法则。他对温病的脉、证、治均按三焦详加辨析，并提出"治上焦如羽，非轻不举；治中焦如衡，非平不安；治下焦如权，非重不沉"的著名原则。经过其阐发，使刘完素的热病分证发展成为温病三焦辨证，成为辨明病情、分析病机、归纳证候、指导治疗的一大辨证纲领。吴鞠通提出温病三焦辨证理论标志着温病学的理论体系已趋于完善，也是温病学走向成熟的表现[11]。

（三）三焦辨证体系及其传变

三焦病证多由上焦手太阴肺经开始，传入中焦，进而传入下焦，此为"顺传"，标志着病情由浅入深、由轻到重的病理进程。若病邪从肺卫而传入心包，称为"逆传"，说明邪热炽盛，病情重笃。故《温病条辨·中焦篇》总结为："温病由口鼻而入，鼻气通于肺，口气通于胃。肺病逆传则为心包。上焦病不治，则传中焦，胃与脾也。中焦病不治，即传下焦，肝与肾也。始上焦，终下焦。"

三焦病证自上而下的传变是一般规律。临床有邪犯上焦，经治而愈，并不传变者；亦有上焦病证未罢而又见中焦病证或自上焦而径传下焦者；亦有中焦病证未除而又出现下焦病证或起病即见下焦病证者；还有两焦病证错综互见和病邪弥漫三焦者。因此，对三焦病势的判断应根据临床资料，进行全面、综合的分析。

上焦病变在肺与心（心包络）。叶天士云："温邪上受，首先犯肺，逆传心包。肺主气属卫，心主血属营。"温邪致病，病性属热，治法宜清。风温邪犯上焦肺卫，症见发热、微恶风寒、头痛、汗出、口渴、咳嗽、舌边尖红，脉浮数或两寸独大，抑或见但热不寒、咳嗽、气喘、口渴、苔黄、脉数，甚则高热、大汗、谵语神昏或昏愦不语、舌謇肢厥、舌质红绛，宜用桑菊饮、银翘散；若邪自肺卫迫及肺气分，宜用麻杏石甘汤；若卫分之邪已解，邪入气分，宜用白虎汤；若因肺热日久，耗散津气，宜用白虎汤加人参汤；若津气欲脱，宜用生脉散；若肺热灼伤血络，则宜用犀角地黄汤；若肺热逆传心包，宜用中医"三宝"（即安宫牛黄丸、紫雪丹、至宝丹）；若因手厥阴心包热盛引动足厥阴肝风（热极生风），宜用羚角钩藤汤；若湿温初起，邪遏上焦肺，宜用三仁汤；若温邪入心包，宜用苏合香丸。上焦温病皆责之于肺。若病邪逆传，则病在心包。

（四）肺系病的三焦辨证论治

肺系疾病易多脏累及或脏腑同病，涉及肺、脾、肝、肾、肠等脏腑，传统辨证论治较为复杂，治肺需兼顾脾、肝、肾及大肠等脏腑。但仔细研究，肺在上焦，脾、大肠在中焦，肝、肾在下焦，若按照肺系疾病发生与传变的机制概括在"始上焦，终下焦""由上及下……须竖看"的范围内，则与三焦辨证的特点及精髓不谋而合，故肺系疾病运用三焦辨证有的放矢[12]。

肺居上焦，属太阴经，故在三焦辨证中亦被称为太阴温病，通常是温病的初期阶段，病性多为表热证、表温热证。在治疗上用药讲究清、轻二字。在传变中，可有以下几种情况：不传变、顺传中焦、逆传心包。从中我们可以看到，逆传心包虽心包仍属上焦，但疾病的严重程度却明显重于顺传中焦者，也就说明病在上焦时虽多为轻证，但亦可见重证。当然，逆传心包等重证亦非清、轻之剂可以治疗的。

肺与大肠相表里。而从五行学说来看，肺、脾又是相生关系。而脾、胃、肠都属中焦，这就决定了肺系疾病与中焦也存在着千丝万缕的关系。如肺气清肃下降功能正常，则气机调畅，能促进大肠的传导；大肠之气通降，则腑气通畅，也有利于肺气肃降。若肺气重塞，失于肃降，气不下行，津不下达，可导致腑气不通，肠燥便秘；反之，大肠实热，传导不畅，腑气阻滞，也可影响肺的宣降，而见咳、喘、满、闷之症。临床上可见通下大肠以泻肺热、逐痰饮、降气止咳平喘等治法。脾土生肺金，土为金之母，金为土之子。因此，子病犯母或是母病及子，如脾土不足，不能生养肺金，可致肺脾两虚。

肝、肾虽居下焦，但肺、肾关系密切。一方面金水相生；另一方面，"肺为气之主，肾为气之根"，共主一身之气。若肺气久虚，肃降失司，久病及子而致肾气不足，摄纳无权，二者相互影响可终致肺肾皆病之证。肺以肃降为顺，肝以升发为宜。若肝郁化火或肝气上逆、肝火上炎，可耗伤肺阴，使肺气不得肃降，而见咳嗽、胸痛、咳血等肝火袭肺之证，即所谓"木火刑金"。

三焦气化失司是慢性阻塞性肺疾病多脏器阳气亏虚的主要机制，也是该病气机逆乱、虚火痰瘀化生的根源。

二、三焦辨证在慢性阻塞性肺疾病中的应用

慢性阻塞性肺疾病是一种以气道气流受限为特征的疾病，气流受限不完全可逆，呈进行性发展，与肺部对有害颗粒物或有害气体异常炎性反应有关。COPD是临床常见的老年病，根据其症状特点，属于中医学"肺胀""咳嗽""喘证"等范畴。临床研究表明，COPD的主要病机是气阳亏虚、痰瘀伏肺，但究其缘由与三焦气化不利相关，现从三焦气化论治COPD探讨如下。

从COPD本虚的规律来看，很难将其定位在某一脏，也很难说是元气、宗气或卫气单一的虚损。气阳亏虚实际涵盖了元气、宗气和卫气之虚，比肺虚、脾虚、肾虚或称肺脾肾虚有更宽和更广的包容性[13]。三焦主持诸气，总司全身的气机与气化，是水液运行的通道[14]。五脏通过三焦气化紧密联系，三焦气化为气化生的关键。因此，COPD之气阳虚衰的本质是三焦气化无权，导致气机升降出入异常和痰饮瘀血化生。

（一）三焦气化无权

三焦气化无权是气阳亏虚之本，人身之气均为肺所主，《素问·五脏生成》云："诸气者，皆属于肺。"肺主一身之气是指肺主一身真气，真气包括先天之气和后天之气，如元气、宗气、营气、卫气等，即肺通过呼吸而参与气的生成和调节气机行呼吸之权。元气、宗气、营气、卫气主要对应为"上焦气化""中焦气化""下焦气化"的三焦所主及所化生，且

均靠机体整体功能所产生。三焦气化所化生的人身诸气，通过三焦升降出入而运行周身：运行于上焦，与心肺天阳之气结合而为宗气；通过肺之宣降，在中焦的"受气取汁"和脾的升清变化结合而为营卫之气；降至下焦，与肾先天之精结合而为元气；并通过三焦的升降出入通道运行汇合为人体真气，而荣养周身[15]。宗气是肺主一身之气之使，宗气贯心脉、行气血而温养各脏腑组织和维持其正常活动。COPD为长年痼疾，三焦气化无权，首先影响宗气的生成，进而影响全身之气的生成，最终导致多脏器气阳虚衰。

（二）三焦气化失司

三焦气化失司是气机逆乱、痰饮瘀血之源，肺的宣发与肃降与上焦宣发、中焦脾胃运化枢机及下焦肾元温煦固摄密切相关。上焦气化失司则肺失肃降，难以将吸入的清气向下布散，影响肾之纳气功能，二者相互作用、相互影响。中焦脾胃为全身气机之枢纽，脾胃升降失常，气机出入不畅，则肾之纳气功能失常。在肝主升发的作用下，肾元之气温煦推动中焦脾胃的运化腐熟功能，并得水谷之气的滋养；出于上焦，与肺吸入的天阳之气相合。三焦气化无权则宗气生成无源导致肺失肃降，中焦运化失司则气机壅滞，先天之精无以培育则纳气无本，三者均可影响肺主导的气机升降出入，导致气机逆乱诸症。

三、三焦辨证在弥漫性肺间质疾病中的应用

弥漫性肺间质疾病是以弥漫性肺实质、肺泡炎症、肺间质纤维化为基本病理变化的疾病，是由多种因素交织引起的急慢性肺部疾病的共同结局。其临床表现主要为刺激性干咳、进行性呼吸困难，限制性通气功能障碍伴弥散功能降低，最终导致呼吸衰竭。弥漫性肺间质疾病属中医学"肺痿""肺痹"等范畴。《素问·五脏生成》言："白，脉之至也，喘而浮，上虚下实，惊，有积气在胸中，喘而虚，名曰肺痹，寒热，得之醉而使内也。"阐明了"肺痹"的基本病机，即肺脏气血运行不畅，痰瘀互结，阻滞肺络；若久病肺脏虚损，肺叶萎弱不消，则为肺痿。其病理因素多分虚实，实证以痰、热、瘀血、湿（浊）为主，虚证以气虚、阴虚为主，虚实常相互胶结，郁滞于肺，进而壅遏气机，触发疾病。肺痿急性发作期的主要病机是痰热壅肺、痰湿蕴肺及痰瘀阻肺，久病迁延不愈，耗伤机体气血阴阳，若患者

本有气虚、阴虚，二者结合，伤及正气，可以使病机更加复杂。"肺痿""肺痹"分属于弥漫性肺间质疾病的不同病理阶段，其发于肺，早期以标实为主，日久不愈，肺脏虚损，根据中医五脏相生相克原理，肺金乃肾水之母，若肺金受损，则母病及子，由金及水，由肺及肾，终致肺肾两虚。脾胃为肺金之母，若肺虚日久，子盗母气，殃及母脏，致使肺脾两虚。同时，脾胃为后天之本，气血生化之源，脾胃虚弱无以化气生血，使虚损更甚。由此可见，弥漫性肺间质疾病病位发展顺序大致归纳为：肺→肺、脾→肺、脾、肾→五脏，病邪由表入里、由浅入深、由本脏伤及他脏，病位由单一脏腑向复合脏腑发展，涉及上、中、下三焦。

从上、中、下三焦论治弥漫性肺间质疾病，其所述功能并非某一特定脏腑，而是从人体某个水平断面层对整体脏腑功能的部分概括。上焦的定位部位是以胃之上口为起点，包括心、肺、食道、口腔等脏腑器官，主要生理功能包括心肺的部分功能。《灵枢·营卫生会》言："上焦如雾。"《灵枢·痈疽》言："上焦出气，以温分肉而养骨节，通腠理。"《灵枢·决气》言："上焦开发，宣五谷味，熏肤、充身、泽毛，若雾露之溉。"以上论述阐释了上焦的主要生理功能，即开发、宣五谷味、熏肤、充身、泽毛、温分肉、养骨节、通腠理等[16]。中焦的部位为胃之上口至胃之下口，包括脾、胃等脏腑，因此，中焦的主要生理功能是脾、胃等部分功能的概括。《灵枢·营卫生会》言："中焦如沤。"《灵枢·决气》言："中焦亦并胃中，出上焦之后，此所受气者，泌糟粕，蒸津液，化其精微，上注于肺脉乃化而为血，以奉生身，莫贵于此。"以上论述暗示了中焦的主要生理功能，即泌糟粕、蒸津液、化精微上注肺脉等[17]。下焦的定位部位是胃之下口至膀胱，包含大小肠、肾等脏腑，下焦的主要生理功能是大小肠、膀胱、肾等脏器的部分功能概括。《灵枢·营卫生会》言"下焦如渎""下焦者……故水谷者，常并居于胃中，成糟粕，而俱下于大肠而成下焦，渗而俱下，济泌别汁，循下焦而渗入膀胱焉"。以上论述诠释了下焦的生理功能，即济泌别汁、渗入膀胱、传导糟粕等[18]。三焦气化促进气的生成，肺主气司呼吸，为清虚之脏，通过吸入自然界的清气，呼出机体代谢的浊气，实现气体内外的有效交换，吸清呼浊、吐故纳新，促进或协调气的生成及升降出入运动，以保证机体正常运转。脾主运化，胃主受纳腐熟，脾胃相合，受纳饮食水谷，并运化腐熟之，化生水谷精微，使人体之气化生有源。肾主封藏，封藏先后天之精，化生人体元气，肾主纳气，为生气之根。宗气聚于上焦，营卫之气出于中焦，元气外达于下焦。三焦之气相互作用，中焦营卫之气依赖下焦元气推动资生，上焦宗气又靠中焦营卫之气化源，上焦宗气推动营气运行依赖下焦元气温煦。因此气的生成、运行、转化和功能皆依赖于三焦的气化，上、中、下三焦共同作用，以营养全身[19]。

（一）上焦

《金匮要略·肺痿肺痈咳嗽上气病脉证治第七》言："热在上焦者，因咳为肺痿……或从汗出，或从呕吐，或从消渴，小便利数，或从便难，又被快药下利，重亡津液，故得之。""肺痿吐涎沫而不咳者，其人不渴，必遗尿，小便数，所以然者，以上虚不能制下故也。此为肺中冷，必眩，多涎唾，甘草干姜汤以温之。""火逆上气，咽喉不利，止逆下气，麦门冬汤主之。"以上为仲景从虚热与虚寒论治肺痿。前者热在上焦，肺热熏灼，久则痿弱不用，终致肺叶枯萎；后者肺中虚冷，上焦阳虚不能化气，气虚不能摄精，久病不愈，并最终导致肺叶萎缩。其主要临床特点是久咳不愈，反复发作，并多咳唾涎沫[20]。上焦包括心、肺两脏，其主要生理功能是心肺的宣发、气津的输布，如同雾露灌溉滋润草木。肺为娇脏，不耐寒热，清虚而处高位，若患者病情较轻或者患者素体强壮，遵"治上焦如羽，非轻不举"的原则，选方多宜用轻清、辛甘平润之品。

（二）中焦

脾属土，肺属金，土能生金，脾与肺为相生母子关系，脾为肺之母。脾肺母子关系决定二者在生理上相互为用，病理上相互影响。脾有病时，会影响肺，为"母病及子"；肺有病时，也会波及脾，为"子病及母"。临床上有"虚则补其母"的"补土生金"之法[21]。《灵枢·经脉》言："肺手太阴之脉，起于中焦，下络大肠。"肺、脾两经同属太阴经，肺之经气源于脾，有"同气相求，同声相应"之义。脾胃乃气血生化之源，气血的运行需肺气推动，必先上注于肺脏，才能流注于十二经脉营养五脏六腑、四肢百骸。《灵枢·营卫生会》言："人受气于谷，谷入于胃，以传于肺，五脏六腑皆以受气。"《慎斋遗书》言："诸病不愈，必寻找脾胃之中，万无一失，何以言之……万物从土而生，亦从土中归，补肾不若补脾，此谓也。"说明若久病不愈，从脾胃而治愈者居多。中焦脾胃为气机升降出入的要塞，上焦肺气宣肃得益于中焦脾胃的运化，脾脏的运化升清可辅助肺气宣发，而胃之和降又有助于肺气肃降。因此，呼吸之气的升降出入依赖于中、上二焦功能上相互协调。二者共同调节水液的运行，中焦脾胃能把水谷津液通过运化输布于上焦，经心、肺二脏共同输布，滋养六脏，滋润肌腠皮毛。若中焦脾胃失于运化，水液内停，则成痰饮，影响上焦清宣肃降输布功能，最终导致咳、喘、痰的发生和加重。临床上在治疗肺系疾病时，通过调理中焦脾胃常有助于疾病的改善。培土生金，培土即所以保肺。论治可遵"治中焦如衡，非平不安"的原则，多选运脾疏化、平升平降之品以清养补益脾胃，土旺而肺气亦旺。

（三）下焦

肺主气司呼吸，肾藏精而纳气。肺为气之主，肾为气之根，机体正常的呼吸运动虽以肺为主，但仍需肾纳气作用的协调。只有肾气旺盛，才能保证肺吸入的大自然清气在肃降作用下下纳于肾的深度。肺属金，肾属水，金水相生，肺为肾之母。若肺阴充足，输精于肾，肾阴充盛，则能保证肾生理功能的运作。同时，肾阴为阴液之根本，若肾阴充足，循经上达于肺，助肺之宣降。肺气之盛衰，全恃肾水充足，不使虚火炼金，则长保清宁之体。肺肾二脏相互配合，共同完成呼吸运动。若肾气不足，摄纳无权，导致肺气亏虚，肃降失司，肺气逆于上，常出现气短喘促、呼吸表浅、呼多吸少等多种病理变化[22]。临床上，下焦治法多遵"治下焦如权，非重不沉"之原则，予以重镇、厚重之品。同时，下焦论治虽以补益肾脏为主，但仍需顾护中焦脾胃。

第三节
肺系病与卫气营血辨证

一、卫气营血辨证沿革及肺系病的卫气营血分期论治

（一）卫气营血范畴的起源与含义

卫气营血理论源自《黄帝内经》，相关论述如下。《灵枢·营卫生会》：

"人受气于谷，谷入于胃，乃传于五脏六腑，五脏六腑皆受于气。其清者为营，浊者为卫。"《素问·痹论》："卫者，水谷之悍气也，其气慓疾滑利，不能入于脉也，故循皮肤之中，分肉之间，熏于肓膜，散于胸腹。"《灵枢·决气》："上焦开发，宣五谷味，熏肤、充身、泽毛，若雾露之溉，是谓气……中焦受气取汁，变化而赤，是谓血。"《灵枢·本脏》："卫气者，所以温分肉，充皮肤，肥腠理、司开阖者也。"《素问·痹论》："营者，水谷之精气也，和调于五脏，洒陈于六腑，乃能入于脉也，故循脉上下，贯五脏，络六腑也。"《灵枢·决气》："中焦受气取汁，变化而赤，是为血。"《灵枢·邪客》："营气者，泌其津液，注之于脉，化以为血，以荣四末，内注五脏六腑。"《素问·五脏生成论》："肝受血而能视，足受血而能步，掌受血而能握，指受血而能摄。"《灵枢·本脏》："血和则经脉流行；营复阴阳，筋骨劲强，关节清利矣。"《素问·八正神明论》："血气者，人之神。"

以上理论重点论述了卫气营血在人体的生理功能。概括而言，"卫"是人体内由水谷化生的物质，运行于脉外、分肉、肓膜、胸腹之间，具有保卫、捍卫（卫外）的功能，反映了"卫"的字义。"气"表现在"宣五谷味，熏肤、充身、泽毛"等诸多作用方面，代表人体脏腑组织器官的生理功能活动，运行于全身内外，具有激发、推动、温煦、统摄、防御、气化等方面的作用，是人体生命的根本。"营"是存在于脉中的物质，与血同行，有协调五脏、输布六腑、营养全身的功能，其属性为阴，与卫、气不同，称"营阴"。"血"是有形可见的物质，它的产生与中焦脾胃有关，存在于脉中，是营养全身脏腑组织器官和主神明思维的必不可少的物质。

（二）卫气营血范畴的发展

《黄帝内经》卫气营血范畴影响了后世诸多医家对外感病的认识，在长期辨治外感病的过程中，医家们发现，外邪侵袭人体是逐渐由外围进入到脏腑气血内部的，故在《黄帝内经》卫气营血代表物质与部位的含义上，又引申出了病理定位、辨证施治的内涵。如汉·张仲景在《金匮要略·肺痿肺痈咳嗽上气病脉证并治第七》中论述道："风中于卫，呼气不入，热过于荣，吸而不出。风伤皮毛，热伤血脉。风舍于肺，其人则咳，口干喘满，咽燥不渴，多唾浊沫，时时振寒。热之所过，血为之凝滞，蓄结痈脓，吐如米粥。始萌可救，脓成则死。"表明肺痈在"卫""荣""血"等部位的不同表现和病理。这种对肺痈病理变化和病机传变的认识，已经在卫气营血范畴内有了辨证的含义端倪。宋金元时期，刘完素虽仍尊《伤寒论》六经辨证，但在治疗上提出了新的观点，倡导"六气皆从火化"的火热论，并创制了不少表里双解的方剂。在刘河间"火热论"的影响下，元代医家罗天益在《卫生宝鉴》中按邪热在"上、中、下三焦"及"气分、血分"的不同而遣方用药，使得卫气营血范畴在温病中不仅有辨证之意义，而且有了治疗的含义。明·吴又可在《温疫论》中言："凡疫邪留于气分解以战汗，留于血分解以发斑。气属阳而轻清，血属阴而重浊，是以邪在气分则勿疏，邪在血分恒多胶滞。"指出了疫邪在气分和血分的特点和治则。历代医家在辨治外感病过程中，发展了《黄帝内经》卫气营血范畴的含义，虽然尚未形成系统完整的辨证体系和独立的学科，但这种把卫气营血范畴扩展到病理、病机和治疗等多个临床方面的含义，已经为温病学卫气营血范畴的形成奠定了基础。

（三）卫气营血辨证体系

随着后世医家对此理论的发挥和发展，尤其是清·叶天士在《外感温热篇》中据此创立了卫气营血辨证，用于外感温热病的辨证论治，即将外感温热病发展过程中不同病理阶段所反映的病候，分为卫分证、气分证、营分证、血分证4类。分，分界之意，亦可引申为阶段。卫、气、营、血实际上就是4个阶段。卫分证属表，气分证、营分证、血分证均属里，而病位属里的气分证较浅，营分证较深，血分证更深。4个阶段的逐步深入是一个动态演变过程，如叶氏所讲："大凡看法，卫之后方言气，营之后方言血。"用以说明病位深浅、病情轻重、传变规律。温病卫气营血辨治是叶氏借用《黄帝内经》中关于卫、气、营、血4种物质的分布、功能不同而又密切相关的生理概念为指导，对出现的临床症状进行分析，从而审证求因、判断病变部位及性质、归纳证型、了解邪正消长，从而进行施治的过程。叶天士在《临证指南医案》中指出"初为气结在经，久则血伤入络""初病在气，久必入血，以经络主气，络脉主血也，此脏腑经络气血，须分析辨明"。卫气营血辨证的实质是分析疾病的病机由浅入深或者由深浅出的动态变化，在临床内科疾病的发生与发展均存在此动态变化的规律。

因此，卫气营血辨证有其广泛的意义。该辨证体系虽源于对温热病的指导治疗，但后世医家多将其发挥，应用于临床各科疾病的治疗，本篇简单介绍卫气营血辨证体系在肺系病中的意义及应用。

（四）肺系病的卫气营血分期论治

邪犯肺卫，肺系症状一般表现为发热、恶风寒、头身痛或有咳嗽、咳吐黄痰等症状，即卫分证的临床表现。邪热传里、壅塞肺气，进入气分证阶段，表现有发热、汗出、咳喘、咳吐黄痰、舌红苔黄等症状。进入营血分阶段，流感、慢阻肺、间质性肺疾病、肺癌等不同疾病病机侧重点有所不同，或为热入营血，或为血瘀、血虚等。现选取较具代表性的流感、肺癌、结缔组织病相关性间质性肺炎等疾病具体论述。

二、卫气营血辨证在流感中的应用

（一）卫分证治

由于时令不正之气侵袭肺卫，正邪相争于肌表引起，一般是流感的初起阶段或相当于现代医学的单纯型流感。风热为患者症见发热恶寒、头身疼痛、鼻塞流涕、打喷嚏、口渴、咽痛，苔薄白或薄黄、脉浮数。治以辛凉解表、清热解毒，以银翘散为主方。药用金银花、连翘、桔梗、薄荷、竹叶、荆芥穗等，用鲜芦根汤煎，香气大出即去渣取汁服，勿过煮。若头痛重、咳嗽甚，加杏仁、桑叶、菊花、炙枇杷叶、浙贝；咽喉肿痛者加马勃、玄参；发热甚者加石膏、黄芩、鱼腥草；口渴甚、小便黄而短少者加天花粉、白茅根；恶心呕吐者加竹茹、苏叶。如果确诊为流感而体温在38℃左右、无汗、口不渴、喉痒、咳嗽，苔薄白，脉浮紧则属于风寒袭肺，可以荆防败毒散为主方，酌加大青叶、蒲公英、金银花等清热解毒药。如果项背强痛、眼眶酸重，加葛根、柴胡清泻肌腠郁热。如果恶寒发热交替、胸胁苦满、不欲饮食、心烦喜呕、口苦、咽干，脉弦，是表邪进入半表半里，宜以和解少阳的小柴胡汤为主方。

（二）气分证治

多由于邪热传里、壅塞肺气所致，一般是流感的中期阶段或相当于现代医学的肺炎型流感。

1. 邪热壅肺

症见身热、汗出、烦渴、咳嗽、气喘、胸闷胸痛、小便黄短，舌红苔黄而干，脉数。病机为外感邪热入里，毒邪壅肺，肺失宣降。治以清热宣肺，止咳平喘。方选麻杏石甘汤合千金苇茎汤加味。药用麻黄、杏仁、生石膏、苇茎、薏苡仁、冬瓜仁、桃仁、黄芩、鱼腥草、甘草等。高热者加生石膏，神志恍惚者加水牛角，神昏谵语者加用安宫牛黄丸，喘甚者加葶苈子，痰多、咳甚、胸闷不舒者加浙贝、瓜蒌、郁金，咳痰带血者加白茅根、仙鹤草、山栀、侧柏炭，大便秘结者加生大黄、芒硝适量。

2. 邪犯肺胃

症见发热或恶寒头痛、肌肉关节酸痛、恶心、呕吐、腹泻、腹痛，舌苔白腻，脉浮滑。病机为毒邪犯及肺胃，湿浊内蕴，胃肠失于和降。治宜清热解毒，祛湿和胃。方用葛根芩连汤加减。药用葛根、黄芩、黄连、金银花、连翘、桑叶、桔梗、鱼腥草、姜半夏、陈皮、茯苓、白芍、藿香、薏苡仁、竹茹、滑石、炙甘草等。咳嗽重者加炒杏仁、蝉蜕，嗜睡者加石菖蒲、远志，大便秘结者加全瓜蒌、决明子。

3. 痰热阻肺，腑有热结

症见日晡潮热、咳喘不宁、痰涎壅滞、大便秘结，舌红苔黄厚腻或黄滑，脉滑数。病机属痰热阻肺，阳明热结。治宜宣肺化痰，泄热攻下。方用宣白承气汤加味。药用生石膏、生大黄、杏仁、瓜蒌皮、黄芩、川贝、甘草等。大便秘结日久、脘腹痞满或胀痛者加入芒硝、枳实，口渴口苦、痰黄黏稠者加天竺黄、天花粉、鱼腥草，津伤较甚者加玄参、生地、麦冬。

4. 热陷心包

症见身灼热、肢厥、神昏谵语或昏聩不语、舌蹇语涩，舌质鲜绛，无苔或少苔干黄，脉细数。病机为热陷心包，营阴耗损。治宜清心开窍。方用清宫汤加味。药用玄参、莲子心、连翘、水牛角、麦冬、黄芩、石菖蒲、郁金、天竺黄等。痰热盛者加竹沥、瓜蒌；兼有大便秘结不通，腹部按之硬痛，苔黄厚燥，脉数而沉实者加大黄、芒硝、枳实。如出现高热、寒战、喘憋、四肢不温、冷汗淋漓、神昏谵语等内闭外脱症，应予生脉散或参附汤送服安宫牛黄丸或至宝丹，清心开窍，固脱救逆。

（三）营血分证治

由于热毒劫阴扰乱心神、煽风动血、瘀热互结引起，表现为高热不退、心烦不寐、神昏谵语或昏聩不语、四肢抽搐或颈项强直，舌质红绛或紫绛，脉弦数。相当于现代医学的中毒型流感。治宜清营泻热、凉血熄风、清心开窍，以清营汤为主方。对于四肢痉挛、抽搐严重的患者用紫雪丹，高热不退引起神志不清者用安宫牛黄丸，痰迷心窍、昏迷不醒者用牛黄至宝丹。

中医治病贵在因病、因人、因时、因地制宜。流感病情重、变化快，更应注意在不同的病程、针对不同症状表现的人，以及不同的地点、季节、时间使用不同的药。如在病初起时对老年人、儿童或体弱患者，要适当扶正以达到祛邪的目的，而对身体健康的青壮年则应以攻邪为主。余热未清、肺胃阴伤见于疾病后期，症见身热不甚或不发热、干咳不已或痰少而黏、乏力、口舌干燥而渴，舌红少苔，脉细或数。治宜滋养肺胃，生津泄热。方用沙参麦冬汤加减。若仍有发热、口干口渴，舌苔薄黄而干者可加生石膏、竹叶、太子参。若午后低热、久咳不已，加地骨皮、桑白皮、百部、杏仁。

三、卫气营血辨证在结缔组织病相关性间质性肺炎中的应用

结缔组织病相关性间质性肺炎（CTD-ILD）是指患者罹患系统性自身免疫性疾病的同时，并发肺部间质性病变。结缔组织疾病（CTD）是一组临床常见的自身免疫性疾病，包括类风湿关节炎、系统性红斑狼疮、干燥综合征、强直性脊柱炎、多发性肌炎/皮肌炎和显微镜下多血管炎等多种疾病。由于肺和胸膜由丰富的胶原、血管等结缔组织构成，具有调节免疫、代谢、内分泌等非呼吸功能，故 CTD 能够损伤肺和胸膜等呼吸系统各器官及组织，故易诱发结缔组织病的肺部表现[23]。临床表现为咳嗽、咳痰、气短等呼吸系统症状。CTD-ILD 多归属于中医学"肺痿""肺痹"范畴，其临床症状复杂，病变通常涉及多个脏腑[24]。从卫气营血辨证探讨其中医证治规律，在 CTD-ILD 的临床治疗上有重要意义。

（一）卫分证治

在结缔组织病并发间质性肺炎初期，患者肺系症状一般较为轻微，可表现为发热、微恶风寒、少汗、头痛、全身不适或有咳嗽、咳吐黄痰等症状，即卫分证的临床表现。发病机制为机体禀赋不足，感受外邪，邪气壅滞，

肺气失于宣降，上逆为咳，日久化热，而见黄痰。结缔组织疾病患者本身存在免疫系统紊乱的病理状态，加之免疫抑制剂、糖皮质激素等药物的应用，机体正气不足，肺气亏虚，更易为外邪侵袭，发为卫分证。如类风湿关节炎累及肺部时可出现咳嗽、气短、发热、咳痰等症状，系统性红斑狼疮所致的狼疮性肺炎也可表现有发热、呼吸困难等卫分证表现。《素问·玉机真脏论》云："风寒客于人，使人毫毛毕直，皮肤闭而为热，当是之时，可汗而发也；或痹不仁肿痛，当是之时，可汤烫及火灸刺而去之。弗治，病入舍于肺，名曰肺痹，发咳上气。"表明肺痹的发病与邪气侵袭密切相关，治疗多采用汗法、清法等以宣散表邪。此期多属于间质性肺炎早期，血管内皮细胞受损，肺泡内伴有各种炎症细胞浸润。其高分辨率CT影像学特点表现为磨玻璃影，为可逆性病变，具有重要的治疗学意义。在结缔组织疾病治疗的基础上，针对肺脏损害，此期的治疗多选用宣肺清解之品，如麻黄、金银花、桔梗等以解表散邪，宣降肺气，复肺脏宣发肃降之生理功能。

（二）气分证治

随着疾病进展或失于治疗，病情进一步加重，表现有发热、汗出、咳喘、咳吐黄痰和舌红苔黄等气分证症状。该期发病机制为邪气在里，引起人体脏腑气机活动失常。结缔组织疾病通常引起多脏腑受累，病邪盛于某一脏腑部位时，具有相应的主要表现。如热壅于肺则见身热咳喘，热结肠腑可见日晡潮热、腹胀便秘[25]。此期多属于结缔组织病病变活动期，免疫反应明显。气分证的临床表现更为复杂，疾病发展趋势也有多种情况，如病邪未解，进一步发展而进入营分或邪正抗争，病邪渐衰，但正气亦伤。此期肺部损伤进一步加重，组织学可见肺水肿、肺泡间隔中性粒细胞浸润和急性毛细血管炎等。此期治疗原则为清泄肺热、透热转气。组方用药多以麻黄合杏仁复肺之升降气机，黄芩、川贝清肺泄热，桔梗化痰的同时亦为舟楫，载药上行。

（三）营分证治

病邪侵犯，伤及营阴，导致人体脏腑组织的实质性损害，脏腑的功能障碍更为严重，病情较重。《素问·痹论》云："病久入深，营卫之行涩。"久病顽疾，病程缠绵，日久难愈，耗伤肺气，肺气虚损，致肺脏气虚无力，功能失调。免疫炎症反应导致患者时有发热，机体免疫紊乱，更易继发肺部感染，临床表现为高热、咳嗽，咳大量黄脓痰，使病情加重。此期肺部各种炎症和免疫效应细胞与细胞因子间相互作用，成纤维细胞活化、增殖及产生胶原和细胞外基质，尤其是胶原纤维增多，形成纤维化，影像学上表现为网格条索状、区域性囊性病变等。《灵枢·邪客》曰："营气者，泌其津液，注之于脉，化以为血，以荣四末，内注五脏六腑。"病邪耗伤肺脏精微，失于濡养，导致肺功能进一步恶化。严重者可并发呼吸衰竭，临床表现为神昏、谵语等营分证表现。治疗以清营泄热为原则，用药多选用生地、牡丹皮、胡黄连等清解营分邪热。

（四）血分证治

疾病发展到血分阶段时，病情多属危重。肺主气，司呼吸，朝百脉而主治节。肺气虚则不能治理调节心血的运行，导致心主营运过劳，心阳虚衰，推动血脉无力则血行滞涩。另一方面，热毒犯肺，导致血热亢盛，动血耗血，亦可表现有出血倾向。如系统性红斑狼疮并发弥漫性肺泡出血，患者表现有咳血。急性、大量出血时，临床表现为突发呼吸困难、发热、咳嗽、大咳血，并迅速出现低氧血症和严重贫血[26]。皮肌炎并发肺部间质性改变的同时可表现为关节伸面红斑或瘀点、局部色素沉着等瘀血阻络特点。肺脏损伤，纤维化进一步发展，导致肺弥散功能障碍，缺氧难以纠正。在CTD-ILD血分证阶段，可表现为瘀血或出血倾向。如患者唇甲口唇发绀，实验室检查示D-二聚体升高等瘀血痰浊阻肺症状，治疗原则为逐瘀化痰通络，选用丹参、川芎等活血化瘀之品。此期痰浊瘀血胶固难解，可加用蜈蚣、全蝎等通络之虫类药物加强疗效。对于有出血倾向者，多选用大蓟、小蓟等止血药物。

四、卫气营血辨证在放射性肺损伤中的应用

放射性肺损伤（radio-pulmonary lesion illness，RILI）多见于肺肿瘤、食管肿瘤、乳腺肿瘤、纵隔肿瘤、甲状腺肿瘤等恶性肿瘤的放疗过程中及放疗后，是导致放疗延期或中断、影响患者疗效和生存质量的主要因素。RILI的程度与患者自身条件（年龄、慢性肺病史、1秒用力呼气容积、吸烟史、包括DNA自我修复功能受损和生长因子基因等在内的遗传易感性）、肿瘤部位、治疗方案（照射剂量、受照射肺的体积、剂量分割、化疗及既往

放疗史）等有关[27, 28]，受诸多因素的影响呈渐进的病理变化过程。本病早期肺部表现为非特异性炎症，出现肺泡隔内结缔组织充血、水肿、炎性细胞浸润等病理改变，为放射性肺炎阶段；后期随损伤逐渐加重，成纤维细胞增生，胶原纤维沉着在肺泡间隔，使呼吸膜增厚，肺部出现广泛纤维化，为放射性肺纤维化阶段[29]。现代医学对该病尚缺乏标准、有效的治疗方法，目前以经验性治疗为主，常规应用肾上腺皮质激素、抗生素、抗氧化剂等，疗效不甚理想，且不良反应大，而细胞因子抑制剂应用、基因治疗、自体骨髓基质干细胞移植等手段还在研究和实验阶段，尚未成熟及推广临床。近年来诸多研究证明，临床上运用中医理论治疗放射性肺损伤有一定疗效。现基于卫气营血辨证体系阐述 RILI 的病机演化规律、治疗原则及辨证论治方法，为临床诊疗提供思路。

RILI 的病因病机较为复杂，感受射线，其性属热，首犯肺脏，从热化火，耗伤肺津，炼液成痰，灼血成瘀，致肺燥阴伤、瘀血内阻；肺脏为"气之本"，温邪上犯，壮火食气，致肺气郁或肺气虚，宣降失常，无法正常输布津液，痰气胶阻于内，加之固有癌毒，日久表现为痰、瘀、毒、虚等病机特点。导致 RILI 的外来射线虽然不在六淫之内，但其亦属外邪热毒，与六淫不同的是具有穿透力，可直接作用于肺，导致肺宣发肃降功能失调，气的升降出入运行失常，以致病理产物湿、痰、瘀与热毒内伏，郁而化火。有学者认为射线为"火热毒邪"，易损伤气阴；正虚邪入，热邪袭肺，灼津成痰，导致痰热内壅；久病成瘀，肺络瘀阻而肺气不足。长期、多次接受照射，反复遭受"热毒侵袭"，使"热伤肺络"持续发生，热毒壅滞、脉络瘀阻，亦可因血溢脉外而成瘀血，逐渐出现瘀阻肺络证。一方面射线直接侵袭机体，煎灼津液，熬耗营阴，致娇脏失其润养，热盛或热结日久则俱可成毒；另一方面，放射线治疗尚可引起气机阻遏、内生湿热，气滞则血行不畅，致使血瘀而成结，湿热内蕴，浊邪癖结。病机具有卫气营血传变、脏腑分层定位的特点。相比于"伤寒之邪"先在表而后"化热入里"的特点，温热之邪往往"化热最速"。放射线作用于人体，对于肿瘤具有杀伤治疗作用，但对于正常肺组织则属于温毒邪气。初期直接表现为发热、咳嗽少痰、咽喉肿痛、鼻腔干燥等一系列肺热阴伤之象，在表、在卫过程几乎不见，故放射线具有温邪属性，如骤然袭外、迅速化热、直入脏腑、燔灼阴液等，为"火热毒邪"。人体感受温邪，多按照卫、气、营、血的规律进行传变。肺为娇脏，不耐寒热，而其化热之快、传变迅速，患者往往鲜见肺卫证候，而是直入气分或见卫气同病。患者见身热、汗出、烦渴、咳喘或胸闷胸痛，舌红苔黄，脉数，可见于"气分—肺证"。肺与大肠通过经络联系互为表里，故肺热壅盛、宣降失权，可移于大肠使传导失司，致阳明腑实之证，可见身热、大便不通等热结肠道之症，则脏腑分层定位于"气分—肠证"。若火热之邪久在气分流连，"病仍不解，是渐欲入营也"。营分受热，无法转出气分，营热炽盛，营阴耗损，则表现为心神不安、身热夜甚、口不甚渴、皮肤点状出血等。营热不解，稽留日久，渐转入血分，热盛动血，脉络受损，出现咳血、皮肤黏膜出血等一系列血分证候。血分证热盛动血阶段属于血分证早期，临床上 RILI 的病机演变到此阶段并未终止，邪久羁留于肺，与癌毒互结，产生痰、瘀、毒等病理产物，入血入络，病久及肾，其病性由实证或虚实夹杂转为虚证，引起肝肾阴虚或肾阴耗竭，进入肾病期，故提出"血分—肾证"。脾肺为母子之脏，《医述》言"脾……散精与肺，有生金之功……有益肺之力""脾胃一虚，肺气先绝"。肺病日久则会波及脾脏，即"子病及母"，脾气虚不能散精濡养肺脏，水液运化不利，聚而为痰，与瘀、毒互结，病久又母病及子，进一步造成肺脾气虚，从脏腑分层定位归属于"脾证"。

本病早期表现为卫气同病，病位在肺，治宜辛寒清热或苦寒攻下。气分热盛，病位在肺者，清气透热；病位在大肠者，泄热攻下。热入营血，病位在肺，则宜清营解毒、凉血散血。血分证后期，累及肝肾，为正虚邪离的阶段，治宜补益肺肾、化痰通络、活血化瘀。肺病及脾、肺脾两虚之恢复期，治宜健脾益气、培土生金，如《高注金匮要略·肺痿肺痈咳嗽上气病》所云："虚则补其母，非温脾胃中土，以温肺金，无他法也。"固护正气贯穿始终。《素问·评热病论》云："邪之所凑，其气必虚。"一方面正气不足，卫气虚弱不能固表，造成放射线之热毒极易侵袭而入，直中脏腑，故在放疗开始之前即通过培土生金、养阴生津等扶助正气；另一方面，肿瘤作为基础疾病，其本身易耗气血，加之火毒之邪反复熏灼阴津，瘀血互结，更易损伤正气，使正气愈加虚弱，故应扶正与祛邪并举，标本兼治，补虚不忘祛邪。

（一）卫分证治

此证多见于 RILI 早期，射线属温邪之类，首先犯肺，传变迅速，单纯卫分证候几乎不见，往往表现以卫气同病为主症，此期病位主要在肺。临床可表现为发热、不恶寒或微恶风寒、头痛、咳嗽少痰或干咳、咽喉肿痛、皮肤及口鼻干燥、口微渴，舌苔黄白相间，脉浮数。治宜辛凉透表、清气泄热，方用银翘散合白虎汤加减。素体脾虚痰盛者，可加用陈皮、茯苓、藿香、白术；大便秘结、脘腹胀满者，加大黄、枳壳、陈皮、芒硝以通腑气、涤热结。

（二）气分证治

1. 气分—肺证

本证多为急性起病，病程进一步进展，直达气分。病位在肺则致邪热壅肺，肺失清肃，气逆于上。临床特征为气分主症（高热、不恶寒反恶热、口渴喜冷饮、汗多气粗，甚则呼吸迫促、鼻翼煽动、尿黄而少，舌红苔黄，脉洪数）并见咳嗽，咳黄色黏稠痰，不易咳出，口干舌燥，胸痛，伴呼吸困难等。此期往往为急性放射性肺炎合并感染。治疗原则为清气透热或泄热，方用麻杏石甘汤加味加减。

2. 气分—肠证

本证邪气流连气分，顺传阳明，病位在大肠，形成可下之证。临床表现为气分主症兼见大便燥结、腹痛或压痛、热结旁流或肛门灼热，甚至胡言乱语、狂躁不安，舌红苔黄燥，脉滑数。法当泄热攻下、涤荡热结，方用承气汤加减。若肺热咳喘较重，可加用石膏、杏仁，正如《温病条辨》所言："以杏仁、石膏宣肺气之痹，以大黄逐肠胃之结，此脏腑合治法也。"若阴伤程度重，形成腑实肠燥证，加入生地、当归、白芍、知母以"增水行舟"。

（三）营分证治

本证多由气分热炽未解，传变入里，深入肺营或营阴素亏，起病即见营分证，致热灼营阴，瘀血内阻，瘀热交结于胸中。临床多见营分主症，如持续高热、身热夜甚、心烦不寐、口不甚渴或不渴、皮肤点状出血，舌红绛，脉细数等，兼见咳嗽、痰中带血等肺部症状。从现代医学角度，随放射量增加，放射线对外周血白细胞损伤程度加重，且对骨髓抑制作用更为明显，造成淋巴细胞及血小板生成减少，出现皮肤黏膜出血等症状。治疗应以清营泄热、解毒开窍为原则，方用清营汤加减。

（四）血分证治

1. 血分—肺证

本证多在热伤肺营的基础上，营热稽留，深入血分，瘀热交结于胸，迫血妄行，损伤肺络致动血、出血等病变。多见于血分证早期，病性偏实。其临床特点为身热、躁扰不安、咳血、口腔黏膜或皮肤斑片状出血，甚则器官出血，舌质深绛，脉细数。治宜凉血解毒、活血化瘀，方用犀角地黄汤合神犀丹，药用犀角粉、生地、牡丹皮、赤芍、茜草、金银花、连翘、黄芩、板蓝根之属。若出血较多，则加用人参、附子、阿胶、当归、熟地、白术，以益气固脱、滋阴养血。

2. 血分—肾证

本证临床特点以肺部不同程度的纤维化表现为著，而较少出现出血表现，系因火热之毒燔灼阴血，炼血成瘀，肺津枯槁，致瘀热阻于下焦，累及肾阴，干血内停。正所谓"毒热炽盛，蔽其气，凝其血"，多见于血分证后期，呈肾阴耗竭或肝肾阴虚之证。其本为虚，痰、瘀、毒为标。在此阶段症见低热、盗汗、心烦失眠、口干咽燥、手足心热及颧红、浊唾涎沫质黏稠、气促喘憋，动则尤甚，舌红而干，脉沉涩等。治疗在滋补肝肾之阴的基础上，采用行气活血、祛痰通络的方法，重用活血药及通络搜剔之品可以取得较好疗效。方用七味都气丸加减，药用五味子、山茱萸、茯苓、牡丹皮、熟地、山药、泽泻、川芎、黄芪、丹参、三棱、莪术、乌梢蛇、全蝎等。

（五）恢复期

本期多由肺病日久及脾，伤及后天之本，而致脾脏升降功能失衡，无法正常输布精气，使肺脏失濡；脾气输转不利，使津液运化失常，水液聚而为痰，与瘀、毒互结。正如王清任云："元气既虚，必不能达于血管，血管无力，必停留而瘀。"临床主要表现为咳声低微、咳白色黏痰、胃脘痞满、纳谷不香、胸闷、气短而喘、神疲乏力，舌淡苔白，脉细弱。治宜健脾益气、培土生金，正如李中梓言："肺气受伤者，必求之于脾土。"方用参苓白术散加减，药用白术、茯苓、人参、白扁豆、砂仁、桔梗、防风、黄芪、五味子、薏苡仁、山药、陈皮、百合、甘草。

五、卫气营血辨证在肺癌中的应用

肺癌是起源于支气管黏膜和腺体的恶性肿瘤，多隐匿起病而早期诊断不足，错过根治性治疗时机，预后差、死亡率高，是对人类的健康与生命危害极大的疾病之一。治疗上主要根据病理类型、肿瘤分期及患者自身情况的不同确定相应的治疗方案，选择根治性治疗或姑息治疗，主要包括手术、放疗、化学药物及靶向药物治疗等。近些年，肺癌患者的生存率虽有所提高，但肺癌治疗仍未达到满意的临床效果。中医学将肺癌归为"息贲""肺积"等范畴，对其病因病机多认为是正气内虚，阴阳失调，感受邪毒，脏腑受损，导致气滞、血瘀、痰浊、热毒等相互搏结日久而为"癥瘕""积聚"。笔者发现，卫气营血辨证体系在肺癌的中医辨证论治中有一定的地位及意义。现代医学认为，吸烟、烹调油烟、大气污染是肺癌发病的外因，某些细菌病毒感染也与肺癌发病有关，如结核、EB病毒。中医学认为这些因素都具有温热火毒的性质，其致病具有耗气伤阴的特点。而气阴两虚、阴虚内热是肺癌的主要病机，所以说肺癌的发病外因可以看作为温邪。咳嗽为肺癌最早出现和持续出现的症状。肺居上焦，与鼻相通，五行为金，易受火刑。空气中的污染物侵入人体也是首先从呼吸道入侵，使肺的宣发肃降功能失常而导致咳嗽。邪气日久化火，灼津为痰，炎上为喘，伤络出血，诸症均围绕肺为核心，正符合叶天士所说的"温热虽久，在一经不移"。顺传者，从最早出现的咳嗽，逐渐发展为严重咳嗽、喑哑，多为温病的卫分证发展为气分证。随着肿瘤的发展，常并发肺部感染或肿瘤本身均可导致的顽固性发热，常规退热药无效；肿瘤侵袭血管可致咳血、胸痛，此时为由气分渐入营分、血分的过程。在整个病程中从开始的形体消瘦逐渐发展到全身脏腑功能衰竭，为热邪久羁，耗伤真阴，由实到虚，由轻到重，由上焦到下焦的过程。

（一）发热：透热转气论治

肺癌晚期常并发发热，引起发热的原因众多，感染性发热最常见，其次为非感染性发热，可以是肿瘤本身引起，也可能是治疗（如放化疗）中出现的症状或其他原因引起，抗生素治疗效果不佳。此时的发热并非感邪即发，而是肺癌发生一段时间后逢正气虚弱、正不胜邪之时而发。一发病即见热毒炽盛，层出不穷，正符合伏气温病由血分发出气分的特点，此时的治疗当以透热转气法为主，在清营凉血的基础上佐以辛凉透气的药物，使热邪转出气分而解，避免一味苦寒、咸寒冰伏气机或误用甘温除热，致使病情加重或邪热内陷。

（二）咳血：凉血散血论治

咳血或痰中带血是肺癌的基本特征之一，是温病由气分入血分的标志。叶天士所说的"入血就恐耗血动血，只需凉血散血"是此时的治疗大法。"太阴温病，血从上溢者，犀角地黄汤合银翘散主之"，适用于初期咳血实证，辛凉散风、凉血止血为治疗原则。"太阴温病，气血两燔者，玉女煎去牛膝加元参主之"，适用于邪气充斥、发热不退、咳血频频，治疗当清热凉血与救阴并用。"温病三焦俱急，大热大渴，舌燥。脉不浮而燥甚，舌色金黄，痰涎壅甚，不可单行承气者，承气合小陷胸汤主之"。此时三焦俱急，即包含大咳血在内，正虚邪炽，肺之化源欲绝，极易内闭外脱，治疗急当荡涤温邪，急救津液。

第四节 从虚、毒、痰、瘀论治肺系病

一、"虚、毒、痰、瘀"是诸多肺系疾病缓解期的辨证要点

肺系疾病的临床症状主要为咳嗽、咳痰、呼吸困难，发病有一定的规律性，急性发作期与慢性缓解期交替，慢性缓解期症状轻微或隐匿，多引不起重视，致使毒邪留恋，为之后的急性发作留下隐患。

（一）"虚、毒、痰、瘀"是肺系病缓解期的基本病机

"肺为娇脏，不耐寒热"，每因外邪侵袭、饮食不当、情志刺激、体

虚劳倦等诱因引动，致使肺脏生理功能失调，产生的病理产物蕴积体内化为内毒，外邪易除，内毒难尽，易伏而待发。在毒邪量变而未引起质变的过程中，内毒伏肺是肺系病缓解期的基本病机。疾病初发作或急性发作时，祛邪不尽，闭门留寇，致使痰瘀郁而化毒，伏而后发，此乃肺系病反复发作并渐进性加重的重要因素之一。肺系病病位在肺，肺主气司呼吸，主通调水道，朝百脉、主治节。概括而言，肺的生理功能是通过治理调节气血津液而起到治理调节全身的作用。然痰由津来，瘀由血化，津血本同源，痰瘀本为一体，二者异形而同源。清·唐容川《血证论·咳嗽》云："须知痰水之壅，由瘀血使然，但去瘀血则痰水自清。"《诸病源候论·痰饮候》云："痰饮者，由血脉闭塞，津液不通，水饮气停在胸府，结而成痰。"痰瘀不仅是气血津液运行障碍形成的病理产物，而且易阻碍气机，在一定情况下是可以互相转化的，二者之间存在一定的因果关系，痰瘀交结致使病情缠绵难愈。

（二）肺系病缓解期"虚、毒、痰、瘀"病机特点

1. 正虚而毒邪伏藏

肺系病急性发作经积极祛邪治疗后，正虚不甚，邪毒不盛，正邪交争多不剧烈，咳痰喘等症状可以不完全表现出来，现代医学检查手段可以给予充分的认证，比如肺炎患者经治临床症状好转，但影像学异于正常。毒邪的伏藏性是疾病急性加重、反复发作的重要因素之一。

2. 正损性

肺主气，肺吸入的清气和脾胃运化的水谷精气结合而成宗气，聚于胸中，通过肺的宣发肃降、朝百脉、主治节等功能，贯通心脉以行气血，从而维持各脏腑组织器官的功能活动，肺主一身之气的功能正常则脏腑功能正常。而肺系病缓解期，痰、瘀、毒内伏于肺，痹阻肺络，影响宗气的生成与输布，在临床上主要表现为肺虚的临床证候。

3. 从化性

痰、瘀、毒的从化性是指毒邪具有以体质学说为根据发生变化的性质，或从寒，或从热，或寒热征象不明显。如素体阳盛者，则毒多呈热象，表现为渴喜冷饮、不恶寒、舌苔偏黄，疾病多向阳热实证演变；素体阴盛者，

则毒多呈寒象，表现为渴喜热饮、恶寒肢冷、舌苔偏白，疾病多向寒实或虚寒等证演变。正如《医宗金鉴》所云："六气之邪，感人虽同，人受之而生病各异者，何也？盖人之形有厚薄，气有盛衰，脏有寒热，所受之邪，每从其人之胜气而化，故生病各异也。"

4. 顽固性

痰、瘀、毒痹阻肺络，致病顽固，易反复发作。在临床上多表现为用药病减但停药复发，病情反复，时轻时重，治疗无效或效果不明显，难以根治。

（三）基于"虚、毒、痰、瘀"理论指导下的肺系病辨证论治原则

1. 从虚论治

肺系病缓解期，正虚邪不盛，内毒伏肺，治当宗"缓时治本"之大法，扶正以托毒外出，治以培补摄纳为主，或补肺，或健脾，或补肾，阳虚则温补之，阴虚则滋养之。"脾为生痰之源，肺为贮痰之器"，脾气散精，主运化，为后天之本，肺病及脾，子盗母气，脾气虚衰或升降功能失常，运化功能减弱，水谷精微失于输布，则聚而为痰。李中梓有言："脾为生痰之源，治痰不理脾胃，非其治也。"治以健脾化湿，其一，分消其病邪则痰自清；其二，固护脾胃，后天得养，则机体得以濡养，有利于扶正抗毒。肾为气之根，与肺同司气体之出纳，肺病及肾，真元损伤，根本不固，不能助肺纳气，气失摄纳，上出于肺，出多入少，逆气上奔为喘。正如《医贯·喘》所言："真元损耗，喘出于肺之上奔……乃气不归原也。"故缓解期尤应重视补肾纳气之法，以冀减少或控制其反复发作。

2. 从痰论治

肺系病缓解期治痰当以调气为先。《证治汇补》指出："人之气道，贵乎清顺，则津液流通，何痰之有。"痰是津液运行失常的病理产物，津液运行依赖气的运行气化功能，若气机失调，则津液停聚为痰，痰为有形病理产物，又可阻滞气机。因此，治痰当以调气为先，正如朱丹溪所言："善治痰者，不治痰而治气，气顺则一身之津液，亦随气而顺。"调气方法有三：首调肺气，恢复其宣降功能，则津液得以输布，一无痰聚之虑，二可使痰毒归于正化，消散于无形。临床上多选用麻黄、桔梗、杏仁（炒）等药物，使肺气宣

中有降，降中有宣，宣降有序，气机得调。其次理脾气，脾胃为气机升降之枢纽，脾气运化正常，一可杜绝生痰之源，二有助于肺气宣降。另外，肝主疏泄，调畅全身气机，是推动血和津液运行的重要环节。肝失疏泄，气机不利，木气侮金，亦可影响津液代谢而成痰，肝气犯肺者，治当疏肝理气，则津液难以凝滞为痰。故治痰须先调气，治其形成之根本，使新痰不生，已成之痰毒因气畅而得以输化，治痰以调气为贵。痰由病生，不仅为肺系病的病理产物，而且又成为新的致病因素，因此，必须以化痰、祛痰为基本大法。肺系病缓解期正气不足，邪实不甚，治痰谨防猛剂急攻，否则痰未清而正气伤，必须权衡邪正虚实、缓急轻重，宜采用寒温并施、清润并用、攻补兼施之法，使邪毒去而不伤正。除此之外，软坚消痰法适用于肺系病久病顽痰诸证，尤其是出现痰瘀胶着不解的复杂局面，药取海浮石、海蛤壳等，辛味咸平入肺经，具有软坚化痰清肺之功。

3. 从瘀论治

瘀血不仅为肺系病的病理产物，而且形成后又成为新的致病因素，久则能化热、生痰、耗损肺气，阻碍肺气宣降，加重肺气郁闭，致使疾病恶性循环，治疗越发棘手。《血证论》指出："有瘀血，则气为血阻，不得上升，水津因不得随气上升。"治疗当活血行血、化瘀通络。现代药理研究证实，川芎可降低肺动脉压，减少心肌耗氧量，且不影响体循环、PaO_2及SaO_2；赤芍可降低血黏度，改善肺血运状态，降低肺血管阻力；当归可激活肺血管平滑肌上的 β 受体，使细胞内 cAMP 增加，间接扩张肺动脉，降低血浆中血栓素 A2（TXA2）含量，调节 TXA2 与前列腺素间的平衡，降低血黏度，减少血流阻力；丹参可抑制腺泡内肺动脉构型重组，降低血黏度。因此，在肺系病缓解期治疗中应用活血化瘀之品，可以使血运通畅、肺气宣通，进一步提高临床疗效，改善临床预后。

4. 痰瘀同治

痰瘀毒邪伏肺是肺系病缓解期的基本病机，治疗以痰瘀同治为基本原则，但是临床上需要综合症状、病程、体质等各项因素，治疗有所侧重，或以治痰为主，或以治瘀为主，或痰瘀并重。

二、间质性肺疾病的"虚、毒、痰、瘀"辨证分论

间质性肺疾病是以活动性呼吸困难、X线胸片示弥漫性浸润阴影、限制性通气障碍、弥散功能降低和低氧血症为临床表现的一组疾病群。其病变部位不仅限于肺泡壁，也可以波及终末细支气管领域，除解剖学上的间质外，还包括属于肺实质的肺泡上皮细胞、血管内皮细胞及周围结缔组织基质成分，组织学显示不同程度的纤维化和炎性病变，伴或不伴肺实质肉芽肿或继发性血管病变[30, 31]。从临床角度可分为特发性肺间质纤维化及继发性肺间质纤维化两大类。临床多将其归属于中医学"肺痿""肺痹"范畴，笔者考虑间质性肺疾病属"肺痹"者，在临床可以"痰、瘀、虚、毒"理论阐释其病机，通过辨证论治治疗该病，取得良好的效果。

（一）病因病机

间质性肺疾病属于中医"肺痹"范畴。"肺痹"属五脏痹之一，相关论述最早见于《黄帝内经》，发展充实于明清。根据肺痹形成的原因，可将其归纳为两大类：一类为五体痹不已内舍于脏，发为五脏痹，累及肺脏者发为肺痹，类似于现代医学的继发性肺间质纤维化的病理过程；另一类为肾气亏耗、本脏自虚发为肺痹，如林珮琴在《类证治裁》中提出"诸痹……良由营卫先虚，腠理不密，风寒湿乘虚内袭，正气为邪所阻而不能宣行，因而留滞，气血凝滞，久而成痹"，阐明因肺肾亏虚、营卫不固而外邪侵袭致肺气气机闭郁、气血凝滞发为肺痹的病理过程，类似于特发性肺间质纤维化的发病过程。纵观历代医家对肺痹病因的论述，或因外感六淫、饮食不节、内伤七情等致病邪气闭阻于皮毛、肢体、经络不解传变入肺，或因肺气本虚，邪气直入闭阻肺气所致。本病病位在肺，与脾、肾密切相关，为本虚标实之证，以肺、脾、肾亏虚为本，痰瘀毒邪内蕴为标。其基本病机为肺气痹阻不通，肺络闭塞不畅。其中，正虚邪袭、肺失宣肃为肺痹的始动因素；正气亏虚、痰瘀毒邪内阻为肺痹的关键病理因素；肺不主气、肾不纳气，终致他脏受累为预后不良的重要原因。病初，或因外感六淫、烟毒、环境中的有毒气体反复侵袭肺脏，肺为娇脏，邪滞气道，肺失宣降，肺络闭塞，久之五脏失和，津停液聚血瘀，痰瘀互结阻于肺络，外邪引动内毒发为本病；或因年老体衰，气、血、阴、阳亏虚，脏腑功能失调，痰瘀之毒渐聚，内虚易招外邪，外邪引动内毒发为本病。正虚邪实互为因果，

因虚致实、因实而虚，虚实夹杂，病情缠绵，继而使虚者更虚，实者更实，日久变生其他危候。脏腑亏虚贯穿整个疾病的始终，内毒与外毒互为因果、互相影响，毒损肺络的病理基础左右着疾病的发生与发展。总之，营卫失和、气血亏虚、脏腑损伤增加毒邪化生，而毒邪内伏可进一步损伤脏腑之正气。因此，正气亏虚，瘀、痰、毒邪闭阻肺络是肺痹发生发展的基本病理特点。

（二）从毒论治

毒邪学说作为病因学说的一种近年来备受关注，笔者分析归纳如下。①毒即为邪气，指相对于人体正气的一种致病物质，正气与邪气是相对的，无邪就无所谓疾病；②病邪之甚者，王冰注《素问·生气通天论》曰："故风者，百病之始也，清净则肉腠闭拒，虽有大风苛毒，弗之能害，此因时之序也。"这里所描述的苛毒意指风邪过度偏亢导致的致病因素；③疫毒，至明清温病学说兴起后，毒邪逐渐延伸为疫毒，即具有传染性的一类致病物质。

肺痹属本虚标实之病证，其病因责之于"毒"。根据肺痹的形成过程，有内毒和外毒之分。所谓外毒，是指包括外感六淫、烟毒、环境中的有毒气体等闭阻肺络的外源性物质。首先，为外感六淫，正如《素问·玉机真脏论》曰："今风寒客于人，使人毫毛毕直，皮肤闭而为热，当是之时，可汗而发也，或痹不仁肿痛，当是之时，可汤熨及火灸刺而去之，弗治，病入舍于肺，名曰肺痹，发咳上气。"总之，风、寒、湿三气杂至闭阻于皮毛、经络、肢体形成五体痹，正不胜邪，进而发展为五脏痹。叶天士将病因由风、寒、湿三气杂至扩展为六淫成痹。其次为烟毒，烟草味辛、性燥，易耗气伤津，为大辛大热之物，其气酷烈，善耗气伤津、生风动血。吸烟日久，肺液被劫，毒邪蓄积，肺热叶焦而痿痹。还有环境因素，如近年来雾霾天气频现，霾的组成成分非常复杂，包括多种化学颗粒物质，能直接进入并黏附、沉积于上、下呼吸道和肺泡中，导致肺组织的不可逆损害。环境中的有害气体有别于正常的清气，"毒气"入肺，使得肺失宣发肃降，进而津停液聚成痰瘀等。所谓内毒，是指因肺脏本身或因其他脏腑功能失调产生的病理产物，影响肺。肺为娇脏，不耐寒热，每因外感或者内伤致使肺脏的生理功能失调，病理产物蓄积于体内化为内毒，并由外邪引动发为肺痹。内毒主要包括痰毒及瘀毒。

（三）从痰论治

痰毒是指肺失宣发肃降，或因脾失健运，或因肝失调达，或因肾虚不能主水，导致津停液聚、水湿泛滥，上贮于肺，痰湿聚于肺脏而成。具体而言，肺中痰毒形成，由肺脏本身功能失司、肺气失于宣降、水津不能布散聚集于肺而生成痰毒；或饮食不节损伤脾胃，脾胃运化失常，水饮内停、痰浊内生，蕴于肺内，酿生痰毒；或情志失调，肝失调达，气滞津停，随肝脉上注于肺，聚于肺内，形成痰毒；或年老、久病、房劳致肾气亏虚，子盗母气，肺肾两虚，水液失司，停聚于肺，化为痰毒。

（四）从瘀论治

瘀毒是指外感六淫、内伤七情，抑或饮食所伤、年老体弱，致使气机郁滞、血停为瘀，邪滞气道，闭阻肺络而成的病理产物。具体而言，肺中瘀毒形成，由六淫邪气反复袭肺，肺的宣发肃降失司，邪气阻于气道，气滞则血停，聚而为瘀，瘀于肺络；或饮食不节、情志失调，内生痰瘀，上贮于肺，血不归经，津不正化，凌心射肺渐成肺水等危候；或因久病、体衰导致肺肾亏虚，致使气停血凝，上扰于肺，肺体受损，肺用失司，内化为毒。总之，痰瘀之毒既是病理产物，又是新的致病因素，痰毒及瘀毒久贮于肺，耗气损络而引起内伤肺痹。

（五）从虚论治

1. 气虚

肺气不足，宣肃失司，邪阻气道，闭阻肺络；脾气不足，运化失司，津聚为痰、血停为瘀，痰瘀互结，内伤肺络；先天不足、久病、房劳致使肾气亏虚，"肺为气之主，肾为气之根"，肾气不足，子病及母，肺肾气虚，肺不主气、肾不纳气，邪气阻肺，发为肺痹。同时，肾虚不能治水，水湿泛滥，上扰于肺，肺络闭阻，亦可发为肺痹。

2. 血虚

先天不足或后天损伤，导致脾胃虚弱，运化失司，水谷精微生成不足，入心化赤成血减少；或因丢失过多，致使血虚，濡养功能减退，脏腑失于濡养，行气活血、通调水道等功能减低，导致气滞津停血瘀，痰瘀之毒互结于肺，发为肺痹。

3. 阴虚

肺热久咳或热病之后，邪热伤津，劳热熏肺，热壅上焦，津枯肺燥，肺热叶焦，肺阴大伤，虚火灼津，炼液为痰，津液耗损致血行瘀滞不畅，痰瘀互结，闭阻肺络，发为肺痹。

4. 阳虚

患者素体阳虚，或久咳，或大病、久病之后，损伤肺脏，肺气虚寒，不能输布津液、温通经络，久之累及心、脾、肾之阳气，而致阳虚水泛、寒凝血瘀，闭阻于肺，发为肺痹。

根据上述对间质性肺疾病的病因病机的认识，笔者在总结临床经验的基础上，以化痰平喘、益气养阴、活血通络为立法原则，拟"间质肺仙饮"。其基本药物组成为炙麻黄、杏仁（炒）、白果仁（炒）、桔梗、川贝、浙贝、黄芩、川芎、地龙、生甘草。其中炙麻黄配杏仁宣利肺气而平喘止咳，加用桔梗开宣肺气、白果仁（炒）敛肺定喘兼有化痰之功，使肺气宣而不散、敛而不滞，加强麻杏宣利之功效；川贝、浙贝联用加强清热化痰、开郁散结的作用；黄芩味苦、性寒，归肺与大肠经，尤善清肺经之热邪；川芎为血中之气药，活血行气，地龙平喘、通络散结，两药共奏化瘀通络之功效。若患者咳吐大量黄痰，可适量加用前胡、白前、枇杷叶、蒲公英等以加强清热化痰平喘之功；动则气喘明显者，可加用党参、黄芪、麦冬、五味子等益气养阴敛肺之品。

二、COPD 的"虚、毒、痰、瘀"辨证分论

COPD 是一种以气流受限为特征、不能完全逆转的疾病，气流受限常呈渐进性发展，伴有气道对有害颗粒或气体的异常炎症反应。至今为止，尚无药物能有效控制慢性阻塞性肺疾病病情的发展，现有治疗无法改变肺功能的衰减过程。目前对于慢性阻塞性肺疾病的疗法大多为直接的对症治疗或治疗慢性气道炎症，但这些方法不能改变肺功能的渐进性下降和气道炎症。慢性阻塞性肺疾病发病多以咳、痰、喘、动则气短心悸为主要症状，根据其临床表现和病程演变，可将其归属于中医学"咳嗽""哮证""喘证""肺胀"等范畴，是以肺脏病变为主的肺系疾病。早在《黄帝内经》中就有类似本病的论述，《素问·咳论》云："皮毛者，肺之合也，皮毛先受邪气，

邪气以从其合也。其寒饮食入胃，从肺脉上至于肺，则肺寒，肺寒则外内合邪，因而客之，则为肺咳……肺咳之状，咳而喘息有音，甚则唾血。"《灵枢·五阅五使》云："肺病者，喘息鼻张。"《灵枢·经脉》云："肺手太阴之脉……是动则病，肺胀满，膨膨而喘咳。"《灵枢·胀论》云："肺胀者，虚满而喘咳。"《诸病源候论·气病源候论》云："肺主气，邪乘于肺，则肺胀，胀则肺管不利，不利则气道塞，故气上喘逆。"《金匮要略》有"痰饮咳嗽""咳嗽上气"等专篇论述，用小青龙汤治疗"咳逆倚息不得卧"，葶苈大枣泻肺汤治疗"支饮不得息"，射干麻黄汤治疗"咳而上气，喉中有水鸡声"，越婢加半夏汤治疗"咳而上逆……其人喘，目如脱状，脉浮大者"等。本病多由肺脏感邪，迁延失治，日久导致肺虚卫外不固，外邪六淫每易反复侵袭而诱发。肺系病易虚易实，结合本病的特点，可以概括为肺脾肾虚、痰瘀阻肺。主要病理因素为痰浊与瘀血，二者相互影响，兼见同病，是疾病发生发展的重要环节。其病机为本虚标实，本虚为肺脾肾虚，标实为痰饮、瘀血等。

（一）从痰论治

痰是 COPD 的重要病理产物和致病因素，咳痰是其最常见的临床表现之一。COPD 患者支气管、细支气管壁有各种炎性细胞浸润，管壁黏液腺及杯状细胞增生、肥大，黏液分泌旺盛，急性发作时，分泌进一步增加，因而患者痰多。中医学认为痰是脏腑功能失调、津液输布障碍或邪热伤津、炼液而成。脏腑功能失调以肺、脾、肾三脏为主。肺主气，司呼吸，主宣发、肃降，为水之上源，感受六淫外邪或其他脏腑功能失调，如肝气郁结横逆伤肺，以及久病肺虚，均可使肺失宣降，津液输布失常，停聚为痰。脾主运化，各种原因均可导致脾胃运化失常，水湿即停而为痰浊，痰浊上乘，从而蕴贮于肺。肾主水，为水脏，久病肾虚或劳欲伤肾，肾阳虚弱，不能温化水湿，聚成痰浊。COPD 长期反复急性发作、迁延不愈，久病必致肺、脾、肾虚损，为痰的产生提供病理基础。痰成之后，又作为内源性致病因素作用于人体，痰阻于肺，肺失宣肃而见咳嗽、咳痰、气喘等症。痰浊内蕴是 COPD 反复急性发作的重要内因，痰蕴于肺，肺失宣降，腠理失和，卫外不固，外邪极易入侵。外邪入侵，又每借有形质者为依附，蕴贮于肺之痰浊是外邪最好的附着物，外邪与痰浊相合，胶着难去，危害机体。根据感受外邪的性质或机体本身的阴阳偏盛偏衰，痰又可以分为寒痰与热痰两种。寒痰多由外感风寒失治或肥人痰盛之体，罹感寒邪，以及中阳不足、气不化津而致，而热痰则多由外邪入肺郁而化热，热伤肺津，炼液为痰或素有伏痰，复感风热而致。痰既为病理产物又为内源性致病因素，痰饮伏肺导致慢性阻塞性肺疾病反复发作，病程缠绵，外邪引动伏痰可使慢性阻塞性肺疾病急性发作，因此，慢性阻塞性肺疾病发作期当以治痰为要务。

（二）从瘀论治

从脏象学说的观点来看，肺主气、朝百脉。全身血液都要会聚于肺，通过肺的呼吸运动进行气体交换，然后输布全身。另外，气能行血，血液能够正常运行，还依赖肺气的推动和调节，因此，肺之功能失调必有碍于气血的运行，而气血运行失常也会导致肺的失用。瘀血主要有以下两方面成因。第一，气虚致瘀。咳喘为慢性阻塞性肺疾病常见症状之一，长期反复发作必致肺气亏虚。气为血之帅，气能行血，肺气虚则无力助心行血，因而血液凝滞成瘀。第二，气滞致瘀。慢性阻塞性肺疾病患者肺失宣降，水液停聚为痰，痰阻气道，阻碍气之升降出入，肺气郁滞，心脉失畅而血郁为瘀。血瘀贯穿 COPD 始终，是 COPD 病程中的必然病理。COPD 患者支气管、细支气管毛细血管基底膜增厚，内皮细胞损伤，血栓形成和管腔纤维化、闭塞，从而引起肺循环障碍。当病变发展至肺气肿时，大量肺泡周围的毛细血管受肺泡膨胀的挤压而退化，使肺毛细血管大量减少，肺弥散面积减小，产生弥散障碍而缺氧。在急性发作期，感染、痰液阻塞、酸碱失衡等均可加重缺氧。而 COPD 患者反复感染，肺部长期处于缺氧状态，刺激红细胞增多，血液黏稠度增高，纤维蛋白原生成增多，红细胞表面电荷密度增加，导致血流阻力增加，流动缓慢，血瘀更为严重。笔者的其他研究已经验证 COPD 患者血流流变学改变明显，血浆黏度、全血黏度、血细胞比容、体外血栓形成都有异常改变，血液始终处于高凝状态。中医学认为，血液流行不止、环周不休有赖于气的推动和阳气的温煦，气虚、气机郁滞或阳失温煦均可致血瘀。COPD 患者大多年事较高，正气渐虚，且 COPD 反复发作，迁延不愈，久病伤正气，正虚推动血行无力而易形成瘀血；心主血脉，肺朝百脉、主治节，调节血液循环，外邪闭肺或痰郁肺阻皆可致肺失宣降不能主治节而形成瘀血；久病脾肾阳虚，甚而累及心阳，不能温煦经脉或鼓动血脉，血液凝滞，形成瘀血。血瘀络滞，五脏六腑营养障碍而功能受累，可导致机体抵抗力低下，易致外邪侵袭，引起COPD反复急性发作。

（三）痰瘀互结

痰和瘀作为COPD的重要病理因素常相互影响。痰阻遏气机，尤其郁阻肺气，肺气被郁，失于宣降，百脉不能正常朝汇于肺，肺不能主治节，可形成或加重瘀血病理。唐容川在《血证论》中指出："内有瘀血，则阻碍气道，不得升降。气壅则水壅，水壅即为痰饮。"反之，血瘀也可引起痰的产生，加重痰郁病理，由于肺朝百脉，助心调节血液循环，瘀血停滞，经脉涩滞，络脉被阻，势必引起肺气郁闭或肺气损伤，从而使肺失宣发、肃降，导致津液失于输布，津液不化，停滞为痰。正如巢元方所说："诸痰者，皆有血脉壅塞，饮水积聚而不消除，故成痰也。"痰、瘀既成，极易形成痰瘀相结证，故COPD患者临床常出现痰瘀相兼表现，如咳嗽、咳痰、喘促、唇甲青紫、胁下痞块、舌质瘀暗等。

（四）从虚论治

"邪之所凑，其气必虚"，气虚是本病发生的首要条件。慢性阻塞性肺疾病患者病情反复发作，经久不愈，久病必耗伤人体正气而致气虚。慢性阻塞性肺疾病病位在肺，咳喘日久肺气虚衰，肺虚不仅影响其主气、司呼吸、通调水道的功能而引发咳、痰、喘等症状，而且肺虚卫外不固更易感受外邪而发病。脾为肺之母，久之可子病及母损伤脾胃。脾主运化水谷精微，脾气虚弱水湿停积，聚而为痰，痰阻气道影响肺之宣发肃降加重病情。脾为后天之本，脾气不足，不能运化水谷精微，肌肤不得充养，气血不足，更易反复感受外邪。肺为肾之母，日久母病及子可致肾虚。肾气不足，不能纳气，肺气上逆可见动则喘促，进一步加重病情。因此，肺、脾、肾三脏在慢性阻塞性肺疾病的发病过程中，相互作用，相互影响，成为慢性阻塞性肺疾病发生和反复发作的重要内因[32]。

1.肺虚

肺为娇脏，肺体清虚，不耐寒热，易受邪为病。《灵枢·九针论》曰："肺者，五脏六腑之华盖也。"《素问·六节脏象论》曰："肺者，气之本。"

肺主气，司呼吸，清气由肺吸入，浊气由肺呼出。呼吸运动本身是人体生命活动的主要标志之一。肺在外合皮毛，上出鼻窍，与自然界息息相通。外邪侵袭，多由口鼻或皮毛而入，均易首先犯肺。如果肺气虚衰，则肺不能主气、司呼吸，失于宣降而出现咳、痰、喘等症，肺虚表卫不固，腠理疏松，易致外邪入侵，使肺失宣肃，引起 COPD 反复急性发作。

2. 脾虚

脾是人体后天之本，气血生化之源。脾与肺是相生关系。脾属土，肺属金，土能生金，脾主运化水谷，能将水谷精微上输于肺，经肺的宣发肃降，将水谷精微布散全身。脾胃功能正常，则人体气血充沛，正气旺盛，肺气亦健旺。若饮食劳倦，损伤脾胃，脾胃虚弱，纳运失职，则痰湿内生，上渍于肺。

3. 肾虚

《素问·上古天真论》曰："肾者主水，受五脏六腑之精而藏之，故五脏盛乃能泻。"肾为先天之本、阴阳之根、脏腑之本，是调节全身脏腑功能的中心，维系机体阴阳平衡的主宰。人的生长、发育、生殖等功能的正常与否无不与肾关系密切。慢性阻塞性肺疾病发展到一定程度而出现肾虚时，往往是人体根本虚弱的表现。其各种病理指标的变化往往反映了机体整体功能状态的紊乱。肾主纳气，人体呼吸功能虽由肺所主，但仍需依赖肾的纳气作用以保持呼吸的深度。肺为气之主，肾为气之根，肺主出气，肾主纳气；肾气不固，纳气失常，则影响肺主肃降，气浮于上，则出现吸气性呼吸困难，呼多吸少，喘促，气短。另外，肺脾肾虚弱还是形成痰、瘀或痰瘀相结的重要原因。COPD 长期反复急性发作，又进一步损伤肺、脾、肾，即所谓"肺不伤不咳，脾不伤不久咳，肾不伤不咳喘"。

痰、瘀、虚是 COPD 病程中最为关键的病理因素，三者不是孤立的，常相互影响，使病情复杂化、病程缠绵，反复迁延，临证针对三者适当施治，可望提高临床疗效。

第五节 络病理论与肺系病

一、络病理论沿革及肺系病的辨证论治

（一）络病范畴的起源与含义

络病是广泛存在于多种内伤疑难杂病和外感重症中的病机状态与过程，涵盖了"久病入络"和"新病入络"两大类。

《灵枢·脉度》曰："经脉为里，支而横者为络，络之别者为孙。"指出络脉是从经脉支横别出、逐层细分、纵横交错、广泛分布于脏腑组织间的网络系统，是维持生命活动和机体内环境稳定的网络结构。

《黄帝内经》作为中医理论体系的奠基之作，同时也为络病学说奠定了理论基础。《黄帝内经》中首次提出"经络"概念，并设"经络论"专篇论述经、络之色的常与变。书中记载的"络"多数用作动词，意为"络属"之义，而用之为名词时则多为络脉、络病之类，并记载了从经脉支横而出的络脉循行和分布规律，论述了络脉的生理功能和病理变化，阐释了查络诊病的方法和络病治法，形成（血）脉络与经（气）络两大相对独立的学术研究领域，为后世络病学科两大分支发展方向奠定了基础。

（二）络病范畴的发展

张仲景《伤寒杂病论》围绕疾病传变提出由表入里的传变途径和脏腑疾病虚实相传的规律，其中蕴有"经络受邪""血脉相传"，将"经络"和"血脉"并列论析发病规律的含义。《伤寒杂病论》首次提出"脉络"概念和"营卫不通，血凝不流""血脉相传，壅塞不通"的脉络病机，设立胸痹心痛、中风、惊悸、心水（心积）等脉络病变专篇，对其病因病机、辨证分型、治疗原则等进行详细阐述，创制系列治疗脉络病变方药，并围绕内伤杂病如积聚、消渴、历节等病分篇予以详述，为络病理论中气络疾病防治规律的研究奠定了临床证治基础。张仲景尤为推崇虫类药的应用，开后世虫类通络药应用的先河。

清代医家叶天士提出"久病入络""久痛入络""初为气结在经，久则

血伤入络""经几年宿病，病必在络"等理论，指出内伤杂病多是病邪由经入络、由气及血、由功能性病变发展为器质性病变的慢性过程，标志着络病已成为中医学重要的病机概念。同时，遥承张仲景虫类通络之旨，创立辛味通络、络虚通补等治法用药，并在中风、痹证、癥积、虚劳、痛证等内伤疑难杂病治疗方面提出了重要的学术观点，为络病学说的发展做出了贡献。

所谓络脉即是从经脉横支别出、纵横交错、遍布全身，广泛分布于脏腑组织间的网络系统。浮络位浅属表，脏络和腑络位深属里，而经脉介于二者之间，构成了浮络、经脉、脏络和腑络 3 个层次。而络脉细小，气血稍弱，极易受邪，影响络脉气机，继而引起血行瘀阻，久而久之则形成络病。以上两方面决定了络病容易发生，病久则邪入脏腑形成瘀血阻滞，故叶天士云"久病血瘀"。络脉细小气血稍弱，极易受邪，正虚之人感邪机会大大增加，且正虚无力抗邪，故缠绵难愈，久则入络，易形成络病，说明络病本质上是本虚。《素问·痹论》云："病久入深，营卫之行涩。经络时疏，故不通。"可见，络病必然会伴随气滞、血瘀或痰凝等病理变化，进一步导致络脉空虚、邪气留滞，二者相互影响、相互胶结，日久蕴毒化热加重病情。正如叶天士所言："邪与气血两凝，结聚络脉。"因此，络脉中气滞血瘀痰凝是络病的基本病理变化，络病是本质为虚的虚实夹杂证候[33]。

（三）肺络病辨证体系

肺络，即"肺之络脉"，有广义、狭义之分，广义肺络是指肺之经脉支横别出的所有部分，张志聪在《黄帝内经集注》中说："盖络乃经脉之支别，如肺之经脉，循鱼际尺泽腋之间，即其间见之络脉，乃肺之络。"狭义之肺络则是指布散于肺中的络脉，即"肺本络"。肺本络包括气络和血络，其中气络运行经气，血络运行血液。肺中气络属阳，具有温煦、防御、传导、调节等作用；血络属阴，主行营血、濡脏腑、交津血。气络、血络虽有区别，但在功能上具有相辅相成、阴阳交感之功，诚如张景岳《类经》所说："虽卫主气而在外，然亦何尝无血，营主血而在内，然何尝无气。故营中未必无卫，卫中未必无营，但行于内者称之为营，行于外者称之为卫，此人身阴阳交感之道，分之则二，和之则一而已。"

1.气络布于外，阴络行于里

中医学认为"肺为华盖"，不仅意味着肺在脏腑中位置最高，覆盖诸脏，同时阐明了肺之气络散布全身，卫外防御，固护肌表，司开阖，防止外邪侵袭肌体。正如《素问·咳论》所云："皮毛者肺之合也。"《素问·五脏生成》云："诸气者，皆属于肺。"叶天士《临证指南医案》云："阴络乃脏腑隶下之络。"阴络即血络，各脏腑皆有血络，其中肺络尤为特殊，盖肺朝百脉，肺气宣散和肃降使全身血液通过气络汇聚于肺，输于血络，肺脏体积有限，故肺本脏之血络有数量极多、管腔细小、网络密集等特点。

2.络脉伴行，化生宗气

气络无形，布散气津以御气温煦调神；血络有形，运行营血以濡养脏腑，所谓"血脉在中，气络在外，血中有气，气中有血"是也。而肺经起于气血生化之中焦，肺主气，朝百脉，故肺络乃多气多血之络，又宗气生于肺中，通过气络布行全身，故肺本络为有形之气络，与血络并行，如《研经言·原营卫》称："荣行脉中，附丽于血；卫行脉外，附丽于津。""营中亦自有卫也""营行脉中亦于脉外，卫行脉外亦行于脉中"，营卫循脉络相偕而行，内外相贯，阴阳相随，运行于周身，无处不到[34]。

3.络散于胃，聚于心，连于肾

手太阴肺经"起于中焦，还循胃口"，下络大肠，故肺络散于中焦，汇聚气血，上输至肺络，所曰"肺为水之上源"是也，依靠肺之宣发肃降，以肺络为通道将脾上传之水谷精微布散全身。另外，心主血脉，但脏腑之络脉并不直接连通于心，而是首先由肺络汇聚百脉气血，然后经肺之经脉聚于心，所谓"取汁变化而赤"，进而依靠阳气之推动濡灌脏腑。同时，中医学认为气阴的生成与输布皆关乎肾，"肾者主水，受五脏六腑之精而藏之"。在生理上，肺的宣发肃降、通调水道的功能依赖肾中阳络的温煦气化及肾中阴络的滋养濡润作用。而肾主水的功能，同样依赖肺络宣发肃降与通调水道的功能。现代医学研究表明，肺泡壁毛细血管基膜和肾小球基底膜存在交叉反应抗原，故某些病毒感染和（或）吸入某些化学物质可以引起继发性肾损伤。故曰肺络散于胃，聚于心，连于肾。

二、络病理论在间质性肺疾病中的应用

间质性肺疾病（ILD）是以肺间质弥漫性渗出、浸润及间质纤维化为主要病变的一组疾病，以活动性呼吸困难、低氧血症、X线胸片弥漫性浸润阴影、限制性通气障碍及弥散功能降低为主要临床表现。结缔组织疾病（CTD）是风湿性疾病的一类，发病波及单个或多个系统，表现为慢性炎症性自身免疫病，肺部血管、支气管、胸膜、间质均含有丰富的疏松结缔组织和血供，因此，CTD常累及肺脏，其损害包括ILD、肺动脉高压、细支气管炎及胸膜病变等，其中ILD最常见且最影响患者预后。CTD和ILD同时存在时称为CTD-ILD，归于"肺痿""肺痹"的范畴，中医学认为"风寒湿三气杂至，合而为痹也"，所谓"痹"即"痹证"，由五体痹和五脏痹组成[35]。五体痹由皮痹、肌（肉）痹、脉痹、筋痹、骨痹组成，五脏痹由肺痹、脾痹、心痹、肝痹、肾痹组成。CTD中医又称风湿病，属五体痹范畴。ILD为常见呼吸系统疾病，属中医学"肺痿""肺痹"等范畴，虚、痰、瘀贯穿疾病的始终，肺脏受邪，气血失调，痰瘀互结，壅滞肺络，即可发为肺痹。肺痹属五脏痹，为五体痹受邪深入发展而来。中医认为五体合五脏，五脏痹与五体痹在病因、病机及证候表现上有较为密切的关系。

（一）结缔组织病相关性间质性肺炎与肺痹

《素问·痹论》言："五脏皆有所合，病久而不去者，内舍于其合也……皮痹不已，复感于邪，内舍于肺。"又言："凡痹之客五脏者，肺痹者烦满喘而呕，淫气喘息，痹聚在肺……其入脏者死。"《素问·玉机真脏论》亦言："风寒客于人，使人毫毛毕直，皮肤闭而为热，弗治，病入舍于肺，名肺痹，发咳上气。"《素问·五脏生成》篇言："白脉之至也，喘而浮，上虚下实，惊，有积气在胸中，喘而虚，名曰肺痹，寒热，得之醉而使内也。"以上皆阐述了肺痹的主要症状为"烦满喘而呕""发咳上气"，喘息，胸满或胸背痛，呕恶；主要病因为"风寒湿三气杂至，合而为痹""皮痹不已，内舍于肺"。后世医家张志聪认为："皮毛者，肺之合，邪在皮毛，弗以汗解，则邪气乃从其合矣。夫皮肤气分为阳，五藏为阴。病在阳者名曰风，病在阴者名曰痹，病舍于肺，名肺痹也。痹者，闭也，邪闭于肺，故咳而上气。"风、寒、湿邪三气杂至，机体受邪，内舍其肺，肺气闭郁，咳而上气，发为肺痹。临床多见胸闷胀满、喘息、咳嗽、心烦等症候；病

机主要为"积气在胸，病性为虚，除本脏自病外，与少阴肾脏虚损有关"；预后多不良，"淫气喘息，痹聚在肺……其入脏者死"。临床一般认为，CTD 属中医学五体痹范畴，而 CTD-ILD 属中医学"肺痹"范畴，"肺痹"属继发于五体痹的五脏痹范畴之一，因机体感受风、寒、湿等致病邪气而为痹证，痹证日久，营卫亏虚，正气失调，痹证内舍其所合，五体痹逐渐发展为五脏痹，累及肺脏者即为肺痹。CTD-ILD 起病隐匿，病程较长，早期肺部表现常不明显，随着病情进展逐渐出现气短、乏力、喘息甚至呼吸衰竭，并伴有杵状指、四肢雷诺现象等。《黄帝内经》所言痹证之五体痹的疼痛沉重、麻木不仁、屈伸不利及寒冷感的表现与现代医学皮肌炎、血管炎、红斑狼疮等多种 CTD 疾病的肢体关节、肌肉、血管、皮肤、肌腱韧带损伤相符合，CTD-ILD 应有明确的 CTD 病史。就其发病机制而言，张仲景在《金匮要略》言："风湿相搏，骨节疼烦掣痛，不得屈伸，近之则剧痛，汗出短气。"风、湿等致病邪气侵犯人体，不仅作用于肌表、关节、经络，亦可影响肺脏。张景岳在《类经》中指出："痹者，闭也，风寒湿三气杂至，则壅闭经络，气血不行而病为痹。"林珮琴在《类证治裁》中言："诸痹……良由营卫先虚，腠理不密，风寒湿乘内袭，正气为虚邪所阻而不能宣行，因而留滞，气血凝滞，久而成痹。"阐明了"肺痹"的病机，即经络壅闭、气血不行、脏腑气机痹而不通。陈湘君等[36]认为，ILD 合并风湿病，病程较长，缠绵不愈，并长期应用抗生素、糖皮质激素、免疫抑制剂损伤人体正气，致机体防御能力低下，易受外邪所惑，继而传变入里，气血阻滞，痰瘀互结。本病属虚实夹杂，虚、痰、瘀是本病发生的病理关键。现代医学中 CTD-ILD 的发病规律和临床特点与肺痹的发病特点比较一致。《黄帝内经》所描述痹病的发病过程为：人体营卫气血虚弱，抗病能力下降，使外界风寒湿邪气易侵袭机体，逐渐形成五体痹，痹证日久，机体复感外邪，则致病邪气即可传变入里，发展为五脏痹，五脏受损，使营卫之气血更虚，如此造成恶性病理循环[37]。

（二）结缔组织病相关性间质性肺炎与肺痿

"肺痿"之名首见于《金匮要略》："息张口短气者，肺痿唾沫。"张仲景在《金匮要略》中对肺痿病的病因病机及治疗方法进行了较为系统的阐述，指出本病与他病失治或误治有关，所谓"快药下利"是也。唐代王焘《外台秘要》云："肺气嗽者……经年累月，此嗽不早疗，遂成肺痿。"与肺纤维化临床表现的渐进性咳嗽及呼吸困难症状相符。北宋《孔氏谈苑》所载"贾谷山采石人，石末伤肺，肺焦多死"，证明粉尘吸入损伤肺络可致肺痿。唐容川云："痿者，萎也，如草木之萎而不荣，为津涸而肺焦也""肺中常有津液，润养肺金……津液伤则口渴气喘，痈痿咳嗽。"这与肺纤维化肺肾气阴两虚的病理变化一致。综上所述，在本病后期，肺络病迁延不愈，络中气阴虚，致使血络失于濡养，血络破损，血瘀阻滞肺络，导致"肺焦"。

1. 肺气亏虚，脉络瘀阻

肺纤维化的基本病机为"肺虚络瘀"，其实是人体肺气不利、脾气不运、肾气不纳、心阳不振等五脏功能失常的整体表现。由于禀赋不足、后天失养或邪毒侵袭而使卫气受损，卫气不固从而致使肺络气虚，邪气稽留于体内，正邪反复交争而致络气更虚、推动无力、宣肃不彻从而导致津液与血液运行不利，壅滞于络脉，以致络脉气阴亏虚、虚火妄动，灼伤肺络；脾气受损，脾虚不能运化水谷，水液代谢障碍而凝津成痰，痰阻气机，气机不畅，郁而化火，损伤肺本络，热邪熏蒸，血瘀于络；内外合邪使肺肃降无权，不能将肾之津液布达周身致肺络失于濡养，加重肺纤维化。同时，肾脏受损则津液无故流失，虚火上炎熏灼肺络致津液亏乏，加重肺纤维化，甚则阴损及阳，心阳失主，阳气受累，阴阳两虚，以致水气凌心而喘脱，终致肺肾心之元气暴脱，神明失用，呼吸殆停而不救。正如《医门法律·肺痿肺痈门》所说："肺痿者，其积渐已非一日，其寒热不止一端，总由肾中津液不输于肺，肺失所养，转枯成燥，然后成之。"研究表明，大量细胞外基质沉积于肺间质，造成弥散膜明显增厚，可引起肺间质水肿，导致气体弥散功能障碍，而且在介导各种因素引发的细胞黏附、增殖和迁移过程中，基质成分的变化可直接或间接影响上述行为。因此，细胞外基质沉积可破坏血管的正常结构造成"血瘀"。这与中医学的"肺肾气阴两虚，血瘀阻滞肺络"的病理机制不谋而合。

2. 痰瘀伏络，热毒为要

特发性肺纤维化动态发展过程中，机体因正虚而感邪，邪留于肺络，直接影响气机运行产生气滞。气与血共同行于脉中，气行则血行，气滞则血瘀。一旦肺络气滞则会产生瘀血。津液出入于络脉内外，赖络脉以布，赖阳气以行。邪留于肺络，津液运化出入异常，则痰湿内蕴。又因"脾为生痰之源，肺为贮痰之器"，则痰凝于肺络。气滞、血瘀或痰凝蕴结于肺络日久蕴毒化热，热毒损伤肺络，炼液为痰，煎熬血中阴液成瘀。再者，观现代医学病理，关于特发性肺纤维化病理的研究已经涉及炎症因子、免疫因子和血管的异常增生与修复等各个方面。在特发性肺纤维化的病理过程中，在病理因素的作用下，肺间质、肺泡、肺小血管和末梢气道出现不同程度的炎症，肺组织被大量炎性细胞浸润，血纤维蛋白形成，导致全肺弥散性胶原纤维增生，最终肺组织内小动脉管壁增厚、内膜增生和肺泡壁增厚，并伴有胶原沉积、细胞外基质增加集聚。现代医学关于特发性肺纤维化的病理过程及产物，就相当于中医理论中所阐述的邪入肺络、影响肺脏并产生痰浊和血瘀等产物，进而损伤肺络，病势缠绵难愈，日久发展为肺痹、肺痿。

肺虚则感邪机会大大增加。阴虚血少、血不载气、肺络失荣失充则血瘀气虚络痹；气虚气化不足则肺络气滞、血瘀或痰凝且血瘀新血不生，络痹阴津不行亦可加重阴虚；气滞、血瘀或痰凝日久蕴毒化热，损伤肺络，热毒炼液为痰，煎熬血中阴液成瘀；痰瘀与热毒互相促进，形成恶性循环，导致病情逐步加重。气滞、血瘀或痰凝蕴结于肺络，气机不畅，则肺病更甚，故虚证加重，使得正气更虚，整个过程表现为"虚→气滞、血瘀或痰凝→毒→更虚"的病理过程，并形成恶性循环。

三、络病理论在肺间质纤维化中的应用

（一）从"肺络痹阻"探讨肺间质纤维化的发病机制

肺间质纤维化病变主要累及肺间质，亦累及肺泡上皮细胞、肺血管，故言肺间质纤维化病位在肺络。从发病过程而言，肺间质纤维化起病较隐匿，是多种肺间质疾病发展到后期的重要结局之一，呈慢性进程，病程日久，缠绵难愈，与络病学说"久病入络""废病沉疴"的特点相吻合[39]。从病因病机而言，肺间质纤维化亦可继发于外感温热疫毒之邪，如甲型流感、乙型流感等经口鼻入里犯肺，而肺络病的发生亦多与六淫外邪，尤其是风、寒、燥、热等邪气内侵或七情内伤、痰湿瘀血阻滞相关。学者结合临床经验，认为肺间质纤维化属"肺络病"范畴，虚、痰、瘀、毒痹阻肺络为其基本

病机。肺络痹阻，气血不通，津液运行失常，肺主气司呼吸、朝百脉及主治节功能失调，而发为咳喘、呼吸困难等。肺病及肾，肾气虚弱，主纳气功能失司，气浮于上，故而喘促、动则尤甚。气血津液运行失常，机体四肢百骸失于濡养，可发为消瘦、杵状指等络虚不荣之象。其他研究亦指出，肺间质纤维化所表现出的限制性通气功能障碍、肺顺应性降低和弥散功能降低及通气血流比例失调，与肺络痹阻气血不通和络虚不荣而出现呼吸困难、唇舌发绀、杵状指、喘促等表现较为相似，且肺络痹阻的发展亦经过由经到络、由气至血、由浅入深的病理过程[40，41]。

（二）"络以通为用"的治疗特点

叶天士在《临证指南医案》中提出了"初为气结在经，久则血伤入络""病久、痛久则入血络""久病必治络，谓病久气血推行不利，血络之中必有瘀凝"等络病发病观点，同时提出"大凡络虚，通补最宜"等络病治疗方法。《医学真传》言："通之之法，各有不同，调气以和血，调血以和气，通也；下逆者使之上行，中结者使之旁达，亦通也；虚者助之使通，寒者温之使通，无非通之之法也。"因此，针对肺间质纤维化本虚标实、肺络痹阻的基本病机，确定"络以通为用"的基本治则，具体可分为络虚者宜通补、络痹者宜辛通。

1. 通补肺络

清代程钟龄《医学心悟·医门八法》言："论治病之方，则又以汗、和、下、消、吐、清、温、补八法尽之。"通补肺络法属于八法中的补法和消法范畴。又曰："初补气血之中，必佐宣行通络之治。"通补肺络，即为通过补益、滋荣温养肺络中气血阴阳的不足以治疗肺间质纤维化络虚不荣证。络虚又分为气血阴阳之不同，而络脉为气血运行之通路，故应用荣养络脉之补益药物时常配合通络药物，以使气机行而不滞，此即为叶天士"络虚通补"。肺间质纤维化为本虚标实之证，正虚邪实、肺失宣肃为本病发病的始动因素[42]。正虚又可分为气血阴阳之亏虚，而肺络气虚为本病病机关键。《难经·八难》言："气者，人之根本也……气虚则百病丛生。"《素问·举痛论》亦言："百病生于气。"患者或因先天禀赋不足，或因久病伤气，或因年老体衰，导致肺气亏虚、宣肃失职，又因气虚血行不畅、津液气化失司，致痰凝瘀血阻滞肺络，终致肺纤维化的发生。针对肺间质纤维化肺络气虚的病机，临床常选用补阳还五汤、玉屏风散等方药酌情配伍通络之品。若因先天或后天因素损伤肺脾，使津血化生乏源，濡养功能减退，气血津液运化功能减退，可致血凝成瘀、津聚成痰，痹阻肺络，发为本病。以外，还可因邪热袭肺伤津，津枯肺燥，阴津大伤，肺叶枯燥失用，血液凝滞不行，与痰浊互结，阻于肺络而成本病。正如《金匮要略》所言，肺痿"或从汗出，或从呕吐，或从消渴，小便利数，或从便难，又被快药下利，重亡津液，故得之"。基于此，临床多选用生脉散、沙参麦冬汤等以滋阴通络，用于肺阴亏虚、络脉痹阻之证；选择补肺通络方如补肺汤、四物汤等以养血通络，用于血液不充、濡养功能减退、血行迟滞的络伤血虚证。宋代《圣济总录》云："今肺中冷，则肺之真气不足，而其人上虚矣，虚则无以制下，故上为肺痿，下为小便数，以至吐涎沫而欲咳不能者，皆其证也，治法当以温药和之。"过劳伤气，久损及阳，或寒邪侵袭，痰饮内伏，损伤阳气，或误汗伤阳，或他脏久病损伤肺肾之阳，肺肾阳虚则运血无力，寒凝血脉，水液输布和排泄障碍，而致水湿泛滥，痰饮瘀血内停，络脉阻滞。阳虚既是肺间质纤维化发病病机之一，又是病情进展病机之一[43]。根据阳虚多伴痰浊、水饮、瘀血为患的特点，治疗多以温阳通络为主，酌情配伍化痰、利水、活血化瘀药物。

2. 通畅肺络

基于"络以通为用"的原则，叶天士创立了辛味通络法。故围绕肺间质纤维化基本病机，总以辛治肺络痹阻。"络以辛为泄""攻坚垒，佐以辛香，是络病大旨"。辛味药物辛香走窜，能行能散，引经报使，行气通络。临床中应用辛味通络法治疗肺间质纤维化时又多细分为辛温通络、辛润通络及辛香通络。辛温通络法，常应用辛温、辛甘化阳之品，以其辛能散、温善通之性，发表散邪、调和营卫，达到温经散寒、祛瘀通络的作用，适用于肺间质纤维化阴寒凝络病证；辛润通络法，常应用味辛性润的药物，既可辛通络脉，又可防止辛燥伤阴，因其"通达经络而不滞，濡润血络而不凝"，寓通于补，补而不留瘀，利而不伤正，动静相合，刚柔相济，相反相成，肺间质纤维化络脉不通并见精血失养者尤宜，即叶天士所言"议通血络润补，勿投燥热劫液"；辛香通络法，常用药性辛温之品，以达到芳香走窜、宣通脉络瘀滞之功[44]。针对肺间质纤维化肺络病变特点，除上述从虚实论治络病外，尚可采用对因治疗，如祛风通络、祛痰通络、化瘀通络，亦常应用虫类通络药物。

（1）祛风通络：《素问·风论》云："风为百病之长""风性善行而数变""伤于风者，上先受之"。风邪为肺间质纤维化的诱发因素之一，具有发病迅速、变化较快的病理特点。风邪既包括外风，如外界之气候变化失常，花粉、异味、尘螨等吸入性致病因子，也包括内风，内风多与肝脾关系密切，与情志因素有关。情志不遂，肝气郁而化火生风，炼津为痰，阻滞肺络而发病。外风宜散，内风宜息，搜风以治风之顽疾。

（2）祛痰通络：痰在肺间质纤维化发病机制中既是致病、导致病情进展的因素，又是疾病发病过程中的病理产物。痰在肺间质纤维化发病中具有起病缓慢、病情隐匿[45]，病情复杂、兼加他邪，痰分显隐、共同致病，危害严重、伤人形质等特点。针对此治疗，不仅要祛痰通络，还要注意益气，气顺则痰消，痰去络通，气血调和。临床常用二陈汤、温胆汤、导痰汤等加减治疗。

（3）化瘀通络：久瘀入络，瘀血阻滞为肺络病常见的基本病理变化。瘀是肺间质纤维化基本病理产物之一，是其病程中的重要病理因素，外邪袭肺及内伤均可导致肺失朝百脉之职，气血瘀滞，痹阻肺络，导致肺间质纤维化的发病，而血瘀一旦形成，有碍气血津液运行，肺失于濡润，又进一步加重其病情[46]。因此，对于肺间质纤维化的治疗，通利血脉、活血化瘀尤为重要。临床常应用活血之品，因"气为血之帅""气行则血行"。

（4）虫类通络：对于久病重病或经年累月邪气留着，成肺络之中痰瘀沉疴，滞于经络，一般草木之品已无法取效，治疗时常以攻逐走窜、通经达络的虫类药以破久瘀、散痼结。"飞者升，走者降，灵动迅速，追拔沉混气血之邪""搜剔络中混处之邪"，则"血无凝着，气可宣通"。

综上，气虚、痰阻、血瘀、毒滞是肺间质纤维化疾病特点，痰、瘀、毒痹阻肺络贯穿肺间质纤维化的始终，治疗上宜从络病入手，"络以通为用"，或通补，或通畅，肺络通，气血行，则病缓矣[47]。

四、络病理论在特发性肺纤维化合并肺癌中的应用

特发性肺纤维化（IPF）是特发性间质性肺炎（IIP）中较为常见的类型。

其病因不明，起病隐匿，临床主要表现为干咳、渐进性呼吸困难或活动后气喘。IPF 病理表现为弥漫性的肺泡炎症及其结构紊乱，高分辨率 CT 表现为以双侧和肺底部为主、胸膜下分布的网状影或蜂窝影。IPF 的发病率目前国内的统计为 12.2%~16.5%[48]。近年来，国内外研究均已证实，特发性肺间质纤维化患者合并肺癌(IPF-LC)的发生率要高于普通人群。然而，目前 IPF-LC 处于诊治困难、治疗方法有限、预后不佳的窘境，有医家采用"通络法"治疗 IPF-LC 取得了一定的临床效果，因此，从"久病入络"角度探讨 IPF-LC 的发病机制及治疗方法，可为临床治疗提供新思路。

（一）"久病入络"之病因病机

络脉细小，气血稍弱，易受邪侵，若为正虚之人则更易感邪，加之脏腑气血亏虚，运行无力，故缠绵难愈，久则入络，导致虚、瘀、毒互结而发病，因此，络病本质为虚。《素问·痹论》云："病久入深，营卫之行涩。经络时疏，故不通。"刘敏等[49]认为"滞塞不通"是络病发病的基本特点。毛秉豫[50]认为"久病入络为瘀"与红细胞变形异常有密切关系。雷燕认为，络病病程可达数年，属沉病痼疾，经久不愈，加之络脉细小，容易阻滞，因此可出现血阻、痰结等络瘀表现，且络病病位较深，病情顽固，不容易痊愈。由此可见，久病入络，气血亏虚，脏腑虚损，络脉气血无力，导致瘀毒内停，临床上出现出血、满闷、疼痛、面黑、脉涩、舌紫黯等表现。痰凝、血瘀等病理变化，又可进一步导致络脉空虚、邪气留滞，二者相互胶结，日久蕴毒化热加重病情。因此，血瘀痰毒积于络脉是络病的基本病理变化，脏腑虚损为络病本质。

（二）从"久病入络"探讨 IPF-LC 的发病机制

肺气亏损，络虚不荣，在中医学中，根据 IPF 的临床表现，将其归属于"肺痿""肺痹"等范畴。《辨证录》曰："肺痹之成于气虚，尽人而不知也……肺气受伤，而风寒湿之邪遂填塞肺窍而成痹矣。"因此，在 IPF 基础上发展而来的 IPF-LC 的发生与肺气虚密切相关。肺主气司呼吸，通过宣发与肃降作用实现与自然界清气的交换，并结合人体水谷精气形成一身之气，故气乃肺之充，气病则肺病，肺病则气亦病。IPF-LC 临床表现中咳嗽、气喘、乏力等症状均为肺气虚表现。IPF-LC 病程日久，势必累及脾肾二脏，因此，IPF-LC 在发展过程中可出现肺肾气虚、肺脾气虚等各种不同证候类型的虚证，这些虚症皆以肺气虚、络虚为基础，中医认为，人体气血阴阳均由脏腑精气化生，肺络隶属于肺脏，因此肺脏虚则肺络虚，肺气虚则肺络气虚。脾为肺之母，肺依靠脾气散精得以供养，脾化生的水谷精微物质又依赖肺的宣发肃降功能以输布周身。脾气亏虚，无力健运津液，凝聚成痰，上贮于肺，阻滞肺之气机，引起血瘀痰结之证，也会进一步加重肺气虚。《医门法律·肺痿肺痈门》云："肺痿者……总由肾中津液小输于肺，肺失所养，转枯成燥，然后成之。"IPF-LC病程日久，导致肾气衰惫，肾不纳气，动则气喘尤甚。而肺、脾、肾三脏受损，导致肺络气血不足、络脉空虚进而加重患者病情。

（三）痰瘀毒结，痹阻肺络

《灵枢·百病始生》云："虚邪之中人也，始于皮肤，皮肤缓则腠理开，开则邪从毛发入，入则抵深……留而不去，则传舍于络脉。"络脉细窄易滞，气血运行缓慢，一旦络脉受外邪侵袭则会阻滞络中气血津液的运行输布，导致痰浊瘀血痹阻络脉发病。津液出入于络脉内外，依赖络脉阳气以正常运行输布周身，若邪客肺络，津液运化出入异常，则易导致痰湿内蕴，而痰湿阻滞肺络气血运行，气不行血，进而导致肺络血瘀加重，痰浊瘀血相互胶着，阻碍肺气宣发肃降、影响肺之生理功能而加重病情。IPF-LC患者的咳嗽咳痰、胸闷胸痛等临床表现均可认为是痰浊瘀血阻滞肺络所致。肺组织细胞因子网络失衡、信号传导通路失调相当于中医理论中的肺之气络损伤，肺血管内皮损伤相当于肺血络损伤，而IPF-LC疾病发展过程中所发生的血小板激活、凝血亢进，细胞外基质沉积，免疫炎性反应，活性氧自由基增多等，可对应于中医理论中的瘀、痰、毒等病理因素。肺络亏虚，痰瘀伏于络脉，若遇诱因，便可急性发病，表现为肺热痰瘀之象，亦可邪气渐积，郁而化热，热变成毒，形成痰瘀毒互结之局面。无论是急性发病还是缓慢进展，肺络损伤不断加重，痰瘀程度不断加深，终致肺络被毒瘀浸渍，失去正常络脉的结构和功能。肿瘤的生长、侵袭与转移高度依赖新生血管的形成，而新生的微血管仅排列单层内皮细胞，平滑肌及基底膜薄弱或缺如，这种改变有利于肿瘤细胞营养供给及侵袭与转移，客观上具备了"络毒"的致病特征。

（四）IPF-LC 的治疗

IPF-LC 的根本发病原因为肺气虚，肺气虚则应补气，气旺则血行，推动血液灌输肺络及周身组织。脾胃为后天之本，亦为肺之"母"，脾胃健运则肺络得以补充滋养、气血得以充盛，有利于病情得以控制。《医学真经》云："通络之法各有不同，调气以和血，调血以和气，通也；下逆者使之上行，中结者使之旁达，亦通也，虚者助之使通。"肺为血脏，则易痰凝瘀滞，加之 IPF-LC 患者病势多缠绵，久病入络，痰、瘀、毒结于肺络之中，导致咳喘、气促严重，动则尤甚，以及身体瘦削、无力等重症。叶天士有言"久则邪正混处其间，草木不能见效，当以虫蚁疏逐"。近几年，虫类药物在治疗 IPF-LC 方面得到了越来越多医家的重视。虫类药善于活血祛瘀，散结消癥通络，作用力量大，起效迅速。《本草汇言》谓水蛭"逐恶血、瘀血之要药也"。《医学衷中参西录》言："蜈蚣，走窜之力最速，内而脏腑，外而经络，凡气血凝聚之处皆能开之。"通过虫类药物发挥其善于走窜攻逐、达经通络的特点，通过中药膏方的形式，攻补兼施，在 IPF-LC 的治疗中收到良好成效。

五、络病理论在 COPD 合并肺纤维化发病中的应用

COPD 是一种常见的呼吸系统疾病，2017 版 GOLD 指南指出其特征是持续存在的呼吸道症状和气流受限，通常由有害颗粒或气体暴露引起的气道和（或）肺泡异常而导致。肺间质纤维化前期可以表现为弥漫性肺泡炎症和肺泡结构紊乱，起病较为隐袭，呈进行性加重，最终导致心肺功能衰竭而死亡，可由 COPD 发展而来[52]。激素和免疫抑制剂治疗 COPD 合并肺纤维化是目前临床上的主要方法，但其效果并不显著，且长期应用不良反应较大。中医学依据 COPD 合并肺纤维化的临床表现，认为本病与"肺胀""肺痹""肺痿"密切相关。近年来，众多医家采用"通络法"治疗 COPD 合并肺纤维化取得了一定的临床效果，但对其具体病机演变规律未有统一认识。COPD 与肺间质纤维化的临床特点及病理表现完全不同，COPD 的特征是进行性发展的不完全可逆的气流受限，肺间质纤维化的病理特征是弥漫性肺泡慢性炎症和间质纤维化。前人认为这是两种独立的疾病，但近年来，很多学者发现某些患者肺功能或胸部高分辨率 CT 可同时

表现肺气肿和肺间质纤维化。COPD 合并肺纤维化的主要临床特点为：可由前期 COPD 的呼气性呼吸困难转变为混合性呼吸困难并进行性加重；肺部听诊 Velcro 啰音或四肢伴有杵状指（趾）；胸部 CT 或高分辨率 CT 除肺气肿表现外还伴有肺间质纤维化表现，如网格状、蜂窝状影等；肺功能表现为混合性通气功能障碍或非典型阻塞性通气功能障碍，出现与病情不相符的低氧血症及明显弥散功能下降[53, 54]。Andoh 等[55]研究发现，COPD 合并肺纤维化的病理组织学特点是由于肺部炎性细胞浸润、上皮组织损伤，引起成纤维细胞增生，形成Ⅲ型胶原纤维，Ⅲ型胶原纤维与Ⅴ型胶原纤维合成网织纤维，造成持续性的气道狭窄和阻塞。COPD 慢性炎症可能是导致血管周围炎性细胞浸润与血管外膜Ⅰ型胶原纤维增生的原因。虽然病理及影像学研究可以证明肺间质纤维化是 COPD 病程向肺组织深处进一步发展的结果，但目前对于 COPD 合并肺纤维化的发病机制并未有明确解释，大多人认为肺泡炎、肺泡壁纤维化等病变可能是由于反复的肺组织感染，致使多种炎症细胞浸润于肺泡或肉芽组织等，引起纤维细胞增生、管腔狭窄、细支气管解剖结构改变。此过程也可理解为肺部组织通过炎症和免疫细胞系统的间接作用而引起的修复反应。

（一）久病入络病机

络脉定义分广义、狭义。广义上是指经脉的别络、络脉、孙络等，如《医学真传》云："夫经脉之外，更有络脉，络脉之外，更有孙络。"络脉为广泛分布于全身脏腑肌肉间的网络系统，具有沟通表里、脏腑的作用，是运行气血精微的通道。但络脉具有气血双向流动特点，且分支众多、形状细小，因此容易瘀滞。"久病入络"的学术思想不仅有悠久的历史，更极具学术价值。春秋战国时期的《黄帝内经》中可见其萌芽，后于汉代张仲景的《伤寒杂病论》中发展成熟，至清代叶天士《临证指南医案》达到发展高潮，书中多次指出："百日久恙，血络必伤""经几年宿病，病必在络""久发、频发之恙，必伤及络，络乃聚血之所，久病病必瘀闭"。因此，"久病入络"的学术思想可用于慢性疾病或疑难杂病的防治工作中。

《临证指南医案·积聚》中有言："初为气结在经，久则血伤入络……乃由经脉继及络脉……百日久恙，血络必伤。""久病入络"是因为疾病迁延不愈，病程日久入里伤及络脉，致使络脉"内灌脏腑，外濡腠理"功能失调。临床特征为：病程日久，迁延不愈；多为瘀阻表现；病位较深，病情多缠绵难愈，反复发作；络病多虚实夹杂，复杂多变。

（二）COPD 合并肺纤维化符合 "久病入络" 的病证特点

"久病入络" 多指病程日久、反复发作、缠绵难愈的慢性疾病，这些慢性疾病往往由表及里、由气及血呈进行性加重趋势，如《临证指南医案》所云："初为气结在经，久病入络，以经主气，络主血。" 反复发作的肺部感染及进行性加重的喘息是 COPD 合并肺间质纤维化的主要临床表现。肺间质纤维化常在患有 COPD 多年后发生，目前并未有治疗 COPD 合并肺间质纤维化的特效药物，临床上主要依靠激素、抗生素及免疫抑制剂等药物治疗，然而并不能达到阻止病情进行性加重的目的，反而因为糖皮质激素的长期使用，导致患者免疫功能紊乱，更容易引起感染，诱发疾病加重。广谱抗生素的反复大剂量使用，也会导致真菌及其他非常见细菌及耐药菌的繁殖，最终导致严重感染诱发病情加重。患者中晚期往往会出现严重憋喘及全身功能紊乱的情况，最终因心肺功能衰竭而死亡。

（三）从 "久病入络" 探讨 COPD 合并肺纤维化的发病机制

COPD 合并肺间质纤维化是慢性阻塞性肺疾病病程中的一种病理改变，COPD 反复发作、迁延难愈，导致络虚不荣、肺痿不用，从而形成肺间质纤维化。肺间质纤维化的基本病机特点是痰瘀互结、肺络痹阻、络虚不荣、虚实夹杂。因此，久病肺虚是主要原因，痰瘀互阻为病机关键，本虚标实为主要病机特点。气血亏虚、痰瘀阻络是 COPD 合并肺间质纤维化的主要发病机制。

1. 气血亏虚，肺络气机不利

肺为华盖，邪必先伤；肺为娇脏，在体合皮，其华在毛；肺主一身之气属卫。一方面，外感六淫邪气易犯肺络；另一方面，肺脏娇嫩，喜润恶燥，不耐寒热，痰热之邪最易伤肺。肺失宣肃，致肺络气机不畅，肺络郁滞又加重肺脏气机失常。此外，肺络为津血交换场所，肺络郁滞影响津液的正常输布，酿化成痰，进一步壅塞肺络，致使肺络气郁、津血互结、血行不畅，进而导致血虚。李建生等[56]认为慢性阻塞性肺疾病的发病起因为肺虚，肺虚日久影响脾、肾，导致三脏俱虚，而气虚为其根本，日久影响血，导致血虚。COPD 由肺络气机不利引起，病程日久，病理产物凝聚体内，积渐成损，损伤正气，正气受损加重痰血胶瘤体内，导致纤维化的形成，而此时的肺纤维化以肺部炎症细胞浸润、全肺弥漫性纤维增生为主要表现。

2. 肺络瘀阻，日久虚瘀互结

中医学讲"气行则血行，气滞则血瘀"。血液运行依赖于气的推动与"疏布"调畅。气虚则无力推动血液运行，气机郁滞不通则血行不畅而形成血瘀，甚则壅结为瘀血。COPD 合并肺纤维化多于 COPD 晚期出现，此时病程日久，人体正气虚损严重，肺虚不荣，导致气血运行缓慢，气滞血瘀阻塞肺络。一方面，肺络气虚，行血无力，导致肺络血虚，气血虚弱进一步导致血瘀脉络。另一方面，肺络阴血亏虚，濡润无力，导致血流涩滞不畅，久瘀入络，虚瘀既生，反之又会影响气机运行，加重气血津液耗损。如此恶性循环，久之导致肺络虚瘀互结。此阶段，患者胸部 CT 或高分辨率 CT 可见纤维细胞大量增生，肺泡出现囊性纤维化表现，严重者形成蜂窝肺，患者病情逐步加重，最终导致心肺功能衰竭。

六、络病理论在特发性肺纤维化合并支气管扩张中的应用

支气管扩张归属中医学咳嗽、咯血、肺痈等范畴，是一种独立存在的疾病，但在特发性肺纤维化后期常并发出现。郭敏[57]认为，支气管扩张的中医病因病机以肺虚为本，痰、热、瘀为标，为本虚标实。肺外合皮毛，六淫外邪侵袭，卫外不固，邪气经口鼻、皮毛入肺，损伤肺络，致肺气虚、肺阴虚或肺气阴两虚；若脾虚失运，痰浊内生，上注于肺，则见咳嗽、咳痰、气短；肺脾气虚，固摄无力，血行脉外而致咯血；久病伤肾，肺肾亏虚，水亏火旺而见干咳。《景岳全书》云："水亏则火盛，火盛则刑金，金病则肺燥，肺燥则络伤而嗽血。"此为传统医学对支气管扩张症状的最佳诠释。

《灵枢·本脏》云："经脉者，所以行血气而营阴阳，濡筋骨，利关节者也。"《灵枢·小针解》云："节之交，三百六十五会，络脉之灌溉诸节者也。"《素问·痹论》曰："荣者，水谷之精气也，和调于五藏，洒陈于六腑，乃能入于脉也。故循脉上下，贯五藏，络六腑也。"以上论述说明络脉是全身气血运行的通道，调节气血循环。特发性肺纤维化病在肺络，以肺脏

虚损、津气耗伤、肺叶枯萎为特征性表现。赵木叶等[58]认为，"久病入络"中"久"字和"络"字分别体现了时间性与空间性的特点。时间上看，络病的发展需要一个循序渐进的过程，而特发性肺纤维化起病隐匿，病因不清，除早期常规查体发现外，大部分患者出现严重咳嗽伴胸闷、憋喘等不适症状时才会进一步完善相关检查确诊此病，此疾病特征符合"久"的概念；其次，"络"除络脉外，还有"联络"之意。肺朝百脉，主治节，水谷精微化生的气血首先在肺脏进行周转循环，进而输布全身。一旦络脉闭阻，联络不通，气血运行不畅则致瘀血内停、肺络闭阻、痰湿蕴肺、气机涩滞。肺外多表现为机体失于濡养、周身乏力，此即对"络"的诠释。特发性肺纤维化进展过程中，肺间质纤维组织增生，纤维条索牵拉支气管，导致支气管肌层组织弹性消失，气腔内充满黏液，气流不畅，日久而出现支气管扩张。刘晓阳等[59]从络病学角度分析指出，由经脉而来的气血经肺之经络逐级细分布散，最终在络脉终端进行气血津液的交换，当病邪侵袭或久病伤及络脉，损伤络气，使络气郁滞不通，而致气血津液互换障碍时，津凝为痰、血滞为瘀，形成痰瘀阻滞络脉的病理状态，而致肺络瘀阻。反之，肺络瘀阻不通又阻碍了气血津液的输布运行，而使肺络愈损，支气管扩张就是在这种复杂病理条件下形成的。雷燕等[60]指出，瘀毒阻络是络病形成的病理基础，特发性肺纤维化合并支气管扩张发病过程中，血瘀、湿毒贯穿病程始终，活血化瘀、解毒通络是基本治疗原则。应用虫类药物，发挥其善于走窜攻逐、达经通络的特点，以传统中药膏方的形式攻补兼施，治疗特发性肺纤维化合并支气管扩张可收到良好成效。"久病入络"的特点普遍存在于多种慢性虚损性疾病中，病情由轻到重，病邪由浅及深，病变后期多出现脏腑虚损、痰瘀毒互结之证。在间质性肺疾病诊疗过程中，随着高分辨率 CT 普及度的提高，牵拉性支气管扩张或许成为特发性肺纤维化发病率极高的并发症之一。从"久病入络"观点阐述特发性肺纤维化合并支气管扩张，无疑为此类疾病的治疗提供了崭新的临床辨证思路，尤其为活血化瘀类及虫类药物的应用提供了理论依据[61]。

第六节
多因素、多角度合论肺系病

我们常从中医经典古籍的巨大宝库中寻找疾病的辨证论治思路，肺系病的中医辨治也常从中得到启发。如"气运失常""血运失常""气机升降""圆运动"等，这些理论虽没有发展成为某种体系，但在我们的辨证论治、遣方用药理论基础的构建中具有重要意义。

一、气运失常与血运失常

（一）气运失常与肺系病

中医学认为"气"是构成人体和维持人体生命活动的最基本物质。气运失常是指气的生化不足或耗散过多而致气的不足或气的功能减退，以及气的运动失常的病理状态。主要分气虚和气机失调两大类：气虚指元气不足，脏腑功能减退，抗病能力下降的病理状态；气机失调是指气的升降出入运动之间的平衡失调，包括气滞、气逆、气陷、气闭、气脱5种形式。而其中与肺系病紧密相关的病理因素主要是气虚、气滞、气闭（气郁）。

"虚"及其与邪的结合是造成疾病发生、发展的根本原因和实质基础。虚分为阴阳之虚、气血精津之虚及脏腑经络器官组织功能衰减三大类，其中，气血精津主要是物质之虚，脏腑经络器官组织主要是功能衰减，而阴阳既有物质之虚又有功能失调或衰减，但三者均可单独或相兼致病。《黄帝内经》有"精气夺则虚""邪之所凑，其气必虚"的论述，表明气虚是疾病发生的首要条件，肺系疾病患者病情经久不愈，久病必耗伤正气而致气虚。如《景岳全书》所言："正以气为用，无所不至，一有不调，则无所不病。"痰是中医理论中的内在病理产物，多由脏腑功能失调、津液不归正化所致，《类证治裁》云："痰饮皆津液所化，痰浊，饮清。"肺为水之上源，感受六淫外邪或其他脏腑功能失调，均可使肺失宣降、津液输布失常，停聚为痰。全身的水液代谢在肺、脾、肾的协同作用之下，通过三焦的气化，维持正常的升降出入，三焦气化不利则变证由生。正如《类经》所言："上焦不治则水泛高原，中焦不治则水留中脘，下焦不治则水乱二便。"当肺、脾、肾功能失调时，影响三焦的气化作用，则水液运化失常，或产生水饮，或产生痰湿，内蕴娇脏，发生相应病证。《黄帝内经》所言百病生于气也，往往与肝失疏泄密切相关。如患者平素情志不遂、忧思气结或郁怒伤肝，导致肝失疏泄、气机郁滞，郁滞日久，变证有二：一是由气滞导致津液推动运行的能力下降从而产生痰湿；二是气郁日久化火，火热煎熬津液为痰。反之，痰阻遏气机，尤其郁阻肺气，肺气被郁，失于宣降，变证由生。故"气运失常"无论在痰的产生，还是在痰热、痰湿病变中都具有重要的作用。中医学认为血液流行不止、环周不休有赖气的推动，正所谓气为血帅，气行则血行，气滞则血瘀，而若气虚不足，则无力行血，脉络阻滞终致娇脏失养而发病。清代王清任极力主张这种学说，后世称其为"气虚血瘀"论。气虚或气机郁滞均可致血瘀，气机郁滞日久，变证有二：一是由气滞导致血液推动运行的能力下降从而产生血瘀；二是气郁日久化火，火热煎熬血液为瘀或迫血妄行、血溢脉外为瘀。肺主气、朝百脉，即全身血液都要汇聚于肺，通过肺的呼吸运动进行气体交换，然后输布全身。另外，"气能行血"，血液能够正常运行，还需依赖肺气的推动和调节。因此，肺之功能失调，必有碍于气血的运行，而气血运行失常，也会导致肺的失用。瘀血形成主要有气虚致瘀、气滞致瘀。肺系病"瘀"的来源主要包括：①脾失健运，痰湿内生，气机阻滞；②肝失疏泄，气机不利，血行瘀滞；③心气不足，推动无力，血脉瘀滞；④肺气不利，病及于血，血滞为瘀；⑤五脏亏损，气血不复，久病入络。

"气运失常"是化生痰、瘀的关键所在，正气亏虚是其重要组成部分，而"虚、痰、瘀"为诸多肺系病病机演变过程中的重要因素，因此，气运失常决定着肺系病的发生与发展，临床辨证论治可从此着手。

（二）从血运失常论治间质性肺炎

血瘀是血运失常的主要特点。瘀，是瘀血的简称，本指水中沉淀的泥沙，亦有"滞塞、不流通"的含义。瘀是中医理论中说的内在病理产物，特指血积不行。凡离开经脉之血不能及时消散而瘀滞于某处或者血流不顺畅、运行受阻碍，积于经脉或器官之内，且呈凝滞状态，都叫血瘀。笔者发现，间质性肺炎患者的病机演变过程多存在血运失常的情况。间质性肺炎患者的病因包括以下几方面：脾胃虚弱，水谷精微化源不足；先天禀赋不足，先天精气来源匮乏；久病肺气亏虚，吸入清气不足，肺、脾、肾三脏虚损不用，从而导致气之生化乏源。而气虚日久，就不能很好地推动血液运行，于是出现了血瘀。因此，间质性肺炎患者在未发病时已有瘀血内积。感受外邪（如风寒、风热、风燥等）或环境毒邪，损伤于肺，肺之宣发肃降功能受到影响，肺气被郁，即可发为本病。伤于外感寒邪，经脉凝滞而肺络郁痹；外感热邪，肺热耗阴伤气，津血亏损，脉道涩滞，血失流畅；环境毒邪直入肺络，使肺络痹阻不畅；湿邪留滞，胸阳不展，肺络阻滞不畅而致痹等又可进一步形成瘀血。瘀血与湿痰共同形成留滞于肺间质的浊邪。浊邪闭阻于肺，使肺络不通，瘀血加重。间质性肺炎慢性进展期，血瘀深伏于肺络。间质性肺炎Ⅱ期时，病变从早期的肺泡炎症期转变为慢性炎症期。此时，肺泡结构破坏已逐渐不可逆转。而发展到了Ⅲ期，病变特征则主要表现为间质胶原的紊乱，肺内大量纤维组织增生，胶原组织断裂，肺泡隔破坏，形成囊性变化。由于肺的络脉分支多、络体细小，其气血为双向流动，不参与经脉循环，所以络脉有易滞易郁的特点。在这一时期，患者常表现为咳嗽、咳痰、气短、憋喘、神疲、乏力，还多兼肤色黯褐、皮肤硬化、口唇发绀、指端青紫、表皮瘀血瘀斑，舌质紫暗或有瘀斑，脉细涩等血瘀证表现。所以由症状可辨，瘀血深伏于肺络、肺络痹阻明显加重为本期的显著病机特点。患者因为久病，导致肺气虚损特别明显，肺气虚则无力布散津液，而致肺络进一步失于濡养；又因气虚而不能行血，而致瘀血内生，肺络痹阻愈甚，营养来源更加缺乏，肺气愈虚，则瘀血愈甚，从而形成恶性循环，导致瘀血深伏肺络，再难消除。肺脏之瘀血本无特异性，在喘证、肺胀等多种肺系疾病中都会存在，但只有深伏、凝结、痹阻肺络才会发生间质性肺疾病，此瘀阻肺络与一般意义上的"瘀血"不尽相同，主要表现为血瘀更加深伏，瘀浊深入肺络。其病变过程由气至血、由经到络、由浅入深，病变虚实错杂，缠绵难愈。另外，由于肺之瘀血阻滞肺络，进一步加重了肺气的虚衰，肺气亏虚则子盗母气，而使脾气更加亏虚；肺气亏虚，母病及子，则肾气更加亏虚，故在本期中，随着病情的发展，患者多脏衰竭的症状日益明显，主要表现为乏力严重、动则气喘、胸闷气短、消瘦、神疲，舌淡，脉细弱。肺之瘀血日甚，无以营养肺络，加之反复外感邪气伤肺络，肺叶倍受煎熬，日久痿弱不用，病情逐渐由实转虚，形成了肺痿。在间质性肺炎的终末期，肺泡的结构已经损害严重，取而代之的是弥漫性的无功能的囊性改变。《素问·玉机真脏论》云："五藏相通，移皆有次；五藏肓病，则各传其所胜。"肺虚母病及子，肾气肾精虚衰，肾与肺同司气体之出纳，为气之根。肾虚不能摄纳，气浮于上，以致虚喘动甚。气虚日甚，阳气受累，而致阳虚。阳虚不能制水，水液泛滥，溢于肌肤，且心脉上贯于肺，水气上凌心肺，下络于肾，呼吸之气与先天肾气均影响了心脉的运行，肺肾俱虚，心气亦虚，故患者表现为乏力、呼吸困难严重、动则喘甚，甚至喘促不能平卧，伴心悸、失眠、健忘、多梦、五心烦躁、杵状指（趾）、口唇发绀，甚至阴阳离决而死亡。瘀血在此期也起着重要的作用。瘀血不去，新血不生，瘀血使血气不足、络脉空虚，对气的濡养功能失常，则肺、肾之气虚更甚，留瘀日久，心气痹阻，心阳不振，则心气更衰。

　　间质性肺炎在发病及进展过程中也可见到血溢出脉外的情况，主要表现为咯血或痰中带血，这主要与外感病邪、病理产物的性质及久病血运失常有关，可见于疾病各个时期，但以中后期多见。初期，风热之邪侵袭肺脏，其性偏热，灼伤脉络，迫血妄行，可致血溢脉外；随着疾病进展，气血运行失常，痰浊瘀血等病理产物常胶结在一起，可入血入络，阻碍气机，气虚摄血无力，而肺为贮痰之器，久则蕴结化热，热伤肺络，络失通畅，血行瘀滞，迫血妄行；疾病终末期，气、血、津液亏虚，肺、脾、肾皆亏，肺络失于濡养，肺脏阴液无以化生输布，虚火内炽，灼津炼液成痰，肺络痹阻，血不循络溢出脉外，虚热久延则伤气，气虚不能摄血可见出血。溢出脉络外的血称为离经之血，若离经之血不能及时消散或排出，蓄积于体内，则称为瘀血，瘀血又可阻碍气机运行，气运不畅进一步促进瘀血产生，形成恶性循环，病情缠绵复杂，预后多不良。血热是间质性肺炎血运失常的常见因素。血热，即热入血脉之中，是血行加速、脉络扩张或迫血妄行而致出血的病理状态。热入营血不仅可以耗伤营气、津液而致血虚，而且可由于热灼津伤，使其失去润泽流动之性，变得浓稠，乃至干涸不能充盈脉道，血液运行不畅而为瘀。间质性肺炎发病初期感受外感温热之邪或是中期痰瘀互结，蕴结化热，热入血脉，迫血妄行，停滞为瘀。瘀血往往是导致血运失常的常见诱因。血虚是间质性肺炎血运失常的必然结果。水谷精微和肾精是血液化生的基础，间质性肺炎后期气血运行失常已久，肺、脾、肾三脏皆虚，脾胃主化生水谷精微，肾主骨生髓，输精于肝，化生血液，精血同源，肾精不足、脾胃虚弱，则血液生化乏源，可见血虚。血虚除了全身脏腑功能失养外，还多伴有气虚，气为血之帅，血为气之母，气虚又可加重血运不畅，血虚是间质性肺炎后期血运失常的常见原因。

综上所述，间质性肺炎的病因病机是由于先天禀赋不足、肺肾失养、反复感受外邪，而致肺之气血瘀阻肺络，肺叶痿弱不用。"血运失常"贯穿疾病发生发展的始终。在临床治疗中，需要根据具体情况综合分析，注重灵活运用活血、补血、清热凉血及止血等药物，从根本上治疗本病。

（三）从"气常有余，血常不足"论咳嗽变异性哮喘

"气常有余，血常不足"之论始载于《格致余论》，原为朱丹溪阐述其"阳有余阴不足论"的推导性结论。朱丹溪云："人受天地之气以生，天之阳气为气，地之阴气为血。故气常有余，血常不足。"以天地而论，日常实属阳，月常缺属阴。以人身而论，男子十六岁而精通，女子十四岁而经行，年至四十而阴气自半，此阴相对于阳之难成易亏可以想见。气属阳，血属阴，故曰"气常有余，血常不足"。这种针对常人体质所下的定论由类比而来，本身确有其不严谨之处。故此，对于"阳常有余，阴常不足"，古有张景岳"阳非有余"之辨，对于"气常有余，血常不足"，当代学者亦存异议。之所以造成这种广受争议的局面，是因为分析此问题时所必须讨论的"阴、阳、气、血"概念的不明晰。朱丹溪所言有余之阳并非元阳，不足之阴实属真阴。此处真阴，既包括津液、精血等传统认为属阴的部分，也包括推动津液、精血生成与运行的"卫、气"等一般认为属阳的部分，即私淑丹溪之虞抟所谓"气虚者，气中之阴虚也"，其本质上是将构成人体的、具有各种功能的诸多基本精微物质均归为阴类。若非如此，则既阳有余而气属阳，阳无补理，朱丹溪必不能发"苟或气怯不用补法，气何由行"之论。而人体常为阳动，阴精损耗，则在"阴常不足"的背景下，显为相对虚性亢奋的功能性"阳常有余"。时下商品经济时代，今人或案牍筹谋，或奔走之累，劳伤心神、阴血暗耗自属难免。又兼辛热酒色、嗜欲过极，五志化火，气机逆乱，阳脏之气亢盛，阴脏之血亏虚，即所谓"主闭藏者肾也，司疏泄者肝也。二脏皆有相火，而其系上属于心。心君火也，为物

所感则易动，心动则相火亦动，动则精自走，相火翕然而起，虽不交会，亦暗流而疏泄矣"。朱丹溪借君相二火剖析了脏腑间相互作用在"气常有余，血常不足"状态形成过程中的关键机制，其所言"气常有余"的根本所指，既包括脏腑功能的偏颇和气机逆乱，也包括邪气假借元气而致的总量的增多及由此产生的病理产物，而"血常不足"则专指濡润之营血不足。故综上所述，"气常有余"既有气数量上的绝对偏多，又有功能上的相对偏亢与紊乱，"血常不足"则为营血数量上绝对偏少。这在当今临床上，尤其是对 CVA 病机的阐释上仍具有现实的注解与指导意义。

1. 气属阳，动作火

肝气有余是 CVA"气常有余"病机的核心。《素问·脏气法时论》云："肺苦气上逆。"林珮琴曰："凡上升之气，自肝而出，肝木性升散。""金者受气居先"，肝气有余而逆，肺常首当其冲。《育婴家秘》云："盖肝之有余者，肝属木，旺于春。春乃少阳之气，万物之所资以发生者也。儿之初生曰芽儿者，谓如草木之芽，受气初生，其气方盛，亦少阳之气，方长而未已，故曰肝有余。"春气萌动，幼儿初长，均为肝气的生理有余之性，所谓"有余者，乃阳自然有余也"，此与 CVA 的春季高发病率和儿童的强易感性相通。CVA 突发突止、气道挛急、因痒而咳的症状特点，契合风咳"善行而数变""风盛挛急"的特征，即巢元方《诸病源候论·咳嗽病诸候》中"风咳，欲语因咳，言不得竟也"。但实际上，传统的宣肺清热、祛风止咳治法应用于 CVA 常收效甚微，故可以推测，大部分 CVA 之"风"实为内风。肝通于风气，肝气有余、肝风内动可上叩肺金，以及娇脏感受外风，由外而内引动内风，内外交作，肆意无制。而气有余便是火，又兼肝为风木之脏，风火相煽，有余之肝气化火更速。《灵枢·经脉》云："足厥阴肝经，其支者，复从肝别，贯膈，上注肺。"肝火循经上逆，犯肺而咳，症见面目红赤、咽干燥痒、咳引胁痛、痰少而黏，此即"木火刑金"。但临床需注意，肝气亢盛本身易致肝阴不足，刚脏虚火扰及娇脏同样可辨为"木火刑金"之证，此时的治疗则不可忽视滋养肝阴，一味清泄肝火、疏降肝气，反有苦寒或辛燥伤阴之弊，肝气不得肝阴濡润，虚火更作。

2. 气机滞，升降息

肝肺气机郁滞是 CVA"气常有余"病机的重要内容。肺司呼吸，为气之主，其气以肃降为顺；肝性畅达，为气之枢，其气以升发为顺。若肝气条达和畅，则肺之肃降正常，一身气机升降出入均可无碍，无津停、气滞、血瘀等患，"肝左升，肺右降"，此为"龙虎回环"。CVA 患者焦虑发生率显著高于普通人群，且以女性居多。这类患者多性情急躁易怒，也可表现为抑郁多忧。然勃然作怒或悲忧郁怒，均为肝气的病理有余。暴横或郁结之肝气上逆，均能影响肺的宣降，致使气机郁滞、咳嗽喘息，称为"左升太过，右降不及"。此时还可影响水液代谢及营血的运行和收藏，导致痰凝气阻、肝不藏血及瘀血阻肺等兼证，致使病情更加复杂。且若肝肺不能调节气血运行，肺气不固，不唯内风上逆，外风亦易叩表。肝为诸气升降之枢纽，肺为诸气出入之门户，内风外风交作，脏气郁而化火，可表现为更加严重的数量与功能的同时"有余"。针对此证，除应肝肺同治、疏肝解郁，也应予中医心理干预以疏导情绪、条达肝气、安神定志，"喜则气和志达，营卫通利"，以喜胜悲，以和平怒，则气机顺畅，宣降出入正常，呼吸自顺，咳不复作。

3. 肺生血，虚不制

长期以来，医家们更多强调肺主气、司呼吸的功能及探讨"通调水道"的布津作用，而对肺血则鲜有提及。《灵枢·营卫生会》对"肺生血"有论述："中焦亦并胃中，出上焦之后，此所受气者，泌糟粕，蒸津液，化其精微，上注于肺脉，乃化而为血，以奉生身，莫贵于此，故独得行于经隧。"此为肺藉水谷精微生血。《灵枢·痈疽》又载"津液和调，变化而赤是谓血"，而"肺为华盖，肺中常有津液"（《血证论》），此为藉津液生血。后世《医家秘奥》中言"中气上升于肺而为气，从肺回下则化为血"，则为肺藉气生血之明证。"天地之寒热伤人也，感则肺先受之"，血可载气、濡润本脏、滋养肺魄，肺血伤则肺失所主、肺脏失养、气逆而咳，所谓"血虚咳嗽之因，形役阳亢，阴血亏损，血虚则内热，煎熬真阴，阴火日旺，肺金被克。"血为阴类，血伤阴虚则火旺，肺虚不制，肝木反侮，发为咳嗽，为 CVA 肺血虚证的基本病机。且肺血伤则金易被火克，气液不行、凝结为痰，津液乏源而生血不利，反过来又可导致肺血不足。故此，临证诊治 CVA 肺血虚证，应注意运用补肺生血法充养肺金、制约肝木，灵活选用当归、川芎、芍药等血药治咳。

4.肝藏血，虚生风

《素问·五脏生成》云："故人卧血归于肝，肝受血则能视，足受血则能步，掌受血则能握，指受血则能摄。"这是对肝藏血的生理功能举一反三、简约形象的描述。肝藏血主要表现为贮藏血液、调节血量、防止出血三种功能。肝虽藏一身之血，实则肝血易虚。肝为罢极之本，今人作息上习惯熬夜，饮食上又喜辛燥，肝火旺盛，更易耗伤肝血。"人静则血归于肝，肝主血海故也"，心身常不得静，肝血安能常盈不虚？《血证论·吐血》中也提出"肝为藏血之脏……司主血海，冲、任、带三脉又为肝所属，故补血者，总以补肝为要"，此从治法治则角度反证补肝血在补一身之血中的首要地位，侧面证实肝血易虚。肺悬为钟，肝藏血不足则不能平衡肝气，血虚生风，以致肝火上炎、肝风内动，风火叩金，发为 CVA 之咳嗽喘息。且"血虚咳嗽之脉……左脉弦数，肝火煎熬，两尺细数，肾虚水竭"，肾水盗肺金之母气，又可转归为金不制木之患。故对于 CVA 肝血虚生风证，应选当归、续断、阿胶、生地、天麻之类以补肝血、祛肝风，并酌加补肾阴之品。如此血盈则不生风，水足则能涵木，木不叩，金不鸣。

如前所述，肝肺"气常有余，血常不足"全面概括阐释肝肺二脏气血失调在 CVA 发病中的具体机制，故而临床治疗 CVA，可据和肝固肺法遣方以收良效。清代名医王旭高总结治肝经验，将治肝法按肝气、肝风、肝火、肝寒肝虚 4 个方面分类归纳。但正如只有肝肺同治才能调肝理肺，即使在一脏之中，"气常有余"与"血常不足"也不是互斥孤立的。肝气郁者可化肝火，肝血虚者可生肝风，CVA 病机之复杂大抵如此，故拈出"和"之一字以概括诸法。气郁可予香附、郁金以解肝郁；气逆可予吴茱萸、苏梗以降肝逆，兼白芍、甘草以缓肝急；风动可予菊花、牡蛎息风潜阳或予当归、阿胶养血宁风；肝火盛者，以栀子、丹皮泻子脏、清本脏，以沙参、枇杷叶清肺金、制肝木，均在随证加减范围之内。终归少用大苦大寒、大辛大热之品，条达肝气、滋养肝血，以"和"为期。而"固肺"的提出，乃因于肺为娇脏，常虚易伤。CVA 病位在肺，受邪显然。然邪之所凑，其气必虚，虽肝气有余，倘肺气不虚，则肝气必不致上逆叩肺而咳嗽作声。且肺家久虚，总无力驱邪，邪遂伏藏于肺之络脉，回旋于肺之小管，不时作咳，淹缠日久，肺家更为耗伤。仅予寻常宣降温清之法，难收佳效之余，徒耗肺家气血。故此临证不可只顾攻邪，不见本虚，当随证补之。血虚者拟四物汤濡之，气虚者拟玉屏风散补之，气散者予乌梅、诃子敛之，阴虚者予麦冬、百合润之，阳虚者予肉桂、干姜温之，正虚邪实、寒热错杂、纯补有闭门留寇之弊者以培土生金补母治之。总以固肺之根本为要，抑肝之亢逆为助，既要辨证统一地结合二法，又要根据具体情况侧重对待。反映在治则用药上即是和肝、固肺统一兼顾，不可割裂，视其虚实，结合攻、补各类治法，如此咳无由出，庶几可效。

二、从"阳化气、阴成形"论肺癌的辨证论治

（一）"阳化气，阴成形"理论探讨

《素问·阴阳应象大论》言："积阳为天，积阴为地。阴静阳躁，阳生阴长，阳杀阴藏。阳化气，阴成形。"气的运动分阴阳，运动必然带来变化，变化分两端。气的运动是物质和功能之间的纽带，气凝后成"有形"，气散后成"无形"，"有形"与"无形"又在气的运动下不断转化。因此"阳化气"和"阴成形"是"阴阳气化规律"的两个基本过程[62]。张景岳注言："阳动而散，故化气。阴静而凝，故成形"，指出阳气主升、主动，具有发散、温煦、推动的化气功能；阴气主降、主静，具有下降、凝聚、收敛的形成质体的功能。"阳化气"是有形阴精在阳气鼓动下弥散为气，以维持人体脏腑经络形体官窍的生理功能；"阴成形"则是指无形之气或细小精微在阴气凝聚作用下所成有形阴精。凝聚与弥散是气的两种运动状态。细微不可见的气凝聚后则为可见的形体，可见的形体弥散后复为细微不可见的气，气和形在运动中相互转化，是气的固有属性，是不以人的意志为转移的客观规律。"阳化气"的过程是"由阴化阳"，以有形弥散成无形；"阴成形"的过程是"由阳化阴"，以无形凝聚成有形。人体正常的生命活动是阴阳保持协调平衡。无阴则阳无根，无阳则阴无以化，在阳气的温煦作用下，阴精能够源源不断地转化为阳气，进一步促进其气化功能，以维持良性循环。《素问·六微旨大论》言："故非出入，则无以生长壮老已；非升降，则无以生长化收藏。"《素问·生气通天论》亦言："阳气者，若天与日，失其所则折寿而不彰。"在阴阳协调平衡的关系中，阳气占主导地位；在气化过程中，"阳化气"起主导作用。

（二）"化气"与"成形"

"化气"与"成形"是维持机体生命活动的关键，常表现为升降出入运动。《庄子·知北游》言："人之生，气之聚也，聚则为生，散则为死。"《素问·六微旨大论》言："出入废则神机化灭，升降息则气立孤危。故非出入，则无以生长壮老已；非升降，则无以生长化收藏。是以升降出入，无器不有。"由此可知，升降出入运动不止则生命生生不息。张志聪言："天主生物，地主成物，故阳化万物之气，而吾人之气由阳化之；阴成万物之形，而吾人之形由阴成之。"人体正常生命活动依靠"阳化气"推动，在其推动作用下，有形阴精化为气，维持脏腑官窍的生理功能，人体之精、血、津液亦转化为气。有形之体的凝聚依靠"阴成形"的维持，无形精微物质在阳气作用下凝缩成有形成分，使机体得以维持和生长，人体之气可转化为精血津液，亦离不开阴的成形作用。"阳化气"强调脏腑官窍活动的过程，"阴成形"强调有形之物及其发展变化，二者之间保持相对平衡，人体才能处于健康状态[63]。若"阳化气"太过或不及，均可导致"阴胜则阳病，阳胜则阴病，阳胜则热，阴胜则寒"的病理状态，从而产生气化病。"阳化气"太过，则弥散气化功能亢进，即所谓"壮火食气"，气有余便是火，火热消灼形体，可见形体消瘦。"阳化气"不及，则脏腑官窍功能不足，温煦推动无力，导致"阴成形"太过，使有形之物形成太过而见异常肿物形成痰浊、虚寒、水肿等临床表现。

（三）"阳化气，阴成形"与肿瘤

对肿瘤的认识，中、西医各有自己的观点。现代医学认为肿瘤是机体细胞异常增生而形成的新生物，是内外因素交互作用的结果，但其具体病因不祥。中医认为肿瘤是瘀血、痰浊等病理产物聚于机体组织而产生的结块，其病因复杂，但可归纳为内、外因两个方面。外因为六淫之邪或环境污染，内因为正气不足和七情所伤。其核心病机为机体阴阳失衡、脏腑功能失调、经络阻塞，导致气滞血瘀、痰凝毒聚，属于"癥瘕""积聚""噎膈"等范畴。阳气不足时，阴精无法弥散运动全身，进而停留于机体某处，变成"阴精糟粕"。肿瘤的本质就是"阴精糟粕"。而且它有两种发展趋向：一种是阴精糟粕没有得到阳气的温煦和（或）水谷精微的滋养，则自行腐败，破溃成脓，也就是现代医学所说的炎症；二是当它得到阳气的温煦和（或）

水谷精微的滋养时，就会"自立门户"，夺食机体营养物质，攻城略地，侵犯机体其他部位，这就形成肿瘤。早期肿瘤患者可无任何症状及体征，停留部位比较局限，性质也比较柔和，此时毒性较小，比较容易处理，可采用手术治疗。若发生了良性转为恶性、恶性复发和（或）转移，说明毒性较强，病位广泛，控制较难。阳化气，阴成形，相互作用，不可分离。"阳化气，阴成形"是对肿瘤本质和病机的高度概括。"阳化气"不及是肿瘤成因，"阴成形"太过是肿瘤形成结果。二者相互作用，不可分离。虽然肺癌的病因与发病机制迄今尚未完全阐明。结合"阳化气，阴成形"理论，无论肺癌的临床表现如何错综复杂，肺癌的病机总体可以概括为两方面：一方面由于"阳化气不足，阴成形太过"，导致机体阴阳失衡，肺脏功能失调，以致正虚不足，邪毒乘虚而入，聚于体内，日久化痰成结，终成癌肿之病；另一方面，肺瘤的生长又会不断耗伤人体的阴阳，阴阳的进一步失衡则更助长了肺癌的发展。肺癌患者病久多有气血内耗，阴损及阳，痰凝血滞，既虚且寒，诚如张秉成《成方便读》所言："非有形精血之属难收速效，无温中散寒之品不能直入其地，以成其功。"阳气得充，血气得养，方可消痰毒、除久病。肺癌治疗不能以抑制消灭局部病灶为目的，更重要的应是调整已经失衡和（或）因治疗带来的新的不平衡，"扶阳抑阴"是中医治疗肿瘤的最终目的，"阳化气"的观念应该贯穿中医肿瘤治疗的始终。正如《黄帝内经》中提出诊病时要"首别阴阳""谨察阴阳所在而调之，以平为期"。

（四）扶阳抑阴、培元固本为治疗法则

"阳化气"与"阴成形"的不断运动维持生命的正常活动，"阳化气"在运动中占主导地位，所以肺癌的主要治疗原则就是确保正常"阳化气"的质能转换，即扶助阳气、培元固本。《扁鹊心书》中强调扶养阳气，认为人体阳气充盛，方能抗邪，方可长生。书中亦载有"阳精若壮千年寿，阴气如强必毙伤"等观点。阳化气是生命之根本，在治疗肿瘤方面亦占主导地位。《黄帝内经》言："阳气者，若天与日，失其所则折寿而不彰。"古代医家多数认为肺癌属阴证、寒证，其中以阳虚为主的观点为历代医家所认可。晚期肺癌患者机体逐渐消耗，肺、脾、肾三脏皆虚，阳气不足、寒凝毒结，治疗上可温阳散结，解散阴凝寒痰。在肺癌治疗中应维持"阳

化气，阴成形"平衡状态，保护人体之"阳"，扶助"阳化气"不及，抑制"阴成形"太过，使日久所积累的阴寒、积聚、瘀滞之"阴成形"之秽浊物得以正常气化，逐渐温化而减少、缩小甚或消失，达到温化扶阳、培元固本的目的。人体阳气有先后天之分。先天之阳，培补肾精元阳，培元固本；后天之阳，重视脾胃，温扶阳气。现代医学放化疗可归结为"苦寒""克消""攻伐"等范畴，日久必将损伤后天之本，耗损人体之阳，使不足之"阳"锐减，助长肿瘤发展。肺癌术后，规范放化疗，瘤毒虽已去十之八九，但体内痰瘀毒邪并未清除，这也是肺癌复发难治的根本原因。病势却为正虚邪恋，亟须扶正补虚，以防死灰复燃，所以在肺癌化疗缓解巩固期以中药缓缓图之，纠正"化气"之不足，抑制"阴成形"太过，适度温阳散结、温化寒痰、扶正祛邪，可达到阳化气、阴成形的平衡状态，使肿瘤失去生长沃土。以补骨脂、淫羊藿、肉苁蓉、鹿茸、菟丝子、龟板等温补肾阳之品养先天，大枣、人参、党参、附子、干姜等温补脾胃之品以助后天，使阳气旺盛，温化有形之物，有助于有形之癌肿缩小或者减慢发展，从而延长寿命。

阴阳，是中国古代朴素的对立统一论，也是中医所特有的思维方法，以此阐释人体的生命活动和疾病的发生、发展、变化，并指导疾病的诊治和预防。"阳化气，阴成形"不仅是《黄帝内经》对阴阳作用的高度概括，更是中医对疾病病因病机的高度概括。其中，肺癌的辨证论治更符合"阳化气，阴成形"的理论体系。临床上应在"阳化气，阴成形"前提下，辨证阴阳的多寡、化气成形的能力及道路，根据患者的具体情况分析，四诊合参，综合考虑阴阳失衡的切入点，扶阳抑阴，培元固本，灵活用药，选用温阳类药物助阳化气，辅阴成形，达到阴平阳秘状态，指导肺癌治疗，以提高患者生活质量[64-66]。

三、从"火与元气不两立"论肺癌发热

发热是肺癌中晚期患者常见症状之一，称为癌性发热，是在排除感染、抗生素治疗无效的情况下出现的直接与癌症相关的非感染性发热。据相关文献报道，约2/3的肿瘤患者发病过程中伴随发热，其中直接与癌症相关的发热约占40%[67]。肺癌属中医学中"肺积"范畴，痰、热、瘀互结为患，其发热，或发热恶寒，或寒热往来，或壮热汗出，或低热缠绵，而致气阴俱伤，

病机总属正虚邪盛。与外感发热不同，肺癌发热有其特殊的病机演变特点，笔者发现可从李东垣"火与元气不两立"理论论述之，为临床癌性发热的治疗提供新思路。

（一）"火与元气不两立"的理论内涵

"火与元气不两立，一胜则一负"是李东垣在《脾胃论》中论述阴火与元气相互制约关系时提出的理论。"火"为阴火，是脾胃虚弱，水谷运化失调，元气不足以生，元气亏虚而致阴火内生，此火实为"相火"。相火横行，则易灼伤元气，二者处于"一胜则一负"的动态矛盾中。正如张景岳指出："相火为元气之贼。"而李氏在《脾胃论》中言："脾胃虚弱，元气不足，而心火独盛，心火者，阴火也，起于下焦，其系系于心，心不主令，相火代之，相火，下焦包络之火，元气之贼也。火与元气不两立，一胜则一负。脾胃气虚，则下流于肾，阴火得以乘其土位。"李东垣从阴火的产生机制、阴火与元气的对立关系阐明脾胃虚弱、元气不足是阴火产生的病理基础，故补益脾胃、清热泻火是治疗内伤热证的基本原则。《内外伤辨惑论》中关于"元气"有这样描述："遍观《黄帝内经》中所说，变化百病，其源皆由喜怒过度，饮食失节，寒温不适，劳逸所伤而然。夫元气、谷气、荣气、清气、卫气、生发诸阳上升之气，此六者，皆饮食入胃，谷气上行，胃气之异名，其实一也。"表明元气、谷气、荣气、清气、卫气、生发诸阳上升之气都源于脾胃运化水谷之精的滋养，只有所处位置、发挥功能不同。因此，后世众医家认为元气为后天之气，受胃气滋养而发挥作用。然李东垣又在《脾胃论·脾胃虚则九窍不通论》中曰："真气又名元气，乃先身生之精气也，非胃气不能滋之。"此"元气"即"真气"，是人体的先天之精化生的先天之气，靠后天之胃气滋养。由此可知，"火与元气不两立"中的"元气"应是人体一身之气的总和，并非单指后天之气，是人体之正气，包括先天之气和后天之气，而脾胃健运是元气充足的保障。正所谓"正气存内，邪不可干"，正胜邪退则病退，邪盛正虚则病进。

（二）肺癌发热的病机分析

肺癌发生的原因为正气虚损，阴阳失调，邪毒乘虚入肺，邪滞于肺，导致肺脏功能失调，肺气膹郁，失于宣降，气机不利，血液运行不畅，津液敷布失常，聚而成痰，痰瘀阻于经络，瘀毒胶结，日久形成肺部积块，形成癥积之后，又易阻滞气血，导致瘀血内生。目前，虽然肺癌的病因尚未完全明了，但是根据癌病的起病经过与临床表现，其发生与外在的六淫邪毒，内在的七情怫郁、饮食失调、素有旧疾或久病伤正、年老体弱等有密切关系。从经络观点指出肺之经气源于母脏脾，肺属金，脾属土，古有"培土生金"法，脾健则肺旺。《医方集解·补养之剂第一》云："脾者，万物之母也，肺者，气之母也，脾胃一虚，肺气先绝。"肺积而致肺脏宣发肃降功能失调，肺气渐衰，津液输布不畅，子病及母而致脾土虚弱，脾失健运或饮食不节，劳倦伤脾，水谷不化，痰浊内生，一方面水谷精微不能资助元气而致真元不足，阴火内生，另一方面湿浊停聚，郁而化热，更助火热内生，灼伤阴液而致内生发热。脾运的强弱决定了肺气的盛衰，脾虚则肺脾俱损。概而言之，元气不足，脏腑经络失养，脾胃虚弱，阴火乘虚而入，脏腑气火关系失调，导致元气越发亏虚，阴火愈加亢盛，肺脾功能同时失调进而愈发严重，二者之间最终形成恶性循环，发热由内而生。肺癌发热多见于午后或夜间，症见手足心热，伴有心烦、盗汗、口干、咽燥等。元气不足，阴火内盛，肺脾两脏失其原有功能，加之肺癌本身受毒邪侵袭，从而使痰浊、瘀血、肺毒积留为患。痰、毒、瘀壅遏上焦，致上焦闭塞不通，肺之宣发肃降功能失调，营卫不和，多见发热；此外，痰、毒、瘀作为病理产物，均能郁而化热，更易助热。久病气血亏虚，脏腑功能失调，痰、瘀、肺毒渐聚，内虚易招外邪，反复发作可进一步损伤脏腑正气，导致发热加剧。

（三）火与元气失调是肺癌发热的基本病机

火与元气为对立的两方面，一胜则一负，火与元气失调是肺癌发热的基本病机。《脾胃论》云："内伤脾胃，乃伤其气；外感风寒，乃伤其形。伤其外为有余，有余者泻之；伤其内为不足，不足者补之。内伤不足之病，苟误认作外感有余之病而反泻之，则虚其虚也。"久病内伤脾胃，脾胃虚弱，宗气不足，如遇风寒之邪，皮毛受损，营卫不和乃常见之象，此时要辨清外感、内伤何为首要致病因素。若脾胃运化失调，谷气不能宣发以发挥濡养功效，沉积胃脘，胃脘热盛而下通不达，瘀热内阻，而致清阳不升，热陷营阴，卫气不能宣散于脉外而发郁热。

（四）《脾胃论》中基于"火与元气不两立"治疗发热的意义

李东垣在《脾胃论》中提出"火与元气不两立"理论，为内伤发热的治疗奠定了坚实的理论基础。元气不足，阴火亢盛，定伤元气。故元气盛则相火衰，泻阴火能益元气，基于此理论，"补中益气汤"应运而生。此方既能补中益气、升阳举陷，治疗脾虚气陷证，又能针对"火与元气不两立"治疗气虚发热。方中重用黄芪，补中益气、升阳固表，人参、甘草、白术为臣药，与黄芪合用，以增强其补益中气之功。血为气之母，气虚时久，营血亦亏，故用当归养血和营，协人参、黄芪以补气养血；陈皮理气和胃，使诸药补而不滞，共为佐药。并以少量升麻、柴胡升阳举陷。对于内伤发热，李东垣说："是热也，非表伤寒邪皮毛间发热也，乃肾间脾胃下流之湿气闷塞其下，致阴火上冲，作蒸蒸燥热。"又说："既脾胃虚弱，元气不足，而心火独盛。心火者，阴火也，起于下焦，其系系于心，心不主令，相火代之；相火，下焦包络之火，元气之贼也。火与元气不两立，一胜则一负。"此即"阴火发热"。肺癌发病，肝、心、脾、肺、肾功能失调，尤以肺、脾为重，脾胃元气虚馁，升降失常，清阳下陷，脾湿下流，下焦阳气郁而生热上冲，加之化源不足，"中焦取汁"不足以化赤生血，则气血不足以养心而致君火弱而失明，相火妄动而出现热象。治疗此类发热，唯当以甘温之剂，补其中，升其阳，甘寒以泻其火则愈[68]。此即李东垣创立的甘温除大热理论，这也是目前临床上治疗肺癌发热的基本理论，而补中益气汤则为经久不衰的经典方剂。补土勿忘兼证，未病亦需防变。基于"火与元气不两立"理论，运用补益脾胃、清热泻火法治疗肺癌发热，既能培土生金、扶正祛邪，又能减轻放、化疗的不良反应，增强机体抵抗力，提高患者生活质量，延长生存周期，为中西医结合治疗肺癌发热提供了崭新的临床思路。

四、气机升降理论在肺系病辨证论治中的应用

气机升降理论是中医学理论的精髓、中医气化学说的根本，也是阴阳学说在气机的动态消长转化中的具体运用。古人将自然界的升降出入引到机体的气血生化中，即所谓天人合一。气的升降出入运动是机体生命活动的根本，升降出入一旦停息，也就意味着生命活动终止。故《素问·六微

旨大论》曰："出入废则神机化灭，升降息则气立孤危。故非出入，则无以生长壮老已；非升降，则无以生长化收藏。"提示机体的病变皆因气机升降失调引起，而治病的关键在于调理气机升降，这也正是中医治病的宗旨所在。

（一）气机升降理论概述

古典哲学认为：气是构成宇宙万物的原始物质。气在不断的运动中，"积阳为天，积阴为地"，天地二气相交感，化生自然界，包括人类在内的万物。升降出入是气运动的基本形式，简称为"气机升降"[69]。阳气轻清，向上向外；阴气重浊，向下向内。但阴阳要维持相对平衡，从而构成统一的整体，则在阳的一方面又当降当入，在阴的一方面又当升当出。对于阴升阳降、阴出阳入的原因，《黄帝内经》认为是由于阴中有阳、阳中有阴的缘故。王冰在注《素问·天元纪大论》时说："天有阴故能下降，地有阳故能上腾，是以各有阴阳也。阴阳交泰，故化变由之成也。"可见，阴气上升，必有阳气所助，阳气下降，必得阴气以降。机体气机升降法于自然，古人通过对天地运动的观察，发现气机运动是个圆运动，而此"圆"以土气为轴。万物分阴阳，阳土左升，方其半升，未成火者，为木；升而不已，积温成热，为火；胃土右转，方其半降，未成水者，为金；金气性凉，降而不已，积凉成寒，则化为水。在自然界面南而立，宇宙星辰自东而南、而西、而北运转不息，周天三百六十度，中央居中，此乃位之五行。随着天地的运转，又有春、夏、秋、冬四季，长夏亦居中，此乃时之五行。天地之气在天体运转和时间变换中就成了各种气候，如东生风、南生热、西生燥、北生寒、中央生湿，即气之五行。道法自然，天人一体，古人将这种不变的自然规律推论到机体中，以五行对应五脏，形成了别具特色的中医体系，并利用这些规律养生防病，使人类得以繁衍生息。圆运动有它自己的枢轴和轮轴，《黄帝内经》曰："风寒在下，燥热在上，湿气在中。"张景岳对此做了如下解释："寒居北，风居东，自北而东，故曰风寒在下，下者左行也；热居南，燥居西，自南而西，故曰燥热在上，上者右行也；地者土也，土之化湿，故曰湿气在中也。"说明湿土居于上下升降之中是很重要的，湿土既然居中，可见是风寒燥热升降之枢。表明中土能引导风寒左行、燥热右转有主升者，即有主降者。土也分阴阳，阴土即脾，阳土即胃。黄元御在《四圣心源·天人解》中说："祖气之内，含抱阴阳，阴阳之间，是谓中气，中者，土也。土分戊己，中气左旋，则为己土，中气右转，则为戊土。戊土为胃，己土为脾。己土上行，阴升而化阳，阳升于左，则为肝，生于上，则为心。戊土下行，阳降而化阴，阴降于右，则为肺，降于下，则为肾。肝属木而心属火，肺属金而肾属水。是人之五行也。"这也是五脏生成的生理机制。综上所述，圆运动之枢轴即脾胃、肝、心、肺、肾构成其轮轴。因此，当脏腑发生病变时，除了考虑本脏病变外，还应考虑枢轴的问题，枢轴失调，气机不利，同样会影响脏腑功能。中医有很多方法调整气机升降，如药物、针灸、拔罐等，运用最多的当属药物。药物治病的基本作用不外扶正祛邪、消除病因、恢复气机升降及脏腑功能。药物之所以能针对病情，发挥上述功效，是由于各种药物本身具有若干特性和作用，即药物的偏性，主要包括四气五味、升降浮沉、归经等。四气即寒、热、温、凉，五味即酸、苦、甘、辛、咸，四气和五味的运用主要以患者体质及五行为指导。调整气机升降，药物的升降浮沉是不可忽略的重要因素，如半夏降胃气、苏子降肺气、茯苓健脾兼升脾气等。

（二）气机升降理论在肺系疾病中的运用

肺叶清虚娇嫩，在脏腑中其位最高，又因其开窍于鼻，外合皮毛，故易受外邪侵袭。肺的主要生理功能为主气司呼吸、主行水、朝百脉主治节，凡能参与其所主功能的脏腑均可影响肺，主要有以下几个。

1. 肺与脾胃

肺主摄纳清气，脾主运化而化生谷气，同时，肺主行水而脾主运化水液，故二者在气的生成和水液代谢方面有相关性。从气机上讲，脾气健运，脾土左升，胃土右转，则肺气得以宣降，此乃常态。如若不然，水湿困脾，脾土滞陷，生气遏抑，肝脾不升，气不上升则无以降，肺气不降，则易发咳嗽、喘逆之证。临床遇咳喘甚重者，如若单纯通调肺气而无所得，不妨调理脾胃。

2. 肺与肾

肺为水之上源，肾为主水之脏；肺主呼吸，肾主纳气，这些特点都体现了肺与肾的紧密联系。肺属金，性凉；肾属水，性寒，积凉而为寒，金水相生。肺气久虚，肃降失司，与肾气不足、摄纳无权往往相互影响，特别是年老的慢性阻塞性肺疾病患者，气短喘促，呼吸浅表，呼多吸少，多可通过理肺益肾得到缓解。

3. 肺与肝

肝主升发，肺主肃降。肺与肝的联系主要表现在气机升降上。肝生于左，肺藏于右，肝升肺降。若左升太过，右降不及，如临床所见肝火犯肺证，则可通过佐金平木法清肺泻肝来调畅气机。

肺与脾胃、肾的关系尤为密切，在临床常见的肺系疾病中，调肺的同时需要顾护脾胃或顾护肾的情况较多见，而肝肺不调的实例相对来说少见。

肺系可谓保卫机体的第一道门户，防其被邪气侵袭尤为重要。机体的气机升降离不开其枢轴和轮轴，肺为轮轴之一，其病变可因轮轴引起，也可因枢轴引起。虽然肺主宣发肃降，但其总体趋势为降，肺气一旦上逆，则诸病起。中医学气机升降学说为肺系疾病的治疗提供了理论依据，同时也在临证实践治疗中得到了验证，只有明晰脏腑气机升降理论，才能更好地把握病机，提高疗效。

（三）从"升降相因"论咳嗽的辨证论治

现以咳嗽为例，浅谈气机升降相因理论在临床辨证诊治中的指导意义。

1. 肺之宣降与咳嗽

肺具有升即宣发、降即肃降之职。自然界的清气由肺的肃降作用而吸入肺中，清气在胸中与水谷精气合为宗气，借肺的肃降作用下行滋养他脏，津液通过肃降而达中下焦。脏腑产生浊气由肺的宣发作用经肺呼出，卫气通过肺的宣发而敷布全身。宣、肃二者升降相因、有机配合，才能使气血津液上通下行。《医述》云："肺气少驰，则降下失令，浑浊之气，遂逆上行，化为咳嗽。"咳嗽皆因肺气上逆所致，肺气冲击声门发为咳嗽，治疗重在宣，可宣发、宣散、宣畅，宣可去壅、宣可发表、宣可散邪、宣可疏肺气，如此，肺气自调诸病乃愈，可用麻黄、紫苏、细辛、薄荷、桑叶等；肺失肃降，气机不得下达，主气司呼吸功能异常，故见咳、喘、哮诸病变，治疗当降肺气，降者有肃降、下气、降痰等，肺气得降，诸气自平，中药选紫苏子、炒杏仁、款冬花、枇杷叶、桑白皮、葶苈子、枳壳等治之。

2. 肺与肝的升降

《素问·脏气法时论》云："肝合春生之气，主升发。"肺气主降，肝气主升，共同维持全身正常的气机运动。《本草述钩元》云："肝司地气之升，肺司天气之降，由升而得降以孕育于地者，肺为肝之用也。由降而得升以还畅于天者，肝又为肺之用也。""肝生于左"，肝为血海，主藏血，故左以血为主；"肺藏于右"，肺主一身之气，故右以气为主。肝肺病可辨左右分气血论治。故《临证指南医案·虚劳》云："人身左升属肝，右降属肺，当两和气血，使升降得宜。"肝肺升降失常可出现咳喘逆气、痰少黄稠、咳痰不爽，暴咳、呛咳或干咳、咽喉干痒，病位在肺，病源在肝，治疗当兼顾二者。肝喜条达，肺金制肝太过会导致气郁不畅，"金气过收，则木不达"；肺金制肝不及，肝气升发无度则气逆血升，"肝肺俱逆于上"，治疗以"佐金"为要，使金清肺肃，以降而制木，若木气升发太过，反侮之势较甚，佐金之时当辅以平木，以清泻肝火，使肝木得平。《医理信述·附静主楼医案三十一条》甚至认为："干咳无痰，是肝气冲肺，非肺本病。仍宜泻肝，兼滋肝气可也。"佐金之治可选用石膏、知母、黄芩、麦冬、沙参之类，平木之治可选用栀子、龙胆草、青黛、菊花之类。临床上逍遥散加减疏肝理脾、宣畅肺气，能够有效缓解咳嗽变异性哮喘咳嗽、咽痒、咳痰等症状，并在一定程度上减轻气道炎症；桑菊饮治疗肺热外袭所致肺不肃降之咳嗽，方中桑叶肃肺止咳，桔梗宣上，杏仁苦降，菊花疏肝升肝以降肺，肝肺同调，以升促降。

3. 肺与肾的升降

《医彻·咳嗽》云："肺出气，肾纳气，升降往来，舒徐不迫。"肺居上焦，主天气而司降肃，肾位下焦，统元气而司气化，肺为气之主，肾为气之根，肺主出气而生清气，肾主纳气而使清气归元，呼吸出纳，清浊交换，升降有序，故有"肾气之上际于肺，肺气之下归于肾，原以一气自为升降者也"之说。《素问·示从容论》曰："咳嗽烦冤者，是肾气之逆也。"唐容川在《血证论》中言"咳嗽之病，其标在肺，其本在肾。"若肾虚气化不摄，则其气上注于冲脉，冲脉上注于胃，胃气亦因而上逆，进而逼迫肺气上逆致咳；水气上犯，肺失肃降，则肾阳虚衰，蒸腾气化功能减退，水气内停，上犯射肺，出现咳嗽并水肿，治以温肾纳气；肾失闭藏，肝失疏泄，肾气下行，肾气膨胀转而上行，经肝经系直透膈上逼迫肺气上逆而咳；若上源失滋，肺阴匮乏，则肾阴不足，无以上济于肺，阴虚火炎，上灼肺金，肾病及肺，金水不得相生，于是形成肺肾阴虚，内热肺燥，出现咳嗽并咯血，治以滋补肺肾之阴，方用百合固金汤。若肺病日久母病及子，肺失宣降，肾阳困遏不升，应用苏子降气汤降气平喘、化痰止咳，方中苏子、前胡降肺气的同时佐以少量肉桂鼓舞肾阳，祛痰化饮止咳。

4. 肺与脾胃的升降

脾属阴而象地，五行中属土，天在上地在下。据升降理论，下者必升，上者必降，故脾土虽位居于下而气升于上。脾胃居中焦，是气机升降之枢纽，"阴经所奉其人寿"。金为土之子，肺主气为其本，脾生气为其源，肺主治节而降下，脾主运化而升清，"戊土降则肺金能收"，肺脾统称"三阴之脏"，气机的调畅有序、水液的上腾下达皆为二者升降之功。《黄帝内经太素·营卫气》云："谷入胃已，精浊下流，清精注肺，肺得其气，流溢五脏，布散六腑也。"《丹台玉案》云："咳为在肺，嗽为在脾……脾肺虽分二经，而咳嗽总为一病。"《四圣心源》曰："咳嗽者，肺胃之病也。胃土右转，肺金顺下，雾气降洒，津液流通，是以无痰，呼吸安静，上下无阻，是以不嗽。胃土上逆，肺无降路，雾气填塞，故痰涎淫生，呼吸壅碍，则咳嗽发作。"若肺气在上不降，则脾气在下难升，上下失于交通。二者升降失常，治疗或以宣肺、或以运脾、或两脏同治，上焦得以宣发、中焦得以温运，气行津布，咳嗽即消。宣肺健脾用升麻汤、栀连二陈汤或六君子汤加枳壳、桔梗等。若脾湿不运，母病及子，出现咳吐痰涎、胸闷气短，兼见脘腹痞满、食谷难化，当以泻肺为宜，方药为三子养亲汤之类逐痰降逆。胃食管反流性咳嗽患者出现反酸、咳嗽与进食有关等症状，可视为肺与脾胃气机升降不调的表现。

5. 肺与心的升降

"心主开合，肺主呼吸，互为体用"。心肺的升降关系，主要体现在心主血和肺主气的生理功能上，肺气宣发肃降正常才能助心行血；心血、心阴阳功能失常，则可影响肺的宣发肃降功能。肺阴下降入心而生血，心火上升于肺而行水之化，宗气斡旋其中，通心脉而司呼吸，如此维持心主血脉和肺主气的生理功能及联系。心肺相邻，同属上焦，心病及肺主要为"火盛乘金"，即心火不降，炽盛上炎，出现火旺伐金，喻嘉言在《医门法律》中云："相火从下而上、挟君火之威而刑其肺，上下合邪，为患最烈。"临床出现咳喘、咳血、心烦嗌干、大渴引饮、舌上炽烈、鼻衄、便秘等症状，兼见心悸、心烦、失眠多梦等心火内扰之症，故治以清心泻火，心火得降则肺热自除，方用导赤各半汤方或凉膈散去硝、黄加黄连、竹茹。《医方考·卷之二》云："犀角地黄汤，心移热于肺而咳嗽出血者，此方主之。"若肺气太过，不受心火制约，反乘侮心火，即"金燥侮火"，所谓"气有余便是火"，患者出现咳嗽、吐黄痰、喘促气粗、便结溲赤，兼见心烦不寐、面赤舌红或口舌生疮，治疗当清泻肺热以安心神。另外，心气不足推动无力，血液不能回流于心，导致血瘀于肺，肺失肃降，会出现咳嗽、气逆而喘、口唇青紫等症。

清·赵晴初云："古名医治病，无不以阴阳升降为计量标准。"药物有升降浮沉之分，升浮属阳，此类药物具有趋上发散作用；沉降属阴，此类药物多具有趋下收敛降泻作用。气味亦分阴阳，气为阳，味为阴，阳味主升，阴味主降。凡气味辛甘温热者升而浮，有生阳、发表、祛风、散寒、温里的作用，治疗在表、在上和下陷之病；凡气味酸苦咸寒凉者沉而降，有降逆、潜阳、收敛、清热、渗湿、泻下作用，治疗在里、在下和上逆之病；气味有厚薄，味薄者升，"味薄则通"，辛甘苦温平是也；味厚者沉，"味厚则泄"，苦寒是也；气厚则浮，"气厚则发热"，辛甘温热是也；气薄者降，"气薄则发泄"，辛甘淡平寒凉是也。若肺气壅滞出现咳嗽痰多、喘促鼻塞、水肿等症状，"金郁泄之"，方用麻黄葛根汤；风热感冒出现咳嗽、咽痛、痰黄、身热等症状，"火郁发之"，方用银翘散；少阴病"其人或咳""水郁抑之"，方用小青龙汤。升降亦可根据五运六气来调节，春三月属肝主升，夏三月属心主升，秋三月属肺主降，冬三月属肾主降。春季治疗咳嗽多顺应春生之气，用药如柴胡、薄荷、荆芥，秋季顺秋降之气如乌梅，冬季顺冬沉之气如黄芩。在机体阴阳升降过程中五脏为一体。吴达云："土位中而火上水下，左木右金，左主乎升，右主乎降。"肝生发，肺肃降，心火下交，肾水上济，脾土斡旋其中，五脏如此升降相因。脾胃通连上下，升则上输于心肺，降则下归于肝肾，即"土旺则清上温下，升左降右"。脾气上升则肝肾之精上行以济心肺，胃气下降则心肺之阳气下达以合肝肾，肝气生发影响脾胃的升降，心降肾升、五脏升降协调则阴阳相合，咳喘不作。五脏阴阳气机升降失调均会导致咳嗽。《素灵微蕴》云："水寒则火灭，金燥则木伤。胃逆则肺无降路，刑于胆火而病嗽咳，肺司气而主声。"升降运动体现了脏腑的特性，加强了脏腑间的联系，辨脏腑气机升降对脏腑病变的辨证和治疗具有重要意义。咳嗽不离肺而非独肺，治疗咳嗽当辨清脏腑阴阳，从整体出发顺应脏腑功能特性，顺其性而畅其机，不可偏执，根据升降相因调治肝、脾、肾、心。

（四）从"肝肺"议气机升降在隐匿性哮喘中的证治意义

隐匿性哮喘无反复发作的喘息、气急、胸闷、咳嗽等表现，但长期存在气道高反应性[70]，属于新兴的哮喘亚型。而由于其无特征性症状，多易被忽略，但随访研究显示，14%~58%的患者可发展为有症状的哮喘，故该病的临床诊治逐步被重视。隐匿性哮喘属中医"哮病"范畴，虽无典型痰鸣气喘表现，但其变幻无端的气道高反应性表现，亦不离哮病的肺气宣降失常，故气机升降失司为该病根本病机，唯此时病势较轻，尚未形成"伏痰夙根"，可归为典型支气管哮喘的早期症候。对于人体气机运转，《临证指南医案》言"肝从左而升，肺从右而降，升降得宜，则气机舒展"，概括了人体气机升降关系[71]，升降得宜，则气血冲和，运行流畅。肝主调畅一身之气，为"升降发始之根"[72]，该病病位在肺，但溯源其本却在肝。肝升太过或不及，皆可导致肺气宣降失常，而被外邪、情志等因引触之时，则发为本病。

1. 肝左肺右与气机升降

人体脏腑功能正常运转的核心依赖于升降运动，而升降的基础在于阴升阳降，"阴气在下，下者必升；阳气在上，上者必降"（《素问·天元纪大论》），从而达到"动静相召、上下相临"的动态平衡。推及至脏腑气机，则责之于肝肺二脏。如《素灵微蕴》曰："阴阳之升降，必由左右，左右者，阴阳之道路也。右为肺金，左为肝木。"肝生于左言肝木之气升发于左，肺藏于右谈肺金之气清降于右，体现了脏器气机升降特性。"左右者，阴阳之道路也"，而"肝左肺右"代表全身气血阴阳升降运行通路，更高度概括了肝肺两脏的生理病理关系。另外，从经络分布而言，手太阴肺经与足厥阴肝经在循行上关系密切，且相互衔接，肺经为流注之始，而肝经为流注之末，肝经分支贯膈上注于肺，复合于肺经。从五行言，肺金与肝木为相克关系，肺金清肃降下，可防肝木上亢过度，亦言其共司气机调节之功。肝为刚脏，主疏泄，具条达之性，以升发为宜。肺主一身之气，主治节，以肃降为顺。二者气机升降相因，相辅相成，以共同调畅人体气血阴阳，有"龙虎回环"之说，恰如《医碥·五脏生克》云："浊阴从肺右降，则胸阳旷若太虚，无有窒息。清阳则以肝左升，是谓有降有升。"同时，人体其他脏腑的气机升降，亦需肝肺的调节功能，如在心肾关系上，肝木之升发方助肾阴上济心阴，肺金清肃可令心火下降温肾阳，使得肾水不寒，心火不亢，心肾相交，水火既济。

2. 气机升降失司与隐匿性哮喘

对于隐匿性哮喘，唯一的症状便是气道高反应性。气道反应性指气道受刺激后相应缩窄的程度，正常人对此种刺激可无反应或反应较轻，而气道高反应人群可出现明显的气道狭窄[73]。这种刺激可能是冷空气、粉尘、烟雾等，表现轻者可能为咽痒、轻微干咳，重者可导致胸闷、憋喘、呼吸困难等[74]。此病病因、症状都较为多变，且易为患者忽视或误以为是外感而盲目用药，实则隐匿性哮喘，是支气管哮喘的前驱表现，此时气道已存在慢性炎症改变，患者呼气一氧化氮指标也可呈现阳性[75]，但多数患者尚未达到典型支气管哮喘气道的病理改变。从隐匿性哮喘的反复发作性来看，与中医哮病"夙根"内涵相近。但其症状较为轻微，亦无哮病痰气搏结、气道壅塞、肺气郁闭所致的典型痰鸣如吼、气息喘促表现。此时病情仍处于初级阶段，主要责之气机升降失司，由于未影响津液代谢，痰湿亦未停聚或痰湿内聚的程度尚未形成"伏痰"，故症状不著。若非有外因引触，则正常无异。但遇及刺激性气体、冷空气或其他过敏原从口鼻皮毛侵入肺时，原有气机失司加重，肺失宣降而出现咳嗽、咽痒。同时，其他可能导致气机不畅的因素，如情志不节诱发的肝郁气滞、肝火上炎等，亦会引发肝肺制约失司，诱发上症。

3. 证治探讨

肝气升发正常保证了肺气肃降有序，二者相互制约又相互为用。《证治汇补》认为"人之气道，贵乎清顺"，肺脏之功能运行正常，最赖"气道清顺"，此与肝木是否条畅密切相关。肝肺生理、病理联系密切。若外邪、饮食、情志等影响人体，则必致肝肺同病。肝为"将军之官，谋虑出焉"，其体阴而用阳，喜条达恶抑郁，情志不遂最易伤肝，导致肝气抑郁或亢奋，故肝木升发不及或太过都会影响肺之清肃。治疗当以调畅气机为要，同时根据不同证型采取清、补之法。如《临证指南医案·虚劳》所言："人身左升属肝，右降属肺，当两和气血，使升降得宜。"

（1）肝升太过，肺降不及：若肝木升发过度，而肺金不及制于肝，即"左升太过，右降无权"（《王氏医案解注》）则会导致"肝肺俱逆于上，浊气不降，清气不升"（《医经原旨·血枯》）。《证治汇补》有言："气本属阳，亢则成火，气有余便是火也，故滞气逆气上气，皆气得炎上之化，有升无降，蒸熏清道。"肝气逆上，易挟肝火，气火循经上犯清道。因肺为娇脏，喜轻虚清肃，最畏燥火之邪侵，如汪昂所曰："肺者，至清之脏，纤芥不容，有气有火则咳。"肝肺气机升降失调，肝经气火上刑于肺，肺气升多而降少，上逆而导致肺脏之病变。故临床多见遇过敏原则咳嗽，可伴血丝、胁痛，情绪急躁，口苦目赤，舌红苔黄而脉弦。由于本证病机主要为肝升太过、肺降不及而咳，故治疗当以平肝降气、调畅肺气为要。又因气余为火，肺脏素喜清润，当以清凉为要。《素问·举痛论》云："肺布叶举，而上焦不通，营卫不散，热气在中。"指出肺气不畅之时，多内生热邪。故临床多以平肝木、清肺金为基本治疗大法。方选黛蛤散合泻白散加减，药用龙胆花、柴胡、龙骨、牡蛎、牡丹皮、栀子类平肝降火，配合黄芩、鱼腥草、知母、金银花、瓜蒌等清肺金，不仅可消自肝犯肺之火，又可防其伤及肺络，起到未犯先防之效。同时，应用调达上下气机之炙麻黄、白果仁（炒）、杏仁（炒）、桔梗、紫苏梗、前胡、白前等品，升降相因，共畅气机。

（2）肝木不达，肺金过收：肝喜条达而恶抑郁，当由于情志等因素导致肝气郁结、肺金制肝太过之时，所谓"金气过收，则木不达"，整体气机呈现降多升少、郁滞不通的状态。而气滞则气不化津，津停为痰，血聚为瘀，易导致痰瘀内蕴于里，进一步阻滞气机，终致肺气肃降无权。临床则会呈现遇刺激、外邪后出现胸闷、憋喘等症状，可伴咯吐白痰、两胁胀满、时轻时重、情绪抑郁、善太息、舌淡苔薄白而脉弦。治疗当遵"木郁达之"（《素问·六元正纪大论》），以疏肝解郁为主法，佐以宣畅肺气之品。方可选逍遥散、柴胡疏肝散之类，药用柴胡、白芍、薄荷、紫苏梗、香附、郁金等，正所谓"气得疏通，何郁之有"。此外，治疗时亦需根据病情，对金、木的子母二脏进行调理，尤重脾、肾二脏。肝木过亢，上伤于肺，横逆犯脾，脾运不健，土不生金，亦可导致肺虚不降。所谓"见肝之病，知肝传脾，当先实脾"，可配合应用党参、白术、茯苓等品以培土生金。而《丁甘仁医案》中"肺若悬钟，撞之则鸣，水亏不能涵木，木叩金鸣"的论述言明肾水不足，水不养木，肝阳随气逆上，引气而咳。故可在疾病后期应用熟地、山药、山茱萸等品，滋水涵木、金水相生。

五、基于"肺为血脏"视角的隐源性机化性肺炎伏邪论

隐源性机化性肺炎（cryptogenic organizing pneumonia，COP）是以肺泡管和肺泡腔内由增生的成纤维细胞和肌成纤维细胞组成的息肉状肉芽结缔组织充填而细支气管管腔不同程度受累为病理特征的一类特发性间质性肺炎（idiopathic interstitial pneumonia，IIP）。在 IIP 中，COP 的发病率次于特发性肺间质纤维化，通常发病年龄为 40~65 岁，部分甚至达 80 岁以上。COP 多为亚急性起病，以呼吸道症状为主，包括咳嗽、咳痰、胸闷、胸痛及呼吸困难等[76]，影像学多见实变性炎症。COP 临床表现虽与外感诸症相似，却非普通解表发散宣通套方所能取效。以方测证，审证求因，可知COP 病因病机与普通外感迥异。伏邪理论是中医发病学极具特色的组成部分，对于正确理解 COP、指导临床辨证具有重要意义。分缕伏邪理论内涵，立足"肺为血脏"新视角探讨 COP 的中医病机演变与治疗，可进一步构筑该症的"理—法—方—药"体系，对临床有所裨益。

（一）伏邪理论溯源

清·随霖在《羊毛瘟症论》中说："夫天地之气，万物之源也，伏邪之气，疾病之源也。"究其实际，执论虽谬，备之一鉴却无不可。伏邪在发病学中的重要地位，在《内经》的相关论述中即可见端倪。《素问·疟论》所载"温疟者，得之冬中于风，寒气藏于骨髓之中，至春则阳气大发……此病藏于肾，其气先从内出之于外也"翔实描述了风寒伏邪潜藏及发为温疟的病理过程，同时点明了邪伏之处——"藏于肾"。《灵枢·岁露》论述"虚邪入客于骨而不发于外，至其立春……两邪相搏"，是伏邪发病中新

感引动旧邪的一类证型。可见，早在《内经》时期，关于伏邪理论的探讨就已经到达了诸如邪气性质、邪伏何处、邪由何出等相当深刻的层次。而其中尤为引人注目的，当属《素问·阴阳应象大论》之"冬伤于寒，春必温病"。事实上，自《内经》以降至明末，关于伏邪的讨论泰半以建立伤寒与温病的有机联系为核心。例如《伤寒论·平脉法》中首次采用了"伏气"这样接近伏邪的概念性词语进行描述，王叔和提出"伏寒化温"，将伤寒与温病进行了有机的联系。宋金元时期更有韩祗和、朱肱从阴阳及六经辨证出发建立时气引动、"伏阳致温"的发病模型。而上述诸家之论，皆以"冬伤于寒，春必温病"为总纲。故此，这一论断在伏邪学说中的关键意义在于，它为伏邪温病的合理存在提供了理论基础，不仅直接促使吴又可在历史上首次使用"伏邪"术语，同时引发明清春温临床诊治思路的大讨论，更对伏邪温病的整体辨证方法产生了深远影响——在吴又可之后，基于临床事实而提出的凡邪皆可伏、无处不可伏、伏邪多出路、伏溃视正邪等创新性论点使伏邪理论完全跳出了宋金元时期"伏寒化温"的桎梏，这种质的改变扩大了伏邪学说在外感以外疾病中的应用，而临床经验的反哺又使得伏邪基础理论在明清时期产生了飞跃式的发展，时至今日，仍不断给诸多病种的诊治思路提供有益启发。一般而言，对伏邪进行探讨需先行区分其狭义与广义。狭义伏邪即是伏气温病，是一类伏藏于膜原或脏腑的温邪。广义伏邪则指一切伏藏而后发的致病邪气，除包括伏气温病外，凡外感六淫、痰浊、瘀血、水饮、先天之毒、虫毒、郁气等因素均在其列，即所谓内生伏邪、外感伏邪、先天伏邪。一言蔽之，伏邪即伏而后发之邪。例如，六淫之外的一切外感致病因素均可称为杂气，杂气如霍乱、疫痢等感之即发、传变极速，无伏留之期，故杂气不能称伏邪。虽杂气因故潜藏，变作夙根，然其本质已变，则可称伏邪。由是可知，伏邪具有隐匿潜藏和伺机而发两大特性，存在特殊因素导致上述邪气赋予了病机隐伏的特点，而该因素使其在整体病程中以周期发作和易成夙根为表观特征。验之临床，今人每以伏邪理论指导治疗哮病、痛经、胸痹等症且收效甚佳，而该类病症常见子时交节病作、月候至期而发、气血郁凝夙根等表现，可兹佐证。但伏邪致病纷扰，仅以周期发作、易成夙根二特征认定伏邪，无异于按图索骥。如内伤发热之桂枝汤证，病机为营卫不和，虽周期发热，却为自身营卫不相协调,非伏邪所致;素体痰湿内盛之小儿,外感六淫易与痰湿搏结,宣散解表同时每需兼予化痰通腑之品,若将此禀赋认作伏邪,则失于妥当。综上,伏邪致病,无实邪不得言伏邪,非伏而后作亦不得言伏邪。

(二)伏邪与COP

1.隐匿潜藏,伺机而作

伏邪致病为实邪因故潜藏、伺机而作。若邪气力弱,正气亦非不支,则邪气伏藏,诸症不显,此为隐匿;邪气亦可一发或再发之后遗留凤根、择机复作,此为潜藏。COP的病因和发病机制虽尚不明朗,但部分患者可以流感样症状起病,因此不能排除病毒感染致病的可能。已有用呼吸道肠病毒在动物复制OP的肺部病理模型,提示呼吸道病毒感染参与OP的形成。少部分COP患者起病十分隐匿,几无临床症状,通常在体检时行胸部DR发现异常阴影,进而行高分辨CT、组织活检获得影像学及病理学支持。多数病例于停用激素或激素减量后复发,提示邪气伏藏深重或正气不支,难于逐邪。

2.自我积聚,搏结他邪

《温疫论》云伏邪发病"如鸟栖巢,如兽藏穴……及其发也,邪毒渐张"。既以"毒"谓之,则邪甚显然,说明邪气在从潜藏到发病的过程中存在总量的绝对增长。实际上,伏邪与疾病症状轻甚不呈显著相关性,而往往表现为初起稍有不适、迅即演化为重症,此亦为邪气潜移默化积聚力量之佐证。邪气在自我积聚的同时也会搏结他邪,如春温伏邪外溃,壮热腹满,邪热燥屎互结,所谓"下不厌早"是也;久稽脉络、气血不行,痰瘀渐生、胶结为患,则是大多数伏邪致病普遍易见的病理基础。临床上,一部分COP患者以急剧暴发进展起病,影像学见肺弥漫性浸润影迅速扩展,呈"重症肺炎"症状表现,符合ARDS诊断标准。活检标本发现受累肺组织坚实、灰白,可见新鲜结缔组织及黏液样改变,与中医学有形之痰凝血瘀相似。肺泡中巨噬细胞丰富,各种密度的气腔聚集不成熟的胶原组织,肉芽组织栓甚至可阻塞终末细支气管,引起一定程度的气道阻塞。而肺络中有气络,是外之清气与内之浊气出入的通道,为肺"主气、司呼吸"的结构基础。络脉细小,易滞、易瘀,伏邪易入难出;兼以痰瘀互结,邪得凭踞，积成癥瘕，气络更阻，清浊难分，即见限制性通气功能障碍、弥散功能障碍和低氧血症，以及不同程度的呼吸困难。

3. 病位不定，动态发展

《医学衷中参西录》中论述伏气时提到"因所受之寒甚轻，不能即病，惟伏于半表半里三焦脂膜""所伏之气亦随之化热而窜入少阴""伏气伏于膜原""窜入胸中空旷之府"等。可见伏邪所伏之处并非固定，不仅性质不同的邪气所偏嗜的伏藏位置不同，即便同一邪气，在不同的病程演变阶段和不同的外界刺激下也会发生伏藏位置的转移。几乎所有的COP病例X线胸片都有异常阴影，主要表现为磨玻璃影和肺泡性浸润影。其双肺多发性斑片状影在病程中常有明显的移动或呈游走性，是本病特征性的影像学改变。章虚谷用"至虚之处便是容邪之处"解释伏气温病，实际上也揭示了COP肺组织游走受累的缘由。肺为清虚之府，不容他邪久羁，若有邪侵，正气即起而祛邪。伏邪本不易为正气所祛，"抽丝剥茧、如油入面"，此处方伏，彼处又起。COP病程较长，若邪气深伏则正气消耗尤剧，正气亏虚更无力祛邪，以致邪与痰瘀互结，肺叶大伤，早期即见肺纤维化，发生肺实质的瘢痕和重建，预后不良。

（三）"肺为血脏"指导的COP透法论

长期以来，医家们更多强调肺主气、司呼吸的功能及探讨"通调水道"的输布津液作用，而对肺血鲜有提及。《灵枢·营卫生会》论曰："中焦亦并胃中，出上焦之后，此所受气者，泌糟粕，蒸津液，化其精微，上注于肺脉，乃化而为血，以奉生身，莫贵于此，故独得行于经隧。"此为肺藉水谷精微生血。《灵枢·痈疽》又载"津液和调，变化而赤是谓血"，而"肺为华盖，肺中常有津液"（《血证论》），此为藉津液生血。后世《医家秘奥》中言"中气上升于肺而为气，从肺回下则化为血"，则为肺藉气生血之明证。实验研究也发现，肺储存多种造血祖细胞，可产生小鼠体内大多数血小板，说明肺可生血，与中医学肺生血理论不谋而合[77]。可见，肺与血关系十分密切，肺生血、贮血、行血，肺为血脏确然无疑。今人也认为由宗气、肺气、脾胃等不足引发的血虚致喘病位在肺，临床凡憋闷、气喘、呼吸困难患者不可忽视其肺血病变[78]。喻嘉言指出："邪陷入里，虽百日之久，仍当引邪由里出表，若但从里去，不死不休。"COP病机特殊，寻常宣降之剂不易治之，必以透发伏邪之法使邪由深出浅、由里达外，方有转机。结合"肺为血脏"的生理基础，特拈出理血透邪治则，具体论述如下。

1. 血虚伏邪透出表

血脏本为娇脏，以其难调而易伤。"天地之寒热伤人也，感则肺先受之"，伏邪既存，见邪不攻，必致养痈贻患。及至病势已成，正气已败，再议攻补，则是两相掣肘、左支右绌，故早期散邪为第一要务。伏邪多具有收敛、凝滞、沉降、潜藏之性，"骤清之反易伏，透达之反渐开，欲清之则先应透之"。然邪居虚处、肺家受伤，肺既生血，肺虚必致血虚，肺血不足则易生虚风。尤当特别指出的是，一般认为临床治疗COP的一线药物糖皮质激素属大辛大热之品，且需久服，有耗气伤阴之弊。血属阴类，阴精生化不足，肺血虚在所难免。且肺血既乏，气无所载，娇脏失于濡养，肺气无继，不能奋起一举逐邪，加以虚风助邪游走之性，又大大延长了COP的病程。"伤风不醒便成劳"，邪恋肺家、正气不醒以致邪久不解，金伤则不能生水，肾水被劫于辛热之剂则其母愈虚。水不能制火，火乘金而金益败，即成虚嗽。故临证诊治COP需综合运用补肺生血、透表散邪法充养肺金、透发外邪，纯属血虚者拟四物汤濡之；气弱不能生血者拟玉屏风散透补兼施；化源枯竭者，培土生金补母治之。而灵活选用当归、川芎、芍药等"血药治咳"的同时，透邪之法亦非仅局限于宣降肺气之剂。如何廉臣所云："首贵透解其伏邪，其大要不专在乎发汗，而在乎开其郁闭，宣其气血。郁闭在表，辛凉芳淡以发之；郁闭在半表半里，苦辛和解以发之。"透法的根本目的是予邪出路、祛邪外出，凡开解郁闭之剂均可随证选用。如麻黄、干姜辛热攻冲，附子、桂枝走而不守，临证用于COP肺泡及细支气管管腔见肉芽结缔组织充填、辨证属寒者常有捷效，以其为寒凝有形之物，阳气所至，冰凝随消，所谓"离照当空，阴霾自散"。又如风药药性升散，善畅通由下而上、由里达表的气机，巧妙运用风药，可斡旋一身大气，行气化痰、止咳平喘，促使伏邪出表之余又能去宛陈莝、去瘀生新，使气血生化无碍。总之，大要以松透病邪为旨，投以轻灵冲动之品，不必拘泥于特定功效药物。

2. 透邪需识痰瘀胶

江顺奎等[79]认为邪伏脏损，多有内生之毒蓄积，并与痰瘀相挟为患，痰瘀毒相互影响、相互滋生。COP 亦属伏邪致病，故而病理相似。但临床实际中，对于该类患者，糖皮质激素等辛热攻冲散邪之属在所必用，且往往可较快控制病情，因此邪气少有郁甚成毒的机会。然而如前所述，即使行激素冲击治疗，仍有较罕见的病例早期即出现肺实质的瘢痕、重建和肺纤维化表现。此时虽然仍可用糖皮质激素治疗，但疗效难以预测，预后不良，有学者称为纤维化型 OP。寻常型间质性肺炎（UIP）普遍被视为肺痿，属气血大伤、痰瘀互结，而在 UIP 早期的肺纤维化区域也常见到肺泡腔内的 OP 样病变，可知纤维化型 OP 与痰瘀不无关系。《重订广温热论·论温热即是伏火》言："潜伏既久，蕴酿蒸变，超时而发，无一不同归火化。"火灼津液，变生痰浊。肺为血脏，血伤则营血不足，脉道失濡，血行不利生瘀。且血不利则化为水，兼以气失升降，津液不布，痰湿益剧，终与瘀血胶结，酿成癥瘕、阻塞气络。因此，以痰瘀郁阻肺络为主要病机的病程阶段往往是决定纤维化型 OP 预后的关键时期，除可针对性应用活血化痰诸药外，更可增入虫类药物。痰瘀浊邪胶结凝滞，草木之品殊难取效，而虫类药效专力宏、通瘀涤痰，正堪大用。如叶天士论"辄仗蠕动之物，松透病根""当以虫蚁疏逐，以搜剔络中混处之邪"，如此则"血无凝著，气可宣通"。

作为一种间质性肺疾病，COP 具有独特的肺累及模式，体现在受影响的肺结构及相应的流行性和发病率、严重程度与治疗反应方面。当下，先进诊断方法的逐渐普及和对疾病认识程度的普遍提高使 COP 的尽早发现、避免误治成为可能，但随之而来的便是相对陌生的临床路径及相对欠缺的中医指南方案。明晰伏邪在 COP 中的发病机制有助于判定治疗目标，"肺为血脏"视角下的理血透邪法可有效切断潜在的疾病进展。而理解该病的流行病学特征并鉴别高危患者，在祛邪和扶正中获得平衡，将是未来该病中医管理策略中的关键之处。目前尚无运用伏邪理论指导治疗 COP 的随机对照大样本研究，如何在 COP 临床实际诊疗过程中发挥中医药早期干预、精准治疗的独特作用并形成有效的具体治疗方案，有待学者进一步构思与完善。

六、从"脾不散精"论干燥综合征相关间质性肺疾病

干燥综合征以眼干、口干为主要临床表现，病变累及外分泌腺体的上

皮细胞，主要以唾液腺、泪腺为主，是一种慢性炎症性自身免疫疾病，又名自免疫性外分泌病。该病临床表现多为干咳、气促，但往往因为早期受损程度低、症状的差异小而被忽视，而后期预后多不佳，严重者可导致呼吸衰竭甚至死亡。目前干燥综合征的现代医学治疗主要是使用糖皮质激素、免疫调节药物及对症和替代疗法。根据干燥综合征的临床症状，中医学多将其归属于"燥痹"范畴。人体外至官窍、皮腠，内至脏腑，皆赖精血津液的充养，方可发挥其正常生理功能，而精血津液等精华物质依赖于"脾气散精"方可运达敷布周身。《素问·经脉别论》曰："饮入于胃，游溢精气，上输于脾，脾气散精，上归于肺，通调水道，下输膀胱，水精四布，五经并行。"完整概括了体内精微物质的正常生成、运行过程。干燥综合征所表现的一派燥象皆为津液之化生、敷布失常导致，故责之于脾散精失调。早期可因津液失通，不达四周而出现皮肤、官窍干燥，后期则伴营血阴精生成障碍，病变及肺、肾，出现机体脏腑失荣不用的表现。肺为娇脏，喜润恶燥，内生之燥最易侵于肺脏，同时肺合皮毛，皮之病变亦可经腠理经络内合于肺，而导致肺叶枯萎，即肺间质纤维化的生成。

（一）"脾气散精"的生理基础

"脾气散精"出自《素问·经脉别论》，是对脾运化功能的高度概括。正常情况下，饮食水谷首先入于胃肠之中，经胃之受纳腐熟、小肠之泌别清浊，将其精华部分吸收，并转输至脾，经过脾的"散精"作用，布散全身。脾气充则气血津液化生有源，并将一部分上输于肺，通过肺的宣发肃降作用，津液可上承濡养口、鼻、目等官窍，又可内注脏腑起到荣润作用，并将多余水液化为汗与尿排出体外，此过程的关键枢纽便在于脾对精微物质的转输，称"脾气散精"。此处脾所散之"精"，即为后天由饮食水谷化生之精，是维持正常生命活动不可缺少的部分，同时也起到充养后天之精的作用，而精又可化生气、津、血等，共同维持人体正常的新陈代谢等生理功能。李东垣《脾胃论》曰脾可"上升水谷之气于肺，上充皮毛散于四脏"；《素问·太阴阳明论》曰："四肢皆禀气于胃，而不得至经，必因于脾，乃得禀也。"表明四肢的充养、皮肤的润泽，皆赖脾之散精。此外，脾气散精还涵盖了脾主升清的特性，升清作用是散精的内在动力，所升之"清"包括阳气、津液精血等精微物质，以上达头面诸窍，使目得其养而可视，鼻得其润而可嗅，耳得其滋而可闻。

（二）"脾不散精"与 SS-ILD

病理状态下，脾失健运，散精功能减退，不得发挥其"居中央灌四旁"之功，津液、水谷精微不得布散于周身，周身官窍、脏腑失其滋养，则会出现干燥不荣及功能失常等症状，称"脾不散精"。历代多应用"脾不散精"解释消渴病发病机制。SS-ILD 从早期的皮肤、官窍失养，到后期的脏腑功能衰退、结构改变，"脾不散精"贯穿病程始终。以下根据不同的病程阶段，从脾散精失调角度进行简要分析。

1. 早期：散精障碍，输布不利，失通为主

早期干燥综合征多呈局部表现，如口干、干燥性角结膜炎及其他浅表部位如鼻腔、气管及其分支、消化道黏膜、阴道黏膜的外分泌腺受累，出现相应的干燥症状。此时病变多停于官窍如眼、口、鼻、二阴及皮肤等。脾失健运，中气不足，散精障碍，则升清降浊功能失司，水谷精微不得运行，反而瘀滞于中焦，主要表现为津液不归正化的"相对不足"。如李东垣所言："气少作燥，甚则口中无涎。"患者多口中干燥，需频频饮水。泪液亦属于津液，需依赖清气的升提才可至于双目，润溢其窍，而"气虚津不供奉，则泪液少也"，出现因泪腺分泌的黏蛋白减少的眼干涩、异物感等。"脾为生气之源，肺为主气之枢"，化源不足自然影响肺主气的功能，但此时多影响肺的宣降功能，以气机失调为主，表现为轻度干咳或气道高反应的产生。

2. 晚期：精亏不散，瘀血阻滞，失荣为主

随病程进展，局部症状可进一步加重，同时出现全身症状，并累及多个系统与器官。脾气亏虚则会导致脾阴耗伤，阴火内生，继消津液，内燥渐重，从早期精的"相对不足"变为"绝对不足"。如《素问·太阴阳明论》所言："脾病不能为胃行其津液，四肢不得禀水谷气。"随着气虚日渐加重，不得化津行血，出现脉道不利，导致"筋骨肌肉皆无以生，故不用"，出现周身乏力的症状，而官窍的症状进一步加重。柯梦瑶《医碥》云："饮食入胃为运行精英之气，虽曰周布诸腑，实先上输于肺，肺先受其益，是为脾土生金。"肺之经气源于中焦脾脏，"手太阴之脉，起于中焦"，二者同为太阴，同气相求，相互协调感应，在气的生成和津液代谢方面联系

尤为紧密。所谓"脾胃一虚，肺气先绝"（《医旨绪余》），随着脾气进一步亏虚，精微不得上归于肺，肺叶失养，肺痿形成，如《金匮要略心典》所言："痿者萎也，如草木之萎而不荣。"由早期的气机失调，渐生痰浊瘀血，阻滞肺络，导致肺叶结构改变，功能失用。表现为气短、咳嗽、反复感染，并出现肺功能的限制性通气功能障碍和弥散功能下降，高分辨率 CT 提示磨玻璃影、实变影、囊状影等，甚则出现肺动脉高压，少数患者可因呼吸衰竭而死亡。肺有"朝百脉""输精于皮毛"之功，肺系功能失调，亦加重整体的干燥症状。局部官窍、皮肤症状亦呈渐进性发展，精血无以上充，双目失荣，部分患者可出现角膜溃疡甚至穿孔失明。胃腑失养，胃肠外分泌腺体病变加重，出现萎缩性胃炎、慢性腹泻。"五脏之伤，穷必及肾"，后期病及于肾，肾主骨，齿为骨之余，肾燥则骨减髓消，出现猖獗性龋齿，牙齿变黑、片状脱落，仅留残根，同时可出现肾功能损害，继而津液代谢进一步失调，形成肺、脾、肾俱损之局面。此外，《临证指南医案》曰："燥为干涩不通之疾，因津液不足，燥热炽盛，使血脉干涩，停而为痹。"久病入络，阴虚血燥、血运失畅，燥痹亦可导致血瘀的形成。《医学入门》曰："盖燥则血涩而气液为之凝滞，润则血旺而气液为之流通。"亦指出燥可致瘀。故后期血瘀阻络亦是常见的伴发病机，可出现血液系统疾病如淋巴瘤、紫癜、白细胞减少症等。

（三）从助脾散精论治 SS-ILD

基于上述认识，该病的病理机制主要为脾气散精功能异常，治疗之本应着重恢复脾之健运，而不应仅局限于"燥者濡之"的指标之法，故以健脾养阴、助脾散精为大法。此外，根据不同阶段的辨证，配以养阴、清热、活血等品，以求标本兼治，内外共调。

1. 健脾益气，升发清阳

脾不散精，根本在于脾气虚而失其转运、消化之功能，故当以健脾益气为大法。选用黄芪、白术、山药、党参、茯苓等品补气健脾，培土生金，以达"阳气上行，津液与气，入于心，贯于肺，充实于皮毛，散于百脉"之功。又因气虚则津聚，故配陈皮、半夏祛痰化湿，以达湿化气行之功。同时可佐少许辛散升发之品，如柴胡、升麻等，升举脾胃清阳之气，亦可条达肝气，使气机条畅。情志失调常导致肝失疏泄，横逆犯脾，故条达肝气也尤为重要。

柴胡、升麻可入脾胃经，引清阳上行，使津液随气而升，濡润头面诸窍。

2. 养阴清热，润肺化痰

脾虚精微不散，出现"燥"的临床表现，故在健脾益气基础上可加养阴清热之品，如西洋参、麦冬、沙参、百合等。当肺燥痰少难咯时，可酌加川贝、瓜蒌等润肺化痰。同时由于该病临床上多用糖皮质激素治疗，尤其病情严重者，可短期应用大剂量激素进行冲击治疗，而糖皮质激素在中医学中可归于纯阳之品，多有伤阴助火之弊，久而可耗伤肾阴，使得虚火独亢，故可加滋养肾阴之品，如六味地黄丸之类，可"壮水之主，以制阳光"，以消虚亢之火。

3. 益气活血，化瘀通经

在本病后期，因脾虚而气虚，运血无力，血脉凝滞，瘀血又为致病因素，因瘀致虚，因虚致瘀，形成恶性循环。如《血证论》曰："有瘀血，则气为血阻，不得上升，水津因不得随气上升。"故应注重活血化瘀法，以气行血，津液可上行下达。可加丹参、川芎、赤芍、地龙等品，以通经活血，使津液运行通道顺畅，亦散肺络之血瘀，助其生理功能恢复。SS-ILD属于结缔组织相关间质性肺疾病的一种，目前现代医学确切病因及发病机制不明，治疗方法有限，且西药不良反应明显，临床上应用中西医结合治疗有增效减毒的优势。"脾不散精"贯穿该病的始终，健脾益气法应为该病的基本治疗原则，同时配合养阴、清热、活血等法。临床上可根据具体病变阶段、病情差异，因人处方，补通结合，以收到更好的治疗效果。

七、痿痹兼顾论治肺间质纤维化

（一）肺痹与肺间质纤维化

肺痹是由于人正气不足、营卫不从，风寒湿等邪侵袭，闭阻经络，入舍于肺，气血不能畅行从而引起咳喘上气等一系列相关症状的病证。"风寒客于人，使人毫毛毕直，皮肤闭而为热……病入舍于肺，名曰肺痹""肺痹者烦满喘而呕""皮痹不已，复感于邪，内舍于肺""少阴有余病皮痹隐疹，不足病肺痹"。根据古代文献及近现代医学的研究，肺痹与肺间质纤维化具有一定的相关性。病因方面，很多继发性肺间质纤维化是由硬皮病、皮肌炎、类风湿关节炎等结缔组织疾病引起的，与《素问》所论肺痹"皮痹不已，复感于邪，内舍于肺"相似。特发性肺间质纤维化的病因病机尚不明确，有观点认为可能属于自身免疫性疾病，而近现代研究表明肾虚可能导致免疫功能失调从而导致自身免疫性疾病的发生，传统观点亦认为肾虚是肺痹的发病原因之一。肺间质纤维化多发于中老年人，此阶段脏腑开始衰退，肺肾亏虚，与肺痹具有相同的发病基础。临床症状方面，继发性肺间质纤维化往往先有肌表、关节方面的病症出现，与肺痹"风寒湿邪侵入人体阻滞气血，正气渐亏，痹气攻肺而发"的发病机制相似，二者均以咳嗽、气喘、胸闷为主要症状。在病理方面，肺间质纤维化的炎性渗出、纤维组织增生、毛细血管数量减少闭锁等特点与肺痹的痰浊瘀血阻滞肺络的病机特点相似。《素问》曰"痹入脏则死"，说明肺痹预后不良，与肺间质纤维化预后不佳、死亡率高具有一致性。由于个体差异、兼邪有别，不同病变阶段病机侧重有所不同，肺间质纤维化类型不同，肺痹也有不同证型，但有共同的总体病机及发展规律，即肺肾不足，邪痹肺络，终致出入废而神机化灭。

（二）肺痿与肺间质纤维化

肺痿是指肺叶枯萎，萎弱不用，肺脏功能处于低下状态的慢性虚损性疾患。其命名既包括萎弱无力的病态之意，又包括肺叶干枯皱缩的病变特点。张仲景首立肺痿之名，在《金匮要略·肺痿肺痈咳嗽上气病脉证并治》中有"息张口短气者，肺痿唾沫""热在上焦者，因咳而为肺痿""寸口脉数，其人咳，口中反有浊唾涎沫者何？师曰为肺痿之病""肺痿吐涎沫而不咳者，其人不渴，必遗尿，小便数，所以然者，以上虚不能制下故也"等论述。隋代巢元方在《诸病源候论》中对肺痿的病因病机进行了较为翔实的论述："大发汗后，因复下之，则亡津液……欲咳而不能，浊唾涎沫，此为肺痿之病也""肺主气，为五脏上盖，气主皮毛，故易伤于风邪，风邪伤于脏腑，而气血虚弱，又因劳役大汗之后，或经大下而亡津液，津液竭，肺气壅塞，不能宣通诸脏之气，因成肺痿"，明确提出了肺痿的病因包括外邪犯肺、劳役汗下过度，导致肺气受伤，阴津耗损，日久痿废不用。王焘在《外台秘要》中提到肺痿的症状及转归，认为"积年累月，肺气衰便成气嗽，此嗽不早疗，遂成肺痿，若此将成，多不救矣""昼夜嗽常不断，唾白如雪，细沫稠黏，喘息气上……唇口喉舌干焦，亦有时唾血者，渐觉消瘦"。肺痿与肺间质纤维化都可被看作是肺系疾病迁延不愈的结果，病机转化特点皆是由浅入深、由气及血、由肺及肾，肺肾两虚、肺燥津亏、气血不足导致肺络失于濡养，发为肺痿。病因方面，肺间质纤维化致病原因复杂，常见者如反复感染、药物、吸入粉尘及刺激性气体、放射线损伤等，其中很多病因都可在古今关于肺痿的论述中查到，如《孔氏谈苑》中言："贾谷山采石人，石末伤肺，肺焦多死。"即是由于吸入粉尘而导致肺痿的记载。又如《金匮要略》中指出肺痿"快药下利""小便利数""重亡津液故得之"，现代也有相似报道，如法国有学者发现了使用利尿剂可引起肺间质纤维化[80]。肺间质纤维化干咳、咳吐涎沫、呼吸困难进行性加重的临床症状与肺痿具有一致性。肺虚久病及肾，肾主纳气，肺肾俱虚则咳喘少气、呼吸困难，气血不足肺络失于濡养则肺叶枯萎不荣。中晚期患者肺功能的下降，肺活量及肺总量较前明显减少，肺体积减小、弹性降低，这与肺痿的肺叶枯萎并萎弱不用相吻合。在预后方面，肺痿与肺纤维化也具有一致性，皆是难治之病。

（三）痿痹兼顾论治肺间质纤维化

1. 分期论

肺痹言肺为邪闭，气血不通，痰浊瘀血阻滞肺络，虽以正虚为发病基础，但侧重于邪实。肺痿则从虚而言，气血不荣，肺络失养，肺叶萎弱不用。肺痿可以是多种肺病的慢性转归，久咳、肺痨、肺痈等最终皆可转化为肺痿，而诸多肺部疾病在病机演变过程中涉及痰浊瘀血阻滞肺络而气血不通的肺痹状态。丁明桥等[81]医家认为肺痹、肺痿分别是肺间质纤维化到一定阶段的病理概括。肺纤维化早中期以痰瘀闭阻肺络为主要表现，与肺痹相似；中至晚期缠绵不愈，病机由气及血，由浅入深，虽有肺络闭阻、痰瘀互结之证，但肺肾虚、气津伤，肺失濡养、痿废不用，且晚期患者肺功能严重受损，病情危笃与肺痿沉疴久治不愈的特点相符，故晚期与肺痿更为相似。痰瘀阻滞而肺络不通，津血枯竭而肺络不荣，二者往往同时存在。病机演变过程也表现出因实至虚、因虚致实的复杂变化，肺痹与肺痿共同反映肺间质纤维化不同时期的病机特点，二者可同时存在，不同时期各有所偏重，又互相影响，互为因果。另有杨淁等[82]学者将肺间质纤维化分为急性发作期与慢性迁延期，急性发作期以脉络瘀阻、气血不通为基本特点，常因外感六淫诱发，常有热、毒、痰、瘀阻滞肺络，属于肺痹范畴；慢性迁延期存在着由肺痹发展为肺痿的过程，正虚邪实夹杂，肺痿、肺痹共存，进而逐渐伤津耗气，精血衰败，肺失濡养导致络虚则痿，以肺痿为主。

2.分类论

有医家提出对于不同类型的肺间质纤维化，根据其临床特点不同可分别归属于不同的中医病证范畴。武维屏等[83]将肺外疾病和化学药物所致的肺纤维化归为肺痹，如类风湿肺、肿瘤化疗后所致的肺纤维化等，而由肺系疾病发展而致的肺纤维化及特发性肺间质纤维化则以肺痿命名，如放射性肺炎后所致的肺纤维化及慢阻肺继发的肺纤维化等。五体痹不已，内舍其合，当痹证继发呼吸系统损害时，以肺痹辨治更为贴切，故逯明蕾[84]提出结缔组织病相关肺间质病变属于中医学肺痹范畴，如多发性肌炎、类风湿性关节炎、干燥综合征等结缔组织病继发的肺间质纤维化。

3.痿痹兼顾的必要性

肺间质纤维化的病机复杂，与中医病证的概念及命名标准不在同一个层面，病因病机也就不能形成完全统一的论断。肺痹、肺痿与肺间质纤维化均具有相似性和对应性，但非等同关系，历代医家对本病的认识也见仁见智。肺间质纤维化不同的发展阶段病机特点各异，不同类型的肺间质纤维化的病机特点亦有别，医家分别从肺痹、肺痿予以论述，而临床上要明确肺间质纤维化病理类型需要借助辅助检查手段及一定的时间，此外还有大量原因不明的肺间质纤维化，比如类风湿关节炎患者出现了肺间质纤维化，需要鉴别是抗风湿药物引起的还是原发性的，相应的治疗方案各异。中医治疗上不能单纯参照肺痹或肺痿某一种病证来论治。综合肺间质纤维化的临床特点，并结合历代医学文献，笔者发现，肺痹贯穿肺间质纤维化疾病始终而肺痿逐渐发展而成，故提出从肺痹、肺痿两方面论治肺间质纤维化，辨证论治。

（四）证治规律

总体而言，肺间质纤维化的中医辨证属本虚标实，本痿标痹，本虚有肺肾气阴亏虚之侧重，标实有瘀血痰毒的区别，痹贯穿始终，痿逐渐形成，治疗上保留肺痹、肺痿的治则治法，痿痹兼顾，辨证论治。肺痿之病机以肺燥津枯为主，前文中已有详细描述，主要包括肺燥津伤、阴虚火旺、气阴两虚、肺中虚冷等证型。综合《金匮要略》中对肺痿的辨治精神及历代医家之论述，治疗肺痿应从虚热、虚寒着手，重视补虚，可参考"治痿独取阳明""治痿无泻法"等治疗原则，或滋阴润肺，或补肺益肾，或益气温阳，等等。在治疗过程中应时刻注意顾护津液，不宜妄用辛温、燥热、苦寒、滋腻之品，以免伤阴败胃碍脾，使气血生化乏源、气机升降失常，加重肺痿。同时注意痿中兼痹的情况，气虚血液运行无力，津亏血脉凝涩不畅，虚热灼津成痰，肺中虚冷津液失于温摄亦可成痰，痰瘀又可互生互化，深伏于肺络，导致肺痹形成，故应视患者标本虚实适当配伍化痰活血通络之品。

根据肺痹的病机特点，虽因痰凝血瘀气滞不行而表现出实象，但终究因虚致实，治疗上应内外兼顾、攻补兼施。早期正气尚未大虚，病邪尚轻浅，以气虚、气滞为主，治疗上予微辛开之、微苦降之，不可冒昧攻伐徒伤正气。而后逐渐痰浊瘀血相互搏结，胶阻于肺，应重用活血、化痰、通络之品，如川芎、丹参、三棱及虫类药搜邪通络。故肺间质纤维化在病机演变过程中以痹证为主要矛盾者，治宜辛开苦降、活血化痰通络以祛邪，肺肾双调以扶正，标本兼顾。同时，瘀血痰浊一旦形成，又可阻滞气血运行，阴津阳气难以输布，肺失濡养，逐渐萎废不用，属于因痹而痿。需要注意的是，通痹祛邪之时不可妄施峻法而伤其正，同时勿忘补虚，并注意因久病津伤气血不足而导致肺痿，临床上应根据患者实际情况，分气血阴阳以补。

总之，治疗肺间质纤维化应辨证论治，灵活化裁，不可拘泥于肺痹、肺痿之一方一法，在"虚者补之，实者泻之"的原则下，以痰浊瘀血阻滞、肺络不通为主要矛盾者从肺痹论治，以肺失濡养、痿废不用为主要矛盾者从肺痿论治，并注意审时度势，攻补兼施，痿痹同治。

八、辨时治疗支气管哮喘

时间生物医学是时间生物学与现代医学相结合的产物，是国外的一门新兴生命科学，主要研究人体的生命现象时间特点及其在医学上的应用。中医时间治疗学是以天人相应思想、阴阳五行学说、中医基础理论和辨证论治的原则为指导，根据人体生理、病理的时间节律，对疾病进行辨时诊治的学说。其实，在我国两千多年前的医学文献中的就有相关内容记载。

《黄帝内经》中初见时间生物医学的雏形。《素问·脏气法时论》记载："合人形以法四时五行而治。"指出人体要对应四时、阴阳、五行来诊治疾病，也就是说治疗疾病要顺应自然变化节律，辨时治疗。《素问·刺疟》云："凡治疟，先发如食顷，乃可以治，过之则失时也。"强调治疗要掌握时机，也说明了时间治疗学在疾病预防和治疗中的重要性。支气管哮喘属中医学哮病、喘证范畴。《素问·阴阳别论》对喘鸣的论述："阴争于内，阳扰于外，魄汗未藏，四逆而起，起则熏肺，使人喘。"说明哮喘的发作、加重及缓解与昼夜节律交替相关，存在昼轻夜重规律。临床上采用辨时服药的方法，"因时制宜"治疗哮喘，可取得事半功倍的效果。

（一）辨时治疗的理论依据

1. 昼夜节律

《灵枢·岁露》载："人与天地相参也，与日月相应也。"因此，季节、昼夜、晨昏等时间因素的更替，既可影响自然界不同的气候特点和物候特点，同时也可对人体的生理活动和病理变化产生一定的影响。《素问·金匮真言论》云："平旦至日中，天之阳，阳中之阳也；日中至黄昏，天之阳，阳中之阴也；合夜至鸡鸣，天之阴，阴中之阴也；鸡鸣至平旦，天之阴，阴中之阳也。"一日可分阴阳，人体之阳气在平旦、日中、黄昏、夜半时呈现出生、长、收、藏的变化规律，正如《灵枢·顺气一日分四时》云："夫百病者，多以旦慧、昼安、夕加、夜甚……"可见疾病一日四时的变化可呈现为旦慧、昼安、夕加、夜甚的不同变化。《灵枢·顺气一日分为四时》云："以一日分为四时，朝则为春，日中为夏，日入为秋，夜半为冬。"总体上表现为"至日中阴得以阳化"而病减，"至暮夜阴邪独胜"而病加的特点，表明病情随着昼夜阴阳的变化出现昼轻夜重的变化。

2. 四时节律

人是自然界的产物，自然界天地阴阳之气是不断运动变化的，因此，人体的生理病理必然受到时令气候节律、地域环境变化的影响。《素问·厥论》云："春夏则阳气多而阴气少，秋冬则阴气盛而阳气衰。"自然界阴阳之气的消长变化随四时的更替变化，也有着升降、消长的变化。《灵枢·顺气一日分为四时》曰："春生、夏长、秋收、冬藏，是气之常也，人亦应之。"

人体阴阳的变化与自然界四时阴阳的变化具有同步的节律性。《素问·六节脏象论》言："心者……通于夏气；肺者……通于秋气；肾者……通于冬气；肝者……通于春气；脾、胃、大肠、小肠、三焦、膀胱者……通于土气。"《素问·咳论》说："五脏各以其时受病。"说明五脏系统与四季更替存在相应的节律性变化，五脏的疾病各自以其相应的四时而发病。

（二）支气管哮喘的辨时治疗

《素问·六节脏象论》云："谨候其时，气可与期，失时反候，五治不分，邪僻内生。"指出自然界阴阳的变化都遵循着一定的规律，往往是可以预期的，医者应谨慎地顺应自然时令气候和阴阳的变化，辨时治疗，才可获得较好的疗效。正如《灵枢·顺气一日分为四时》篇曰："顺天之时，而病可与期。"由此可见，临床上准确辨明病因病机，确定症候，然后论治，必然是取得临床疗效的基础，但合理辨时治疗则是保障其取得最佳疗效的重要环节。支气管哮喘的辨时治疗应顺应自然界昼夜、四时人体阴阳的消长变化规律，顺应人体脏腑主时规律及人体营卫、气血的运行。《灵枢·百病始生》篇云："毋逆天时，是谓至治。"《素问·四时刺逆从论》云："故刺不知四时之经，病之所生，以从为逆正气内乱，与精相薄。"强调对疾病进行施治时，应注意审察治法与四时经气的盛衰及病变之逆从，进而避免正气逆乱、邪气结聚的后果。

参考文献

［1］山东中医学院.黄帝内经素问校释［M］.北京：人民卫生出版社，1982: 1284.

［2］张伟.中医肺十论［M］.济南：山东科学技术出版社，2017: 154.

［3］王禹水，卢绪香，朱雪，等.从肝论治间质性肺炎［J］.中医药学报，2015,43（2）：88.

［4］贾双双，张伟.从脏腑辨证论治间质性肺疾病［J］.江苏中医药，2018,50（2）：8-10.

［5］王晶波，陈名元.基于脏腑辨证论治感染后咳嗽［J］.中国中医急症，2016,25（10）：1918.

［6］张莉，朱雪，孟芸，等.肺间质纤维化从肾论治［J］.云南中医学院学报，2014,37（1）：26.

［7］张永跟，陈馨馨，李友林，等.脏腑辨证在中医辨证体系中的重要地位［J］.环球中医药，2009，2（5）：365.

［8］李昆.宋代三焦辨证学说的研究——兼论三焦辨证发展史［D］.济南：山东中医药大学，2004.

［9］张登本.王焘医学全书·外台秘要方［M］.北京：中国中医药出版社，2006：69-72.

［10］刘寨华，杜松，李钰蛟，等.三焦辨证源流考［J］.中国中医基础医学杂志，2014，20（7）：872-873.

［11］刘寨华，于峥，张华敏.论吴鞠通温病学术思想［J］.中国中医基础医学杂志，2011，17（1）：12-13.

［12］冉大伟.三焦辨证活用于肺系疾病心悟［J］.江苏中医药，2016，48（10）：95-97.

［13］洪广祥.中医药治疗慢性阻塞性肺疾病的几点思考［J］.中华中医药杂志，2005，20（1）16-19.

［14］李德新.中医基础理论讲稿［M］.北京：人民卫生出版社，2014：150.

［15］韩景献."三焦气化失常—衰老"相关论［J］.中医杂志，2008，49（3）：200-202.

［16］王峰.对《内经》论述三焦的认识［J］.Act a Chinese Medicine and Pharmacology，2010（3）：140-142.

［17］马玉琛.对李东垣脾胃病的理解［C］//第二十五届全国中西医结合消化系统疾病学术会议，2013.

［18］胡剑北.古代小肠形体医理误识对中医理论与临床的影响［J］.中医杂志，2008，47（3）：891-893.

［19］王英，管梦月，张伟.从"三焦"论治弥漫性肺间质疾病［J］.成都中医药大学学报，2016，39（3）：103-105.

［20］袁成波.小青龙汤加味治疗间质性肺疾病（ILD）—（寒饮伏肺，肺络瘀阻证）的临床研究［D］.长春：长春中医药大学，2009.

［21］贾建玲，潘晨.从中焦脾胃论治肺痿［J］.河南中医，2006，26（5）：11-12.

［22］密丽，刘伟.浅识"肾为气之根"［J］.中医药学报，2012，40（4）：8-9.

［23］邓时贵，叶莹仪，彭珍香.卫气营血辨证肺损伤肺表面活性蛋白mRNA表达的动

态变化［J］.中国实验方剂学杂志,2013,19(6):279-282.

［24］师建平,郭静.中医辨证论治理论体系的研究现状与发展趋势［J］.中华中医药杂志,2013,28(9):2508-2511.

［25］郭海,杨进.对卫气营血理论的思考［J］.中医药信息,2007,26(1):3-5.

［26］赖明生,魏凯峰,杨进.温病血分证凉血散血法内涵探析［J］.辽宁中医杂志,2013,40(4):692-693.

［27］Palma DA, Senan S, Tsujino K, et al.Predicting Radiation Pneumon it is after Chemoradiotherapy for Lung Cancer: An International Individual Patient Data Meta-analysis［J］.Int J Radiat Oncol Biol Phys, 2013, 85(20):444-450.

［28］Vogelius IR, Bentzen SM.A literature-based meta-analysisof clinical risk factors for development of radiation in-duced pneumonitis［J］.Acta Oncol, 2012, 51(8):975-983.

［29］Giridhar P, Mallick S, Rath GK, et al.Radiation Induced Lung Injury: Prediction, Assessment and Managemen［J］.Asian Pac J Cancer Prev, 2015, 16(7):2613-2617.

［30］侯显明,于润江.间质性肺病学［M］.北京:人民卫生出版社,2003:6.

［31］钟南山,府军,朱元珏.现代呼吸病进展［M］.北京:中国医药科技出版社,1994.

［32］黄礼明.试论痰瘀虚在慢性阻塞性肺病辨治中的重要性［J］.贵阳中医学院学报,2000,22(1):5.

［33］魏聪,贾振华,常丽萍.中医络病学科研究回顾与展望［J］.中医杂志,2015,56(22):1971-1975.

［34］姜萍.营卫与脉络关系探微［J］.山东中医药大学学报,2005,29(6):431-432.

［35］李满意,娄玉钤.五体痹的源流［J］.风湿病与关节炎,2013,2(4):35-41.

［36］陈湘君,顾军花,茅建春,等.陈湘君教授治疗类风湿关节炎并发间质性肺炎经验应用总结［C］.中华中医药学会第十六届全国风湿病学术大会论文集.2012.

［37］陈俊蓉,陈利国,王华强.浅谈《内经》五体痹与五脏痹发病关系［J］.四川中医,2012,30(4):44-46.

［38］邹万成,张六通.从特发性肺纤维化探讨细胞外基质沉积与络病的相关性［J］.湖北中医杂志,2008,30(6):24-25.

［39］崔红生，邱冬梅，武维屏.肺间质纤维化从络病辨治探析［J］.中医杂志，2003
（12）：946-947.

［40］吴银根，张天嵩.络病理论指导肺纤维化中医证治探析［J］.中医药学刊，2005，1：
14-15.

［41］朱秀惠.从络病论治肺间质纤维化［J］.中国中医药现代远程教育，2013，
11（18）：4-5.

［42］刘晓明，张伟.从毒、虚论述肺间质纤维化的病因病机［J］.南京中医药大学学报，
2014，30（4）：306-308.

［43］兰智慧，张元兵，朱伟，等.从阳虚论治肺间质纤维化探讨［J］.中华中医药杂志，
2013，28（7）：1940-1942.

［44］张兰坤，过伟峰，肖婧，等.从叶天士"络以通为用"学说谈通络药物的临床
应用［J］.中医杂志，2014，55（9）：804-805.

［45］考希良，张伟.从痰探讨肺间质纤维化的中医病因病机［J］.世界中西医结合杂志，
2012，7（6）：523-525.

［46］车丽，张伟.血瘀对肺间质纤维化的影响［J］.吉林中医药，2014，34（2）：
111-113.

［47］田丽，张伟.从"络以通为用"论治肺间质纤维化［J］.中医杂志，2018，59（19）：
1644-1646.

［48］赵静，刘瑞娟.特发性肺间质纤维化的相关研究进展［J］.山东医药，2014，
54（7）：88-90.

［49］刘敏，王庆国.络病理论研究现状及展望［J］.中华中医药学刊，2010，25（6）：
1200-1202.

［50］毛秉豫.红细胞变形性与久病入络为瘀关系探要［J］.中医药学刊，2002，20（5）：
688.

［51］雷燕.络病理论探微［J］.北京中医药大学学报，1998，2（12）：18-23.

［52］杨伟国，居军，马惠.慢性阻塞性肺疾病合并肺间质纤维化患者血液中基质金属
蛋白酶9的变化［J］.检验医学，2009，19（3）：254.

［53］季蓉，何权瀛.肺气肿合并肺间质纤维化的临床研究［J］.中华结核和呼吸杂志，
1999，22（11）：666-668.

［54］张建廷，许玲华.慢性阻塞性肺疾病合并肺间质纤维化的临床特点［J］.医药论

坛杂志, 2007, 28（22）: 47-48.

［55］Andoh Y, Shimura S.Aikawa T, et al.Periva scular fibrosis of muscular pulmonary arteries in clnronic obstructive pulmonary disease［J］.Chest, 1992, 102: 1645-1650.

［56］李建生, 余学庆, 王明航.中医治疗慢性阻塞性肺疾病研究的策略与实践［J］.中华中医药杂志, 2012, 27（6）: 1607-1614.

［57］郭敏.略论中医对支气管扩张的认识［J］.中医学报, 2012, 27（10）: 1252-1253.

［58］赵木叶, 张伟.从"久病入络"学说浅谈间质性肺病之瘀［J］.中国中医药现代远程教育, 2015, 13（22）: 1-3.

［59］刘晓阳, 刘桂颖.化瘀通络法治疗稳定期支气管扩张症浅谈［J］.河北中医, 2015, 40（6）: 916-917.

［60］雷燕, 黄启福.论瘀毒阻络是络病形成的病理基础［J］.北京中医药大学学报, 1999, 22（2）: 8-11.

［61］王培, 张伟.从久病入络论述特发性肺纤维化合并支气管扩张［J］.山东中医药大学学报, 2018, 42（3）: 196-198.

［62］宋清江, 白晓莉, 刘红燕."阳化气, 阴成形"与现代医学的代谢观［J］.中国中医基础医学杂志, 2007, 13（8）: 572-609.

［63］李如辉, 黄兆铿."阳化气, 阴成形"诠释及其理论意义［J］.中医药学刊, 2002, 20（7）: 87.

［64］王鹏, 李星晶, 杨文林, 等.中西医联合治疗非小细胞肺癌术后疗效观察［J］.辽宁中医药大学学报, 2015, 17（6）: 138.

［65］朱洁, 张旭, 叶丽红.中医益气法治疗肺癌探析［J］.辽宁中医药大学学报, 2014, 16（1）: 80.

［66］张泽渊, 孙剑峰, 钟丹, 等.应用扶正培本法治疗肺癌研究进展［J］.辽宁中医药大学学报, 2014, 16（4）: 169.

［67］邝贺龄.内科疾病鉴别诊断学［M］.3版.北京: 人民卫生出版社, 1993: 622.

［68］王鑫, 张庆祥.李东垣"阴火"探析［J］.中医学报, 2014, 29（6）: 751-752.

［69］孙广仁.中医基础理论［M］.北京: 中国中医药出版社, 2007.

［70］中华医学会呼吸病学分会哮喘学组.支气管哮喘防治指南（2016年版）［J］.中华结核和呼吸杂志, 2016, 39（9）: 1-4.

［71］孙磊.略论"肝左肺右"［J］.吉林中医药,2010,30（6）:461-462.

［72］曹邦卿,薛汉荣.疏利气机法治疗胸闷变异性哮喘［J］.中医药通报,2014,13（5）:40-41.

［73］钟南山.支气管哮喘:基础与临床［M］.北京:人民卫生出版,2006:96.

［74］支艳,杨明会,张印.论气道高反应性咳嗽的发病机制及治疗［J］.中华中医药学刊,2010,29（3）:559-561.

［75］钟南山,刘又宁.呼吸病学［M］.北京:人民卫生出版社,2012:415-416.

［76］张利群,陈杭薇,刘光.隐原性机化性肺炎1例并文献复习［J］.临床肺科杂志,2011,16（07）:1145-1146.

［77］Lefrançais E, Ortiz-Muñoz G, Caudrilier A, et al.The lung is a site of platelet biogenesis and a a reservoir for haematopoietic progenitors.Nature, 2017, 544: 105-109.

［78］陈泽慧,魏玥,杨晋翔,等.血虚致喘的理论探讨［J］.中医杂志,2017,58（6）:530-532.

［79］江顺奎,李雷,刘明,等.伏邪理论在治未病中的应用［J］.中华中医药杂志,2012,27（3）:537-539.

［80］Kneir A, Chabot E, Lerard H, et al.Fibrosingpneumopathyinduced bycyclothiazide［J］. Rev Malad Respirat, 1992, 92: 208.

［81］丁明桥,许朝霞,董慧君.肺间质纤维化中医分期辨证论治［J］.湖北中医杂志,2009,29（11）:41-42.

［82］杨淦,张先元,曹栀,等.特发性肺纤维化与肺痹、肺萎关系浅析［J］.亚太传统药,2015,11（2）:52-53.

［83］武维屏,赵兰才.肺间质纤维化中医证治探析［J］.中医杂志,2002,43（5）:325-326.

［84］逯明蕾.结缔组织病相关肺间质病变的临床与基础研究［D］.广州:南方医科大学,2011:28.

第五章　肺系病辨病思路

在中医学中，"病"与"证"是密切相关的不同概念。病是对疾病全过程的特点与规律所做的概括，证是对疾病当前阶段的病位、病性等所作的结论。病注重从贯穿疾病始终的根本矛盾上认识病情，证主要是从机体整体反应状况上认识病情。辨病和辨证对于中医诊断来说都是重要的。辨病有利于从疾病的全过程、特征上认识疾病的本质，重视疾病的基本矛盾；辨证则重在从疾病当前的表现中判断病变的位置与性质，抓住当前的主要矛盾。正由于"病"与"证"对疾病本质反映的侧重面有所不同，所以中医学强调要"辨病"与"辨证"相结合，从而有利于对疾病本质的全面认识。

"病"是对疾病发生发展整个过程中特点与规律的概括[1]。中医辨病思维包括对疾病的动态观察，随时发现可能的病情转变和预后，还应该包括疾病病因、病理过程及内在机制等[2]。辨病首先重视对疾病类别的划分，是对同种类疾病特有属性的概括，辨病之后确立本病治疗原则。

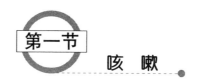

第一节　咳　嗽

一、疾病概述

咳嗽是指外感或内伤等因素导致肺失宣肃，肺气上逆，冲击气道，发出咳声或伴咯痰为临床特征的一种病证。历代将有声无痰称为咳，有痰无声称为嗽，有痰有声谓之咳嗽。临床上多为痰声并见，很难截然分开，故以咳嗽并称。

肺气不清，失于宣肃，上逆作声而引起咳嗽为其证候特征。 咳嗽、咯痰是本病的主要症状。由于病因和机体反应性的不同，故出现相应的症状和特征。风寒犯肺，早期咽痒作咳而咳嗽声重、气急、咯痰清稀呈泡沫状或鼻塞流清涕，苔薄白，脉浮；若从热化，则痰和鼻涕由白转黄；风热犯肺，常见咳嗽痰黄而稠、气粗或咽痛、口渴或流黄涕，苔薄黄，脉浮数；燥邪伤肺，则干咳无痰或少痰、鼻咽干燥，舌红干少津，脉数；痰湿蕴肺，则咳声重浊、胸闷气憋、痰多色白黏稠，舌苔白腻，脉濡滑；痰热郁肺，则咯痰黄稠、胸闷气促，舌苔黄腻，脉滑数；肝火犯肺，则气逆咳嗽、咳引胁痛，苔黄少津，脉弦数；肺阴亏耗，则干咳无痰或见咯血，舌红少苔，脉细数。外感引起的咳嗽、咯痰大多伴有发热、头痛、恶寒等，起病较急，病程较短；内伤所致咳嗽，一般无外感症状，起病慢，病程长，常伴有脏腑功能失调的证候。

咳嗽是内科中最为常见的病证之一，发病率甚高，据统计，慢性咳嗽的发病率为 3%~5%，老年人群发病率可达 10%~15%，尤以寒冷地区发病率更高。中医中药治疗咳嗽有较大优势，积累了丰富的治疗经验。

《内经》对咳嗽的成因、症状及证候分类、证候转归及治疗等问题已进行了较系统的论述，阐述了气候变化、六气影响及肺可导致咳嗽，如《素问·宣明五气论》云："五气所病……肺为咳。"《素问·咳论》作为论述咳嗽的专篇指出"五脏六腑皆令人咳，非独肺也"，强调肺脏受邪及脏腑功能失调均能导致咳嗽的发生。对咳嗽的症状按脏腑进行分类可分为肺咳、心咳、胃咳、膀胱咳等，并指出了证候转归和治疗原则。《伤寒杂病论》不仅拟出了不少治疗咳嗽行之有效的方剂，还体现了对咳嗽进行辨证论治的思想。《诸病源候论·咳嗽候》在《内经》脏腑咳的基础上，论述了风咳、寒咳等不同咳嗽的临床证候。唐宋时期，《千金要方》《外台秘要》《太平惠民和剂局方》等收集了许多治疗咳嗽的方剂。《景岳全书》将咳嗽分为外感、内伤两类，《明医杂著》指出咳嗽"治法须分新久虚实"，至此，咳嗽的理论渐趋完善，切合临床实际。

咳嗽既是独立性的病证，又是肺系多种病证的一个症状。西医学的上呼吸道感染、支气管炎、支气管扩张症、肺炎等以咳嗽为主症者可参考本病证进行辨证论治，其他疾病兼见咳嗽者，可与本病证联系互参。

二、病因病机

咳嗽分外感咳嗽与内伤咳嗽，外感咳嗽病因为外感六淫之邪；内伤咳嗽病因为饮食、情志等内伤因素致脏腑功能失调，内生病邪。外感咳嗽与内伤咳嗽，均是病邪引起肺气不清，失于宣肃，迫气上逆而作咳。

（一）病因

1. 外感咳嗽

由于气候突变或调摄失宜，外感六淫从口鼻或皮毛侵入，使肺气被束，肺失肃降。《河间六书·咳嗽论》谓"寒、暑、湿、燥、风、火六气，皆令人咳嗽"即是此意。由于四时之气不同，因而人体所感受的致病外邪亦有区别。风为六淫之首，其他外邪多随风邪侵袭人体，所以外感咳嗽常以风为先导，或挟寒，或挟热，或挟燥，其中尤以风邪挟寒者居多。《景岳全书·咳嗽》云："外感之嗽，必因风寒。"

2. 内伤咳嗽

内伤病因包括饮食、情志及肺脏自病。饮食不当，嗜烟好酒，内生火热，熏灼肺胃，灼津生痰；生冷不节，肥甘厚味，损伤脾胃，致痰浊内生，上干于肺，阻塞气道，致肺气上逆而作咳；情志刺激，肝失条达，气郁化火，气火循经上逆犯肺，致肺失肃降而作咳。肺脏自病者，常由肺系疾病日久，迁延不愈，耗气伤阴，肺不能主气，肃降无权而肺气上逆作咳；肺气虚不能布津而成痰，肺阴虚而虚火灼津为痰，痰浊阻滞，肺气不降而上逆作咳。

（二）病位

咳嗽的病位，主脏在肺，无论外感六淫或内伤所生的病邪，皆侵及于肺而致咳嗽，故《景岳全书·咳嗽》云："咳证虽多，无非肺病。"这是因为肺主气，其位最高，为五脏之华盖，肺又开窍于鼻，外合皮毛，故肺最易受外感、内伤之邪，而肺又为娇脏，不耐邪侵，邪侵则肺气不清，失于肃降，迫气上逆而作咳。正如《医学三字经·咳嗽》所云："肺为五脏之华盖，呼之则虚，吸之则满，只受得本脏之正气，受不得外来之客气，客气干之则呛而咳矣；亦只受得脏腑之清气，受不得脏腑之病气，病气干之，亦呛而咳矣。"但《素问·咳论》提出"五脏六腑皆令人咳，非独肺也"，说明咳嗽的病变脏腑不限于肺，凡脏腑功能失调影响及肺，皆可为咳嗽病证相关的病变脏腑。但是其他脏腑所致咳嗽皆须通过肺脏，故肺为咳嗽的主脏。肺主气，咳嗽的基本病机是内外邪气干肺，肺气不清，肺失宣肃，肺气上逆迫于气道而为咳。《医学心悟·咳嗽》指出："肺体属金，譬若钟然，钟非叩不鸣，风寒暑湿燥火六淫之邪，自外击之则鸣，劳欲情志，饮食炙煿之火自内攻之则亦鸣。"提示咳嗽是肺脏为了祛邪外达所产生的一种病理反应。

（三）病性

外感咳嗽病变性质属实，为外邪犯肺、肺气壅遏不畅所致，其病理因素为风、寒、暑、湿、燥、火，以风寒为多，病变过程中可发生风寒化热、风热化燥或肺热蒸液成痰等病理转化。

内伤咳嗽病变性质为邪实与正虚并见，他脏及肺者，多因邪实导致正虚，肺脏自病者，多因虚致实。其病理因素主要为"痰"与"火"，但痰有寒热之别，火有虚实之分，痰可郁而化火，火能炼液灼津为痰。他脏及肺，如肝火犯肺每见气火耗伤肺津，炼津为痰。痰湿犯肺者，多因脾失健运，水谷不能化为精微上输以养肺，反而聚为痰浊，上贮于肺，肺气壅塞，上逆为咳。若久病，肺脾两虚，气不化津，则痰浊更易滋生，此即"脾为生痰之源，肺为贮痰之器"的道理。久病咳嗽，甚者延及于肾，由咳致喘。如痰湿蕴肺，遇外感引触，转从热化，则可表现为痰热咳嗽；若转从寒化，则表现为寒痰咳嗽。肺脏自病，如肺阴不足每致阴虚火旺，灼津为痰，肺失濡润，气逆作咳或肺气亏虚，肃降无权，气不化津，津聚成痰，气逆于上，引起咳嗽[3]。

外感咳嗽与内伤咳嗽可相互影响为病，病久则邪实转为正虚。外感咳嗽如迁延失治，邪伤肺气，更易反复感邪，而致咳嗽屡作，转为内伤咳嗽；肺脏有病，卫外不固，易受外邪引发或加重，特别在气候变化时尤为明显。久则从实转虚，肺脏虚弱，阴伤气耗。由此可知，咳嗽虽有外感、内伤之分，但有时二者又可互为因果。

三、传变

咳嗽一般预后好，尤其是外感咳嗽，因其病轻浅，及时治疗多能短时间内治愈。但外感夹燥、夹湿者，治疗稍难。因夹湿者，湿邪困脾，久则脾虚而积湿生痰，转为内伤之痰湿咳嗽；夹燥者，燥邪伤津，久则肺阴亏耗，转为内伤之阴虚肺燥咳嗽。内伤咳嗽多呈慢性反复发作过程，其病深，治疗难取速效，但只要精心调治亦多能治愈。咳嗽病证若治疗失当，无论外感咳嗽还是内伤咳嗽，其转归总是由实转虚，虚实兼夹，由肺脏而及脾、肾，正所谓肺不伤不咳，脾不伤不久咳，肾不伤不喘，病久则咳喘并作。部分患者病情逐渐加重，甚至累及于心，最终导致肺、心、脾、肾诸脏皆虚，痰浊、水饮、气滞、瘀血互结而病情缠绵难愈，甚至演变成为肺胀。

四、诊断依据

咳逆有声或伴咽痒咯痰。外感咳嗽，起病急，可伴寒热等表证；内伤咳嗽，每因外感反复发作，病程较长，咳嗽而伴见脏腑病变。

五、病证鉴别

（一）哮病、喘证

哮病和喘证虽然也会兼见咳嗽，但各以哮、喘为主要临床表现。哮病主要表现为喉中哮鸣有声，呼吸气促困难，甚则喘息不能平卧，发作与缓解均迅速。喘证主要表现为呼吸困难，甚至张口抬肩，鼻翼煽动，不能平卧。

（二）肺胀

肺胀常伴有咳嗽症状，但肺胀有久患咳、哮、喘等病证的病史，除咳嗽症状外，还有胸部膨满、喘逆上气、烦躁心慌，甚至颜面紫黯、肢体浮肿等症，病情缠绵，经久难愈。

（三）肺痨

咳嗽是肺痨的主要症状之一，但肺痨尚有咯血、潮热、盗汗、身体消瘦等主要症状，具有传染性，X线胸部检查有助于鉴别诊断。

（四）肺癌

肺癌常以咳嗽或咯血为主要症状，但多发于40岁以上吸烟男性，咳嗽多为刺激性呛咳，病情发展迅速，呈恶病质，一般咳嗽病证不具有这些特点，肺部X线检查及痰细胞学检查有助于确诊。

（五）其他

除上述病变外，临床以咳嗽为主症的病变尚有肺热病、肺痿、肺络张、百日咳、硅肺、肺衰、肺厥、肺水、悬饮、气胸、肺虫病等。应根据咳嗽的伴随症状，以及相应检查手段进行鉴别，如下。

1. 伴骤起发热、烦渴者，多见于肺热病；伴胸痛、咯腥臭脓血痰者，可为肺痈。

2. 咳久而咯痰、气喘、胸中胀闷者，常见于肺胀，亦可见于尘肺等病。

3. 伴咯吐大量黏痰或脓痰、间断咳血者，可能为肺络张。

4. 咳吐浊唾涎沫为主者，一般为肺痿。

5. 百日咳以咳嗽呈阵发连声，且咳后有鸡鸣样回声为特点。

6. 咳嗽、呼吸困难、面青唇紫者，可为肺心病、肺水、肺衰、肺厥等病。

7. 悬饮以胸胁饱满、胸痛为主症，咳嗽为次要表现。

8. 妇女妊娠期间出现咳嗽经久难愈者，为子嗽。

9. 咽喉长期干痒不适，可引发咳嗽，称为喉咳。咽喉其他病变如喉暗、喉痹、喉部息肉或肿瘤、鼻渊等，亦可导致咳嗽，应进行五官科检查以明确诊断。

六、治疗原则

咳嗽的治疗应分清邪正虚实。外感咳嗽，为邪气壅肺，多为实证，故以祛邪利肺为治疗原则，根据邪气风寒、风热、风燥的不同，应分别采用疏风、散寒、清热、润燥治法。内伤咳嗽，多属邪实正虚，故以祛邪扶正，标本兼顾为治疗原则，根据病邪为"痰"与"火"，祛邪分别采用祛痰、清火为治，正虚则养阴或益气为宜，又应分清虚实主次处理。

咳嗽的治疗，除直接治肺外，还应从整体出发注意治脾、治肝、治肾等。外感咳嗽一般均忌敛涩留邪，当因势利导，俟肺气宣畅则咳嗽自止；内伤咳嗽应防宣散伤正，注意调理脏腑，顾护正气。咳嗽是人体祛邪外达的一种病理表现，治疗决不能单纯见咳止咳，必须按照不同的病因分别处理。

七、相关西医疾病

（一）普通感冒

感冒，俗称伤风，是因感受触冒风邪或时行疫毒，邪犯卫表，引起肺卫功能失调而出现以鼻塞、流涕、喷嚏、咳嗽、头痛、恶寒、发热、全身不适、脉浮为主要特征的一种外感疾病。病名释义：感即感受，冒即触冒，感冒即感受、触冒外界风邪而致的病。一般病程 3~7 日，在整个病程中很少传变。现代医学所称的急性上呼吸道感染属于感冒的范畴，流行性感冒属于时行感冒的范畴。急性上呼吸道感染简称上感，为外鼻孔至环状软骨下缘包括鼻腔、咽或喉部急性炎症的总称。主要病原体是病毒，少数是细菌。发病不分年龄、性别、职业和地区，免疫功能低下者易感。通常病情较轻，病程短，可自愈，预后良好。但由于发病率高，不仅可影响工作和生活，有时还可伴有严重并发症，并有一定的传染性，应积极防治。

感冒初起多见风寒或风热之邪侵袭，外邪束表犯肺，肺卫功能失调。在病程中可出现寒与热的转化和错杂。风热不解或寒邪郁而化热，则可转化为肺卫热证；若邪郁不解或夹痰热湿浊，客于半表半里，形成邪犯募原之证；病邪传里化热而表寒未解，以致内外俱实，发为表寒里热证；若为时行疫毒，入里化热较速，里热充斥，而为热毒炽盛之证；甚则热陷心包、引动肝风，则病情重笃。若反复感邪，正气耗损，由实转虚或体虚感邪，正气愈虚，则病机转化为正虚邪实。

1. 临床表现

感冒起病较急，骤然发病，无潜伏期（或潜伏期极短），病程短，少者 3~5 天，多者 7~8 天。以肺卫症状为主症，如鼻塞、流涕、喷嚏、咳嗽、恶寒、发热、全身不适等。症状表现呈多样化，以鼻咽部痒、干燥、不适为早期症状，继则出现喷嚏、鼻塞、鼻涕或疲乏、全身不适等，轻则上犯肺窍，症状不重，易于痊愈，重则高热、咳嗽、胸痛。

2. 诊断依据

气候突然变化，有伤风受凉、淋雨冒风的经过或时行感冒正流行之际，临证以卫表及鼻咽症状为主，可见鼻塞、流涕、多嚏、咽痒、咽痛、周身酸楚不适、恶风或恶寒、发热等。若风邪夹暑、夹湿、夹燥，还可见相关症状。

时行感冒呈流行性发病，多人同时发病，迅速蔓延。起病急，全身症状显著，如高热、头痛、周身酸痛、疲乏无力等，而肺系症状较轻。病程一般 3~7 日，普通感冒一般不传变，时行感冒少数可传变入里，变生它病。四季皆可发病，而以冬、春两季为多。

3. 治疗

普通感冒病情较轻，全身症状不重，少有传变。在气候变化时发病率可以升高，但无明显流行特点。若感冒 1 周以上不愈，发热不退或反见加重，应考虑感冒继发它病，传变入里。感冒的病位在卫表肺系，治疗应因势利导，从表而解，遵《素问·阴阳应象大论》"其在皮者，汗而发之"的原则，采用解表达邪的治疗原则。风寒证治以辛温发汗；风热证治以辛凉清解；暑湿杂感者，又当清暑祛湿解表；患者有入里化热或兼里证者，又应表里双解；时行感冒多属风热重证，除辛凉解表外，还当佐以清热解毒之品；虚人感冒，应辨气虚、血虚、阴虚、阳虚之不同，分别采用益气解表、养血解表、滋阴解表、温阳解表之法。治疗感冒总以解表为法，但不宜发散太过，以免耗伤津液。除体虚感冒之外，不宜早用补益，以免造成留邪，甚则内传于里。

（二）咳嗽变异性哮喘

咳嗽性哮喘又称咳嗽变异性哮喘（cough variant asthma，CVA），1972 年 Gluser 首次报道了该病并命名为变异性哮喘，是指以慢性咳嗽为主要或唯一临床表现的一种特殊类型哮喘。全球哮喘防治倡议中明确认为咳嗽变异性哮喘是哮喘的一种形式，其病理生理改变与哮喘病一样，也是持续气道炎症反应与气道高反应性。在支气管哮喘开始发病时，有 5%~6% 是以持续性咳嗽为主要症状的，多发生在夜间或凌晨，常为刺激性咳嗽，此时往往被误诊为支气管炎。成人中，发病年龄较典型哮喘大，约 13% 的患者年龄大于 50 岁，中年女性较多见。儿童时期，咳嗽可能是哮喘的唯一症状，甚至是发展为支气管哮喘的先兆。

中医学中，咳嗽变异性哮喘属于喘证、久咳等范畴。其病因病机主要为风邪犯肺，久咳伤脾，脾虚运化水湿失常，水液代谢失衡，痰饮内伏于肺，受到外界因素刺激，触动伏痰，导致痰气交阻而出现咳嗽。

1. 病因

（1）外感与六淫相关，风为先导：目前，有多位学者研究认为，CVA 与外感六淫相关，风为先导，风邪是 CVA 的重要致病因素。CVA 发作与风邪侵袭有关。本病多为风邪袭肺、肺失宣降，发为咳嗽。李素云等[4]认为该病的病机为风邪袭肺、肺失宣降，并进一步指出气道痉挛是咳嗽的重要原因。且 CVA 病变特征符合风邪"善行而数变""其性轻扬""风盛则挛急"的致病特点，似与内风相关。也有学者认为风邪留恋、肺失宣肃为最重要病因，且与 CVA 咳嗽反复不愈有关。

（2）内伤与五脏相关，肺为主脏：《内经》谓："五脏六腑皆令人咳，非独肺也。"CVA 咳嗽与五脏功能失调相关，与脾、肝、肾的关系尤为密切，而发病总不离乎肺。有学者认为，CVA 发病与"肺脾气虚"或"肺虚气弱"有关。而肺脾气虚是 CVA 的主要发病机制。因脾气亏虚，痰湿内生，上贮于肺，肺失宣降而咳。脾肺不足易感外邪，致肺气失调，肺失宣降，咳嗽频作。还有学者认为，CVA 咳嗽与肝有关，CVA 的病理基础是肺虚肝旺[5]。而肝郁痰滞为病机关键，因肝郁脾虚，气机不畅，痰阻气道，肺气上逆而咳。肝为风木之脏，风痰交阻气道，肝经气火上逆，故发为痉挛性阵咳。此外，柯新桥[6]提出肾阳虚是 CVA 病理机制关键。

（3）内有伏邪与痰瘀相关：帅明华等[7]认为 CVA 病机为外感风寒，内伏痰湿。骆洪道[8]则认为痰瘀互结伤肺、营卫失调而肺肾两虚为其主要病机。王立华等[9]认为 CVA 患者既有先天禀赋不足，又有宿痰内伏于肺。翟文生[10]认为 CVA 的辨证治疗应重视肝郁与血瘀两个方面。卞国本[11]认为 CVA 病理因素既有风、痰，还有瘀和虚，四者相互错杂，虚实兼夹，故病情复杂而迁延难愈。

（4）其他：亦有学者认为，CVA 的病因病机与饮食相关。饮食生冷，嗜食烟酒、海鲜等，易伤及肺气，津液不布，凝聚成痰，内伏于肺，痰气相击，气道受阻，肺气阻闭而咳嗽不止。也有学者认为，CVA 的病因病机与情志相关，因情志失调，肝失疏泄，"肝逆则诸气皆逆"，引动肺气上逆而咳。此外，有学者认为本病与环境因素有关，螨尘、烟雾、毛屑、异味等侵袭气道，阻塞肺窍，肺失宣肃，气道挛急，肺气上逆而咳。

2. 临床表现

由于咳嗽变异性哮喘以咳嗽为唯一症状,故临床特点缺乏特异性,误诊率非常高。因此,对于慢性反复发作的咳嗽应该想到该病的可能。由于50%~80% 的咳嗽变异性哮喘儿童可发展为典型哮喘,10%~33% 的成人咳嗽变异性哮喘也可发展为典型哮喘,许多学者将咳嗽变异性哮喘视为哮喘病的前驱表现。因此,咳嗽变异性哮喘的早期诊断和早期治疗对预防哮喘是非常重要的。

3. 发病人群

儿童发病率较高,已发现 30% 以上的儿童干咳与咳嗽变异性哮喘有关。成人中,咳嗽变异性哮喘发病年龄较典型哮喘高,约 13% 患者年龄大于 50 岁,中年女性较多见。

4. 症状

咳嗽可能是唯一症状,主要为长期顽固性干咳,常在吸入刺激性气味、冷空气、接触变应原、运动或上呼吸道感染后诱发,部分患者无任何诱因,多在夜间或凌晨加剧,部分患者发作有季节性,以春秋为多。患者就诊时多已经采用止咳化痰药和抗生素治疗一段时间,效果不佳,应用糖皮质激素、抗过敏药物、β_2 受体激动剂和茶碱类药物可缓解。

5. 过敏病史

患者本身可有较明确的过敏性疾病史,如过敏性鼻炎、湿疹等。部分患者可追溯到家族过敏史。

6. 治疗

治疗原则与支气管哮喘治疗相同。大多数患者吸入小剂量糖皮质激素联合支气管舒张剂(β_2 受体激动剂)即可,亦可应用二者的复方制剂,如布地奈德/福莫特罗、氟替卡松/沙美特罗,必要时可短期口服小剂量糖皮质激素治疗。治疗时间不少于 8 周。有报道称白三烯受体拮抗剂治疗CVA 有效,但观察例数较少。

(三)肺炎

肺炎指肺部出现炎症,为呼吸系统多发病、常见病。肺炎可以发生在任何年龄段人群,但以年幼、年长及免疫系统功能较差患者为多。若病情严重，可致命。

1. 症状

（1）主要症状：咳嗽，咳黄绿色痰，发热伴有畏寒，胸部剧烈疼痛或刺痛，深呼吸或咳嗽时严重，呼吸急促，气短，高热。

（2）次要症状：咳血，头痛，包括偏头痛，出汗，食欲减退，全身疲惫，面色苍白。

2. 分类

（1）根据感染源的来源不同可分为院内感染性肺炎和社区获得性肺炎。

（2）肺炎可由不同的致病因子引起，根据病因可将肺炎分为三类。①感染性肺炎，根据病原体种类包括细菌性肺炎，常见细菌有肺炎链球菌、葡萄球菌、流感嗜血杆菌等；病毒性肺炎，常见病毒如呼吸道合胞病毒、流感病毒、副流感病毒、腺病毒等；另外，还有真菌性肺炎、支原体肺炎、衣原体肺炎等。②理化性肺炎，如放射性肺炎、吸入性肺炎、类脂性肺炎。③变态反应性肺炎，如过敏性肺炎和风湿性肺炎。

（3）由于致病因子和机体反应性的不同，炎症发生的部位、累及范围和病变性质也往往不同。炎症发生于肺泡内者称肺泡性肺炎（大多数肺炎为肺泡性），累及肺间质者称间质性肺炎。病变范围以肺小叶为单位者称小叶性肺炎，累及肺段者称节段性肺炎，波及整个或多个大叶者称大叶性肺炎，另外还有毛细支气管炎等。

（4）根据病程分为急性肺炎、迁延性肺炎及慢性肺炎，一般迁延性肺炎病程长达 1~3 个月，超过 3 个月则为慢性肺炎。

（5）按病变性质可分为浆液性肺炎、纤维素性肺炎、化脓性肺炎、出血性肺炎、干酪性肺炎、肉芽肿性肺炎或机化性肺炎等不同类型。

（6）其他种类肺炎：严重急性呼吸综合征（SARS）、卡氏肺囊虫性肺炎、闭塞性细支气管炎伴机化性肺炎、嗜酸性粒细胞性肺炎。

3. 病因病理

肺炎常发生于劳倦过度、醉后当风等人体正气不足、表卫不固之时，常因感受风热之邪或风寒之邪，入里化热所致。病理变化为正气不足、表卫不固，不能御邪于外，邪伤肺卫，风邪束表，卫气郁闭，而见恶寒发热；肺气壅闭，失于宣达而咳嗽；肺不布津，聚而为痰，伤于寒邪则为白稀痰，伤于热邪或寒邪化热则见白黏痰或黄痰。邪气阻滞肺络，可致胸痛，邪热内盛，灼伤肺络，可见咯血。若邪气过盛，正不胜邪，邪气入里，内传营血，甚则邪热内陷，逆传心包，可致真阴欲竭，阳气虚脱。

4.辨证分型

（1）风热袭肺：①症状：发热恶寒，头痛咽痛，咳痰黄黏，胸痛不适，舌边尖红，苔黄，脉浮数。多见于细菌性肺炎早期和病毒性、支原体性、霉菌性肺炎。②证候分析：风热犯表，热郁肌腠，卫表失和，故见发热恶寒；风热上扰则头痛；风热之邪熏蒸清道，故咽痛；风热犯肺，肺失清肃，则咳嗽痰黄黏；肺络受损，故胸痛不适；舌边尖红、苔黄、脉浮数均为风热袭肺之征。

（2）邪热壅肺：①症状：高热不退，汗出而不解，咳嗽气急，鼻煽气粗，咯痰黄稠或咯铁锈色痰，胸痛，口渴烦躁，小便黄赤，大便干燥，舌红苔黄，脉滑数或洪数。多见于细菌性肺炎大片实变期。②证候分析：表邪不解而入里，邪热郁肺，肺卫郁闭，而见高热不退、汗出不解；邪热壅阻肺气，肺失清肃，故咳嗽气急、鼻煽气粗、痰黄或铁锈色；热伤肺络则胸痛；热伤津液而见口渴、小便黄赤、大便干燥；舌红苔黄、脉滑数或洪数均为邪热壅肺之征。

（3）热毒内陷：①症状：高热不退，咳嗽气促，痰中带血，烦躁不安，神昏谵语，口渴，舌质红绛，苔焦黄而干，脉细数。多见于重症肺炎出现并发症者。②证候分析：热邪内入营血，热闭心包，故身热不退；热毒郁肺，肺失清肃，故咳嗽气促；热伤肺络，可见痰中带血；热扰心神，则烦躁不安，甚则神昏谵语；热毒灼津，故口渴；苔黄而干、舌质红绛、脉细数为热毒内陷之象。

（4）阳气欲脱：①症状：体温骤降，冷汗如油，面色苍白，肢冷唇青，气急鼻煽，舌黯，脉微细欲绝。多见于并发休克或心力衰竭。②证候分析：热毒内陷，正不胜邪，正气欲脱，阳气耗散，阴液耗竭，而见凶险之象；气无所主，故见气急鼻煽；阴阳离决，故体温骤降、冷汗如油；正气虚脱，无以行血而见面色苍白、口唇青紫；舌黯、脉微细欲绝为阳气欲脱之象。

（5）正虚邪恋：①症状：咳嗽无力，低热自汗或盗汗，手足心热，神疲乏力，舌淡，苔白或舌红少苔，脉濡细或细数。多见于细菌性肺炎后期及病毒性、真菌性肺炎等。②证候分析：正邪交争，邪气已去大半，正气亦见不足，故低热、咳嗽无力；气虚卫外不固，而见神疲乏力、自汗出、舌淡苔白、脉濡细；热邪伤阴，阴虚内热，而见手足心热、盗汗、舌红少苔、脉细数。

（四）重症社区获得性肺炎

社区获得性肺炎（community-acquired pneumonia，CAP）是指医院外罹患的感染性肺实质炎症。时至今日，CAP 仍然是威胁人类健康的重要疾病，病死率可达 1%~5%。而重症社区获得性肺炎（severe CAP，SCAP）合并呼吸衰竭，需要机械通气的比例可高达 58%~87%，病死率为22%~54%。此外，随着社会人口老龄化、病原体变迁和抗生素耐药率上升，SCAP 会面临更多的新问题。

1. 常见病原菌

肺炎链球菌是 SCAP 最常见的病原菌，约占 30%。其中，男性、非吸入性肺炎、出现感染性休克和入院前没有应用抗菌药物的患者肺炎链球菌感染的可能性更大。流感嗜血杆菌位居第二，占 6%~15%。嗜肺军团菌感染报道的差异很大，最高可达 40%，可能与发病季节和检查方法有关。近年来，随着大环内酯类和喹诺酮类抗生素的广泛应用，嗜肺军团菌感染的发病率有所降低。其他常见病原菌包括肺炎克雷白杆菌、铜绿假单孢菌、金黄色葡萄球菌、卡他莫拉氏菌，以及厌氧菌、真菌和结核菌等。此外，肺炎支体、肺炎衣原体和某些病毒，如流感病毒、SARS病毒、禽流感病毒、巨细胞病毒亦可引起 SCAP。病原菌不明者的比例可高达 1/3~1/2。

2. 诊断

SCAP 的诊断中，应明确是否患有 CAP、CAP 严重性和存在的危险因素，以及 SCAP 的病原菌诊断。感染早期，处于脱水状态和患有白细胞减少症的 CAP 患者的胸部 X 线片可表现为相对正常。慢性阻塞性肺疾病和肺大泡患者常无肺炎的典型表现。合并肺间质纤维化、充血性心力衰竭及急性呼吸窘迫综合征（ARDS）的患者，肺炎难以与基础病的肺部阴影相鉴别。

因此，影像学异常应结合临床表现和其他辅助检查结果综合判断，以明确是否患有 CAP。部分化验检查，如血常规、血电解质、血糖、肝肾功能、动脉血气分析或经皮血氧饱和度测定，以及病原学检查，对评价 CAP 病情的严重性和病原学诊断至关重要。血 C- 反应蛋白和降钙素原的测定对判断病情的严重性和预后亦有一定帮助，C- 反应蛋白和降钙素原水平越高，病情越严重，病死率越高。

3. 诊断标准和危险因素

中华医学会呼吸病学会制定的 CAP 诊断和治疗指南中 SCAP 的诊断标准为：①意识障碍；②呼吸频率 >30 次 / 分；③ PaO_2<60 mmHg、PaO_2/FiO_2<300，需行机械通气治疗；④血压 <90/60 mmHg；⑤胸片显示双侧或多肺叶受累或入院 48 小时内病变扩大 50%；⑥尿量 <20 mL/h、80 mL/4 h 或急性肾功能衰竭。美国胸科协会规定 SCAP 需要入住 ICU 的标准为符合 2 项主要标准（需要机械通气或使用升压药物）中的 1 项和（或）3 项次要标准（呼吸频率 >30 次 / 分、PaO_2/FiO_2<250 及双肺或多肺叶浸润影）中的 2 项。

SCAP 的病死率较普通 CAP 明显增加，死亡原因主要为顽固性低氧血症、难治性休克和肺炎有关的并发症，如多器官功能不全综合征、弥漫性血管内凝血等。SCAP 不仅病死率高，消耗的医疗资源也较一般 CAP 更多。SCAP 一旦诊断，应收住呼吸病房或 ICU 积极救治。此外，CAP 的病死率不仅与病情的严重性密切相关，其他危险因素也可增加 CAP 的病死率，包括年龄 >65 岁、居住于老年护理院、存在严重的基础疾病、过去 1 年内 CAP 住院史、神志改变、体温 >40℃、存在误吸或易致误吸的危险因素、菌血症、肺外迁徙病灶、低蛋白血症、代谢性酸中毒和先期使用抗菌药物等。临床医生面对 CAP 患者，应首先评价其严重性及存在的危险因素，决定治疗的地点（门诊、住院或 ICU）及强度，这对减少 CAP 的医疗费用，提高治愈率非常重要。

4. 病原学诊断

目前认为，门诊治疗的轻、中度 CAP 无须进行痰病原学检查，可根据当地病原学特点经验性选用抗菌药物。而对 SCAP、初始经验性治疗失败者，以及病原菌可能为耐药菌或少见菌患者，应积极采集 CAP 患者的痰液、经纤维支气管镜保护性毛刷或灌洗下呼吸道采样、血液、胸液或肺组织活检标本，进行涂片革兰染色或其他特殊染色镜检、培养及病理学检查，有助于明确 CAP 的病原学诊断。血清学检查对诊断非典型病原体、病毒及某些真菌感染有一定的帮助。

5. 治疗

SCAP 一经诊断，应立即入住呼吸病房或 ICU，给予积极有效的抗菌治疗、对症支持治疗。正确使用类固醇激素亦有助于降低病死率。

6. 抗菌药物的应用

（1）抗菌药物开始治疗的时间：积极合理的抗菌治疗可使 SCAP 的病死率下降约 50%。SCAP 一经诊断，不应等待细菌学结果，应尽量在入院后 4 小时内给予经验性抗菌药物治疗，最晚不应超过 8 小时。尽早开始经验性抗菌治疗可以尽快使临床病情稳定，缩短住院时间，并可降低死亡率。

（2）抗菌药物的选择：经验性抗菌药物选择的关键是覆盖可能的致病菌。根据 SCAP 的常见病原菌，应选用第二、三代头孢菌素，如头孢呋辛、头孢美唑、头孢曲松、头孢噻肟等，合并使用大环内酯类抗生素或喹诺酮类药物，如莫西沙星等，以覆盖常见的肺炎链球菌、流感嗜血杆菌、革兰阴性杆菌和非典型病原体。对存在铜绿假单孢菌感染的危险因素者，如过去长期使用广谱抗菌药物，以及囊性肺纤维化、支气管扩张、严重营养不良、HIV 感染和其他免疫抑制人群，应选用对铜绿假单孢菌有效的 β - 内酰胺抗菌药物，如头孢他啶、替卡西林 / 他唑巴坦、头孢哌酮 / 舒巴坦、亚胺培南 / 西司他丁、美罗培南等，严重者可同时合并使用氨基糖苷类或喹诺酮类抗菌药物。对耐青霉素肺炎链球菌（PRSP）感染高发的地区和高危人群，如年龄 >65 岁、酗酒、合并多种内科疾病、3 个月内使用过 β - 内酰胺抗生素、免疫受损人群及与幼儿园儿童密切接触者，应选用有效的 β - 内酰胺类或喹诺酮类抗菌药物。对怀疑有抗甲氧西林金黄色葡萄球菌（MRSA）感染者，尽早使用万古霉素、去甲万古霉素或替考拉宁等。军团菌是 SCAP 的重要病原菌之一，经验性治疗应包含大环内酯类或喹诺酮类抗菌药物，以覆盖军团菌。典型病原体和非典型病原体（肺炎支原体、肺炎衣原体和军团菌）混合感染占 SCAP 的 5%~40%，经验性抗菌药物选择应同时覆盖这两种病原体。一旦明确 SCAP 的病原菌，应开始针对性抗菌药物治疗，以减少治疗费用和不良反应的发生率。在 SCAP 中，1/3~1/2 的患者病原菌不明，这类患者给予积极的经验性治疗的情况下，病死率不会增加。

7. SCAP 的预防

对 CAP 易患人群（如老人、儿童、慢性疾病患者和某些特殊职业者）进行流感疫苗接种和肺炎链球菌多价疫苗预防注射有助于降低发病率。流感病毒可直接侵犯下呼吸道，破坏防御功能，继发 CAP 或 SCAP。流感疫苗接种可降低流感的发病率，进而减少 CAP 或 SCAP 的发生。研究表明，肺炎链球菌多价疫苗可显著降低肺炎链球菌菌血症和肺炎的患病率。

（五）药源性咳嗽

目前已经发现 130 种以上药物可以引起肺部损伤，如药物性肺炎、药物性哮喘、药物性肺水肿、药物性肺间质病变、药物性呼吸衰竭等，大部分药物性肺损伤会伴有咳嗽的发生。

1. 发病机制

引起药源性咳嗽的可能机制主要包括以下 3 个方面：①药物在肺组织的高浓度摄取和活性代谢产物在肺部积聚导致的肺局部毒性反应；②药物在肺部的急、慢性过敏反应；③药物引起炎性介质在肺部蓄积导致的咳嗽。毒性反应和过敏反应常同时存在于一种药物的发病机制中，引起肺炎、肺间质病变、肺水肿等肺损害。

（1）药物的毒性反应：即药物或其代谢产物在血管内皮和肺泡上皮沉着，引起弥漫性损害或与致敏淋巴细胞反应，引起各种细胞因子和炎性介质释放，产生肺组织损害。肺泡受损的同时，细胞外基质反复破坏、修复、重建和沉积，成纤维细胞、内皮细胞增殖，导致肺组织结构改变。临床早期表现为间质性炎症的特点，晚期常发生肺间质纤维化。这种类型的肺损害常与患者长期使用该药物有关，如呋喃妥因、博莱霉素等。

（2）药物的过敏反应：多与患者的过敏体质有关，主要为Ⅲ型和Ⅳ型变态反应，即药物或其代谢产物与作为载体的蛋白结合，形成半抗原－载体复合物，激活肺泡巨噬细胞，急性期表现为肉芽肿性间质肺炎，累及细支气管，慢性期表现为弥漫性肺间质纤维化，可发展为肺气肿和蜂窝肺。病变部位主要为嗜酸性粒细胞浸润。这种类型的肺损害个体差异大，常与药理作用、药物用量及用药时间无关，可发生于用药后数小时，大多发生在 7~10 天。这类药物包括青霉素类、红霉素类、呋喃妥因等抗菌药及氨甲蝶呤、氯丙嗪等。

（3）药物引起的炎性介质在肺部蓄积：如血管紧张素转化酶抑制剂（ACEI）可促使激肽类蓄积而引起咳嗽。

2.引起咳嗽的主要药物

引起咳嗽的药物较多，主要有以下 13 类：①血管紧张素转换酶抑制剂；②抗心律失常药，如胺碘酮、普鲁卡因胺、丙吡胺等；③降压利尿剂，如氢氯噻嗪、美卡拉明等；④β 受体阻滞剂，如普萘洛尔；⑤抗菌药，如呋喃妥因、磺胺类、青霉素、红霉素、对氨基水杨酸、四环素类、喹诺酮类、利福平、异烟肼、吡喹酮等；⑥抗肿瘤药及免疫抑制剂，如细胞毒药（博莱霉素、丝裂霉素等）、烷化剂（白消安、环磷酰胺、卡莫司汀等）、长春碱、抗代谢类药（甲氨蝶呤、阿糖胞苷、硫唑嘌呤）；⑦抗凝血药，如肝素、华法林等；⑧麻醉药，如利多卡因、芬太尼等；⑨金制剂；⑩抗癫痫药，如卡马西平；⑪抗过敏药，如色甘酸钠；⑫抗精神失常药，如氯丙嗪、氟哌啶醇、阿米替林等；⑬中药制剂，如万年青、乌龙散等。

由于药源性咳嗽可以由多种药物引起，且表现无典型特征，早期难以发现。临床医生可通过详细了解患者的病史、用药史及既往史，以及影像学检查、生化检验及病理学检查，发现可能引起咳嗽的药物。停药后咳嗽减轻或消失，再次用药后咳嗽重新出现可提示药源性咳嗽。一般在停药或减少药量后，咳嗽可以减轻，症状重者可予糖皮质激素缓解症状。

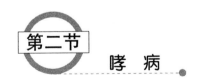

第二节　哮病

一、疾病概述

哮病是一种发作性痰鸣气喘性疾病，发时喉中哮鸣有声，呼吸气促困难，甚则喘息不能平卧。由于宿痰伏肺，遇诱因引触，痰随气升，气因痰阻，导致痰气搏结，壅阻气道，气道挛急，肺气宣肃失司，肺气出入不利导致发作性痰鸣气喘疾患。哮是指呼吸急促似喘，喉间有哮鸣音，喘不兼哮，但哮必兼喘，临床上哮与喘常同时出现，常并称为哮喘。

哮病是内科临床常见病证之一。中医治疗本病通过分期辨证论治，发作期可以缓解临床症状，还可通过缓解期的调治，以扶正固本，减少临床复发。

二、病因病机

哮病的发生，乃宿痰内伏于肺，每因外邪侵袭、饮食不当、情志失调、体虚劳倦等诱因引触，以致痰气交阻于气道，肺宣肃功能失常，肺气出入不利而致哮病发生。

（一）病因

1. 外邪侵袭

风为六淫之长，肺主皮毛，外邪易从皮毛而入，内犯于肺。外感风寒、风热或暑湿之邪，未能及时发散，邪气内蕴于肺，壅遏肺气，气失宣降，津液不布，聚液生痰，正如《临证指南医案·哮》所云："宿哮……沉痼之病……寒入背腧，内合肺系，宿邪阻气阻痰。"此外，尚有某些体质、禀赋特殊者，吸入花粉、烟尘、异味等，影响肺气之宣降，致津液凝聚，痰浊内生而发哮病。

2. 饮食不当

贪食生冷，寒饮内停；嗜食酸、咸、肥甘，积痰生热；因进食海鳝、鱼、虾、蟹等发物，而致脾失健运，水湿运化失常，痰浊内生，上干于肺，壅阻肺气而致哮。《医碥·哮喘》说："哮者……得之食物酸咸太过，渗透气管，痰入结聚，一遇风寒，气郁痰壅即发。"由于体质、禀赋特异，可因进食某些食物而发病，故古又有"食哮""鱼腥哮""卤哮""糖哮""醋哮"等称谓。

3. 情志失调

从气机升降论，肺主气、司呼吸，主宣发肃降，以降为顺；肝主疏泄，为气之枢，条达气机，其气以升发条达为顺。从气血论，肝主疏泄，肺主治节，共布三焦津液，肝藏血，主调节全身血量。肺主气，肝主情志，且在调畅气机方面起着重要作用，二者共司气机升降。气机郁滞，肝气不升，使肺气不得下降，遂致胸闷胀满；肺金轻清，最畏火，"气有余便是火"，若情志郁结，气郁化火，肝木升发之气太过，木火旺盛，熏灼肺金，必使肺宣降失职，出现胸闷时作；肝之阴血不足，血燥生风，阴虚风动，内风自伏，皆可上扰肺金，使肺气肃降无权。另外，肝气郁结，疏泄失职，木不疏土或木旺乘土均可致脾失健运，运化转输不能，酿液为痰。此皆因肝郁而生之痰，谓之"郁痰"。郁痰上贮于肺，阻遏肺气，痰气相搏，风火相煽即可发为哮病。

4. 体虚病后

素体禀赋薄弱或病后体弱（如幼年患麻疹、顿咳，反复感冒，咳嗽日久等）导致肺、脾、肾虚损。若肺气耗损，气不布津，痰饮内生；阴虚火旺，蒸津为痰，痰热胶固；脾虚水湿不运，聚湿生痰，肾虚水失蒸化，痰浊内生，均可成为哮病之因。一般先天体质薄弱多以肾虚为主，多见于幼儿，故有"幼稚天哮"之名；而病后所致者以肺、脾虚为主。

（二）病机

1. 基本病机

哮病的病理因素以痰为主，人体津液不归正化而聚湿生痰伏藏于肺则成为哮病发作的"夙根"。痰液的生成可责之于肺、脾、肾、肝的脏腑功能失常，痰浊内生，痰阻气滞，肺失宣肃，气道不利，发为哮病。此后每遇气候突变、饮食不当、情志失调、劳累过度等诱因导致"伏痰"引触，气机逆乱而发作。以上各种病因不仅可以导致生痰聚浊，又可诱发哮病发作。正如《景岳全书·喘促》所云："喘有夙根，遇寒即发，或遇劳即发者，亦名哮喘。"

2. 病机演变

哮病分为发作期和缓解期，发作期和缓解期的病理变化不同。发作期为"伏痰"遇诱因引触，痰随气升，气因痰阻，痰气搏结，壅塞气道，肺失宣降，故致痰鸣如吼，气息喘促。正如清代李用粹《证治汇补·哮病》所云："哮及痰喘之久而长发者，因内有壅塞之气，外有非时之感，膈有胶固之痰，三者相合，闭拒气道，搏击有声，发为哮病。"本病发作期以邪实为主，病位主要在肺，病理环节为痰气交阻、气道挛急，故见呼气困难、自觉呼出为快。发作期根据病因及体质差异，可分为寒哮、热哮、寒包热哮、风痰哮、虚哮、郁哮。素体阳虚，病因于寒，寒痰为患，发为寒哮；素体阳盛，又感热邪，属痰热为患，发为热哮；痰热内蕴，风寒外束引发者，可以表现为外寒内热的寒包热哮；痰浊伏肺，肺气壅实，风邪触发者表现为风痰哮；反复发作，正气耗损或素体虚弱，可表现为虚哮。若因情志失调而诱发，女子发作多与月经周期关系密切，气郁痰阻突出者为郁哮。

若哮病长期反复发作，寒痰损伤脾肾之阳，痰热耗伤肺肾之阴，病变则可从实转虚，在缓解期容易表现为肺、脾、肾等脏虚损之候。肺虚不能主气，气不化津，则痰浊内蕴，又因卫外不固，更易受外邪侵袭而诱发；脾虚运化失司，水谷精微不化，反积湿生痰，上贮于肺，影响肺气升降，常因饮食不当诱发；肾虚精气亏乏，摄纳失常，阳虚则水泛为痰，阴虚则虚火灼津成痰，上干于肺，而致肺气受纳失司，每遇情志劳倦诱发。肺主通调水道，脾主运化水液，肾主水，三者均与水液运化密切相关。三者在病理上也相互影响，常相兼为病，不同程度表现为气血阴阳亏虚。一旦急性发作，常不易缓解，邪实与正虚错综并见，肺肾两虚而痰浊壅盛。严重者因肺气闭阻，不能治理调节心血之运行，心失所养，命门火衰，不能上济于心，则心阳亦同时受累，甚至发生"喘脱"危候。

三、哮病转变

本病经常反复发作，病情顽固，迁延难愈，尤其中老年、体弱久病者，难以根除，可发展为肺胀。部分中老年患者，通过异地生活可以自愈。部分儿童、青少年至成年时，肾气日盛，正气渐充，辅以药物治疗，可以终止发作。若哮喘大发作，持续不解，可能转为喘脱或内闭外脱，预后较差，应及时中西医结合救治。

四、诊断依据

1.基本特征

痰阻气道，肺失肃降，痰气搏击引起的喉中哮鸣有声、呼吸急促困难、甚则喘息不能平卧等，是哮病的基本特征。

2. 其他症候

本病呈发作性，发作突然，缓解迅速，一般以傍晚、夜间或清晨为常见，气候变化，由热转寒及深秋、冬春寒冷季节发病率高。发作前或有鼻痒、咽痒、喷嚏、流涕、咳嗽、胸闷等先兆症状。发作时患者突感胸闷窒息、咳嗽，随即呼吸气促困难、呼气延长，伴有哮鸣，为减轻气喘，患者被迫采取坐位，双手前撑，张口抬肩，烦躁汗出，甚则面青肢冷。发作可持续数分钟、数小时或更长。由于感受病邪的不同，发作时患者除具上述特征外，还可呈现或寒或热的症候。

五、病证鉴别

（一）喘证与哮病

喘证与哮病都有呼吸急促困难的表现，但哮指声响而言，喉中哮鸣有音，而喘以气息言，为呼吸困难、气促。正如《医学正传·哮喘》指出："哮以声响名，喘以气息言，夫喘促喉间如水鸡声谓之哮，气促而连续不能以息者谓之喘。"在相兼性上而言，哮必兼喘，而喘未必兼哮。从疾病病因、发展及病程上看，哮病是一种发作性、反复性、顽固性、独立性疾病，常由诱因引发，急性起病，可自行缓解，与家族遗传性相关，其发作乃宿痰为诱因引触，痰阻气闭而成。喘证可见于多种急慢性肺系疾病中，病程进展较哮病来说缓慢，与家族遗传相关性不大，有虚实之分。实喘为邪壅于肺，肺失宣降而发，邪去喘安；虚喘为肺肾受纳失常，多持续日久，有脏虚特点，易遇外邪加重。如《临证指南医案·哮》中认为喘证之因："若由外邪壅遏而致者，邪散而喘亦止，后不复发……若根本有亏，肾虚气逆，浊阴上冲而喘者，此不过一二日之间，势必危笃……若夫哮证……邪伏于里，留于肺俞，故频发频止，淹缠岁月。"

（二）支饮与哮病

支饮亦可有咳逆上气、喘满症状，与哮病发作期相似，但支饮为受寒饮冷，迁延反复伤肺，肺气不能布津，饮邪留伏，支撑胸膈，而致肺失宣降。多系部分慢性咳喘疾病经久不愈，渐而加重，发作与间歇界限不清，病势时轻时重，咳喘重于哮鸣；而哮病间歇发作，起病突然，可迅速缓解，哮鸣声重而咳轻，二者有显著不同。但胸膈之痰饮留伏，又可成为哮病之因。

（三）肺胀与哮病

肺胀为多种肺系慢性疾患反复发作积渐而成，导致肺气胀满，不能敛降的一种病证，以喘促、咳嗽、咯痰、胸部膨满、胀闷如塞等为临床特征，病程漫长，迁延不愈。初期病变在肺，继而影响脾、肾，后期可及心，病理因素主要为痰浊、水饮、血瘀，互为影响，兼见同病，从而导致痰瘀互结，肺气壅滞，肺体胀满，肺不敛降；哮病是反复发作性的一个独立病种，为诱因引触宿痰，痰阻气道，痰气搏结，气道挛急，肺失宣肃而成，发作急，痰鸣气喘呈发作性，二者有明显区别。但哮病长期反复发作可向肺胀转化。

六、治疗原则

发时治标，平时治本为哮病治疗的基本原则。发时当攻邪治标，祛痰利气，寒哮宜温化宣肺，热哮当清化肃肺，郁哮应疏肝解郁平喘，风哮当祛风化痰平喘，虚哮应固本祛邪。表证明显者兼以解表；反复日久，正虚邪实者又当攻补兼施，不可拘泥。平时扶正治本，阳气虚者应温补，阴虚者宜滋养，分别采取补肺、健脾、益肾等法，以冀减少或控制其发作。寒热虚实错杂者，当兼以治之。《景岳全书·喘促》云："扶正气者，须辨阴阳，阴虚者补其阴，阳虚者补其阳。攻邪气者，须分微甚，或散其风，或温其寒，或清其痰火。然发久者，气无不虚……若攻之太过，未有不致日甚而危者。"此论述堪为哮病临证辨治之准则。哮病治疗临证要点如下。

首先要弄清楚哮病临床特点，哮病具有发作性、反复性、顽固性等特点，发时喉中哮鸣有音，憋喘气促，且具有遗传倾向，临证不仅要区别发作期、缓解期之不同，更要对病程长短、病情程度、发病诱因、既往治疗情况及家族史等详细询问。

第二，哮病具有起病较快、病情多变等特点，与风邪"善行而数变"的特性相似，风邪侵袭是引发哮病的重要因素，中医"风邪"的含义非常广泛，包括吸入性、食入性、接触性等多种外在致敏原，并与气候因素、精神因素等具有一定关系。风盛时常会伴有眼痒、鼻痒、咽痒、阵发性咳嗽。临证当注意外风、内风之别，外风可见于外邪中的风邪，吸入性、食入性、接触性等多种外在致敏原或者气候因素等。肝阳上亢引动内风或者肝郁化火而动风，再者熬夜、劳累耗伤精血，肝主藏血，肝血亏虚，阴虚动风。

祛风解痉在哮病发作治疗中起着重要作用，常用防风、徐长卿、蝉蜕以祛外风以解痉平喘，地龙、僵蚕等虫类药物长于入络搜剔，用于祛内风以解痉平喘。二者常合用，但是对于虫类药的应用，注意过敏及不良反应，一般剂量宜小，疗程不宜过长，中病即止。

第三，哮病的病理因素以痰为主，但也要注意瘀血在疾病发展中的产生及影响。痰既可为致病因素影响哮病发作过程，又可为病理产物影响哮病发作。临证当注意痰之成因、属性、兼夹之证。脾虚湿盛而致痰多者治以健脾化湿，常用炒白术、白扁豆、茯苓、薏苡仁、砂仁、鸡内金以健脾化湿、消食和胃；若寒邪偏盛，痰稀色白或为白色黏液泡沫则加前胡、白前、枇杷叶以降气化痰平喘；痰黄稠，量多，咳吐不利者加前胡、白前、枇杷叶、瓜蒌、鱼腥草、金银花、连翘、黄芩以清热化痰，止咳平喘。其次，肺不仅为气脏，还为血脏，久病入络、气病入血而为瘀，瘀血又可以作为病理产物而影响哮病的发展过程，哮病患者有时会伴有唇甲青紫、面色黧黑、舌质紫黯等表现，故治疗上还要兼顾血瘀这一病机特点。

第四，治疗上需辨分期之不同，注重治肺，兼顾他脏同治。哮病发作期和缓解期的病理变化不同。发作期病位主要在于肺系，与肝关系密切，气候变化、嗅闻异味、情绪波动极易诱发，病理环节为痰阻气闭、气道挛急，为邪实之证或者邪实正虚，有寒哮、热哮、寒包热哮、风痰哮、虚哮、郁哮、风哮之别。寒哮常为寒邪诱发，尤其体质阳虚之人极易受寒引触哮病发作；热哮常为感受热邪或者体质阴虚之人感受风热、暑热之邪引发或者寒邪入里化热；寒包热哮为痰热蕴肺，复感风寒；上述常由感冒诱发，平时发作情况较少，平时防寒保暖、减少感冒是预防哮病发作的重要因素。风痰哮起病较急，反复咳嗽、气促憋喘较重，偏风盛者常以咳嗽为著，临床与咳嗽变异性哮喘关系较密切，治以祛风解痉、止咳化痰；风盛痰阻者，祛风解痉平喘，祛痰利气；郁哮常为情志诱发，在五脏之中与肝关系密切，与西医不典型哮喘中的胸闷变异性哮喘关系密切，结合个人体质，调畅气机、疏肝理肺为重要的治法。对于虚哮，反复发作，病程较长，为邪实正虚，而缓解期病机常为正虚而邪不实，治疗上应该祛邪扶正，辨证时要辨别肺、脾、肾之脏腑及阴阳气血之偏虚。缓解期以正虚为主，正虚邪弱，与肺、脾、肾关系密切，有肺虚、脾虚、肾虚之偏，以及气虚、阳虚、阴虚之异，同时结合肺脏生理特性，主气，司呼吸，同时肺朝百脉，肺与全身血液循环也有密切关系，肺脏不仅是"气脏"，也是"血脏"，与血液运行相关，同时久病入络，而常导致血瘀的病机变化，所以在补虚的同时兼以活血化瘀可更好地稳定病情，改善预后。

七、相关西医疾病

哮病的疾病特点与西医学中支气管哮喘类似。哮喘为一种异质性疾病，常以慢性气道炎症为特征，以可变的症状如喘息、气短、胸部紧迫感和（或）咳嗽为特征，伴有可逆的气流受限。症状和气流受限均随时间和强度改变。这些改变通常由锻炼、过敏原和刺激因素、天气改变或者病毒性呼吸道感染所诱发。哮喘常与直接或间接的刺激因素引起气道高反应性相关，并伴随慢性气道炎症。这些特征在即使症状缺如或肺功能正常患者中仍存在，但是应该被规范化治疗。

（一）哮喘的诊断

1. 诊断标准

（1）反复发作的喘息、气急、胸闷、咳嗽等，多与接触过敏原、冷空气、物理或化学性刺激，以及上呼吸道感染、运动等有关。

（2）双肺可闻及散在或弥漫性以呼气相为主的哮鸣音。

（3）上述症状和体征经治疗可缓解或自行缓解。

（4）除外其他疾病所引起的喘息、气急、胸闷和咳嗽。

（5）临床表现不典型者（如无明显喘息或体征），可根据条件做以下检查，如任一结果阳性，可辅助诊断为支气管哮喘。①简易峰流速仪测定最大呼气流量（日内变异率 $\geqslant 20\%$）；②支气管舒张试验阳性［一秒钟用力呼气容积（FEV_1）］增加 $\geqslant 12\%$，且 FEV_1 增加绝对值 $\geqslant 200\ mL$；支气管激发试验阳性。

符合 1~4 条或第 4、5 条者，可以诊断为支气管哮喘。

2. 分期

（1）急性发作期：指喘息、气促、咳嗽、胸闷等症状突然发生或原有症状急剧加重，常有呼吸困难，以呼气流量降低为其特征，常因接触变应原、刺激物或呼吸道感染诱发。

（2）慢性持续期：指患者每周均不同频度和(或)不同程度地出现喘息、气急、胸闷、咳嗽等症状。

（3）临床缓解期：指经过治疗或未经治疗症状、体征消失，肺功能恢复到急性发作前水平，并维持 3 个月以上。

3. 分级

（1）病情严重程度分级：主要用于治疗前或初始治疗时严重程度的判断，在临床研究中更有其应用价值，见表 5-1。

表 5-1　哮喘病情严重程度分级

分级	临床特点
间歇状态（1级）	症状 < 每周 1 次 短暂出现 夜间哮喘症状≤每月 2 次 FEV_1 占预计值 % ≥ 80% 或 PEF ≥ 80% 个人最佳值，PEF 或 FEV_1 变异率 <20%
轻度持续（2级）	症状≥每周 1 次，但 < 每日 1 次 可能影响活动和睡眠 夜间哮喘症状 > 每月 2 次，但 < 每周 1 次 FEV_1 占预计值 % ≥ 80% 或 PEF ≥ 80% 个人最佳值，PEF 或 FEV_1 变异率 20%~30%
中度持续（3级）	每日有症状 影响活动和睡眠 夜间哮喘症状≥每周 1 次 FEV_1 占预计值 60%~79% 或 PEF60%~79% 个人最佳值，PEF 或 FEV_1 变异率 >30%
重度持续（4级）	每日有症状 频繁出现 经常出现夜间哮喘症状 体力活动受限 FEV_1 占预计值 %<60% 或 PEF<60% 个人最佳值，PEF 或 FEV_1 变异率 >30%

（2）控制水平的分级：见表 5-2。

表 5-2　哮喘控制水平分级

指标	控制 （满足以下所有条件）	部分控制 （在任何 1 周内出现以下 1~2 项特征）	未控制 （在任何 1 周内出现以下 ≥ 3 项特征）
日间症状	无（或 2 次 / 周）	>2 次 / 周	>2 次 / 周
活动受限	无	有	有
夜间症状 / 憋醒	无	有	有
需要使用缓解药的次数	无（或 2 次 / 周）	>2 次 / 周	>2 次 / 周
肺功能（PEF 或 FEV_1）	正常或 ≥ 正常预计值或本人最佳值的 80%	< 正常预计值或本人最佳值的 80%	< 正常预计值或本人最佳值的 80%
急性发作	无	≥ 每年 1 次	在任何一周内出现 1 次

（3）哮喘急性发作病情严重程度分级：哮喘急性发作时其程度轻重不一，病情加重可在数小时或数天内逐渐出现，偶尔也可在数分钟内即危及生命，故应对病情做出正确的评估，以便给予及时有效的紧急治疗，见表 5-3。

表 5-3　哮喘急性发作病情严重程度的分级

临床特点	轻度	中度	重度	危重
气短	步行、上楼时	稍事活动	休息时	
体位	可平卧	喜坐位	端坐呼吸	
讲话方式	连续成句	单词	单字	不能讲话
精神状态	可有焦虑，尚安静	时有焦虑或烦躁	常有焦虑、烦躁	嗜睡或意识模糊
出汗	无	有	大汗淋漓	
呼吸频率	轻度增加	增加	>30 次 / 分	
辅助呼吸肌活动及三凹征	常无	可有	常有	胸腹矛盾运动
哮鸣音	散在，呼吸末期	响亮、弥漫	响亮、弥漫	减弱，乃至无

4. 相关检查

（1）肺功能测定：①肺通气功能测定：是确诊哮喘和评估哮喘控制程度的重要依据之一，有条件的单位可进行通气功能检查；②峰流速（PEF）及变异率：利用简易峰流速仪测定 PEF 日内变异率，有助于不典型哮喘患者的确诊和病情评估；③支气管激发试验：可判断是否存在气道高反应性，对于不典型哮喘患者，可转有条件单位进行支气管激发试验，以帮助确诊哮喘；④支气管舒张试验：可判断气流受限的可逆性，有助于哮喘诊断。

（2）过敏原皮试：通过过敏原皮试可证实哮喘患者的反应状态，以帮助了解导致个体哮喘发生和加重的危险因素，也可帮助筛选适合特异性免疫治疗方法的患者。

5. 分型

哮喘是一种多因素疾病，具有不同的潜在疾病过程。流行病学、临床和（或）病理生理学的特点往往被称为"哮喘表型"。部分严重哮喘的患者接受表型指导性治疗是有效的。然而，至今仍未发现特殊病理特征和特殊临床模式或者治疗反应的关系。对于哮喘分型的临床价值仍然需要更多的研究。最常见的分型包括以下几种。

（1）过敏性哮喘：是最容易被识别的哮喘分型，最常见于儿童，有家族遗传史或者既往有过敏性疾病的病史，例如湿疹、过敏性鼻炎、食物药物过敏。在治疗前，诱导痰检查常提示嗜酸性粒细胞气道炎。这类患者常对 ICS 治疗敏感。

（2）非过敏性哮喘：部分成人哮喘的发生与过敏无关，这些患者的痰中可能有中性粒细胞、嗜酸性粒细胞或者仅仅是一些炎性细胞。

（3）迟发型哮喘：部分成人尤其是女性，在成人时期第一次发生哮喘。这些患者趋向于非过敏性并且经常需要高剂量的 ICS 或者是对皮质醇激素不敏感。

（4）哮喘合并混合性气流受限：部分病程较长的哮喘患者会发展成混合性气流受限，这被认为是气道重构引起的。

（5）哮喘合并肥胖：部分肥胖哮喘患者有显著的呼吸系统症状和少数嗜酸性粒细胞浸润的气道炎症。

（二）议小儿哮喘

小儿哮喘为儿科常见疾病，以 2~9 岁多发，是一种气道慢性炎症疾病，以气道高反应性为主要表现。中医认为，小儿的生理病理特点为"二有余三不足"，即心、肝有余，肺、脾、肾不足，而哮喘稳定期主要涉及肺、脾、肾三脏，哮喘患儿因肺、脾、肾三脏不足，易使哮喘反复发作，临床上应用"平喘之法"治疗常取得满意疗效。

中医学认为，小儿脏腑具有"成而未全，全而未壮"的特点。明代医家万全将其概括为："五脏之中肝常有余，脾常不足，肾常虚，心热为火同肝论，娇肺易伤不易愈。"生长发育迅速是小儿的重要特征，这不仅体现了小儿五脏功能活动旺盛，也是"肝常有余"的理论依据，是五行相生相克、相互制约化生的具体表现。

1. 小儿五脏强弱的不均衡性

（1）肝常有余：《万氏家传育婴秘诀》中有言："儿之初生曰芽儿者，谓如草木之芽，受气初生……故曰肝常有余，有余者，乃自然有余也。"万全将小儿生长发育比喻为春天草木初萌，需依赖少阳春升之气以生发旺盛，形象生动地阐述了肝脏在小儿生长发育过程中的重要地位。《医原·儿科论》中云："小儿春令也，木德也，花之苞，果之蕚，稚阴未充，稚阳未长也。"初生小儿如同春生之芽，需借助少阳肝升之气，才能生机蓬勃。因此，小儿肝常有余为自然之有余，是其生长发育的内在动力。此外，《幼科发挥·五脏虚实补泻之法》中亦有言："云肝常有余，脾常不足，此确是本脏之气也。盖肝乃少阳之气，人之初生，如木之方萌，乃少阳生长之气，以渐而壮，故有余也。"

（2）心常有余：心为火阳，火阳为小儿生长发育的基本动力。心常有余亦是自然之有余。《灵枢·本神》有言："心藏脉，脉舍神，心气虚则悲，实则笑不休。""心常有余"在日常生活中可表现为小儿神思敏捷、聪明好奇；在病理上则需要分为虚证和实证，实证常表现为烦躁、夜啼、口舌生疮等，虚证表现为心神怯弱、易受惊吓等[12]。

（3）脾常不足：脾属土，肝为木，木旺易克土。一方面，脾为气血生化之源，但其气血化源充足则需要肝脏疏泄功能的正常运行；另一方面，若脾气健运，亦有益于肝气条达。小儿"肝常有余"，又生长发育旺盛，需要充足的水谷精微，然而"谷气之自然不足"，无以柔肝养阴，易致肝气偏旺，肝旺乘脾，脾胃受损。此外，小儿脾气未健，又"幼小无知，口腹是贪"，容易导致胃肠负担过重，致土虚木乘，临床上常表现为厌食、腹胀腹泻、恶心呕吐等症状。而"脾常不足"则水谷精微化源不及，导致肺肾两脏不足。

（4）肾常虚：肾藏精，主生长发育。肾中之精气是小儿生长发育的根本所在，"肾气"为先天禀赋而来又依赖于后天水谷精微的充养，是推动小儿生长发育、脏腑功能成熟的根本动力，小儿"脾常不足"，后天水谷精微荣养先天不力，导致肾气亏虚；肾属水，肺属金，金水互资互生，而小儿"肺常不足"，金病易耗肾水，肾水亏耗，补养不及，则致肾常虚。

（5）肺常不足：小儿肺脏娇嫩，卫外不足，易感外邪，加之脾为后天之本，为肺之母，肺气得益于后天水谷精微的充养，脾胃健运，则肺卫自固，而小儿"脾常不足"，土不生金，母病及子，故肺气易弱。《医学正传·小儿科》中有言："夫小儿八岁以前曰纯阳，盖其真水未旺，心火已炎正。"小儿心火偏旺，火旺必灼肺金。万全认为小儿平素易汗出是因为"小儿心火太盛，上熏于肺，则皮毛不敛，腠理不密，失其卫外之职矣，故汗出焉"。此外，心火旺盛，致肺脏津液亏虚，肺阴不足，肺气阴两虚，宣降失常，精气不能布散于卫表，导致肺卫气虚、肌表不固，机体抵抗外邪能力下降。

2. 小儿哮喘可从五脏"二有余三不足"论治

（1）益肺卫，滋肺阴：风为百病之长，风邪袭上，肺先受之。风邪侵袭肌表可导致肺气上逆，痰气相互搏击，壅塞气道，肺宣降失司，致痰鸣气促。小儿肺叶娇嫩，若肺卫不固，汗出当风，则易受邪侵，导致哮喘反复发生，迁延难愈。因此，临床中治疗哮喘多从益肺固表、祛风化痰入手，通过使用宣肺祛风之品，以祛邪通利肺气。治疗多以玉屏风散（由黄芪、白术、防风组成）为主，通过补肺益气，以充实肌表、抵御外邪。此外，小儿体属纯阳，易感寒邪而从阳化热，一方面肺热生风，风伤皮毛，使其失于润泽；另一方面，热灼伤津致肺阴不足，出现眼、咽、鼻部的黏膜瘙痒不适，故治疗上以滋养肺阴为主，选用沙参麦冬汤为基本方随症加减。

（2）补心气，祛瘀血："肺朝百脉，主治节"，哮喘久病，肺气亏虚，肺病及心，导致心气不足，鼓动无力，血脉瘀滞。反之，血络瘀阻又影响肺之肃降，严重者出现神昏烦躁、冷汗淋漓、爪甲青紫等表现，如清代唐容川所说："须知痰水之壅，由瘀血使然，但祛瘀血，则痰水自消。"哮喘发作的病理特点为痰壅气道，气道不畅致气伤，气伤则血瘀，而顽固性哮喘的治疗应重用活血化瘀之品。瘀血内阻是小儿哮喘的重要病因病机，痰瘀互结是小儿哮喘反复发作的夙根。若哮喘日久，反复迁延不愈或出现心阳衰微等并发证候，当以活血祛瘀、回阳救逆为主要治法，可适当选用血府逐瘀汤加减或桂甘龙牡汤加减。

（3）运脾土，祛顽痰：肺主气，脾益气，脾胃运化水谷精微以供养肺所需津气，故脾能助肺益气，即培土生金。哮喘病位根源可在脾胃。脾虚则胃行其津液无力，导致运化失司，聚湿为痰，上贮于肺。一方面小儿饮食不知自节，生冷无度、膏粱厚味易伤及脾胃之气，脾胃受损则运化水湿失职，使得津液聚集，聚湿成痰，成为哮喘的夙根之一。另一方面，小儿"脾常不足"，脾虚则易受外邪侵袭，邪气闭其肺窍，引动伏痰，外邪与伏痰胶结，阻于肺络，肺气郁闭，腠理不通，内外表里俱闭，则发为哮喘。中医学讲求"治病求本"，脾以运为健，脾贵在运不在补。小儿脏气清灵，脾健运则水谷精微四布，五经并行。《金匮要略》有言"病痰饮者当以温药和之"，哮喘急性发作期由感受外邪所致，治以益肺卫、滋肺阴的同时应将"运脾"贯穿其中，以杜生痰之源。缓解期可以二陈汤合六君子汤加减化裁。

（4）益肾气，补肾阳：《儒门事亲·嗽分六气毋拘以寒述》中有言："咳嗽烦冤者，肾气之逆也。"《仁斋直指方》指出："肾气亏虚，下元不固，藏纳失职，气不归窟，致气升上逆，或阴损于下，则孤阳浮于上，虚火上炎；或阳虚水泛为痰，上逆于肺致咳致喘也。"《明医杂著·化痰丸论》曰："痰之本，水也，原于肾。"肾为脏腑之本，各脏之阴阳依赖于肾之阴阳。小儿"肾常虚"，因肾气虚弱，无力蒸腾气化水液，致水湿蕴结，变生痰饮，上扰于肺，肺失清肃，发为哮喘。肾阳为一身阳气之根本，主纳气，卫气出于上焦而根于肾，由肾中阳气化生，肾阳虚衰，卫气不固，外邪易侵犯机体而发病。肾主水，水失气化，则内生水湿，凝液成痰，导致咳喘。因此，肾虚哮喘的患儿应以补肾为重，肾阳虚轻证者，佐用培元固肾之品，重症者宜用桂枝、附子等温肾散寒。

（5）疏肝气，畅情志：赵献可《医贯》言："七情内伤，郁而生痰。"《丁甘仁医案》也指出："肺若悬钟，撞之则鸣，水亏不能涵木，木叩金鸣。"情志内伤致肝失疏泄，郁痰上贮于肺，致肺气壅滞，发为哮喘。在临床实践过程中，经常见到因情志不畅导致肝郁气滞，郁而化火，从而诱发哮喘的患儿。《温病条辨·解儿难》言："小儿但无色欲耳，喜怒悲恐，较之成人更专且笃。"因此，应注意肝脏在哮喘发病中的影响，不可拘泥于肺、脾、肾三脏。清·叶天士认为咳喘病应从肝论治，根据不同病症分别采用清肝法、疏肝法、养肝法等。

（三）情志与胸闷变异性哮喘

胸闷变异性哮喘（chest tightness variant asthma，CTVA）是一种新的哮喘亚型，以胸闷为唯一临床症状的特殊类型哮喘，无发作性喘息伴咳嗽病史，听诊无哮鸣音，存在气道高反应性和可逆性气流受限，以及典型的哮喘病理特征，严重影响患者日常活动及夜间睡眠，并有可能进一步发展为变应性咳嗽，对 ICS 或 ICS 加 LABA 治疗有效。合并抑郁的发病率比普通哮喘患者高。大量研究证明，抑郁与哮喘患者的治疗及预后密切相关。多数哮喘患者夜间憋醒及呼吸困难等症状与抑郁呈正相关，合并抑郁的哮喘患者在生活质量、哮喘控制情况、肺功能等方面均明显比非抑郁哮喘患者差。现代医学认为，精神因素可以诱发哮喘发作，紧张不安、情绪激动等会促使哮喘发作，一般认为是大脑皮层和迷走神经反射或过度通气所致。

1. 肺主悲

《素问·阴阳应象大论》指出肺"在志为忧"。情志活动与五脏气血密切相关，五脏应五志，即心在志为喜，肝在志为怒，脾在志为思，肺在志为悲，肾在志为恐。《素问·宣明五气论》曰："精气并于肺则悲。"肺脏气血是悲忧产生的物质基础，悲忧是肺脏精气对外应答的结果，一般不会诱发、加重疾病或者直接致病。若肺脏本虚，对悲忧情志的调节和适应力下降或者悲忧过度，直接损伤肺脏精气，导致肺脏生理功能失调，此时悲忧便成为病因。悲忧过度对肺的影响可概括为以下几方面：①过度悲哀忧愁可直接伤及肺脏，《医学刍言》曰："悲忧皆伤肺，咳嗽汗多。"②可耗伤肺气，令气机紊乱，如《素问·玉机真脏论》将悲忧情志对肺气的影响描述为"悲则肺气乘矣"。③可导致肺系疾病加重或恶化。

2.CTVA 与肝关系密切

肺之为病，在于肺宣降失常，多病在气，气的升降出入运动是人体生命活动的根本。若肺气郁闭，宣发肃降失职，则呼吸不畅，气机不调。《读医随笔》言："肝者，贯阴阳，统气血，居贞元之间，握升降之枢者也。"肝主疏泄，调畅气机，若肝失其疏泄之职，则经气不畅，"左升太过，右降不及"，木火刑金，肺金受灼，肺失清肃，肺气上逆；若忧思、抑郁、恼怒等不良刺激使肝失条达，肝气郁结，气机不畅，从而影响肺气肃降，导致肺气升多降少，而发胸闷憋喘。肝气郁、肝气逆是导致本病发生发展的重要因素，气郁不解，气逆不降，胸闷会反复发作[13]。

肺司呼吸，主一身之气，肺之气以肃降通调为常；肝条达气机，其气以升发条达为顺，肝主疏泄，肝气条达和顺，则肺宣发肃降功能正常，三焦之气机通畅，升降出入正常，则气血平和，古人称"龙虎回环"，肝升与肺降相互为用的同时又相互制约，肺脏得以宣降，有利于肝气的升发；肝气得疏，有利于肺气之肃降。肺属金，肝属木，肝肺相克，二者通过这种克制关系达到维护人体气机平衡调顺的目的。正常状态下，根据五行相生相克规律，金克木，肺能制约肝，肺气清肃，可以制约肝阳上逆。肝脏为刚脏，肺脏为娇脏，如果肝郁化火或者是肝阳上亢，则肺金无力制约肝木，容易遭受肝火的反克，造成"木火邢金"或"木旺侮金"。《灵枢·经脉》曰："肝足厥阴之脉……其支者，复从肝，别贯膈，上注肺。"且十二经脉的气血循环流注顺序是起于肺经，止于肝经，肝经与肺经首尾相连，使十二经脉气血循环流注生生不息，从而维持人体正常的生理功能。若肝之气血受损，沿经下传，伤及于肺，可见金失常态。肝喜条达而恶抑郁，忧思抑郁，情志不遂，使肝气郁结，气机阻滞而枢机不利，《珍本医书集成·医经类》言："然于其五脏为独使……又为将军之官，则于一身上下，其气无所不乘，和则为诸脏之赡养，衰与亢则为诸脏之残贼。"《读医随笔》言："肝者，贯阴阳，统气血，居贞元之间，握升降之枢者也。"肝推动了整体气机的升降转运，若肝气失疏，肺气升多降少，气机郁结，气滞则血瘀，气血瘀滞胸中，而发胸闷憋喘。

肝郁气滞是胸闷变异性哮喘的重要病机之一，故应把调畅气机、疏肝理肺作为本病的基本治则。临床常见肝郁气滞型可选柴胡疏肝散、小柴胡汤、四逆散加减以达疏肝解郁、宣肺理气之功；肝火犯肺型可选用黛蛤散合泻白散加减或龙胆泻肝汤加减以平肝降火、泻肺宁金；肝阴血虚型可选用四物汤合一贯煎加减或逍遥散加减以养血柔肝。

3. 胸闷变异性哮喘与抑郁的关系

《素问·至真要大论》曰："诸气膹郁，皆属于肺。"张景岳亦对"膹郁"的症状给出了解释："膹，喘急也。郁，痞闷也。"说明膹郁以喘急和痞闷为主要临床表现，强调了气机郁滞不畅与肺有关。清代季楚重也曾明确指出郁证为肺失宣发所致："所谓郁者，清气不升，浊气不降也。然清浊升降，皆出肺气，使太阴失治节之令，不惟生气不升，收气亦不降，上下不交而郁成矣。"胸闷变异性哮喘是哮喘的一种特殊类型，属于中医哮病、喘证等范畴，以胸闷为唯一症状，主要累及肺脏。

哮喘分急性发作期和缓解期，缓解期以肺虚为主，日久及脾肾，导致肺、脾、肾皆虚。肺脏气血的变化与胸闷变异性哮喘合并抑郁、焦虑等不良情志的发生及发展变化密不可分。久病多虚，哮喘日久，其肺多虚，气机郁滞，对悲忧、焦虑等不良情志的调节和适应能力下降。肺主气司呼吸，在志为悲，肺气耗散，宣降失常，情志不舒，病久会导致悲忧情志的产生。胸闷变异性哮喘患者胸闷反复发作，逐渐加重，缠绵不愈，严重影响工作及生活，患者对憋闷束手无策，日久便会表现出情绪低落、易焦虑、善太息、少动懒言、食欲下降、悲观失望等不良情绪。肺气虚伴随着胸闷的加重而加重，抑郁情绪也会随着病情的发展而逐渐加重，严重者甚至会产生轻生念头。

《素问·上古天真论》云："虚邪贼风，避之有时，恬淡虚无，真气从之，精神内守，病安从来？"由此可见，不良情志与机体发病息息相关。焦虑、抑郁、悲观为胸闷变异性哮喘的肺外效应，同时亦可作为致病因素而加重病情。《素问·举痛论》云："悲则心系急，肺布叶举，而上焦不通，荣卫不散，热气在中，故气消矣。"《医醇剩义·劳伤》中亦说："悲则气逆，膹郁不舒，积久伤肺。"肺主气，悲为肺志，伴发抑郁症的胸闷变异性哮喘患者，负面情绪占主导，过度悲忧，常常郁郁寡欢，易怒善哭，悲观厌世，日久可耗伤肺气，令肺气不利，不能正常发挥主气司呼吸的功能，从而加重胸膈满闷、气短等肺气不足的症状。若不及时对症治疗，病情不断发展，缠绵难愈，患者会处于疾病痛苦与心理折磨相互影响、互为因果的恶性循环之中，令病情恶化，预后不佳[14]。

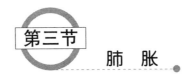

第三节 肺　胀

一、疾病概述

肺胀是多种慢性肺系疾患反复发作，迁延不愈，致肺气胀满不能敛降的一种病证。临床表现为胸部膨满、憋闷如塞、喘息上气、咳嗽痰多，甚者可出现烦躁、心悸、唇甲发绀、面色晦暗、脘腹胀满、肢体浮肿等。病程缠绵，时轻时重，经久难愈，严重者可出现神昏、惊厥、喘脱等证候。本病相当于西医的慢性阻塞性肺疾病，后期可演变为慢性肺源性心脏病。随着气候环境的变化无常，社会人口老龄化趋势持续，肺胀已经成为目前临床常见而多发的慢性疾病，且多难治愈，久病患者苦不堪言。

二、病因病机

肺胀的发生，多因久病肺虚，痰浊潴留，而致肺不敛降，气还肺间，肺气胀满，每因复感外邪诱使病情发生或加剧。

（一）病因

1. 久病肺虚

肺病或他脏病久，气血虚弱，脏腑失养，肺之气阴不足，气失所主而发生本病。如内伤久咳、支饮、喘哮、肺痨等肺系慢性疾患，迁延失治，痰浊潴留，壅阻肺气，气之出纳失常，还于肺间，日久导致肺虚，成为发病的基础。

2. 感受外邪

肺虚久病，卫外不固，六淫外邪每易乘袭，诱使本病发作，病情日益加重。

3. 烟雾熏灼

烟尘、雾霾等气体污染熏灼肺经，损伤肺络，导致气道不利、肺失清肃，而致咳喘。同时，烟雾热毒熏灼肺道，肺通调水道功能失常，肺津煎熬成痰，阻塞气道，气机不畅。

4. 饮食不当

平素喜食生冷、油腻、嗜酒，损伤脾胃，脾失运化，精微无以化生反生痰浊，痰阻气滞，肺气不畅，肃降失常，可诱发本病。

5. 情志失调

情志不遂，忧思恼怒，七情六欲皆可导致气机不畅，肝失条达，肺气闭阻，不得肃降，诱发本病。

（二）病机

病变首先在肺，继则影响脾、肾，后期病及于心。因肺主气，开窍于鼻，外合皮毛，职司卫外，为人身之藩篱，故外邪从口鼻、皮毛入侵，每多首先犯肺，以致肺之宣降功能不利，气逆于上而为咳，升降失常则为喘。久则肺虚，肺之主气功能失常，影响呼吸出入，肺气壅滞，还于肺间，导致肺气胀满，不能敛降。若肺病及脾，子盗母气，脾失健运，则可导致肺脾两虚。肺为气之主，肾为气之根，若久病肺虚及肾，金不生水，致肾气衰惫，肺不主气，肾不纳气，则气喘日益加重，呼吸短促难续，吸气尤为困难，动则更甚。

结合本病的特点，主要病机特点可以概括为肺脾肾虚，痰瘀阻肺。主要病理因素为痰浊与瘀血，二者相互影响，是疾病发生发展的重要环节[15]。

痰是肺胀的重要病理产物和致病因素。中医学认为痰是脏腑功能失调、津液输布障碍或邪热伤津炼液而成。脏腑功能失调以肺、脾、肾三脏为主。肺主气，司呼吸，主宣发肃降，为水之上源，若肺感受六淫外邪或其他脏腑功能失调，如肝气郁结，横逆伤肺，以及久病肺虚，均可使肺失宣降，津液输布失常，停聚为痰；脾主运化，各种原因均可导致脾胃运化失常，水湿内停而为痰浊，痰浊上乘，从而蕴贮于肺脏；肾主水，为水脏，久病肾虚或劳欲伤肾，肾阳虚弱，不能温化水湿，聚成痰浊。肺胀长期反复发作，迁延不愈，久病必致肺、脾、肾虚损，为痰的产生提供了病理基础。痰既成之后，又作为内源性致病因素作用于人体，痰阻于肺，肺失宣肃而见咳嗽、咯痰、气喘等症。痰浊内蕴是肺胀反复急性发作的重要内因，痰蕴于肺，肺失宣降，腠理失于疏泄，卫外不固，外邪极易入侵。外邪入侵，蕴贮于肺之痰浊是外邪最好的附着物，外邪与痰浊相合，胶着难去，危害机体。根据感受外邪的性质或机体本身的阴阳偏盛偏衰，痰又可以分为寒痰与热痰两种。寒痰多由外感风寒失治或肥人痰盛之体，罹感寒邪或中阳不足，气不化津而致；而热痰则多由外邪入肺，郁而化热，热伤肺津，炼液为痰或素有伏痰，复感风热而致。

血瘀贯穿肺胀始终，是肺胀病程中的必然病理变化。中医学认为血液流行不止、环周不休，有赖于气的推动和阳气的温煦，气虚、气郁或阳失温煦均可致血瘀。肺胀患者大多年事较高，正气渐虚，且肺胀反复发作，迁延不愈，久病伤正气，正虚推动血行不力而易形成瘀血；心主血脉，肺朝百脉，主治节，调节血液循环，外邪闭肺或痰郁肺阻，皆可致肺失宣降不能主治节而形成瘀血；久病脾肾阳虚，甚而累及心阳，不能温煦经脉或鼓动血脉，血液凝滞，形成瘀血。血瘀络滞，五脏六腑营养障碍而功能受累，可导致机体抵抗力低下，易致外邪侵袭，引起肺胀反复急性发作。

痰和瘀作为肺胀的重要病理因素，二者常相互影响。痰阻遏气机，尤其郁阻肺气，肺气被郁，失于宣降，百脉不能正常朝汇于肺，肺主治节功能失司，可形成或加重瘀血病理。唐容川在《血证论》中指出："内有瘀血，则阻碍气道，不得升降。气壅则水壅，水壅即为痰饮。"反之，血瘀也可引起痰的产生，加重痰郁病理，由于肺朝百脉、助心调节血液循环，瘀血停滞，经脉涩滞，络脉被阻，势必引起肺气郁闭或肺气损伤，从而使肺失宣发、肃降，导致津液失于输布，津液不化，停滞为痰。正如隋代巢元方所说："诸痰者，皆有血脉壅塞，饮水积聚而不消除，故成痰也。"痰、瘀既成，极易形成痰瘀相结，故肺胀患者临床常出现痰瘀相兼表现，如咳嗽、咯痰、喘促、唇甲青紫、胁下痞块、舌质瘀黯等。

本虚标实是肺胀的主要病理变化，正虚积损为其主要病机。从疾病分期来看，急性期病机为痰（痰热、痰浊）壅肺或痰瘀互阻，亦可伴腑气不通，以痰瘀互阻为关键。日久损伤气阴，气虚则气化津液无力，津液不得正化反酿成痰浊。痰壅肺系气机，损及肺朝百脉，可致血瘀，气虚帅血无力也可致瘀；瘀血内阻而使津液运行不畅，促使痰饮内生，终成痰瘀互阻。痰壅肺系重者，可蒙扰神明，多为急性期重证。稳定期病机以气（阳）虚、气阴两虚为主，常兼痰瘀。痰瘀危害减轻但稽留难除，正虚显露多表现为气（阳）、阴虚损，集中于肺、脾、肾三脏，气（阳）、阴虚损中以气（阳）为主，肺、脾、肾虚损以肾为基。因此，急性期以实证为主，稳定期以虚证为主。

三、肺胀转变

本病多属积渐而成，病程缠绵，经常反复发作，难以根治。尤其是老年患者，发病后若不及时控制，极易发生变端。故《金匮要略·肺痿肺痈咳嗽上气病脉证治》云："上气，面浮肿，肩息，其脉浮大，不治，又加利，尤甚。"《证治汇补·咳嗽》云："若肺胀壅遏，不得卧眠，喘息鼻扇者难治。"久延阳虚阴盛，气不化津，痰从寒化为饮为水，饮留上焦，迫肺则咳逆上气，凌心则心悸气短；痰湿困于中焦，则纳减呕恶、脘腹胀满、便溏；饮溢肌肤则为水肿尿少；饮停胸胁、腹部而为悬饮、水臌之类。痰浊潴肺，病久势深，肺虚不能治理调节心血的运行，心主营运过劳，心气、心阳虚衰，无力推动血脉，则血行涩滞，可见心动悸、脉结代、唇舌或甲床发绀、颈动脉动甚。肺脾气虚，气不摄血，可致咳血、吐血、便血等。心主血而肝藏血，肝主疏泄，为调血之脏，心脉不利，肝脏疏调失职，血郁于肝，郁结胁下，则致癥积。若痰迷心窍，肝风内动，则谵妄昏迷、震颤、抽搐；如见喘脱、神昧、汗出、肢冷、脉微欲绝者，乃阴阳消亡危重之候。

四、诊断依据

有慢性肺系疾患病史多年，反复发作，时轻时重，经久难愈，多见于老年人。临床表现为咳逆上气，痰多，胸中憋闷如塞，胸部膨满，喘息，动则加剧，甚则鼻煽气促，张口抬肩，目胀如脱，烦躁不安，日久可见心慌动悸，面唇发绀，脘腹胀满，肢体浮肿，严重者可出现喘脱。常因外感而诱发，劳倦过度、情志刺激等也可诱发。

五、病证鉴别

肺胀与哮病、喘证均以咳而上气、喘息为主症，有类似之处，但又各不相同，其区别如下。

哮是一种发作性的痰鸣气喘疾患，常突然发病，迅速缓解且以夜间发作多见，其证候特点与肺胀的喘咳上气有显著的不同。肺胀是包括哮病在内的多种慢性肺系疾病后期转归而成，每次主要因外感诱发而逐渐加重，经治疗后逐渐缓解，发作时痰瘀阻闭的症状较明显，两病有显著不同。

喘以呼吸困难为主要表现，可见于多种急慢性疾病的过程中，常为某些疾病的主要症状和治疗重点。而肺胀是由多种慢性肺系疾病迁延不愈发展而来，喘咳上气仅是肺胀的一个症状。

从三者的相互关系来看，肺胀可以隶属于喘证范畴，喘与哮久不愈又可发展为肺胀。

六、治疗原则

临床上当按虚实论治。实证治肺，治以祛邪利气。应区别寒、热、痰、气的不同，分别采用温宣、清肃、祛痰、降气等不同治法。虚证治在肺、脾、肾，以肾为主，治以培补摄纳。针对脏腑病机，采用补肺、健脾、纳肾、温阳、益气、养阴、固脱等法。虚实夹杂者，当分清主次，权衡处理。

治疗应遵"急则治其标""缓则治其本"原则，急性加重期以清热、涤痰、活血、宣肺降气、开窍而立法，兼顾气阴。稳定期以益气（阳）、养阴为主，兼祛痰活血。对于肺胀的治疗，以下几点需要注意。

（一）化瘀勿忘清肺

患者常见痰热郁阻肺络，气机不畅而致瘀，故应用化瘀药的同时，勿忘配伍黄芩、枇杷叶、桑白皮、金银花等品，以消解肺热，其代表方剂为太圣肃白方。

（二）活血勿忘固表

患者因血瘀络滞，脏腑失养，正气不足易感外邪。可在玉屏风散基础上化裁，以补肺固卫、扶助正气，有效提高免疫力，减少肺胀的发作次数。

（三）行瘀兼顾扶正固本

肺胀迁延难愈，病至晚期气血阴津均亏耗，脏腑经络失养，阴阳俱虚，故出现喘促气短难续、汗出、口干、唇黯、脉细无力等症状。在活血化瘀的同时，注重应用党参、黄芪、熟地、山药、山萸肉、麦冬、百合等益气养血之品，以健脾益肾、纳气固本，调养五脏六腑，从而使喘消咳止，代表方剂为泰中济肺饮、培元啸天饮。

（四）注重早期预防

考察肺胀治法发展的历史可以看出，"未病先防，已病防变"的例子很多。在科技发展水平低下、诊疗手段局限的古代，对肺胀的认识就已经达到了一定的高度。如《诸病源候论》对肺胀的病机和疾病的分期进行了一定的阐述："肺虚感微寒成咳，咳而气还聚于肺，肺则胀，是为咳逆也。邪气与正气相搏，正气不得宣通，但逆上咽喉之间，邪伏则气静，邪动则气奔上。烦闷欲绝，故谓之咳逆上气。"表明当时医家已经注意到即使没有症状，也不是疾病痊愈，而是"邪静"。一个具体的例子是，明代医家李中梓曾治疗一肺胀患者，经治疗症状消失，但医者认为"今虽愈，未可恃也，当以参术补元助养正气，使清肃下行"，但患者未再遵从医嘱，而"竟因循月许，终不调补，再发而不可救药矣"。由此说明，古代医家非常重视无症状疾病的调理。这些认识，对于我们从事"治未病"的研究，有着重要的启示。

七、相关西医疾病

肺胀的疾病特点与西医学中慢性阻塞性肺疾病（COPD）、慢性支气管炎合并肺气肿、肺源性心脏病等类似。本文将着重探讨慢性阻塞性肺疾病。

（一）定义

COPD是一种具有气流受限特征的肺部疾病，气流受限不完全可逆，呈进行性发展。COPD是呼吸系统常见病和多发病，其患病率和死亡率较高。

（二）生理病理改变

COPD特征性的病理改变存在于气道、肺实质和肺血管。在中央气道，炎症细胞浸润表层上皮，黏液分泌腺增大和杯状细胞增多使黏液分泌增加。

急性发作时，分泌进一步增加，因而患者痰多。在外周气道，慢性炎症反应导致气道壁损伤和修复的过程反复发生。修复过程导致气道壁结构重塑，胶原含量增加及瘢痕组织形成，这些病理改变造成气道狭窄，引起固定性气道阻塞。常表现为胸部膨满、憋闷如塞、喘息上气。

COPD 的肺血管改变以血管壁增厚为特征，内膜增厚是最早的结构改变，接着出现平滑肌细胞增加和血管壁炎症细胞浸润。COPD 加重时，平滑肌细胞增生肥大、蛋白多糖和胶原的增多进一步使血管壁增厚。慢性阻塞性肺疾病晚期继发肺心病时，部分患者可见多发性肺细小动脉原位血栓形成，从而引起肺循环障碍。当病变发展至肺气肿时，COPD 患者典型的肺实质破坏表现为小叶中央型肺气肿，涉及呼吸性细支气管的扩张和破坏。病情较轻时这些破坏常发生于肺的上部区域，但随着病情的发展，可弥漫分布于全肺并破坏毛细血管床。大量肺泡周围的毛细血管受肺泡膨胀的挤压而退化，使肺毛细血管大量减少，肺弥散面积减少，产生弥散障碍而缺氧。在急性发作期，感染、痰液阻塞、酸碱失衡等均可加重缺氧。而 COPD 患者反复感染，肺部长期处于缺氧状态，刺激红细胞增多，血液黏稠度增高，纤维蛋白原生成增多，红细胞表面电荷密度增加，导致血流阻力增加，流动缓慢。中医认为，这些病理产物为瘀血，血液浓缩黏滞，致使脉道瘀塞，瘀血内积，气血运行受阻[16]。

随着慢性阻塞性肺疾病的进展，外周气道阻塞、肺实质破坏和肺血管异常等降低了肺气体交换能力，产生低氧血症，并可出现高碳酸血症。长期慢性缺氧可导致肺血管广泛收缩和肺动脉高压，常伴有血管内膜增生，某些血管发生纤维化和闭塞，导致肺循环的结构重塑。慢性阻塞性肺疾病晚期出现肺动脉高压，进而产生慢性肺源性心脏病及右心衰竭，提示预后不良。

（三）GOLD 指南 ABCD 分组的中医解读

1998 年，美国国立心脏、肺和血液研究所（NHLBI）、美国国立卫生研究院（NIH）和世界卫生组织（WHO）联合发起成立"慢性阻塞性肺疾病全球倡议（GOLD）"机构，其目标是根据已发表的最新研究结果制订慢性阻塞性肺疾病的防治管理推荐指南。

临床上，为了对 COPD 患者进行综合评估，从而达到改善 COPD 患者的疾病管理目的，GOLD 指南中设定了 ABCD 评估工具。GOLD2017 的 ABCD 评估工具将症状和急性加重单独作为 ABCD 分组依据，而将肺功能从评估工具中独立出来。

1.ABCD 评估介绍（图 5-1）

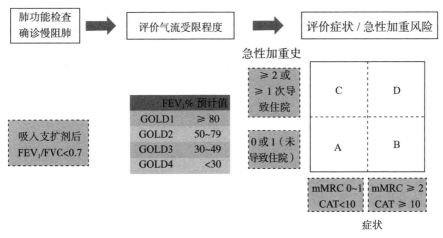

图 5-1　ABCD 评估

（1）慢性阻塞性肺病评估测试（COPD assessment test，CAT）：见表 5-4。

表 5-4　CAT

我从不咳嗽	0	1	2	3	4	5	我一直在咳嗽
我一点痰也没有	0	1	2	3	4	5	我有很多很多痰
我一点也没有胸闷的感觉	0	1	2	3	4	5	我有很重的胸闷的感觉
当我爬坡或爬一层楼梯时，我并不感到喘不过气来	0	1	2	3	4	5	当我爬坡或爬一层楼梯时，我感觉非常喘不过气来
在家里的任何劳动都不受慢阻肺的影响	0	1	2	3	4	5	我在家里的任何劳动都很受慢阻肺的影响
每当我想外出时我就能外出	0	1	2	3	4	5	因为我有慢阻肺所以从来没有外出过
我睡眠非常好	0	1	2	3	4	5	因为我有慢阻肺，我的睡眠非常不好
我精力旺盛	0	1	2	3	4	5	我一点精力都没有

（2）mMRC 呼吸困难评分：见表 5-5。

表 5-5　mMRC 呼吸困难评分

0级	仅在用力运动时出现呼吸困难
1级	平地快步行走或步行爬小坡时出现气短
2级	由于气短，平地行走时比同龄人慢或者需要停下来休息
3级	在平地行走 100 米左右或数分钟后需要停下来喘气
4级	因严重呼吸困难以至于不能离开家，或在穿衣服 / 脱衣服时出现呼吸困难

（3）评估风险：在过去一年中出现 ≥ 2 次或 1 次以上急性加重导致住院者，则认为是高危患者。

（4）总结：见表 5-6。

表 5-6　总结

患者	特征	每年急性加重次数	mMRC	CAT
A 组	低风险，症状少	0 或 1（未导致住院）	0~1	<10
B 组	低风险，症状多	0 或 1（未导致住院）	≥ 2	≥ 10
C 组	高风险，症状少	≥ 2 或 ≥ 1 次导致住院	0~1	<10
D 组	高风险，症状多	≥ 2 或 ≥ 1 次导致住院	≥ 2	≥ 10

2. COPD 的中医病机演变

COPD 的中医病机与肺胀病机不谋而合，早期以肺气不利为主要表现。肺失宣降，气逆于上而为咳嗽，升降失调而为气喘；中期累及脾肾，脾失健运，则可导致肺脾两虚，金不生水，致肾气衰惫，肺不主气，肾不纳气，则气喘日益加重；后期津液不归正化，痰浊日益潴留，血行不畅，进一步阻滞气机，影响及心，使呼吸短促难续，吸气尤为困难，动则更甚，持续难已。

COPD 的发生、发展是一个复杂的病理过程，但概括起来说，又不外乎正邪相争这一矛盾斗争过程。正气不足是 COPD 发病的内在因素，邪气干肺是 COPD 发病的重要条件，在 COPD 发生、发展过程中，始终存在正邪交争的矛盾斗争关系[17]。正与邪是发病过程中的正反两个方面，《锦囊秘录》云："正气弱者，虽即微邪亦得易袭，袭则必重，故最多病，病亦难愈。"正气的状态在一定程度上决定了COPD患者的基本健康状态，而正气与邪气的交争程度决定了症状的多少与严重程度。

3. ABCD分组对应中医病机变化

（1）A组，正气盛，邪气弱：感受邪气较为轻微，症状较少。
（2）B组，正气盛，邪气强：受到的邪气较强盛，症状较多。
（3）C组，正气虚，邪气弱：正虚邪不显，风险高，症状轻。
（4）D组，正气虚，邪气强：邪气较强，风险高，症状重。

在COPD的起始阶段，患者的正气尚为充盛，对外邪有一定的抵抗能力，身体一般状况较好，急性加重的风险较低。在COPD后期，肺、脾、肾功能进一步降低，病理产物痰浊、水饮、瘀血等日盛，内伏于肺，伺机而动，正气进一步虚弱，机体功能失调，肺功能进一步降低。

4. ABCD分组对应中医治疗

（1）A组：患者风险低，症状少，病毒、细菌引起的上呼吸道感染多为起病的首发因素。此时外邪轻浅，正气不虚，属外感表证阶段，治疗以解表疏风、宣肺达邪为主。

（2）B组：患者风险低，症状多，呼吸道感染、炎症反应亦较前严重，应积极行抗感染、抗炎平喘等治疗。此时外邪偏盛，但正气不虚，多伴痰浊、痰热瘀阻于肺，中医治疗以清肺化痰、降逆平喘为主。

（3）C组：患者风险高，但症状较少，应注意调节、提高免疫。此时以正虚为主，中医治疗以健脾益肺为主。

（4）D组：患者风险高，症状亦较多，病情较重，此时正虚邪盛，痰瘀互结而脾肺气虚，中医治疗以活血利水、扶正补虚为主。

5. 中医解析ABCD分组的指导意义

临床上，我们不仅要运用综合评估ABCD分组以指导治疗，更要发挥中医优势，将对ABCD分组的中医认识运用到临床中来。其意义有以下三点。其一，综合评估ABCD分组与COPD中医病机认识高度一致，虽缺少循证医学依据，但对中医的认识具有巨大促进作用。其二，有利于指导临床治疗，提供中医治疗原则。众所周知，COPD 病理性质多属本虚标实，但随着病情的演变，本虚有肺、脾、肾、心脏腑病变的主次不同。结合中医对综合评估 ABCD 分组的认识，A 组治宜补肺益气，B 组治宜补肺健脾，C 组治宜补肺益肾，D 组治宜肺脾肾同治。另外，需要结合标本缓急，有所侧重，以标实为重的 B 和 D 组，治当根据外邪引触或痰瘀闭阻的不同，分别采取祛邪宣肺、化痰平喘、活血化瘀等治法。其三，指导治未病。COPD 是一种可以预防和治疗的疾病，并将治疗目标进一步扩大，除了减轻临床症状外，还能降低患者未来健康恶化的风险，减少风险事件的发生，这与中医"治未病"的观点高度一致。

（四）慢性阻塞性肺疾病急性加重期常见证候特征及诊断

1. 风寒束肺证

（1）特征：主症为咳嗽、喘息、恶寒、痰白清稀，苔薄白、脉紧；次症为发热、无汗、肢体酸痛、鼻塞、流清涕、脉浮。

（2）诊断：①咳嗽、痰白、清稀、喘息；②发热、恶寒、无汗、肢体酸痛；③鼻塞、流清涕；④舌苔白、脉浮或浮紧。具备①②，加③④中的 1 项。

2. 外寒内饮证

（1）特征：主症为咳嗽、喘息、痰多、色白、稀薄或泡沫、胸闷、气逆不能平卧、恶寒、舌苔白、舌苔滑、脉紧、脉弦；次症为痰易咯出、喉中痰鸣、肢体酸痛、无汗、鼻塞、流清涕、脉浮。

（2）诊断：①咳嗽或喘息；②恶寒、无汗或鼻塞、流清涕或肢体酸痛；③痰白稀薄或兼泡沫、痰易咯出；④喉中痰鸣；⑤胸闷、气逆不能平卧；⑥舌苔白滑、脉弦紧或浮紧。具备①②，加③④⑤⑥中的 2 项。

3. 痰热壅肺证

（1）特征：主症为咳嗽、喘息、胸闷、痰多、色黄、咯痰不爽、舌质红、舌苔黄、舌苔腻、脉数、脉滑；次症为痰黏、胸痛、发热、口渴喜冷饮、大便干结、舌苔厚。

（2）诊断：①咳嗽或喘息；②痰黏、色黄、咯痰不爽；③发热或口渴喜冷饮；④大便干结；⑤舌质红，舌苔黄或黄腻或黄厚腻，脉数或滑数。具备①②，加③④⑤中的 2 项。

4.痰湿阻肺证

（1）特征：主症为咳嗽、喘息、痰多、色白、口黏腻、舌苔白、舌苔腻、脉滑；次症为气短、痰多泡沫、痰易咯出、胸闷、纳呆、食少、胃脘痞满、舌质淡、脉弦。

（2）诊断：①咳嗽或喘息、气短；②痰多、色白或呈泡沫状；③胃脘痞满；④口黏腻、纳呆或食少；⑤舌苔白腻、脉滑或弦滑。具备①②，加③④⑤中的2项。

5.肺脾气虚证

（1）特征：主症为咳嗽、喘息、气短、动则加重、乏力、脘腹胀满、易感冒、纳呆、食少、舌体胖大、有齿痕、舌质淡、舌苔白；次症为神疲、自汗、恶风、便溏、脉细、脉沉、脉缓、脉弱。

（2）诊断：①咳嗽或喘息或气短，动则加重；②神疲、乏力或自汗；③恶风、易感冒；④纳呆或食少；⑤脘腹胀满或便溏；⑥舌体胖大或有齿痕，舌质淡、苔白，脉沉细或沉缓或细弱。具备①②③中的2项，加④⑤⑥中的2项。

6.肺肾气虚证

（1）特征：主症为喘息、气短、动则加重，神疲、乏力、面目浮肿、易感冒、腰膝酸软、舌体胖大、舌质淡、舌苔白；次症为咳嗽、恶风、自汗、胸闷、耳鸣、夜尿多、咳而遗溺、脉沉或脉细或脉弱。

（2）诊断：①喘息或气短、动则加重；②乏力或自汗；③易感冒，恶风；④腰膝酸软；⑤耳鸣或面目浮肿；⑥夜尿多或咳而遗溺；⑦舌体胖大，舌质淡、苔白，脉沉细或细弱。具备①②③中的2项，加④⑤⑥⑦中的2项。

7.肺肾气阴两虚证

（1）特征：主症为喘息、气短、动则加重、乏力、自汗、盗汗、腰膝酸软、耳鸣、易感冒、舌质红、脉细、脉数；次症为咳嗽、口干、咽干、痰少、咯痰不爽、干咳、手足心热、头昏或头晕、舌质淡、舌苔少、花剥苔、脉弱或脉沉。

（2）诊断：①喘息或气短、动则加重；②自汗或乏力；③易感冒；④腰膝酸软；⑤耳鸣、头昏或头晕；⑥干咳或少痰、咯痰不爽；⑦盗汗；

⑧手足心热；⑨舌质淡或红、舌苔少或花剥，脉沉细或细弱或细数。具备①②③中 2 项加④⑤中的 1 项加⑥⑦⑧⑨中的 2 项。

8.血瘀证

（1）特征：主症为面色紫黯、口唇青紫、舌质紫黯、舌质黯红、舌有瘀斑、舌下静脉迂曲、粗乱、脉沉、脉涩；次症为胸闷痛。

（2）诊断：①面色紫黯；②口唇青紫；③舌质黯红、紫黯或有瘀斑；④舌下静脉迂曲、粗乱。具备①②③④中的 1 项[18]。

（五）中医药在慢性阻塞性肺疾病继发症、合并疾病中的应用

慢性阻塞性肺疾病可以导致全身不良反应，包括全身炎症反应和骨骼肌功能不良，并促进或加重合并疾病的发生等。全身炎症表现有全身氧化负荷异常增高、循环血液中促炎症细胞因子浓度异常增高及炎症细胞异常活化等，骨骼肌功能不良表现为骨骼肌重量逐渐减轻等。慢性阻塞性肺疾病的全身不良效应可使患者的活动能力受限，生活质量下降，预后变差。

整体观念是中医理论体系的基本特点之一，是机体自身的整体性和内环境的统一性思想。五脏一体观认为：机体是一个有机整体，是以五脏为中心通过经络把全身各组织器官联结成一个有机的整体，各个脏腑组织器官在生理上相互协调、相互制约，病理上相互影响、相互传变。COPD 病位在肺。肺主气，司呼吸，即指肺是呼吸器官，为机体内外气体交换的场所，而且肺有主一身之气的作用，可调节全身各脏腑经络之气。COPD 在发展中常常伴随其他疾病的发生。

1.慢性阻塞性肺疾病晚期合并外周骨骼肌萎缩

外周骨骼肌萎缩及其功能障碍是 COPD 的重要合并疾病之一，常见于晚期 COPD 患者，是增加致残率和病死率的重要危险因素。在慢性阻塞性肺疾病的稳定期，针对营养不良、肌肉萎缩的 COPD 患者，目前临床主要采取康复训练、营养支持等治疗方法，效果不佳。目前关于肌肉萎缩的发病机制并不十分明确，主要集中于炎症因子、氧化应激、药物因素及慢性缺氧等方面，这些病理因素令慢性阻塞性肺疾病患者逐渐出现营养不良、肺过度充气等，导致能量供需不平衡，是多种代谢通路及细胞因子共同参与的结果。

骨骼肌萎缩属中医"痿证"等范畴。痿证病位在筋脉肌肉，病机以虚为主，虚实夹杂；临床表现主要为肢体筋脉萎弱无力，不能随意运动或伴肌肉萎缩。COPD晚期的病机可概括为"痰、瘀、虚"，以肺、脾、肾虚为主，痰饮与瘀血贯穿其中，久病虚实夹杂，痰、瘀、虚互为因果，是本病缠绵不愈、反复发作、病情持续加重的根本原因。肺脾（胃）气虚是COPD加重及并发外周骨骼肌萎缩、功能障碍的重要病因，同时，骨骼肌萎缩及COPD的不断加重又可进一步损伤肺脾（胃）之气，令肺脾更虚，互为因果，令患者处于病痛折磨的恶性循环之中。中医认为"脾胃主肌肉"，在治疗COPD合并肌肉萎缩时重视调理脾胃，脾胃功能健旺，可将水谷精微及津液通过心肺之气布散全身，气血充足，脏腑功能旺盛，则全身之肌肉皆能得到营养滋润，有利于肌肉萎缩的治疗与恢复。

对于COPD合并肌肉萎缩的治疗，可根据"治痿独取阳明"及阳明经多气多血的经脉理论，在针灸取穴时注重调理脾胃，如患侧的手三里、足三里、上巨虚、下巨虚、内庭、合谷、伏兔、曲池、丰隆、解溪等穴位。脾胃为"后天之本"，针刺阳明，脾胃经脉流通，气血津液充足，则能濡养十二经脉及皮肉筋骨。肺经得养，肌肉得濡，既有利于肺部症状的缓解，也有利于肌肉萎缩的康复与好转。此外，治疗合并骨骼肌萎缩的COPD，还应重视脾胃的调理，培土而生金，土旺则金生，培土生金法有利于减轻慢性阻塞性肺疾病患者咳、痰、喘等不适，提高生存质量，改善预后。临证时，可运用人参、白术、茯苓、薏苡仁、山药、甘草、白扁豆、蜂蜜、黄芪、党参、大枣等健脾理胃类中药，调补中州，令脾胃复健，益气生血，气血旺则肺金及肌肉得养，有利于慢性阻塞性肺疾病患者肺部症状的缓解及肌肉萎缩的逐渐恢复。痰性黏滞，胶固不散，亦是COPD缠绵不愈及骨骼肌出现萎缩不用的重要病理因素。在治疗中，除重视止咳化痰、清热解毒以外，还应着眼于调理脾胃以绝生痰之源，令津液可以滋润全身肌肉，有利于改善慢性阻塞性肺疾病患者肌肉萎缩的现状，促进肌肉生养[19]。

2. 慢性阻塞性肺疾病合并认知障碍

现代医学认为，PaO_2及FEV_1是影响COPD患者认知功能的重要因素。COPD合并认知障碍主要与长期缺氧、CO_2潴留及肺部炎症因子溢出等因素有关，缺氧引起的神经元损害、氧自由基生成、炎性反应及神经胶质细胞活化等均可导致认知功能障碍。伴缺氧的 COPD 患者线粒体循环氧化磷酸化障碍，造成有氧代谢降低、无氧代谢增加，导致脑细胞能量代谢障碍，加速认知功能障碍的进展。

中医认为，肺脑相关。"肺者，气之本，魂之处也""诸气者，皆属于肺"，肺乃气之主，司宗气的生成，气盛则神全。脑为神明主宰，五脏六腑的生理活动受元神的调控，而其正常生理活动的维持需依赖气的温煦、濡养、推动。脑神机失用则肺主气司呼吸、朝百脉等功能不能正常进行。《温热论》言："温邪上受，首先犯肺，逆传心包。"温邪侵犯人体肺卫后，直陷心包出现高热、神昏、谵语、肢厥等症状，这是由于肺直接伤及心、脑二窍所致。肺系慢性疾病常有肺气血阴阳俱虚，痰浊、瘀血、水饮等停聚，导致肺气膨满不能敛降，从而出现咳、痰、喘、心悸、气短、神昏、谵语等症状。肺胀患者出现神昏谵妄、撮空理线则是病变由肺演变至脑的体现[20]。

COPD 患者痰湿壅阻，气机失调，致气滞、气逆；又因气血互根互生，气滞则血瘀，痰浊阻滞，碍血运行，亦致血瘀。所产生的病理产物痰饮、瘀血，阻于肺，致肺脏宣发障碍，肃降失常，清气不升，浊气不降，浊气上犯清窍，气滞血瘀痰阻，则喘促痰鸣，蒙蔽脑窍，神识昏蒙，见意识障碍。同时，肺失宣降，宗气不能上走息道，滋养脑髓，元神失养，气散精消，肺气郁闭，治节功能失司，这时可见神识障碍并伴有咳、痰、喘等症。髓海空虚则精衰神淡气机不畅，调控失司，肺不藏魄，宣降失权，清气不升，浊气不降，浊邪上扰清窍，脑髓功能异常，出现神志障碍。

对于 COPD 合并认知功能障碍的治疗，可从中医药出发，运用其优势，方法上可采用涤痰开窍、祛瘀开窍、通腑开窍、醒脑开窍之法，随证加减。涤痰开窍常用莲子心、郁金、菖蒲、胆南星、天竺黄、黄连、栀子、麦冬或配安宫牛黄丸以清热豁痰、开窍醒神。祛瘀开窍用浙贝、郁金、莪术、红花、桔梗、陈皮、枳实、人参、麝香、五味子、车前草、青蒿、丹参、郁金、鸡血藤等以益气开窍、活血化瘀。通腑开窍可选择大黄、芒硝、栀子、黄芩、连翘、薄荷、金银花、虎杖、地龙、枳壳、桔梗、野荞麦根等以清热通腑、益气活血。醒脑开窍可选石菖蒲、细辛、水牛角、珍珠母、黄芩、金银花、板蓝根、麝香、郁金、藿香、薄荷以开窍醒神。

3. 慢性阻塞性肺疾病合并骨质疏松症

骨质疏松症是以骨量的降低和骨组织微结构的破坏为特征的代谢性骨病。文献报道慢性阻塞性肺疾病合并骨质疏松症的发生率高达 36%~60%，是导致慢性阻塞性肺疾病致残及病死的重要因素[21]。

中医认为，肾与骨的关系表现为肾精充盈能够化生骨髓，骨的生长受肾的影响，如《素问·阴阳应象大论》提出"肾生骨髓"。肾精不足会影响骨髓，《素问·痿论》云："肾者水脏也，今水不胜火，则骨枯而髓虚。"骨质疏松症的发生与肾虚密切相关，《素问·逆调论》提出："肾者水也，而生于骨，肾不生则髓不能满。"《医经精义》中明确阐明："肾藏精，精生髓，髓生骨，故骨者肾之所合也。"故肾虚则不藏精，肾精不能充养骨髓就会使骨骼失养从而导致骨痿、骨痹等。慢性阻塞性肺疾病的病机多为痰浊、瘀血阻滞肺络，使肺气不利，不得宣肃。咳嗽日久，肺气渐虚，虚则百脉不朝于肺，三焦气化失司，津液凝聚成痰，血行不畅为瘀。痰浊瘀血阻滞中焦，后天水谷精微不能濡养于肾致肾虚，进一步导致骨骼病变。

中医认为，慢性阻塞性肺疾病合并骨质疏松症虽然以阴精亏损为主，但病机为本虚标实，其虚表现为肺、脾、肾三脏亏虚，以肾为主；标实在于肺、脾、肾失养导致运行气血、水湿运化、蒸腾气化功能失调而产生的痰浊、水饮、瘀血阻滞。所以，治疗上应注重扶阳益气之法，《素问·生气通天论》曰："故天运当以日光明，是故阳因而上，卫外者也。"《景岳全书》云："可见天之大宝，只此一丸红日；人之大宝，只此一息真阳。"慢性阻塞性肺疾病合并骨质疏松症患者本身正气不足，无力驱邪外出，只有肺、脾、肾功能恢复，自身正气充盛才能抵御病邪，正所谓养正疾自除也。

4. 慢性阻塞性肺疾病合并胃食管反流病

COPD 合并胃食管反流的患者并不少见，COPD 与胃食管反流关系密切，二者相互影响，互为因果。《素问·咳论》言"五脏六腑，皆令人咳，非独肺也"，可知肺系疾病并非独与肺脏相关，亦可与其他脏器有所关联。

肺主一身之气，诸气调畅依赖脾胃受纳、腐熟、化生水谷精微功能的正常。"胃气强则五脏俱盛，胃气弱则五脏俱衰"，故有"胃为五脏之本"之说。胃气正常，则腐熟水谷功能正常，胃与脾相表里，脾运化水谷正常，向上布散津液于肺，肺的功能得以正常发挥；胃气虚弱，水谷精微不能上达于肺，宗气不足，则呼吸不利。肺主通调水道，脾主运化水湿，若脾气运化水液的功能失常，水谷不能化为精微上注于肺，反而聚生痰浊，上困于肺，则致咳喘等症。肺为清虚之脏，轻清肃静，易受他脏侵袭，肺胃皆喜润恶燥，若胃阴不足或胃热炽盛，母病及子，上灼肺金，致肺阴不足，肺失润养不能把精微气血散布至胃，易致胃阴更虚或胃热更盛，形成恶性循环。可见肺胃相互为用又相互制约。

COPD合并胃食管反流病位在肺、脾、胃，病机总属胃失和降、脾失运化、肺宣降失常，治则为发时治肺兼顾脾胃、平时治脾胃兼顾肺[22]。

（1）通胃腑，畅气机以宣肺：肺之为病，多在于肺宣降失常。肺贵在宣降，胃重在和降，肺胃均有主降的生理特点，脾胃为气机之枢，胃气和顺通降，是肺之肃降的必要条件，肺气肃降，可助胃气之降。若胃中气滞、胃失和降，则肺失宣降，咳喘乃作。如宣白承气汤治疗肺热腑实证，通腑泄热，调畅气机以宣降肺气，实为利用肺胃相关性来治疗肺系疾病的临床举措。

（2）健脾胃，气血化生有源以养肺卫：疾病的发生与正气密切相关，所谓"正气存内，邪不可干"（《素问·刺法论》）。中医将抵御外邪入侵的正气称为"卫气"，未病时抵御邪气入侵，已病后与邪气抗争，驱邪外出，卫气存在于疾病的发展过程中。脾胃为气血生化之源，故胃气盛则卫气盛。COPD患者易感冒，病情缠绵难愈即是肺卫虚弱的表现。治应调补胃气，增强正气，防止疾病传变，驱邪外出。以玉屏风散为例，虽以黄芪、防风、白术三味药组方，但方中无不体现补中焦脾胃以实肺卫之气的观点，黄芪大补脾胃之气，白术健脾益气，防风走表以散风御邪，三药配伍，有培土生金之妙。所以在COPD合并胃食管反流病治疗中，稳定期可以玉屏风散为基础方长期调理，防止再次发作。临证组方时应注重顾护脾胃，常用药有人参、党参、黄芪、白术、甘草等，用药时可以姜枣和胃，服热粥以防伤胃。

（3）肺胃同调，滋肺阴以润肺：肺胃同喜润恶燥，若胃热炽盛，灼伤胃阴，胃燥上滋肺阴乏源，肺津不继；肺燥不能将津液肃降至胃而致胃伤。症见干咳少痰或咳唾涎沫，咽干口干鼻干，干呕食少，呃逆，便秘，舌红苔少，脉虚数。治以清养肺胃，降逆下气。常用药有沙参、麦冬、熟地、生地、大黄、人参、玄参、玉竹、甘草等，临床以麦门冬汤为常用方剂。

（4）肺脾胃同治，化痰饮以理肺："脾为生痰之源，肺为贮痰之器"，脾不运湿，湿邪积聚，成痰犯肺，多见咳嗽痰多、色白清稀易咯、胸痞、苔白滑、脉滑。临床多以燥湿化痰、理气和中论治，如二陈汤加减，若湿痰犯肺，可加苍术，厚朴；若咳喘甚，可与三子养亲汤合治。

5.慢性阻塞性肺疾病合并抑郁

心身医学是研究和探讨因心理因素、社会因素、素质因素和躯体因素相互作用所导致的躯体疾病。这与中医学的整体观念思想是相通的[23]。在中医学整体观念的指导下，从生物、心理、社会等多方面考虑疾病的合理治疗，以中医学的理论和方法研究社会因素、精神因素对COPD的影响越来越具有现实意义。随着社会的进步、生活环境的变化、生活节奏的紧张、饮食结构改变等，人体的正气也出现盛衰变化。因此，COPD的发生发展常伴随情志等其他方面的失调。

COPD患者不仅要承担躯体痛苦，同时还可能伴有大量的焦虑、抑郁、无助和恐惧等负面情绪，严重影响患者的生活质量。反过来，这些心理疾患又对COPD的反复发作和发展有着重要的影响，可诱发或加重原发躯体疾病的症状。

抑郁症中医多属郁证范畴，认为其发生多因情志不舒、气机郁滞引起，《灵枢》中描述为"善忘，苦怒，善恐者，得之忧饥"，主要表现为心情抑郁、情绪不宁、胁肋胀痛或易怒善哭，以及咽中如有异物梗阻、失眠等各种复杂症状。其中，以气郁、痰郁、血郁三者为要。朱丹溪的学生戴思恭说："郁者，结聚而不得发越也。当升者不得升，当降者不得降，当变化者不得变化也，此为传化失常，六郁之病见矣。"

随着年龄的增长，COPD严重程度增加，患者出现不良情绪的危险性也随之增加，导致患者出现抑郁、焦虑情绪的频率也有所增加。中医学认为情志活动是以五脏气血阴阳为物质基础的，情志中的悲、忧对应肺，肺脏气血充足，阴阳平衡，可产生正常的悲忧情志；若外界刺激强烈，造成肺脏功能减退，气血失调，则产生过度的悲忧情志，继而形成致病因素，导致情志失常，而忧伤过度又可加重肺气耗散，形成恶性循环。COPD合并抑郁焦虑状态，中医证型以肺气虚证、痰热壅肺证为主。当COPD患者存在轻、中度抑郁焦虑时，各种证型均可见，但多以痰热证为主，伴随严重的抑郁焦虑情绪者，以肺气虚证为主，肺病日久，伤及脾肾，脾虚肾虚证型出现频率亦较前增加[24]。

目前对COPD合并抑郁焦虑状态的治疗，主要参考抑郁症、焦虑症的方案，没有针对性和特殊性，不良反应较大，易产生依赖，且易对呼吸功能产生抑制，加重患者病情。中医学认为情志的变化是五脏功能活动的生理表现，同时也是脏腑功能失调的病理征象，悲忧过度伤及内脏，肺脏最先受累，而情绪又与气机密切相关，肺宣降则气入，气机调畅则情志调和，故"肺主忧伤"。《素问·六元正纪大论》中"木郁达之，火郁发之，土郁夺之，金郁泄之，水郁折之"的论述阐明了五气之郁的治疗原则。此外，《临证指南医案》指出郁证用药原则："郁则气滞，气滞久则必化热，热郁则津液耗而不流，升降之机失度，初伤气分，久延血分，延及郁劳沉疴。"故每以苦辛凉润宣通，治疗郁证的药物多为辛味之品，而辛味药先入肺。肺主气司呼吸，主宣发肃降，通调水道，为人体内外气体交换之通道，朝百脉以充全身之气，受伤不能通调转输可为痰郁或热郁而炼液生痰，成痰郁。如气滞生痰，症见精神抑郁、胸中窒闷或兼胁肋胀痛，咽中如有物梗阻，吞之不下，咯之不出，苔白腻，脉弦滑。治以行气开郁、化痰散结，方用半夏厚朴汤。

6. 慢性阻塞性肺疾病合并代谢综合征

代谢综合征是指人体的蛋白质、脂肪、碳水化合物等物质发生代谢紊乱的病理状态，是一组复杂的代谢紊乱症候群，是导致糖尿病、心脑血管疾病的危险因素。

COPD的主要症状为呼吸困难、慢性咳嗽或多痰，且这种气流受限持续存在，呈进行性发展。合并代谢综合征患者受肺气损伤影响有如下几个途径[25]。

（1）三焦气化失常：处上焦之肺，乃五脏华盖，三焦气机受其宣张而调达。所谓三焦，即《难经·三十八难》所云："府有六者，谓三焦也……主持诸气，有名而无形。"《中藏经·论三焦虚实寒热生死逆顺脉症之法》说道："领五脏六腑，营卫经络，内外左右上下之气也；三焦通，则内外左右上下皆通也，其于周灌体，和内调外，荣左养右，导上宣下，莫大于此者也。"所以，三焦联系全身，通达五脏六腑，能够汇合先、后天之气与呼吸之气，并通过上、中、下焦功能相互协调，使水精四布，弥漫全身。

全身所有津液、血液，通过三焦，相互渗透，从而取得代谢的平衡。所以，肺气不利可通过三焦的气化功能影响全身物质代谢。

（2）浊、痰、瘀内蕴：肺为相傅之官，朝百脉，主治节，全身气血津液的正常输布离不开肺气的宣发肃降。若肺气损耗，宣肃不利，久则百脉不朝于肺，位处上焦的肺脏受损，中焦脾胃运化不能正常进行，津液运化失常，凝聚而为浊、痰、瘀。通过对中医文献的整理学者发现，浊、痰、瘀是影响代谢综合征的三大病理因素[26]。由于气化失司，体内所富含高营养物质的饮食精微大量蓄积，转变为致病因素浊邪。浊邪氤氲弥漫于脉道，渐渐聚集而成形，血液质地随之稠厚，阻滞血道，而成血瘀，代谢为之迟缓，津液聚而为痰。浊、痰、瘀三者混淆黏缠成复杂混合物，导致蛋白质、脂质等沉积的各种病理结局。因此，痰瘀互阻为代谢综合征的主要病机，治疗上应以健脾益肾调肝祛痰除瘀为主。

（3）肾阳虚衰：肺与肾的关系密切。从五行上，肺属金，肾属水，金水相生；经络上，肺肾两脏通过经脉相连，然而肺气虚损日久，波及下焦，肾阳虚衰，中焦阳明之火无少阴真火相助，水谷不得运化，津液内停，终化为痰浊，影响各种物质的代谢。

防治 COPD 合并代谢综合征可进行提前干预，故中医从整体出发综合调理的方法得以发挥。中医对本病的治疗原则是以扶正兼顾祛邪为中心，从三焦气化角度宣上、畅中、疏下三条途径，采用分消走泄的方法清宣肺脏，肺气宣利则三焦随之调达。对代谢综合征的辨证分型可分为 5 种，即痰浊内蕴型、湿热阻中型、痰瘀互结型、阴虚内热型和气阴两虚型，治法上要理气、育阴、清热、益气、祛湿和化痰诸法并用。

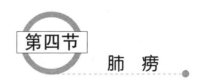

第四节　肺痨

一、疾病概述

肺痨是具有传染性的慢性虚弱性疾患，由于劳损在肺，故称为肺痨。

肺痨相当于西医学中的肺结核，是肺病中的常见病，主要以咳嗽、咯血、潮热、盗汗及身体逐渐消瘦等症为主要临床表现。

二、病因病机

虫染正虚、阴虚不足是肺痨的病理性质，病位主要在肺，常累及脾肾，甚则传及五脏六腑。痨虫传染和正气虚弱是致病的外因和内因。感染痨虫是发病的必备条件，但人体正气的强弱与发病与否、病情的轻重都有着密切关系，如人体正气旺盛，即使感染痨虫也不一定发病，若人体正气不强，则感染痨虫后易于发病。本病病机特点以阴虚为主。早期痨虫蚀肺，肺体受损，首耗肺阴，继则肺肾同病，兼及心肝，导致阴虚火旺；亦可因肺脾同病，导致气阴两伤，病久阴损及阳，而见阴阳两虚。

（一）病因

1. 感染"痨虫"

因直接接触本病患者，"痨虫"侵入人体而成病，如问病吊丧、看护、骨肉亲属或与患者朝夕相处，都是导致感染的条件。从相互感染的情况推断，本病有致病的特殊因子，在病原学上，医家提出痨虫感染是形成本病的病因。痨虫侵袭肺脏，腐蚀肺叶，引起肺失清肃，导致咳嗽、咳痰、气喘、胸痛，如损伤肺中络脉，则发生咯血等症。痨虫致病最易伤阴动热，故有"痨瘵主乎阴虚""火盛金衰"之说。可见肺痨之肺失清肃是阴虚肺热所致。其潮热、盗汗等症状都是虚热的表现。

2. 正气虚弱

"正气存内,邪不可干"，凡先天禀赋不强，后天嗜欲无节，如酒色过度、青年早婚，忧思劳倦或大病久病失于调治，如麻疹、外感久咳、胎产之后，耗伤气血津液，正气内虚，抗病力弱，以致"痨虫"乘虚伤人，侵蚀肺叶，发为肺痨。《外台秘要》中"婴孺之流，传注更苦"的论述说明小儿发育未充、妇女胎产体弱者最易感染。《古今医统》指出："凡人平素保养元气，爱惜精血，瘵不可得而传。惟夫纵欲多淫，苦不自觉，精血内耗，邪气外乘，乘虚而染触。"指出青年早婚、摄生不当等导致正气内虚实为发病的重要内因。其他如生活贫困、营养不良而致正虚也是罹病的重要因素。由此可见，痨虫是致病的外因，而正虚是发病的内因。

（二）病机

"痨虫"侵犯的病变部位主要在肺。由于肺主呼吸，受气于天，吸清呼浊。若肺脏虚弱，卫外功能不强或因其他脏器病变耗伤肺气，导致肺虚，则"痨虫"极易犯肺，侵蚀肺体，而致发病。因而在临床表现上，多见干咳、咽燥、痰中带血、声嘶等肺系症状。

本病在演变过程中，阴虚是基本病机，并可导致气阴两虚，甚则阴损及阳。因肺为喜润恶燥之脏，肺体受病，阴分先伤，故见阴虚肺燥之候。具体言之，由于病情轻重之分，病变发展阶段不同，涉及脏器不一，因此病理也有转化演变。一般说来，初起肺体受损，肺阴消耗，肺失滋润，表现为肺阴亏损之候，继则阴虚生内热，而致阴虚火旺或因肺脾同病，导致气阴两伤，后期多发展为肺、脾、肾三脏皆亏，阴损及阳，终至阴阳两虚的严重局面。

三、肺痨转变

内外两个方面的因素，互为因果，但内因正虚是发病的关键，也是肺痨病传变、转归的决定性因素。因正气旺盛，感染后不一定发病，正气不强则感染后易于致病，同时病情的轻重与内在正气的强弱也有重大关系，如正气较强，则能抗御痨虫，使病变局限于肺部，而逐渐趋于好转。如正气虚弱则往往由一脏之虚而发展成多脏亏虚，病变由轻转重。另一方面，外因感染也是重要的致病条件，它既是耗伤人体气血的直接原因，同时也是决定病后病变发展规律区别于他病的特殊因素。

若迁延日久，每多演变恶化，全身虚弱症状明显，出现大骨枯槁、大肉尽脱、肌肤甲错，兼有多种合并疾病，如喉疮声哑、咯血浅红色、似肉似肺、久泻不能自止、腹部冷痛或有结块，猝然胸痛、喘息胸高、不能平卧，喘息短气、口如鱼口、面浮足肿、面色青晦，内热不退或时寒时热、汗出如水，脉小数疾者，俱属难治的恶候。

此外，除肺脏病变外，痨虫四处蔓延，引起肺外病变。例如痨虫沿肺系上侵喉头、气道，则引起"喉疮失音"；下入肠道，则形成腹中包块、肠鸣、泄泻；妇女痨虫下入胞宫，导致月经停闭、不孕，形成所谓"干血痨"，这些都是痨虫的肺外传变。

四、诊断依据

有与肺痨患者的长期密切接触史。以咳嗽、咯血、潮热、盗汗及形体明显消瘦为主要临床表现。初期患者仅感疲劳乏力、干咳、食欲不振，形体逐渐消瘦。

五、病证鉴别

（一）虚劳与肺痨

两病同属于虚损类疾病的范围，都具有消瘦、疲乏、食欲不振等虚证特征。但肺痨主要病变在肺，具有传染性，是一个独立的慢性传染性疾病，病理以阴虚为主，以咳嗽、咯血、潮热、盗汗、消瘦为主要临床症状；而虚劳则是脏腑亏损、元气虚弱而致的多种慢性疾病虚损证候的总称，不具有传染性，病程较长，病势缠绵，病变为五脏虚损而以脾肾为主，其病理以五脏气血阴阳亏虚为要，临床特征表现多样，病情严重。

（二）肺痿与肺痨

二者均为慢性疾病，都有咳嗽症状。但肺痿是多种肺部慢性疾病（如肺痈、肺痨、久咳等）后期，因肺叶痿弱不用而成，临床上以咳吐浊唾涎沫为主症；而肺痨则因痨虫传染所致，具有传染性，临床上以咳嗽、咳血、潮热、盗汗为特征，但少数肺痨后期迁延不愈可以转为肺痿。

（三）肺痈与肺痨

二者都有咳嗽、发热、汗出等症。但肺痈是肺叶生疮，形成脓疡，临床以咳嗽、胸痛、发热、咯吐腥臭浊痰，甚则脓血相兼为主要特征的一种疾病，病理是热壅血瘀，属实热证，属于现代医学肺脓肿范畴，因此病情一般较急，虽咳大量脓痰，但痰中无结核杆菌。而肺痨以咳嗽、咳血、潮热、盗汗四大主症为临床特点，病理是以肺阴亏虚为主，属于现代医学肺结核范畴，痰中可查到结核杆菌，起病缓慢，病程较长。二者胸部 CT 有助鉴别，肺脓肿空洞多见于肺下叶，脓肿周围的炎症浸润较严重，空洞内常有液平面。肺结核空洞则多见于肺上叶，空洞壁较薄，空洞内很少见液平面。

（四）肺癌与肺痨

二者都有咳嗽、咯血、胸痛、进行性消瘦等症状。而肺痨具有传染性，肺癌病重、进展快，依据临床证候常难以鉴别，胸部 CT 扫描对二者的鉴别常有帮助，中央型肺癌影像学检查显示肺门附近有阴影，常与肺门淋巴结相似，周围型肺癌可呈球状、分叶状块影，病灶边缘常有切迹、毛刺。而肺部结核球周围可有卫星灶、钙化。结合痰结核菌、结核菌素试验、脱落细胞检查及纤维支气管镜检查，常能及时鉴别。但在临床上应注意二者有并存的可能性，需及早发现。

六、治疗原则

治疗当以补虚培元和抗痨杀虫为原则，注意辨别阴虚、阴虚火旺、气虚的不同和明晰肺、脾、肾三脏的虚损关系。根据体质强弱分别主次，但尤需重视补虚培元、增强正气，以提高抗病能力。调补脏器重点在肺，并应注意脏腑整体关系，同时补益脾肾。治疗大法应根据"主乎阴虚"的病理特点，以滋阴为主，火旺兼以降火，合并气虚、阳虚见证者，则当同时兼顾。杀虫主要是针对病因治疗，《医学正传·劳极》提出"一则杀其虫，以绝其根本，一则补其虚，以复其真元"的两大治则。

在西医抗结核治疗的同时，中医中药对肺痨的治疗有其独到优势。肺痨以肺阴亏损多见，随病情演变发展，则表现为阴虚火旺或气阴耗伤，甚至阴阳两虚。本病的辨证，可按病理属性，结合脏腑病机进行分证。尤须辨别阴虚、阴虚火旺、气虚的不同和明确肺、脾、肾三脏的虚损关系。

补虚以五脏为本，重点在于调理肺、脾、肾，同时需兼顾患者体质。肺痨以阴虚为主，治以滋阴为大法，虚热上扰则滋阴降火，若合并气虚、阳虚，则要统筹兼顾。遣方用药可应用黄芪、党参、白术、山药、苍术、陈皮、半夏曲等。即使在肺痨标实阶段也应兼顾补虚，在化痰行气、宽胸理气的同时，佐以健脾、调理脾胃气机之药，缓解期临证多用六君子汤等加减化裁，以"培土生金"。还可以培土滋水、清金敛汗为法辨证加减治疗，疗效颇佳。对于汗出较多者，常加龙骨、牡蛎收敛元气，固涩敛汗；气虚较著者，加生晒参或太子参补益元气；阴虚火旺者，加地骨皮、银柴胡等清退虚热；咯血者加仙鹤草、旱莲草等清热凉血；因虚火内扰，久则灼伤肾阴，故见失眠、盗汗，而失眠、盗汗又加重肾阴损伤，故可加制黄精、山药滋养肾阴以固本培元。

尤应重视"培土生金"之法，治痨先实脾[27]。《灵枢·上膈》所云"卫气不营，邪气居之"，即机体免疫力低下，免疫应答不足，病原微生物侵入机体而发病。卫气由脾胃运化的水谷精微所滋养，脾对卫气的充盛及其功能的维持有重要意义。卫气，类似肌表屏障，与免疫有关，其作用的发挥是肺、脾、肾三脏功能协调一致的结果，即卫气起源于肾中之阳气，充养于中焦脾胃，散布于上焦肺气，而三脏协调的关键又在于脾。中医学中有"脾为之卫"的理论，认为脾能行使防御功能。同时，说明免疫功能低下与结核病的发病有关。肺主气，脾主运化，肺气有赖于脾所运化的水谷精微以充养。肺病日久，子盗母气，可伤及脾脏，脾病亦可殃及肺脏。脾虚日久可导致肺气亦衰，出现咳嗽、气促、语言低微等症状。若脾失健运，不能输布水谷精微，酿湿生痰，上渍于肺，壅塞肺气，影响气机出入，遂为咳嗽、咯痰，即所谓"脾为生痰之源，肺为贮痰之器""善治痰者方能使之不生，才是补天之手"。由于脾肺之间属于五行中的母子关系，根据相生相克规律，肺脏受损，子盗母气，久之便可影响脾的运化功能，导致脾失健运，从而出现纳呆乏力、腹胀便溏等脾气虚的症状。脾气虚不能上输水谷精微滋养肺脏，又失健运之职使痰湿汇聚，又进一步加重肺气虚，最终导致患者肺脾两虚，故患者日渐消瘦。所以，治疗肺系疾病时要注意顾护脾胃之气，主张见肺之病，当先实脾。同时，肺结核患者长期反复使用抗结核西药治疗，在杀死致病菌的同时，也影响肠道功能，出现恶心、腹胀、无食欲、疲乏无力、舌苔厚腻之症。在治疗过程中，强调补脾胃、顾护胃气贯穿治疗全过程。

除"培土生金"之法外，不忘从温补脾肾、滋养精血方面治疗肺痨。肺主呼吸，肾主纳气，肺的呼吸功能需要肾的纳气作用来协助，故有"肺为气之主，肾为气之根"之说。如用益气养阴、润肺方法疗效不佳时，可改用滋阴补阳的药物进行治疗，使肾精（阴）不断充盈和成熟，提高机体免疫功能，促进疾病好转痊愈。肺痨到阴阳两虚阶段，则肺、脾、肾三脏俱虚，多为肺痨晚期，治则应以补肺健脾、滋肾为主，多以紫河车、炒白术、乌梅、茜草、地骨皮、蜈蚣、白及、夏枯草、百部、猫爪草、生牡蛎等中药配伍为方，辨证治疗。

另外，西药抗结核药可能会影响肝肾功能，甚至导致脏器的损害，故中医药参与治疗肺痨的过程中，不仅要注重保肺，还要不忘顾护肝肾及对其他脏腑的调理和养护。

七、相关西医疾病

根据肺痨的疾病特点，西医学中肺结核即属"肺痨"范畴。

（一）定义

肺结核病是结核分枝杆菌（结核杆菌或结核菌）引起的慢性肺部感染性疾病，占各器官结核病总数的 80%~90%，其中痰中排菌者称为传染性肺结核病。

（二）肺结核的诊断

1. 临床表现

有下列表现应考虑肺结核的可能，应进一步行痰检和胸部 X 线检查。应注意约有 20% 活动肺结核患者无症状或仅有轻微症状。

（1）咳嗽、咳痰 3 周或以上，可伴有咯血、胸痛、呼吸困难等症状。

（2）发热（常午后低热），可伴盗汗、乏力、食欲降低、体重减轻、月经失调。

（3）结核变态反应引起的过敏表现：结节性红斑、泡性结膜炎和结核风湿症等。

（4）结核菌素皮肤试验（PPD 试验）：我国是结核病高流行国家，儿童普种卡介苗，阳性对诊断结核病意义不大，但对未接种卡介苗儿童则提示已受结核分枝杆菌感染或体内有活动性结核病。当呈现强阳性时表示机体处于超过敏状态，发病概率高，可作为临床诊断结核病的参考指征。

（5）患肺结核时，肺部体征常不明显。肺部病变较广泛时可有相应体征，有明显空洞或并发支气管扩张时可闻及中小水泡音。

2. 肺结核的影像诊断

细菌学检查是肺结核诊断的确切依据，但不是所有肺结核都可得到细菌学证实。胸部 X 线检查也较为重要。但是肺结核的胸部 X 线表现并无特征性改变，需注意与其他肺部疾病鉴别。一般而言，肺结核胸部 X 线表现可有如下特点：①多发生在肺上叶尖后段、肺下叶背段、后基底段；②病变可局限也可多肺段侵犯；③X线影像可呈多形态表现（即同时呈现渗出、增殖、纤维和干酪性病变），也可伴有钙化；④易合并空洞；⑤可伴有支气管播散灶；⑥可伴胸腔积液、胸膜增厚与粘连；⑦呈球形病灶时（结核球），直径多在 3 cm 以内，周围可有卫星病灶，内侧端可有引流支气管征；⑧病变吸收慢（1 个月以内变化较小）。

胸部 CT 扫描对如下情况有补充性诊断价值：①发现胸内隐匿部位病变，包括气管、支气管内的病变；②早期发现肺内粟粒阴影；③诊断有困难的肿块阴影、空洞、孤立结节和浸润阴影；④了解肺门、纵隔淋巴结肿大情况，鉴别纵隔淋巴结结核与肿瘤；⑤少量胸腔积液、包裹积液、叶间积液和其他胸膜病变的检出；⑥囊肿与实体肿块的鉴别。

3. 肺结核的病原学诊断

标本采集和结核菌的检测：标本来源为痰液、超声雾化导痰、下呼吸道采样、支气管冲洗液、支气管肺泡灌洗液（BALF）、肺及支气管活检标本。痰标本质量好坏、是否停用抗结核药直接影响结核菌检出阳性结果和培养分离率。晨痰涂片阳性率比较高，当患者痰少时，可采用高渗盐水超声雾化导痰。

涂片检查采用萋－尼抗酸染色和荧光染色法。集菌法阳性率高于直接涂片法。涂片染色阳性只能说明抗酸杆菌存在，不能区分是结核菌还是非结核分枝杆菌。由于我国非结核分枝杆菌病发病较少，故检出抗酸杆菌对诊断结核病有极重要的意义。

直接涂片方法简单、快速，但敏感性不高，应作为常规检查方法。涂片阴性不能排除肺结核，连续检查 ≥ 3 次可提高其检出率。

分离培养法灵敏度高于涂片镜检法，可直接获得菌落，便于与非结核分枝杆菌鉴别，是结核病诊断金标准。未进行抗结核治疗或停药 48~72 h 的肺结核患者可获得比较高的分离率。分离培养法采用改良罗氏和 BACTEC 法，BACTEC 法较常规改良罗氏培养法提高初代分离率 10% 左右，又可鉴别非结核分枝杆菌，检测时间也明显缩短。

4. 菌阴肺结核的诊断

菌阴肺结核为 3 次痰涂片及 1 次培养阴性的肺结核，其诊断标准为：①典型肺结核临床症状和胸部 X 线表现；②抗结核治疗有效；③临床可排除其他非结核性肺部疾患；④ PPD 强阳性，血清抗结核抗体阳性；⑤痰结核菌 PCR+ 探针检测呈阳性；⑥肺外组织病理证实结核病变；⑦ BALF 检出抗酸分枝杆菌；⑧支气管或肺部组织病理证实结核病变。具备①~⑥中的 3 项或⑦⑧条中 1 项可确诊。

5. 不典型肺结核

特殊人群和不典型肺结核等肺结核患者可在症状、体征、胸部 X 线表现及临床经过等诸多方面与一般肺结核患者有许多不同特点，即所谓"不典型肺结核"，较易延误诊断。为引起临床重视，概括有如下情况。

（1）免疫损害，指原发免疫缺陷性疾病及接受放化疗和免疫抑制药物治疗患者。由于皮质激素或其他免疫抑制药物和因素的干扰或掩盖，肺结核的症状隐匿或轻微，可缺乏呼吸道症状，也可由于免疫防御机制受损以突发高热起病，病变进展迅速，呈暴发性经过。

（2）免疫损害的肺结核患者，以血行播散型肺结核居多，合并胸膜炎或肺外结核较多。X 线上"多形性"不明显，以均质性片絮状阴影表现多，可在结核病非好发部位、中下肺叶及上叶前段发生，需和急性肺炎鉴别。

（3）极度免疫功能低下患者，可首先出现高热、侵犯肝脾和淋巴结等全身症状，而肺部 X 线阴影出现时间明显延长或长时间表现为无典型粟粒样病变的无反应性结核病（暴发性结核性败血症）。

（4）艾滋病合并肺结核，可表现肺门、纵隔淋巴结肿大、中下肺野浸润病变多，类似原发肺结核表现，且有合并胸膜炎与肺外结核、PPD 试验（-）等特点。

（5）糖尿病合并肺结核，X 线特点以渗出干酪为主，可呈大片状、巨块状，易形成空洞，好发于肺门区及中下肺野，病变进展快，应注意与急性肺炎、肺癌鉴别。

（6）支气管结核多位于中下肺野或邻近肺段，由于有支气管狭窄因素存在，常可合并细菌感染致病变表现不典型，易与肺炎混淆，肺不张也常是支气管结核的并发症。

（三）肺结核常见并发症的干预

1. 咯血

绝大多数情况表明病情活动、进展，但也可在肺结核已好转或稳定时发生。肺结核咯血的原因多为渗出和空洞病变存在或支气管结核及局部结核病变引起支气管变形、扭曲和扩张。肺结核患者咯血可引起窒息、失血性休克、肺不张、结核支气管播散和吸入性肺炎等严重并发症。

咯血者应进行抗结核治疗，中、大量咯血应积极止血，保持气道通畅，注意防止窒息和出血性休克发生。一般改善凝血机制的止血药对肺结核大咯血疗效不理想。垂体后叶素仍是治疗肺结核大咯血最有效的止血药。对脑垂体后叶素有禁忌的患者可采用酚妥拉明。以中下肺野病变为主，引起大咯血的肺结核，无膈肌粘连者也可采用人工气腹萎陷疗法止血。近年，支气管动脉栓塞术介入疗法治疗肺结核大咯血收到了良好的效果。

2. 自发性气胸

肺结核为气胸常见病因。多种肺结核病变可引起气胸，如胸膜下病灶或空洞破入胸腔，结核病灶纤维化或瘢痕化导致肺气肿或肺大疱破裂，粟粒型肺结核病变在肺间质也可引起间质性肺气肿性肺大泡破裂。病灶或空洞破入胸腔，胸腔常见渗出液体多，可形成液气胸、脓气胸。

对闭合性气胸，肺压缩 <20%，临床无明显呼吸困难患者可采用保守疗法。对张力性、开放性气胸及闭合性气胸 2 周以上未愈合者常用肋间插管水封瓶引流，对闭式水封瓶引流持续 1 周以上破口未愈合者、有胸腔积液或脓胸者采用间断负压吸引或持续恒定负压吸引。

3. 肺部继发感染

肺结核空洞（尤其纤维空洞）、胸膜肥厚、结核纤维病变引起支气管扩张、肺不张及支气管结核所致气道阻塞，是造成肺结核继发其他细菌感染的病理基础。诊断合并继发感染时，应全面分析体温、局部的呼吸音、痰的性状和数量变化及末梢血象、痰细菌培养结果及其肺部的病理基础，并应与肺结核急性期体温和末梢血象偏高相鉴别。

肺结核疗程长，由于长期使用抗生素（如链霉素、阿米卡星、利福平等），部分病例年老、体弱及同时应用免疫抑制剂，可以继发真菌感染。常见在空洞、支气管扩张囊腔中有曲霉菌球寄生，胸部 X 线显示空腔中的菌球上方气腔呈"新月形"改变，周围有气带且随体位移动，临床表现可有反复大咯血，内科治疗效果不佳。也有少数患者可继发白色念珠菌感染。继发感染时应针对病原不同，采用相应抗生素或抗真菌治疗。

（四）肺结核的治疗原则

肺结核的治疗原则为早期、规律、全程、适量、联合。整个化疗方案分为强化和巩固两个阶段。多数肺结核患者无须住院治疗，同样可收到良好效果。在不住院条件下要取得化学疗法的成功，关键在于对肺结核患者实施有效治疗管理，即目前推行的在医务人员直接面视下督导化疗，确保肺结核患者在全疗程中规律、联合、足量和不间断地实施规范化疗，减少耐药性的产生，最终获得治愈。由于临床上患者对抗结核药物耐受性不一样，肝肾功能情况不同（尤其是老年患者）和存在耐多药结核（MDR TB）患者，这时进行治疗也要注意化疗方案制订的个体化，以确保化疗顺利完成及提高耐药结核痰菌阴转率。

（五）肺结核的管理措施

在治疗过程中坚持规律用药、完成规定疗程是肺结核治疗能否成功的关键，为此必须对治疗中的患者采取有效管理措施，具体要求如下。

1. 规范管理

目前，结核病治疗管理已有较为完整的技术规范，结核病防治机构医务人员必须接受系统培训，并有专人管理负责到底，直至痊愈。按我国法规要求，各级医疗卫生单位发现肺结核患者或疑似肺结核患者时，应及时向当地卫生保健机构报告，并将患者转至结核病防治机构进行统一检查、督导化疗与管理。

2. 督导化疗

结核病防治机构组织对痰菌阳性肺结核患者实施督导化疗管理，每次用药应在医务人员面视下进行监控治疗。对不能实施督导管理的菌阳患者和菌阴患者也要采用家庭访视、家庭督导等方法，加强治疗管理。

3. 住院与不住院治疗

肺结核患者一般采用不住院化疗，结核病专科医院负责急、危、重肺结核患者和有严重并发症、药物不良反应和耐多药等肺结核患者的住院治疗，未愈出院患者转到结防机构继续督导化疗，完成规定疗程。

作为医务工作者，我们要遵循早期、联合、适量、规律、全程的用药原则。积极开展健康教育，使广大群众懂得结核病的危害和传播方式，这是预防肺结核最基本的措施。还要记住对结核病患者的痰进行焚烧或药物消毒的重要性，定时对青少年进行体格检查，做到早发现、早隔离、早治疗。除此之外，还要按时给婴幼儿接种卡介苗，使其产生免疫力，减少结核病的发生。

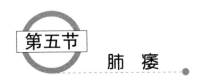

第五节　肺　痿

一、疾病概述

肺痿，是指肺叶痿弱不用，临床以咳吐浊唾涎沫为主症，为肺脏的慢性虚损性疾患。现代医学的多种肺病，如慢性支气管炎、慢性阻塞性肺疾病、支气管扩张症、肺脓肿、肺结核、肺不张、间质性肺疾病等发展到一定阶段，临床表现为肺痿特征者，均可归属"肺痿"范畴。其中，尤以间质性肺疾病的"肺痿"归属最为常见。

二、病因病机

肺痿的病因主要包括久病损肺、误治津伤、外感六淫、情志失宜及药食失宜等，而以久病损肺最为常见。发病机制为肺虚失于濡养。病位在肺，与五脏相关，尤其与脾胃、肾关系密切；病性总属本虚标实，本虚主要包括气虚、阴虚、津伤，标实则以痰瘀阻络为主。

（一）病因

1. 久病损肺

痰热久咳，热伤肺阴；肺痨虚热，伤及津液；肺痈发病，热毒伤及肺阴；消渴病阴虚内热，消耗肺津；热病之后，邪热伤津，津液大亏，消灼肺津，生为浊唾涎沫，肺阴因燥受损，不能濡润肺脏，日久则发为肺痿。发病日久，如哮病迁延、久喘而致肺虚等，导致肺气虚耗，逐渐引起人体阳气的损伤，机体失于温煦，肺虚有寒，人体阴津不能发挥其正常生理功能，不能濡养肺脏，反而生为涎沫，则肺叶终致痿废不用。此即《金匮要略》所谓"肺中冷"之类。

2. 误治津伤

因医者误治，滥用汗、吐、下等治法，重亡津液，肺津大亏，肺失濡养，发为肺痿。如《金匮要略·肺痿肺痈咳嗽上气病脉证治》云："热在上焦者，因咳为肺痿，肺痿之病……或从汗出，或从呕吐，或从消渴，小便利数，或从便难，又被快药下利，重亡津液，故得之。"

3. 外感六淫

肺为华盖，主皮毛，开窍于鼻，六淫多从皮毛、口鼻侵入人体，促进疾病的进展。在外感六淫中，主要与风、燥、热（暑、火、疫疠、毒）邪关系密切。

（1）风：风性善行而数变，属于阳邪，多侵袭人体阳位，因肺居高位，为五脏之华盖，在人体居于上焦，因此肺脏易为风邪侵扰。《素问·太阴阳明论》曰："伤于风者，上先受之。"风邪袭肺，肺络失调，气血津液濡养失用，日久肺燥津伤或肺中虚冷，肺叶痿而不用，终致肺痿。巢元方《诸病源候论》曰："虚邪中于肺，肺痿之病也。"提出"风邪伤于脏腑"可致肺痿；《景岳全书》明言"风邪乘肺"可致肺痿等。风邪在肺痿中的发病作用，主要表现为两点：一是，风为百病之长，易挟燥、热之邪侵及肺卫；二是，风性轻扬开泄，腠理不固易致诸邪来犯，肺病丛生，转归成痿。

（2）燥：肺属金，通于秋气，其性喜润恶燥，为娇脏，燥邪易伤肺络。燥性干涩，易伤津液，肺络为肺脏布津之通道，燥邪来犯，一方面直接戕伐肺之津液，一方面使肺络涩滞，影响肺络布津功能，而致肺叶失于濡养，辗转成痿。

（3）热（暑、温、疠、毒）：热、暑、温邪皆属阳邪，其性炎上。叶天士言"暑由上受，先入肺络""温邪上受，首先犯肺""吸入温邪，鼻通肺络，逆传心包络中"。邪热犯肺，多从口鼻而入，邪气炽张，伤津耗气，肺失气津濡养，肺叶痿弱不用。另外，疠气（具有强烈传染性的病邪）侵袭人体，发病急骤，来势凶猛，变化多端，病中可侵及人体多个脏腑，而肺脏多首当其冲，在邪正剧争后，邪去正亦虚，日久肺脏痿弱不用；至于香烟烟雾、职业粉尘、化学物质、过敏原等，亦可损伤肺及肺络，终致肺痿。

4. 情志失宜

《古今医统大全》引前贤之论，首提情志内伤可致肺痿："悲气所致为肺痿。"《普济方·咳嗽门·总论》则曰："忧思喜怒，饮食饥饱，致脏气不平，积微至著，以致渐成肺痿。"肺主气，司呼吸，气机逆乱则劫肺络之气，致肺络失调，可影响呼吸的深浅、频率和气血生化的质量、效率，进而致气血失调，肺失濡养，日久成痿；又肺与悲应，悲则气消，七情之中，悲对肺痿的形成意义较大，悲忧日久，可致肺络失充为痿。

5. 药食失宜

饮食不节，过饥则气血生化乏源，土不生金，肺络失养，因虚致痿；过饱或偏嗜肥甘厚味、辛辣，或饮酒成性，或素体脾虚，则痰湿、痰热内生，浸淫肺络，气机阻滞，肺络壅塞，因实致痿。王焘在《外台秘要》中提出"饮食将息伤热"是导致肺痿的重要环节，而薛立斋更是明确指出"或醇酒炙煿，辛辣厚味，熏蒸于肺"可致肺痿，金代张从正则在其《儒门事亲·肺痈》中记述了大量食用樱桃和过量饮酒导致肺痿的案例，张从正还指出误服温燥药物可致肺痿的发生："慎勿服峻热有毒之药。若服之，变成肺痿，骨蒸潮热，咳嗽咯脓，呕血喘满，小便不利，寝汗不止，渐至形瘦脉大。"

6. 劳欲过度

巢元方在《诸病源候论》中论及肺痿的病因时提到"劳逸大汗"可致肺痿。《景岳全书》亦言："大抵劳伤气血，则腠理不密，风邪乘肺，风热相搏，蕴结不散，必致咳嗽，若误用汗下过度，则津液重亡，遂成此证。"提出劳伤气血是肺痿发病的基础。薛立斋指出"劳伤血气，腠理不密"可致"风邪乘肺"而发肺痿，"或入房过度，肾水亏损，虚火上炎"亦可致之，此皆为劳欲之因。

（二）病机

肺痿病变逐渐进展，随着病情加重，病变多从气到血，病变脏腑由肺逐渐影响到肾。肺痿病变脏腑在肺，邪气侵袭，耗伤人体是引起肺痿病变的起始原因。本病的发病机制为肺脏因内外等因素影响，津气严重耗伤，燥热偏盛，致肺叶痿弱不用，终至肺痿的发生。清·喻嘉言《医门法律·肺痿肺痈门》说："肺痿者，肺气萎而不振也""总由肾中津液不输于肺，肺失所养，转枯转燥。"明确指出肺脏慢性虚耗，津液亡失，则肺叶痿弱，功能失用。概括而言，本病发病的病机包括3个方面。

1. 基本病机

（1）上焦虚热：一为本脏自病所转归，一由失治误治或它脏之病导致。因热在上焦，消灼津液，津枯肺燥，失于濡养，终致肺叶痿弱。虚热灼肺，火逆上气则喘咳气促；肺燥且热，清肃之令不行，肺不布津，烁津炼液则为浊唾（稠痰）。

（2）肺中虚冷：久病伤肺，肺气亏虚，不能温化、固摄津液，津液停聚上泛为涎沫，气津两伤，肺失濡养致痿；虚热津伤，阴病及阳，肺中虚冷，津气不足致痿；肺气失于治节，上虚不能制下，膀胱失于约束，则遗尿失禁；肺不布津，上见津停上泛为涎沫，下见津液但输膀胱，小便频数；无火逆之势，故不咳。

（3）邪阻肺络：肺痿总以本虚为主，但在其发展过程中多虚实夹杂，其中，痰瘀阻络为其邪实病机特点。气津不足，肺失所养，肺宣肃失常，肺络不能正常吸入清气化生宗气，而宗气贯心脉行气血，宗气不足致气虚血瘀；肺布津功能失宜，则致津停成痰；痰阻血行，痰凝气滞，气滞血瘀，血瘀津停，痰、瘀多互结。又"久病多瘀""久病多痰""久病入络"，肺痿多由久病转归，肺痿既成又难速愈，终成痰瘀阻络之象。

2. 病机演变

因上焦之虚热熏蒸肺叶，津液耗竭，痿弱不用；若肺气虚寒，则肺叶不得温养，发病日久痿而不用。正如《金匮要略心典·肺痿肺痈咳嗽上气》所云："肺为娇脏，热则气烁，故不用而痿；冷则气沮，故不用而痿。"魏荔彤《金匮要略方论本义》所言更为形象："肺叶如草木之花叶，有热之痿，如日炙之则枯，有冷之痿，如霜杀之则干矣。"上焦虚热与肺气虚寒二者可相互影响，此乃阴阳互根之意。盖上焦虚热，肺津不足，日渐虚耗，肺脏不得滋润，阴病及阳，可致肺中虚冷。而肺气虚寒，温化不及，亦可致肺津生化不足或气不布津，致肺津相对不足。

另外，肺痿本身既可由某些肺病实证转化而来，疾病进展过程中又可因虚致实，导致痰、瘀、气滞等邪实征象，根据患者体质、病因、病程长短等因素的不同，肺痿患者邪实的偏重亦有所异，应具体分析，不得一概而论，但总以痰瘀阻络为其邪实关键。又"金乃土之子""金水相生"，肺主治节，肝与肺共司气机升降及气血运行，故肺痿日久，可影响脾胃、肾、心、肝之功能，从而引起多脏腑病变。

三、肺痿转变

肺痿致病，病情较重而迁延难愈，如治疗正确，调理适宜，病情逐渐改善，可带病延年，或可获愈。如治疗不当或不注意调摄，则可使病情恶化，以致不治。若见张口短气、喉哑声嘶、咯血、皮肤干枯、脉沉涩而急或细数无神，预后多不良。

四、诊断依据

主症为咳吐浊唾涎沫。唾呈细沫稠黏，或白如雪，或带白丝；咳嗽，或气息短，或动则气喘。兼症为面色㿠白或青苍，形体瘦削，神疲，头晕或时有寒热等全身症状。同时，有多种慢性肺系疾病史，久病体虚。

五、病证鉴别

肺痿为多种慢性肺系疾患转化而来，既应注意肺痿与其他肺系疾病的鉴别，又要了解其相互联系。

（一）肺痿与肺痈

肺痈失治久延可以转为肺痿，但二者在病因病机、病性、主症、脉象等各方面均存在差异。肺痿多因久病肺虚、误治津伤致虚热肺燥或虚寒肺燥而成，以咳吐浊唾涎沫为主症，病性总属本虚标实而以本虚为主，而肺痈多因外感风热、痰热内盛致热壅血瘀、蕴酿成痈、血败肉腐化脓而成，以咳则胸痛、吐痰腥臭，甚则咳吐脓血为主症，病性属实。肺痿脉象多为虚数或虚弱，肺痈则为浮数、滑数。

（二）肺痿与肺痨

肺痨是由于痨虫入侵所致的具有传染性的慢性虚弱性疾病，主症为咳嗽、咳血、潮热、盗汗及身体逐渐消瘦等，与肺痿以吐涎沫为主症有别，但肺痨后期可以转为肺痿重症。

（三）肺痿与肺痹

肺痹病名最早见于《素问·痹论》，"凡痹之客五脏者，肺痹者烦满喘而呕，淫气喘息，痹聚在肺""皮痹不已，复感于邪，内舍于肺"，清·林珮琴《类证治裁》云："诸痹，良由营卫先虚，腠理不密，风寒湿乘虚内袭，正气为邪所阻而不能宣行，因而留滞，气血凝滞，久而成痹。"可见，肺痹病因多责之正虚又感外邪，以邪气入里、痹阻肺络为病机特点，临床表现主要以实象为主，或咳、或喘、或胸闷，以病机特点而命名；肺痿病因则多强调致虚因素，肺气津不足为其核心病机，临床表现以虚象为主，特点是肺叶痿弱不用，咳吐浊唾涎沫，以病机特点结合形态特征而命名。

六、治疗原则

治疗时应时刻注意保护津液，重视调理脾胃和肾。脾胃为后天之本，肺金之母，培土有助于生金；肾为气之根，司摄纳，温肾可以助肺纳气。

七、相关西医疾病

根据肺痿的疾病特点，凡某些慢性肺实质性病变如肺纤维化、肺硬变、肺不张等，临床表现肺痿特征者，均可按照肺痿辨证论治。下面主要以间质性肺疾病之肺痿着手，将在临床上治疗间质性肺疾病的相关临证思路、治疗特色进行相关整理，以期对诸位同道在该病治疗上有所启示。

（一）定义

间质性肺疾病（ILD）是以弥漫性肺实质、肺泡炎症和间质纤维化为基本病变，以活动性呼吸困难、X线胸片弥漫性浸润阴影、限制性通气障碍、弥散功能降低和低氧血症为临床表现的不同种类疾病群构成的临床－病理实体的总称。

（二）生理病理改变

间质性肺疾病的发生是由于先天禀赋不足，肺肾失养；反复感受外邪，而致肺之气血痹阻肺络，肺叶痿弱不用或通过感受外毒直接损伤于肺。

毒邪是间质性肺疾病重要的致病因素。毒即为邪气，指相对于人体正气的一种致病物质。正气与邪气是相对的，无邪就无所谓疾病。毒又有外毒和内毒之分。

所谓外毒[28]，是指包括外感六淫、烟毒、环境中的有毒气体等闭阻肺络的外源性物质。尤其应重视"环境毒"对间质性肺疾病的影响。如近年来雾霾天气频现，霾的组成成分非常复杂，包括多种化学颗粒物质，能直接进入并黏附、沉积于上下呼吸道和肺泡中，导致肺组织的不可逆损害。当今社会，环境污染应属于致病外因之一，其不同于六淫，而是一种新的病邪——环境毒。环境毒伤人，无论正气是否亏虚，感之均损伤正气。存在于空气中的各种毒性物质为"气毒"，常见的气毒有飘尘、二氧化硫、氮氧化物、一氧化碳及光化学烟雾等。"环境气毒"吸入肺脏后，直接消耗肺气，降低肺气的抗邪能力。若肺气较强，毒虽伤肺而正仍能抗毒，则毒可被排于体外；正不胜毒则致肺伤毒留，阴阳失衡。吸入气毒直接损伤肺可导致肺气机不畅、血运失调，引起瘀血痰浊内阻于肺络，肺络不通。日久，进一步损耗肺气，而由早期或急性期肺络痹阻发展为肺逐渐丧失其生理功能导致疾病持续加重，肺失濡养，肺叶痿弱不用，使病情更为危重。

所谓内毒，是指因肺脏本身或其他脏腑功能失调产生的病理产物，影响于肺。间质性肺疾病的内毒主要表现为痰毒及瘀毒。痰毒是指肺失宣发肃降，或因脾失健运，或因肝失条达，或因肾虚不能主水，导致津停液聚、水湿泛滥，上贮于肺，痰湿聚于肺脏而成。瘀毒是指外感六淫、内伤七情，抑或饮食所伤、年老体弱，致使气机郁滞，血停为瘀，邪滞气道，闭阻肺络而成的病理产物。总之，痰瘀之毒既是病理产物，又是新的致病因素，痰毒及瘀毒久贮于肺，耗气损络而引起内伤肺痿。

痰瘀贯穿其病程的始终。津凝为痰，血滞为瘀，痰瘀可谓同源异物，二者相互转化、相互影响的特点更是影响肺痿病机演变的重要因素。血瘀在间质性肺疾病发病中起重要作用，且瘀表现有显性和隐性指标，显性指标主要表现为唇甲发绀、舌暗、舌下络脉迂曲、面色晦暗、胸闷胸痛等，而隐性指标可以表现为血黏度增高、血浆血栓素 B_2 升高、毛细血管数减少，也就是属于无形瘀的特征。而痰瘀互结，壅阻肺络，经脉运行不畅，进一步导致肺气宣降功能失常，而出现胸闷、憋喘、咳嗽等症状，严重者后期则伴有杵状指、唇甲发绀。痰和瘀既是病变过程中的产物，也是诱发疾病进一步进展的原因，从而极易形成恶性循环，导致津液、气血不断耗伤，出现正虚邪更甚的局面。

此外，纵观本病的发展过程，气血不通是间质性肺疾病急性起病期的一个基本病机特点，气血的变化在间质性肺疾病的整个病程中占据至关重要的地位，提示我们在治疗间质性肺疾病时尤要重视调理气血，延缓其发展进程，以提高临床疗效。由于反复感邪，肺气进一步虚损，并可由气及血，由肺及肾，在病机上逐渐出现气血亏虚，络虚不荣与络脉痹阻同时存在，虚实夹杂。后期，肺脏虚损，津气严重耗伤，津枯则肺燥，清肃之令不行；抑或脾阴胃液耗伤，或肾虚津液不能上输于肺，致肺叶失于濡养，枯萎不用。

（三）间质性肺疾病的中医诊疗特色

1. 扶正益气

间质性肺疾病益气扶正尤为必要，原因有三：其一，久病必虚；其二，间质性肺疾病治疗过程中多有使用糖皮质激素史，中医学认为，糖皮质激素属于纯阳之品，久用必耗气伤阴；其三，临床中广泛使用广谱抗生素，在抗菌杀毒过程中往往也挫败了人体正气，临床上会出现精神不振、乏力等正气虚损征象。故间质性肺疾病应注重加用补气药物以益气扶正，可首选黄芪。张景岳在《景岳全书·本草正》中描述黄芪："味甘气平，气味俱轻，升多降少，阳中微阴……蜜炙性温，能补虚损。因其味轻，故专于气分而达表，所以能补元阳，充腠理，治劳伤，长肌肉。气虚而难汗者可发，表疏而多汗者可止。"治疗时配伍黄芪可以扶助已损之正气，更有利于祛毒外出；再者黄芪充皮肤，肥腠理，实卫敛汗，补气固表以防外邪新入，杜绝外因引动，减少因外感而导致急性加重的概率。

脾胃主受纳和运化水谷，若饮食适宜或劳倦过度，或外邪直中，或七情内伤，均易致脾胃受损，以致脾胃虚弱，中气不足。而脾胃虚弱又易致外邪入侵，终致正气亏损，脏腑虚衰，气血不足，免疫功能低下，抗病能力减弱。在粉尘、化工等环境外因存在的情况下，易致间质性肺疾病的发生。因此，扶正固本，通过补益脾胃，培补生化之源，调理气血，可改善全身虚弱状态，提高机体免疫力。同时，通过健脾以除湿化痰，达到祛除病邪的目的。

"治痿独取阳明"被历代医家奉为痿证的治疗大法，《素问·痿论》云："阳明者，五脏六腑之海，主润宗筋，宗筋主束骨而利机关也。冲脉者，经脉之海也，主渗灌溪谷，与阳明合于宗筋，阴阳总宗筋之会，会于气街，而阳明为之长，皆属于带脉，而络于督脉。故阳明虚则宗筋纵，带脉不引，故足痿不用也。"张介宾认为："阳明虚则血气少，不能润养宗筋，故弛纵，宗筋纵则带脉不能收引，故足痿不为用，此所以当治阳明也。""治痿独取阳明"，其意在调补脾胃。脾胃为后天之本，吸收水谷精微并输至全身，以营养五脏六腑、四肢百骸，使其发挥正常功能。若脾胃虚弱，水谷精微生成和输布障碍，肌肉不得所养，必致瘦削，软弱无力，而致痿废不用，是以治痿者，独取阳明。而间质性肺疾病与痿证之病机存在相似之处，皆因脏腑津气耗伤，肺叶或筋脉肌肉失养，痿弱不用所致，故"独取阳明"在间质性肺疾病的治疗中也占有重要地位[29]。另一方面，脾主运化水液，脾气上输水液于肺，肺气宣降以行水，若脾失健运，水液不化，聚湿生痰，痰随气升，上输于肺，则肺失宣降而见痰、喘、咳，是病其标在肺，而其本在脾，故有"脾为生痰之源，肺为贮痰之器"之说。在间质性肺疾病的治疗中，调补脾胃有助于痰液得化。

基于上述认识，本着"急则治标，缓则固本"的原则，对于平稳期间质性肺疾病患者，从"培土生金"的治疗大法入手，创制"泰中济肺饮"。功用健脾运湿、敛肺生津，专为间质性肺疾病患者平稳期调护而设。本方取法生脉散、二陈汤，主培土生金、敛肺生津。

2. 活血化瘀

（1）活血化瘀的重要意义：瘀是影响间质性肺疾病进展的重要因素。瘀血不仅是间质性肺疾病的病理产物，反过来又将进一步加重间质性肺疾病，因此活血化瘀药的使用是非常重要的。在丹参、当归、川芎、赤芍等活血之品中，常配入苏梗、桂枝等理气温阳之品以助血行。

现代药理研究表明，当归、川芎、丹参等活血化瘀药有调控免疫、提高机体抗氧化功能、清除氧自由基、抗炎的作用；活血化瘀药还能改善肺部微循环，改善血液流变学，抑制血小板聚集，其中丹参、当归、川芎具有抗纤维化形成作用。

（2）临床应用活血化瘀法的注意事项：在临床应用活血法时，应重视以下方面的结合。①化痰活血与宣降肺气相结合。肺系久病，必导致肺之功能失调，肺气失于宣降，并出现相关症状，或以咳嗽为主症，或以气喘为主症，故应结合宣降肺气，以改善临床症状。②活血与扶正补虚相结合。肺系病久，多为虚实夹杂为患，正虚是其病变的主要方面。肺之虚证，或气虚，或阴虚，或气阴两虚，故应结合益气、养阴之法治疗。临证应详辨虚实之主次，补通并行，或补而兼通，或通而兼补，合理调整补虚与活血的关系。③活血与整体调治相结合。肺系疑难病常与其他脏腑病变联系，如心、脾、肾、大肠等，应注意从整体观念出发，处理好局部与整体的辨证关系，综合舌象、脉象及具体临床表现，在运用活血法的同时，注意整体调理。

3. 化痰行气

肺为水之上源，生理功能为通调水道。其正常功能的发挥有利于水液的运行。若肺气不利，气不布津，则引起水液代谢障碍，津聚为痰；脾乃肺之母脏，子病亦可及母，脾气虚弱，无力运化水液精微，功能失调，水湿不行，聚积生为痰湿，"脾为生痰之源，肺为贮痰之器"，痰亦可循经上袭于肺；病变日久及肾，母病及子，肾气亏虚，导致阴津暗耗，阴不制阳，虚火内生，可炼液为痰，而阴病及阳，肾之阳气虚弱，水液失于温化，更助痰湿凝聚。痰邪在间质性肺疾病的发病中属于起始因素，随着病情进展，渐及他脏，对本病的发生和发展具有促进作用。

鉴于痰邪在间质性肺疾病发病过程中的重要作用，化痰药在间质性肺疾病的治疗中起重要作用。痰邪得清，则肺脏宣降功能趋于正常，利于水液正常代谢，津液正常输布，肺叶得以濡养。经脉畅通，则血液流通正常，发挥其濡养脏腑的生理功能，且无血瘀之患。肺脏功能正常，则抵抗外邪能力正常发挥，防止外邪侵犯。肺气得复，咳嗽、咳痰、喘息等症状得以缓解。

4. 随症加减

间质性肺疾病是一类病机复杂的疾病，进行性呼吸困难、胸闷憋喘是其症状，而临床上患者表现并不完全相似。现将常见的随症加减介绍如下。

（1）伴有频繁、剧烈咳嗽者，可加炙麻黄、炒杏仁、前胡、白前、炙枇杷叶以清宣肺气，复其肃降之职，咳嗽可缓。此类患者多属感冒后期，已经行抗感染治疗，已不发热，咳嗽以夜间、清晨加重。

（2）伴咳嗽、咽痛、干痒不爽者，加生地、桔梗、射干、挂金灯等，此类患者多因思虑过多、熬夜、烟酒、进食辛辣等所致，治当滋阴降火、清热利咽。

（3）胸闷、憋喘严重，稍动即喘，双寸脉浮、涩或伴头痛者，加炒地龙、蜈蚣、蛤蚧粉等，此属痰瘀阻络、肾不纳气，病情较重，配合逐瘀通络、补肾纳气类药物，以缓解症状，临床不可拘于中药，应配合氧疗、支气管舒张剂、糖皮质激素等联合治疗。

（4）伴失眠健忘、烦躁易怒、舌红、白睛血丝者，此属肝血失养、阴虚火旺，治当养血安神、疏肝解郁，加栀子、柴胡、郁金、炒酸枣仁、合欢皮、合欢花。

（5）伴大便黏腻不爽、腹胀不舒、纳呆、痰多、舌苔厚腻、头脑昏沉不清者，此属脾失健运、痰浊中阻，盖因脾阳衰败、运湿无权，加干姜、鸡内金、砂仁、瓜蒌、焦麦芽、焦山楂、焦神曲、葛根等，以振奋胃阳、化痰除湿。

（6）体弱易感、怕冷而易出汗者，此属肺卫不固，治当益气固表，重用黄芪，加防风、浮小麦、生姜、大枣，嘱患者注意保暖、避风寒、食勿过饱。

5. 糖皮质激素不良反应的中医控制

虽然目前间质性肺疾病病因病机尚不明确，但炎症过程在间质性肺疾病的发生发展过程中占有很重要的地位。不明原因的刺激性肺损伤导致慢性炎症，进而发展为纤维化及最终的纤维瘢痕，其中肺泡炎是始动因素，肺泡炎表现为肺泡和间质内淋巴细胞、巨噬细胞和中性粒细胞数量等的增加，并可能产生抗原特异性免疫反应。激素不仅能阻止中性粒细胞及淋巴细胞向肺部聚集，而且能通过减少免疫复合物的形成、抑制巨噬细胞的分泌功能及干扰中性粒细胞在内皮上的黏附从而抑制炎症反应，达到治疗纤维化的目的。

糖皮质激素是间质性肺疾病治疗中的常规用药，如果间质性肺疾病对激素不敏感，临床上多取小剂量口服应用，取其抗炎平喘作用，配合中医中药，能最大程度减缓间质性肺疾病的进展。现代医学常规采用糖皮质激素联合免疫抑制剂治疗间质性肺疾病，患者多表现出不同程度的不良反应[30]。

（1）肾阴亏耗，阴虚火旺：激素药性偏阳，归肾经，在外源性激素超生理量长期使用的情况下，其作用机制类似于"壮火食气"，故伤及肾阴（阳盛则阴病）。阴液耗伤，阴不制阳，阳热之气偏旺，患者常表现出烦躁易怒、潮热盗汗、口燥咽干等症状。可佐以滋阴降火类药物,以纠其偏。

（2）正气不足,御邪乏力:久用糖皮质激素,部分患者机体免疫力明显下降,辅用提高免疫力药物的同时,其呼吸道、肺内感染的概率仍较高。配伍扶正、补益类中药,可补其虚。

（3）中气失运,胆胃失和:久服糖皮质激素可诱发胃、十二指肠溃疡,临床虽配合抗消化性溃疡药物,患者仍有反酸、胃灼热、胃痛等不良反应,配伍理气和胃、制酸芳香类药物可有效缓解胃肠道反应。

（4）肾精亏损,骨质疏松:长期使用糖皮质激素,暗耗肾精,精髓空虚,骨骼失养而致骨质疏松,甚则骨折。配伍滋肾填精、滋阴降火类药物,可补其亏。另外,某些中药本身具有类激素作用,能够显著增强和延长激素的疗效,减少激素的服用量。

糖皮质激素引发的不良反应复杂多样,与患者先天禀赋、身体素养关系密切,治疗上应因人制宜、随证化裁。

6. 膏方治疗间质性肺病的优势——养正固本除积

针对病机复杂的弥漫性间质性肺疾病,重视"肺毒"对该病的影响。在间质性肺疾病患者中着重表现为"痰毒""瘀毒"。"肺毒"的存在,阻碍了气、血、津、液的生成,加重了间质性肺疾病患者对自身精微物质的耗损。

《灵枢·营卫生会》云:"中焦亦并胃中……化其精微,上注于肺脉乃化而为血,以奉生身,莫贵于此。"间质性肺疾病属于消耗性疾病,痰、瘀胶结,上焦郁阻,水津失布,精血难生,虽化痰、逐瘀等攻伐之品可祛邪实,尚不能补养精血。临床应高度重视"养正祛邪"在治疗间质性肺疾病中的积极作用,进一步扩大"养正积自除"的临床运用。

间质性肺疾病患者,其机体处于日渐消耗的状态,遵《内经》"虚则补之""精不足者补之以味"旨意,于膏方中配以西洋参、党参、阿胶、鹿角胶、龟甲胶、蜂蜜等,不乏血肉有情之品,补益亏耗之躯。

7. 擅长应用虫类药物

虫类药适用于治疗该病的全过程。在治疗这类疾病的处方中,地龙、水蛭、蜈蚣、全蝎等使用频率较高。虫类药物大多具有攻毒破积散结、活血祛瘀利水、搜风止痉通络、补益培本等作用。肺痿的主要病机为毒邪痹阻肺络，其难治性在于痰瘀毒胶着于肺络之间，非一般草木药物所能荡涤，血肉有情之品以类取象，能攻能补，作用峻猛，治疗间质性肺疾病多能取得奇效。

地龙不仅能通络散毒，还具有清肺热平喘之功效；水蛭性善破血逐瘀，荡涤瘀毒；蜈蚣辛温有毒，归肝经，能息风镇痉、攻毒散结、通络止痛，用于小儿惊风、抽搐痉挛、中风口歪、半身不遂、破伤风、风湿顽痹、疮疡、瘰疬、毒蛇咬伤。虫类药物为血肉有情之品，内含人体所需氨基酸及球蛋白等，与人的体质较接近，易于吸收和利用，可直补人体所需，强壮滋补，疗效可靠；同时，其性喜攻逐走窜，通经达络，祛邪散毒，搜剔疏利，无处不至，非草木、矿石之类所能比拟。以上几味药物，或单用，或联合，以奏肺络通、气血复行之功效。

8. 中西医并举，注重西医诊断分型

根据其组织病理学特点，间质性肺疾病可分为不同的类别。鉴于具体发病机制及预后不同，临证时可根据影像、病理、临床表现等多学科内容互参，对患者进行明确诊断，给出个体化的治疗方案。

晚期重度者，西医可对症治疗，有感染者宜合理应用抗生素，低氧血症者采用氧气疗法。临床上中医以"肺肾气虚、痰瘀互阻""阴阳俱虚、血脉瘀阻"为主，可酌加当归、桃仁、丹参等活血化瘀药。至于"阳虚水泛血瘀"者多合并右心衰，根据虚实证候之异而辨证用药。

（四）基于IIP国际多学科分类新标准的中医证型归纳探讨

特发性间质性肺炎（IIP）是一组病因不明的间质性肺疾病，表现为弥漫性肺泡炎和肺泡结构紊乱，并最终导致肺纤维化。其病理表现为弥漫性肺泡上皮损伤、成纤维细胞大量增生、细胞外基质聚集等特征。目前，已有研究提示可以引起间质性肺疾病的病因将近200种，虽然美国胸科学会/欧洲呼吸学会（ATS/ERS）屡次更新共识及指南，但其分类仍存在争议且仍无统一的标准。IIP的分类经历了反复、多次的修订与变更。继2002年美国胸科学会/欧洲呼吸学会（ATS/ERS）制定的基于病理学表现的IIP分类和诊断标准共识之后，2013年再次更新了IIP国际多学科分类专家共识。同期，中华中医药学会肺系病专业委员会也发布了第一个关于间质性肺疾病的中医证型诊断标准。正是因为IIP正在成为严重威胁人类健康的常见病、多发病，且临床诊断、治疗的不确定性强，以辨证论治为特色的中医药的干预常常会在控制疾病进展过程中起到一定作用。

ATS/ERS 于 2013 年发布官方共识[31]：特发性间质性肺炎国际多学科分类新标准，指出主要的特发性间质性肺炎包括：①慢性致纤维化性间质性肺炎（含 UIP、IPF、NSIP）；②吸烟相关性间质性肺炎（含 RB–ILD、DIP）；③急性 / 亚急性间质性肺炎（含 AIP、COP）；④罕见的特发性间质性肺炎：特发性淋巴细胞性间质性肺炎（LIP）、特发性胸膜肺实质弹力纤维增生症（PPFE）。

不能分类的特发性间质性肺炎主要包括：①临床、影像学或病理学资料不全；②临床表现、影像学资料和病理诊断结果不一致，可见于先前的治疗导致影像学或组织学表现发生巨大变化，或是新的类型或已知类型的特殊变异，不能以现行的分类标准来具体归类，或是多种类型的高分辨率 CT 表现和（或）病理学类型发生在同一例 IIP 患者，从而难以确定其具体类型。

需要特别注意的是，从指南中可以看出 ATS/ERS 在统一 IIP 分类中沿用了 2002 年共识中的临床 – 放射 – 病理（clinical–radiologic–pathologic diagnosis，CRP）模式，这对于后续的共识/指南的修订具有里程碑式的意义，应该说 CRP 模式对所有的 ILD 的诊断都是非常重要的，尤其是 IIP 的诊断、临床症状、病理依据、影像学表现必须达成共识。一方面，临床医生对拟诊 IIP 的病例要提供详尽的病史、相关的实验室检查结果及影像学资料；另一方面，病理医师在观察切片的前后要熟悉这些资料，必要时亲自询问患者，以便给出正确的诊断。

CRP 诊断模式为 ILD 的诊断尤其是 IIP 的诊断打开了一扇全新的大门，随着大数据时代的到来，更多的临床研究、病理学研究及影像学研究的数据会被统计，而基于这种诊断模式的研究也会使 IIP 的分类更加细化。

但即便如此，从 IIP 分类的沿革可以看出，由于 ILD 本身发病机制不清且治疗手段局限，在相当长的时间内对 IIP 研究的时间跨度会非常漫长且进展缓慢。但高发病率、高死亡率及由此带来的严重社会经济负担，将引起全世界相关学科的重视。

近年来，随着我国呼吸系统疾病临床路径的规范化不断深入，ILD 病理基础、影像学表现及临床研究得到了重视。这种基于 2002 年 ATS/ERS 制定指南时的 CRP 诊断模式已积累了一些临床经验及原始病例数据。但是，目前我国 CRP 互动程度远远不够，很大程度上影响了 IIP 的临床治疗。

机遇与挑战并存，困难与希望同在。关于 IIP 的研究在国际多学科中都属于热点、重点、难点。对于以"整体观念"和"辨证论治"为特色的中医学来说，对 IIP 的临床研究巧妙地绕开了分类混乱、争议众多的 IIP 疾病分类，而从辨证分型入手，以阴阳、气血、脏腑进行讨论、分类、数据挖掘并进行统计，对于 IIP 的后续中医药治疗提供了更加合理的方向和有力的大数据支持。

1. IIP 相关中医辨证分型研究进展

国内最早的关于 IIP 中医药报道出现在 1996 年，但并不是来自中国的临床研究，而是对 1995 年发表于《东洋医学杂志》的日本医师田中裕士关于小柴胡汤治疗特发性间质性肺炎的效果的部分译文。文中仅针对小柴胡汤进行实验组和对照组对比研究，并未对 IIP 进行实质性的证型研究与探讨。

自 1997 年开始，国内陆续出现了基于临床用药观察治疗 IIP 的病例报道及少数医者根据临床经验发表的基于 IIP 的中医辨证分型报道。经过大量的文献查阅，纵观 IIP 的相关中医研究，总结一下，大致分为三类：一是基于中医经验医学的临床病例观察研究，二是基于文献回顾的中医病因病机研究，三是基于医学统计学分析的中医临床证型及理论研究。

随着中医药学者们对 IIP 研究的不断深入，局部的问题逐步突显。对于 IIP 的病名归属、诊断及辨证分型标准、疗效评定缺乏有效的评价标准，文献中不同的、散发的病例间的可比性差，对 IIP 的证型分布及辨证规范化缺乏大量病例临床研究及数据支持，临床研究缺乏缜密的科研设计模板，中医证候宏观的症状体征指标多而微观多层次客观定量的指标少，基于文献回顾性研究多而缺乏前瞻性的研究。以上问题致使以上中医药研究 IIP 辨证论治的结果说服力不强，缺乏数据的支持，难以在国际学术界交流。所以，中医药在 IIP 的临床研究中面临缺乏统一标准的难点，亟须在数据支持下进行统计与发掘研究。

中华中医药学会肺系病专业委员会于 2012 年发布了弥漫性间质性肺

疾病（DILD）的中医证候诊断标准[32]，与 2013 年 IIP 分类共识之前的争议相比较，中医特色在于其独特的辨证论治体系可以将相对复杂的疾病进行分类，该标准的证候分类有基础证和常见临床证。

8 种基础证分别为痰热证、痰浊证、血瘀证、肺气虚证、肺阴虚证、肾气虚证、肾阴虚证、肾阳虚证。基础证可单独出现，但常常以复合形式出现。

临床常见证包括 3 类 7 个证候，虚证类包括肺气虚证、肺肾气虚证、肺肾气阴两虚证、阴虚内热证；实证类包括痰热壅肺证、痰浊阻肺证；兼证类为血瘀证。

从目前的研究概况来看，虽然国内学者先期对 IIP 相关中医证型已经有了大量、细致的理论基础及系统研究，但对于 2013 年 IIP 国际多学科分类标准与中医证候群、证型之间的相关性研究国内尚无报道。所以与国际共识相接轨，建立完善的 IIP 中医诊疗体系及规范中医诊疗路径显得尤为重要。

2. 基于 IIP 国际多学科分类标准的中医证型分布预测

我团队拟基于 2013 年 IIP 国际多学科分类标准的专家共识，通过对纳入的 IIP 患者进行中医辨证分型，观察此类患者证候分布特点，通过统计学处理，发掘 IIP 中医证型与国际分类新标准之间的关联及其对应归类，探寻其分布规律及提示性意义。基于 IIP 国际多学科分类标准的中医证型分布如下。

（1）主要的特发性间质性肺炎：慢性致纤维化性间质性肺炎：肺肾气虚证、肺肾气阴两虚证、阴虚内热证；吸烟相关性间质性肺炎：肺气虚证；急性/亚急性间质性肺炎：痰热壅肺证、痰浊阻肺证。

其中，血瘀既是主要病机环节，也是常见兼证，常兼于其他证候中，如兼于阴虚内热证则为阴虚热瘀证，兼于痰热壅肺证则为痰热瘀肺证，兼于痰浊阻肺证则为痰瘀阻肺证，兼于肺肾气虚证则为肺肾气虚血瘀证。

（2）罕见的特发性间质性肺炎：①淋巴细胞性间质性肺炎（LIP），是一种罕见的间质性肺疾病，以成熟的淋巴细胞及浆细胞和组织细胞在肺间质弥漫性浸润为主要表现，常伴有系统性免疫性疾病及免疫缺陷病，如 Sjgren 综合征、类风湿关节炎、恶性贫血、重症肌无力、多发性肌炎等。无伴发疾病的特发性 LIP 更为罕见，我们以特发性淋巴细胞性间质性肺炎为关键词，在中国期刊网 CNKI 数字图书馆进行检索，2002—2015 年 6 月共报道病例 9 例（经病理确认）。我们以 idiopathic lymphoid interstitial pneumonitis、idiopathic lymphoid interstitial pneumonia、idiopathic lymphocytic interstitial pneumonitis 或 idiopathic lymphocytic interstitial pneumonia 为关键词在 PubMed 进行检索，2002—2015 年 6 月以英文报道的病例 57 例，有较完整临床资料的 12 例，其中 5 例经病理确认的全部来自北京协和医院（2002—2008 年）。②特发性胸膜肺实质弹力纤维增生症，是一种罕见的间质性肺疾病，表现为上肺分布为主的胸膜和胸膜下肺实质的纤维化。HRCT 表现为胸膜下致密实变影，伴有牵拉性支气管扩张、肺结构扭曲变形及上肺容积减低。病理上纤维化的成分为弹力纤维并伴有肺泡内纤维化。小部分 PPFE 患者有家族性间质性肺疾病，且某些非特异性自身抗体阳性。肺活检病理表现为轻度的 PPFE 样改变或者其他类型的改变如 UIP 型。60% 的患者病情逐渐进展，约 40% 的患者最终死于该病。我们以特发性胸膜肺实质弹力纤维增生症为关键词，在中国期刊网 CNKI 数字图书馆进行检索，2002—2015 年 6 月报道病例为 0。我们以 idiopathic pleuroparenchymal fibroelastosis 为关键词在 PubMed 进行检索，2002—2015 年 6 月以英文报道的病例 27 例，尚缺乏较完整临床资料的病例。

鉴于此，关于罕见的 IIP 这一分类，我们极有可能需要立足于有较完整的临床资料的国内外文献进行研究，通过数据挖掘，找出其中医证型分布规律，但很可能会因为样本数太少而不具统计学意义。

（3）不能分类的特发性间质性肺炎：①描述性分析：首先对所有症状、舌、脉进行频数统计分析。剔除中医四诊信息指标中出现频率小于 5% 的变量。②聚类分析：使用 SPSS18.0 中的 Analyze–Classify–Hierarchical cluster 对临床收集的数据进行样品聚类（Q 型），根据患者症状的相似程度从整体层次上进行聚类，结合每类患者中各项症状的频数关系进行辨证分析。③Spearman 相关系数的估计和检验：将聚类分析所形成的类进行 Spearman 相关系数的估计和检验，检验不同证型与 IIP 分类的相关性。

另外，此次国际新共识除了对 IIP 重新分类外，还推出了临床分类方案，根据间质性肺疾病多学科临床诊断结合疾病特点及进展情况，将 IIP 分为

5组，并针对不同的临床组别给予不同的监测措施和治疗目标，这五组分别是：可逆性或自限性疾病（如RB-ILD），伴有进展因素的可逆性疾病（某些NSIP、DIP、COP），伴有部分残留的稳定病变（某些NSIP），具有潜在稳定但可能进展的不可逆性疾病（某些f-NSIP），即使积极治疗仍呈不可逆进行性进展的疾病（IPF、某些f-NSIP）。

就IIP来说，除了IPF目前没有有效治疗手段外，其他类型的IIP一般可以采用糖皮质激素和（或）免疫抑制剂治疗，因此即使不能明确病理类型，也可以根据临床和患者的综合情况进行分组治疗，这一临床分类较单纯依靠组织病理学分类具有更强的临床可操作性[33]，也为以临床症状、舌诊、脉诊为主要辨证依据的中医辨证分型归类提供了可能。

结合我团队前期对IIP病因病机的深入研究，我们发现IIP的中医病因病机中气血运行失常贯穿疾病始终，病理因素多为痰、虚、瘀。其中肺气虚证在动物实验中即是使用烟熏造模，这与此次IIP国际多学科分类标准中的吸烟相关性间质性肺炎是否有一定相关性，IIP中医辨证分型在此次IIP国际多学科分类标准的框架下是否存在分布规律，通过数据采集汇总发掘，是否存在提示性意义是我们思考的重点及研究的主要方向。

CRP诊断模式为IIP国际多学科分类标准提供了具体、可靠的根基及数据支持，这为未来IIP更加细化的分类指明了方向。中医药研究对国内临床治疗IIP患者，提供了丰富多样的治疗方法，这是其基于辨证论治的特色体系所决定的。未来基于大数据的挖掘与统计是医学科研的大方向，也是中医药科研发展的大方向，而采取多学科、多中心的合作、数据积累、数据分析也是未来中医药面临的重大问题，相对IIP分类中病理类型的复杂性甚至部分分类的稀缺性在未来相当长的一段时间有可能无法获得数据积累上的重大突破。在后续的关于IIP证型的研究会更加的细化并可能出现揭示性研究。这需要所有中医同道的理论支持与病例数据共享，这也是未来中医药研究IIP的主要方向。

（五）中医药在间质性肺疾病相关疾病中的应用

1. 结缔组织病相关性间质性肺疾病

结缔组织病（CTD）是一种累及全身多系统、多器官、多组织的自身免疫性疾病，临床并发症较多，常易并发肺部症状，以间质性肺病（ILD）

最为常见。CTD 并发 ILD 多数起病较隐匿，呈渐进性，部分以肺部不适为首发或唯一症状。近年来 CTD-ILD 患者临床较常见，发病率呈上升趋势，疾病后期患者常因呼吸衰竭而亡，病死率较高。

《素问·评热病论》言："邪之所凑，其气必虚。"《素问·痹论》曰："风寒湿三气杂至，合而为痹。"CTD 在中医属痹证，其发生主要是由于机体正气不足，风、寒、湿等邪气乘虚而入经络，导致气血痹阻不通，以筋脉、关节、肌肉等麻木、酸痛、重着、屈伸不利、肿大灼热等为主要表现。从发病机制来看，痹证的发生与气、血、脉的功能异常密切相关。CTD 是在机体正气不足的情况下，外邪乘虚侵袭，从而导致皮肤、肌肉、关节等处的气、血、脉运行失常，痹阻不通，又肺脏具有朝百脉的生理功能，与全身之气、血、脉在生理和病理上皆可相互影响，故 CTD 患者常易通过气血归肺而并发肺部病变，导致肺脏功能失常。CTD-ILD 与肺朝百脉及气、血、脉密切相关，该病患者病程较长，病久虚实夹杂，气滞、气虚、血瘀、脉阻等并存体内，互为病因，是本病缠绵不愈的重要原因。故本病的治疗应从气、血、脉的调理入手，重视补气、行气、理气及活血化瘀、通经活络法的灵活应用，气血复运，脉络得畅，肺朝百脉功能得复，则诸症可缓[34]。

CTD 患者常用糖皮质激素、免疫抑制剂及非甾体类抗炎药物，皆可能导致食欲不振、恶心呕吐等胃肠道不适反应。中药治疗痹证常用的祛风通络之品，包括藤类、蛇虫类药物等，对脾胃亦有一定刺激。此初损可及胃，久必伤脾。如《丹溪心法附余·调食》所述："胃损则不能纳，脾损则不能化，脾胃俱虚，纳化皆难，元气斯若，百邪易侵。"而脾胃虚弱，土不养金，必致肺脏虚损，津气耗伤，肺萎叶焦，加重肺部病变。故治疗上更应取之阳明太阴两脏，培土以生金。由于此类祛风湿药的辛香温燥之性，易伤阴耗血，而肺脏娇嫩，与胃同喜润恶燥，最易损及肺胃之阴，故在组方中也需时时顾护津液。而健脾与养阴合用之优势在于育阴不离补气，促使人体一身之阴阳气血流转。单纯滋阴清火则亦导致滋腻生痰，进而致使津液输布失司。"气有余便是火"，单纯益气则易导致气余生火，难免复伤阴液。当重视气阴同补，多应用甘缓平淡之品，以育冲和之气，图调补之功。健脾养阴，阴虚得养则虚火得制，脾气得补则可将精微运达四末，同时起到益助肺气之功效[35]。

2. 间质性肺疾病合并支气管扩张

支气管扩张归属中医学咳嗽、咯血、肺痈等范畴，是一种独立存在的疾病，但在特发性肺纤维化后期常并发出现。支气管扩张的中医病因病机以肺虚为本，痰、热、瘀为标，为本虚标实。肺外合皮毛，六淫外邪侵袭，卫外不固，邪气经口鼻、皮毛入肺，损伤肺络，致肺气虚、肺阴虚或肺气阴两虚；若脾虚失运，痰浊内生，上注于肺，则见咳嗽、咳痰、气短；肺脾气虚，固摄无力，血行脉外而致咯血；久病伤肾，肺肾亏虚，水亏火旺而见干咳。《景岳全书》云："水亏则火盛，火盛则刑金，金病则肺燥，肺燥则络伤而嗽血。"此为传统医学对支气管扩张症的最佳诠释。

间质性肺疾病病位在肺络，以肺脏虚损、津气耗伤、肺叶枯萎为特征性表现。其进展过程中，肺间质纤维组织增生，纤维条索牵拉支气管，导致支气管肌层组织弹性消失，气腔内充满黏液，气流不畅，日久而出现支气管扩张。当病邪侵袭或久病伤及络脉，损伤络气，使络气郁滞不通，而致气血津液互换障碍，津凝为痰、血滞为瘀，形成痰瘀阻络的病理状态，而致肺络瘀阻。反之，肺络瘀阻不通，又阻碍了气血津液的输布运行而使肺络愈损，支气管扩张就是在这种复杂的病理条件下形成的。活血化瘀、解毒通络是其基本治疗原则[36]。可应用虫类药物，发挥其善于走窜攻逐、达经通络的特点，以传统中药膏方的形式攻补兼施，治疗间质性肺疾病合并支气管扩张可收到良好成效。

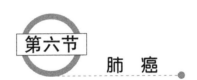

第六节 肺 癌

一、疾病概述

肺癌是肺系病最常见的恶性肿瘤，其发病率和死亡率逐年升高，早期发现可采取手术治疗，但其起病隐匿，早期缺乏明显症状，多半患者发现肺癌时已处于晚期阶段，其中符合手术指征者不足1/3，难以采取手术手段治愈。化疗是目前治疗恶性肿瘤的主要手段，但是化疗药物的不良反应极大限制了它在临床上的应用，是化疗过程中药物减量甚至中断化疗的常见原因。肺癌的总体治疗效果较差，极易发生复发转移，预后不良，多半仅产生姑息效果，5 年生存率仅 15%~17%。肺癌属于中医学"咳嗽""咯血""胸痛""肺积""息贲"等范畴，其主要发病机制不外乎虚、毒、痰、瘀。

二、病因病机

癌病是发生于五脏六腑、四肢百骸的一类恶性疾病。多是由于正气内虚、感受邪毒、情志怫郁、饮食损伤、宿有旧疾等因素，使脏腑功能失调，气血津液运行失常，产生气滞、血瘀、痰凝、湿浊、热毒等病理变化，蕴结于脏腑组织，相互搏结，日久渐积而成的一类恶性疾病。

（一）病因

癌病的病因尚未完全明了，但据癌病的起病经过及临床表现，其发生与正气亏虚、烟毒内蕴、六淫侵袭、情志内伤、劳逸失度、饮食失调、宿有旧疾、久病伤正、年老体衰等有密切关系。

1. 正气亏虚

《诸病源候论·积聚候》云："积聚者，由阴阳不和，脏腑虚弱，受于风邪，搏于腑脏之气所为也。"正气内虚，脏腑阴阳气血失调，是罹患肺癌的主要病理基础，正如《医宗必读·积聚》所说："积之成者，正气不足，而后邪气踞之。"

2. 烟毒内蕴

首先，"烟为辛热之魁"，长期吸烟，热灼津液，阴液内耗，致肺阴不足，气随阴亏，加之烟毒之气内蕴，羁留肺窍，阻塞气道，而致痰湿瘀血凝结，形成肿块。另外，工业废气、石棉、煤焦烟炱、放射性物质等邪毒之气，由表入里，若正气不能抗邪，则致客邪久留，脏腑气血阴阳失调，而致气滞、血瘀、痰浊、热毒等病变久则可形成结块。

其次，"肺为华盖，其脏娇嫩"，易受邪毒侵袭，如工业废气、汽车尾气、石棉、矿石粉尘、放射性物质等致癌物质，致使肺气肃降失司，肺气郁滞不宣，进而血瘀不行，毒瘀互结，久而形成肿块。

3.六淫侵袭

肺为娇脏，外界六淫之邪侵淫肺脏，导致肺脏宣降功能失司，肺气壅遏，血行受阻，气滞血瘀，日久形成积块。《素问·至真要大论》说："夫百病之始生也，皆生于风、寒、暑、湿、燥、火，以之化之变也。"

风为阳邪，为百病之长，其性开泄，风邪善行而数变，具有生发、向上、向外的特性。风邪侵袭首先犯肺，风温化热，热极生风，互相转化，郁结不散，而成热毒，热毒侵肺，肺气壅塞，宣肃失司，脉络不畅，气滞血瘀，而成肺癌。正如严用和《济生方》云："积者，生于五脏之阴气也……此由阴阳和，脏腑虚弱，风邪搏之，所以为积为聚也。"

寒为阴邪，易伤阳气，寒邪侵袭机体，血得寒则凝，血瘀则气滞，津液失于温化，痰饮水湿停聚，停留日久，聚而成块。如《灵枢·百病始生》云："积之始生，得寒乃生，厥乃成积也……卒然外中于寒，若内伤于忧怒，则气上逆，气上逆则六输不通，温气不行，凝血蕴里而不散，津液涩渗，著而不去，而积皆成矣。"

火（热）为阳邪，"火曰炎上"，不仅可以迫津外泄，使津随气耗，还可直接消灼津液，耗伤人体的阴气。火热遏肺，灼伤肺阴，肺气失于宣散；嗜烟酒过度，火毒上蒸；五志过极化火，久而郁热烁腐肺叶，均可发为肺积。其次，火热还可侵入血脉，迫血妄行或损伤血络，轻则血行加速而脉数，甚则灼伤脉络，迫血妄行，引起各种出血证。实火或虚火灼肺，损伤肺络，迫血妄行，则会出现咳血。

燥性干涩，"燥胜则干"，燥邪易耗伤人体津液，导致各种干燥、滞涩的症状。金·刘完素《素问玄机原病式》云："诸涩枯涸，干劲皲揭，皆属于燥。"肺，在时为秋，与六气中"燥"同气相求。肺为华盖，喜润恶燥，开窍于口鼻，故燥邪容易从口鼻而入，所以有"燥易伤肺"之说。燥邪伤肺，失于津润，则肺气宣肃失职，肺气壅塞，脉络不畅，久之血瘀气滞，酿成肺积。其次，燥邪与火（热）邪相兼，灼伤肺津，损伤肺络，迫血妄动，出现干咳少痰、痰黏难咯或痰中带血，甚则喘息胸痛等表现。

湿为阴邪，黏滞不爽，阻滞气机，缠绵难愈。湿邪犯肺，易出现咳嗽反复发作、痰黏色白、质稠量多、舌苔浊腻、脉濡缓或濡滑。湿邪日久，容易生痰化热，郁之成毒。湿毒袭肺，损伤肺络，宣降功能失调，肺络受阻，壅塞不通，而成肺癌。

4.情志内伤

情志不遂，气机郁结，久则导致气滞血瘀或气不布津，渐而成块。正如《类证治裁·郁证》说："七情内起之郁，始而伤气，继必及血。"

喜、怒、忧、思、悲、恐、惊，为"七情"。宋代严用和《济生方》云："忧思喜怒之气，人之所不能无者，过则伤乎五脏。逆于四时，传克不行，乃留结而为五积。"张从正《儒门事亲·五积六聚治同郁断》亦曰："积之成也，或因暴怒喜悲思恐之气。"

肺癌的发病主要与"悲""怒"等情志内伤密切相关。"悲则气消"，肺在志为悲（忧），过度悲忧，则肺气耗散，日久气虚津停，气虚血瘀，气滞、痰浊、瘀血互结，壅塞不通，日积月累，形成肺内积块，如《金匮翼·积聚统论》言："凡忧思郁怒，久不得解者，多成疾。"

"怒则气上"，肝在志为怒，大怒肝气失于疏泄，气机上逆，血随气涌。《灵枢·邪气脏腑病形》说："若有所大怒，气上而不下，积于胁下，则伤肝。"肝与肺在生理、病理上都存在着联系。"肝生于左，肺藏于右"，肝气以升发为宜，肺气以肃降为顺。肝升肺降，气机升降相宜，气血调和；反之，怒气伤肝，肝气左升太过，肺气右降不及，肝气横逆犯肺，气郁胸中，则胸部塞闷、呼吸急促，如《素问·至真要大论》言："诸气膹郁，皆属于肺。"日久气滞血瘀，发为积块。

5.劳逸失度

过度劳累，包括劳力过度、劳神过度和房劳过度。《素问·举痛论》说："劳则气耗。"过度劳累，能使阳气外张，肺气不得降而喘息。《素问·宣明五气》云："五劳所伤，久视伤血，久卧伤气，久坐伤肉，久立伤骨，久行伤筋。"劳倦过度可伤及气、血、肉、骨、筋，导致气血失调，阴阳失衡，而生癌毒，最终气滞血瘀，津枯痰结，形成肿瘤，留于肺为肺癌。

过度安逸，主要表现为体力过逸和脑力过逸。人体长期不从事体育锻炼和脑力训练，神气衰弱，阳气失于振奋，脾胃功能减弱，全身气机失于调达，气血津液运行不畅，生化乏源，终致痰浊瘀血内生，痰瘀胶结于肺，形成肺癌。

6. 饮食失调

嗜好烟、酒、辛辣、腌、炸、烧烤之品，损伤脾胃，脾失健运，正气亏虚，气虚血瘀。如《读医随笔·承制生化论》说："气虚不足以推血，则血必有瘀。"另一方面，脾失健运，不能升清降浊，敷布运化水湿，则痰湿内生。正如《医宗必读·痰饮》所说："脾土虚弱，清者难升，浊者难降，留中滞膈，瘀而成痰。"

7. 宿有旧疾

机体脏腑阴阳的偏盛偏衰，气血功能紊乱，如治不得法或失于调养，病邪久羁，损伤正气或正气本虚，驱邪无力，加重或诱发气、痰、食、湿、水、血等凝结阻滞体内，邪气壅结成块。

8. 久病伤正、年老体衰

年老久病体衰，正气亏虚，气虚血瘀；生活失于调摄，劳累过度，肺气肺阴耗伤，外邪每易乘虚而入，客邪留滞不去，气机不畅，终致肺部血行瘀滞，结而成块。

（二）病机

1. 基本病机

癌病的形成虽有上述多种因素，但其基本病理变化为正气内虚，气滞、血瘀、痰结、湿热毒等相互结聚，日久积滞而成有形之肿块。病理属性总属本虚标实。多是因虚而得病，因虚而致实，是一种全身属虚、局部属实的疾病。初期邪盛而正虚不显，故以气滞、血瘀、痰结、湿聚、热毒等实证为主。中晚期由于癌瘤耗伤人体气血津液，故多出现气血亏虚、阴阳两虚等病机转变，由于邪愈盛而正愈虚，本虚标实，病变错综复杂，病势日益深重。

（1）气滞血瘀，癌毒阻肺：人体气机以通顺为贵，气机郁滞，则血行不畅，瘀血内停，所谓"气塞不通，血壅不流"，日久化为癌毒，羁留于肺，形成肺癌。《合类医学入门·积聚门》云："气不能作块成聚，块乃痰与食积、死血有形之物，而成积聚瘕癖也。"滑寿《难经本义》亦言："积蓄也，言血脉不行，蓄积而成病也。"

（2）痰饮凝聚，癌毒阻肺：痰饮既是病理产物，又是致病因素，痰浊不化，阻塞经脉气血，可与瘀血为患。此外，痰可从寒化为寒痰，从热化为热痰，痰郁久不解则可化为毒，久之化为积块。《明医杂著》云："老痰郁痰，结成粘块……肺气被郁，凝浊郁结而成，岁月积久，根深蒂固。"《丹溪心法》指出"人上中下有结块者，多属痰"，又云"痰挟瘀血，遂成窠囊"。痰浊流注于筋骨，则见肢体麻木、半身不遂；痰浊凝结于喉部，则见声音嘶哑；痰浊流注于心，蒙蔽心包，则见神昏谵语，甚至引起癫、狂、痫等疾病。

（3）热毒内结，癌毒阻肺：热毒，为阳盛所致，即可由外邪如风热、暑热入侵所致，亦可由脏腑功能失常、阴阳气血失调内生，如肝火亢盛、心火炽热、肺经郁热等，正如《太平圣惠方》所言："脏腑生热，热乘于血。"热毒壅肺，热灼津液而成痰，阻遏气血的运行则形成血瘀，热毒痰瘀阻肺，血败肉腐，结于肺，则为肺癌。

2. 病机演变

肺癌的基本病理因素为癌毒，主要由气滞、血瘀、痰凝、邪热蕴结化毒所致。肺癌的病理性质为本虚标实，虚实夹杂。肺癌因虚得病，因虚致实；虚是本，实是标；虚是全身性的，实为局部性的。虚以气虚、气阴两虚多见，实者不外乎痰凝、气滞、血瘀、热毒。

三、肺癌转变

肺癌病位在肺，涉及脾肾，与肝相关。金克木，金盛则乘肝木，灼伤肝阴，致肝脏疏泄失常，可引起右胁下肿块疼痛，触之质硬不平及黄疸、腹水等症。土生金，肺病则子盗母气，致脾胃升降无序，运化功能失健，一则运化食物不行，引起纳差、便秘或腹泻，气血乏源，故出现疲乏无力、形体消瘦、面黄不华等症；二则运化水液无力，产生了水湿痰饮等病理产物。金生水，肺癌日久，肺气亏虚，肾精耗损，肾气亏虚，气不归肾，则呼多吸少，动则气喘；肾不纳气，喘息气促，复而影响肺主气司呼吸的功能。肾气渐衰，日久伤及肾阳肾阴。若肾阳下竭，则肾阴无所守，五脏之阳亦绝；若肾阴耗竭，则肾阳无所附，五脏之阴亦绝，会出现腰膝酸软、耳鸣、头晕目胀、下肢水肿、尿频、气喘气促进一步加重。

肺癌的预后取决于能否做到"三早"，即早期发现、早期诊断、早期治疗。肺癌早期发现，治疗及时，则增长速度较慢、病灶缩小或消失，复发时间较长，预后一般较好。但若发现较晚，癌毒内陷已深，且有肺外多处转移，则预后较差。

四、诊断依据

近期发生的呛咳，顽固性干咳持续数周不愈或反复咯血痰，以及不明原因的顽固性胸痛、气急、发热，或伴消瘦、疲乏等。多发于年龄在 40 岁以上、有长期吸烟史的男性。

五、病证鉴别

（一）肺痨

肺痨与肺癌均有咳嗽、咯血、胸痛、发热、消瘦等症状，二者很容易混淆，应注意鉴别。肺痨多发生于青壮年，而肺癌好发于 40 岁以上的中老年男性。部分肺痨患者已愈合的结核病灶所引起的肺部瘢痕可恶变为肺癌。肺痨经抗结核治疗有效，肺癌经抗结核治疗则病情无好转。此外，借助现代诊断方法，如肺部 X 线检查、痰结核菌检查、痰脱落细胞学检查、纤维支气管镜检查等，有助于二者的鉴别。

（二）肺痈

肺痈患者也可有发热、咳嗽、咯痰的临床表现，与肺癌应注意鉴别。典型的肺痈是急性发病，高热，寒战，咳嗽，咳吐大量脓臭痰，痰中可带血，可伴有胸痛；肺癌发病较缓，热势一般不高，呛咳，咯痰不爽或痰中带血，伴见神疲乏力、消瘦等全身症状。肺癌患者在外感寒邪时，也可出现高热、咳嗽加剧等症，此时更应详细询问病史，四诊合参，并借助肺部 X 线检查、CT、痰和血的病原体检查、痰脱落细胞学检查等实验室检查加以鉴别。

（三）肺胀

肺胀是多种慢性肺系疾患反复发作、迁延不愈所致的慢性肺部疾病。病程长达数年，反复发作，多发生于 40 岁以上人群，以咳嗽、咯痰、喘息、胸部膨满为主症；肺癌则起病较为隐匿，以咳嗽、咯血、胸痛、发热、气急为主要临床表现，伴见消瘦乏力等全身症状，借助肺部 X 线检查、痰脱落细胞学检查等不难鉴别。

六、治疗原则

肺癌属于正虚邪实、邪盛正衰的一类疾病，所以治疗的基本原则是扶正祛邪、攻补兼施。要结合病史、病程、四诊及实验室检查等临床资料，综合分析，辨证施治，做到"治实当顾虚，补虚勿忘实"。初期邪盛正虚不明显，当先攻之；中期宜攻补兼施；晚期正气大伤，不耐攻伐，当以补为主，扶正培本以抗邪气。扶正之法主要是根据正虚侧重的不同，并结合主要病变脏腑而分别采用补气、补血、补阴、补阳的治法；祛邪主要针对病变采用理气、除湿、化痰散结、活血化瘀、清热解毒等法，并应适当配伍有抗肿瘤作用的中药。做好预防、早期发现、早期诊断、早期治疗对预后有积极意义。既病之后加强饮食调养，调畅情志，注意休息，有利于癌病的康复。

总以扶正祛邪，攻补兼施为原则，应做到"治实当顾虚，补虚勿忘实"。根据本虚标实的轻重缓急随证变法。气滞血瘀者应理气散结，活血化瘀；脾虚痰湿者应健脾化湿，理气化痰；阴虚内热者应养阴清热，润肺化痰；气阴两虚者应益气养阴，清热化痰；气血两虚者应益气养血；肾阳亏虚者应滋阴温阳，消肿散结。

七、相关西医疾病

肺癌古称"肺岩"、"肺癌病"，根据肺癌的疾病特点，与西医学中肺癌疾病表现类似。

（一）定义

肺癌是最常见的肺原发性恶性肿瘤，绝大多数肺癌起源于支气管黏膜上皮，故亦称支气管肺癌。肺癌的分类较多，可从解剖学、组织学角度分类。各种肺癌因病理特点不同，故治疗及预后不甚相同。

（二）流行病学

近50年来，世界各国特别是工业发达国家，肺癌的发病率和病死率均迅速上升，死于癌病的男性患者中肺癌居首位。肺癌目前是全世界癌症死因的第一名，而且每年发病和死亡人数都在上升。而女性肺癌发病率上升趋势更明显。本病多在40岁以上发病，发病高峰为60 ～ 79岁。男女患病比例为2.3∶1。种族、家属史与吸烟对肺癌的发病均有影响。

（三）肺癌的病因

肺癌的病因至今尚不完全明确，大量资料表明，导致肺癌的危险因子包含吸烟（包括二手烟）、石棉、氡、砷、电离辐射、卤素烯类、多环性芳香化合物、镍等。

1. 吸烟

肺癌的病因比较复杂，其发生与吸烟和环境因素有密切关系。长期吸烟可引发支气管黏膜上皮细胞增生、鳞状上皮增生诱发鳞状上皮癌或未分化小细胞癌，无吸烟嗜好者虽然也可患肺癌，但腺癌较为常见。烟草及燃烧时的烟雾中含有苯丙芘、砷、亚硝胺类多种致癌和促癌物质。据统计，70%~80% 的肺癌是由长期吸烟引起的，吸烟人群肺癌死亡率比不吸烟人群高 10~20 倍，吸烟时间越长，吸烟的支数越多和开始吸烟的年龄越小，患肺癌的机会越大；妇女被动吸烟者，肺癌的发病率较配偶不吸烟者高 2 倍以上。

2. 职业因素

指从事石棉、砷、铬、镍、煤焦油及放射性元素有关的职业，由于长期接触致癌物质，肺癌的发病率高。例如云南个旧锡矿作业环境中砷和放射性氡的浓度高，是肺癌发病率高的重要因素。

3. 大气污染

已知工业废气、煤和汽油燃烧造成的大气污染，是城市较农村肺癌发病率高的因素之一。长期接触铀、镭等放射性物质及其衍化物，如致癌性碳氢化合物、砷、铬、镍、铜、锡、铁、煤焦油、沥青、石油、石棉、芥子气等物质均可诱发肺癌，主要是鳞癌和未分化小细胞癌。

4. 肺部慢性疾病

如肺结核、硅肺、尘肺等，可与肺癌并存，这些病例癌肿的发病率高于正常人。此外，肺支气管慢性炎症及肺纤维瘢痕病变在愈合过程中可能引起鳞状上皮化生或增生，在此基础上部分病例可发展成为癌肿。

5. 人体内在因素

如家族遗传及免疫功能降低、代谢活动和内分泌功能失调等。

6. 营养状况

维生素 E、维生素 B_2 的缺乏及不足在肺癌患者中较为突出。食物中长期缺乏维生素 A、β 胡萝卜素和微量元素（锌、硒）等易引发肺癌。

（四）肺癌的类型

1. 小细胞肺癌（SCLC）或燕麦细胞癌

近 20% 的肺癌患者属于这种类型。SCLC 肿瘤细胞倍增时间短、进展快，常伴内分泌异常或类癌综合征。由于患者早期即发生血行转移且对放化疗敏感，故小细胞肺癌的治疗以全身化疗为主，联合放疗和手术为主要治疗手段。综合治疗系成功治疗小细胞肺癌的关键。

2. 非小细胞肺癌（NSCLC）

约 80% 的肺癌患者属于这种类型。这种区分是相当重要的，因为针对这两种类型的肺癌的治疗方案是截然不同的。非小细胞癌包括以下几种类型。

（1）鳞癌：占肺癌的 45%。可分为高分化、中分化与低分化鳞癌。鳞癌多为中心型肺癌，瘤内常见大块坏死及空洞形成。

（2）腺癌：占肺癌的 10% 以上，女性多于男性，3/4 的腺癌为周围型，易发生转移及血性胸腔积液。

（3）腺鳞癌：为一种具有鳞癌、腺癌两种成分的癌，其生物学行为与腺癌相似。

（4）类癌：是一种内分泌系统肿瘤，常为中心型，嗜银细胞染色呈阳性，肿瘤可多发，属低度恶性，瘤体小，较少向外转移。

（五）肺癌的分期

分期是定义癌症扩散程度的方法。分期非常重要，因为恢复和治疗的方案取决于癌症的分期。例如，某分期的癌症最好采用手术治疗，而其他分期最好采用化疗和放射联合治疗。小细胞肺癌和非小细胞肺癌的分期体系不同。肺癌患者的治疗和预后（存活可能概况）在很大程度上取决于癌症的分期和细胞类型。CT、MRI、骨髓活检、纵隔镜和血液学检查等可用于癌症的分期。

1. 非小细胞肺癌的分期

最常用于描述 NSCLC 生长和扩散的是 TNM 分期系统。TNM 分期结合了有关肿瘤、附近淋巴结和远处器官转移的信息，而分期用来指特定的 TNM 分组。分组分期使用数字 0 和罗马数字 I ~ IV 来描述。T 代表肿瘤（大小及在肺内和邻近器官的扩散程度），N 代表淋巴结扩散，M 表示转移（扩散到远处器官）。

（1）非小细胞肺癌 T 分期：T 分级取决于肿瘤的大小、在肺内的扩散和位置、扩散到临近组织的程度。

Tis：肿瘤只限于气道通路的内层细胞，没有扩散到其他的肺组织，这期肺癌通常也叫原位癌。

T1：肿瘤小于 3 cm，没有扩散到脏层胸膜，并且没有影响到主要支气管。

T2：肿瘤具有以下 1 个或者多个特征：①大于 3 cm；②累及主要支气管，但距离隆突（气管分成左右主要支气管的地方）超过 2 cm；③已经扩散到脏层胸膜；④肿瘤部分阻塞气道，但没有造成全肺萎陷或者肺炎。

T3：肿瘤具有以下 1 个或者多个特征：①扩散到胸壁、膈肌（将胸部和腹部分开的呼吸肌）、纵隔胸膜（包裹着双肺之间空隙的膜）或者壁层心包（包裹心脏的膜）；②累及一侧主支气管，距隆突（气管分成左右主支气管的地方）少于 2 cm（约 3/4 英寸）但不包含隆突；③已经长入气道足以造成全肺萎陷或者全肺炎。

T4：肿瘤具有以下 1 个或者多个特征：①扩散到纵隔（胸骨后心脏前面的间隙）、心脏、气管、食管（连接喉和胃的管道）、脊柱或者隆突（气管分成左右主支气管的地方）；②同一个肺叶里有 2 个或者以上独立的肿瘤结节；③有恶性胸水（围绕肺的液体里含有癌细胞）。

（2）非小细胞肺癌的 N 分期：N 分期取决于肿瘤侵犯了附近的哪些淋巴结。

N0：肿瘤没有扩散到淋巴结。

N1：肿瘤扩散的淋巴结仅限于肺内、肺门淋巴结。转移的淋巴结仅限于患肺同侧。

N2：肿瘤已经扩散到隆突淋巴结（气管分成左右支气管位置的周围）或者纵隔淋巴结（胸骨后心脏前的空隙）。累及的淋巴结仅限于患肺同侧。

N3：肿瘤已经扩散到同侧或者对侧锁骨上淋巴结和（或）扩散到患肺对侧肺门或者纵隔淋巴结。

（3）非小细胞肺癌的M分期：M分期取决于肿瘤是否转移到远处组织或者器官。

M0：没有远处扩散。

M1：肿瘤已经扩散到1个或者多个远处部位。远处部位包括其他肺叶、超出以上N分期里所提及的淋巴结、其他器官或者组织，比如肝、骨或者脑。

一旦T、N和M分期明确了，这些信息结合后（分期编组）就能明确综合分期0、Ⅰ、Ⅱ、Ⅲ或者Ⅳ期（表5-7）。分期比较低的患者生存前景良好。

表5-7　非小细胞肺癌分组分期

综合分期	TNM分期
0期	Tis（原位癌），N0，M0
ⅠA期	T1，N0，M0
ⅠB期	T2，N0，M0
ⅡA期	T1，N1，M0
ⅡB期	T2，N1，M0或T3，N0，M0
ⅢA期	T1，N2，M0或T2，N2，M0或T3，N1，M0或T3，N2，M0
ⅢB期	任何T，N3，M0或T4；任何N，M0
Ⅳ期	任何T，任何N，M1

2. 小细胞肺癌的分期

虽然小细胞肺癌可以像非小细胞肺癌一样分期，但绝大多数医生发现更简单的两期系统在治疗选项上更具有指导意义。这个系统将小细胞肺癌分为"局限期"和"广泛期"（也称扩散期）。局限期指肿瘤仅限于一侧肺且淋巴结仅位于同一侧胸部。如果肿瘤扩散到另一侧肺或者对侧胸部的淋巴结、远处器官，以及有恶性胸水包绕肺，则称为广泛期。

（六）肺癌的转移

肺癌晚期可出现各个不同脏器的转移，可引起相应的症状，常常给患者带来极大的痛苦，甚至威胁生命。临床常见的转移部位如下。

1. 肺癌脑转移

肺癌患者出现无原因的头疼、呕吐、视觉障碍，以及性格改变，可能为肺癌转移到脑部引起的颅内高压或脑神经受损所致，常见于小细胞肺癌、腺癌类型。头痛为最常见的症状，呕吐多出现在头痛激烈时，特点为喷射性呕吐；视力障碍说明肿瘤已经压迫或侵犯到视神经。除上述常见症状之外，肺癌脑转移还可出现复视、阵发性黑矇、猝倒、意识障碍、血压增高、脉搏减慢、严重者可因肿瘤压迫产生脑疝导致呼吸停止，危及患者的生命。另外，近年来由于对肺癌患者脑 CT 检查的普遍应用，发现了许多无症状的脑转移患者，为治疗赢得了时间。因此，对诊断为肺癌的患者，应将脑 CT 列为常规检查，以尽早发现脑转移。

2. 肺癌骨转移

约 50% 的肺癌患者最终会出现多个部位的骨转移。骨转移早期一般无任何症状，骨同位素扫描可发现有病变的骨骼。骨转移症状与肿瘤转移的部位、数量有关，如肺癌肋骨转移引起的胸痛多表现为胸壁部位局限的、有明确压痛点的疼痛。脊髓转移引起后背部正中或病变部位疼痛，而四肢或躯干的骨转移引起该部位的局限性疼痛。骨转移并非威胁肺癌患者生命的直接原因，但如肿瘤转移到机体承重骨，如颈椎、胸椎、腰椎等部位，则可造成瘫痪的严重后果。因此，对肺癌出现骨转移患者应及时治疗。

3. 肺癌肝转移

肝脏也是肺癌常见的转移部位，28%~33% 的肺癌出现肝转移。肝转移是原发性肺癌的癌细胞脱落后通过血液循环侵入肝脏并在肝脏种植生长，肝转移可以是单发或多个结节转移灶。最常见的症状为肝区疼痛，为持续性胀痛，同时可伴有食欲不振、消化不良等肝功能受损的表现。

4. 肺癌肾及肾上腺转移

肾及肾上腺均是肺癌晚期出现血道转移的结果，17%~20% 的肺癌患者出现肾及肾上腺转移，患者常无症状，部分患者可出现肾区胀痛，但很少影响肾功能。

5.肺癌其他部位转移

肺癌除上述常见转移部位外，较少见的转移部位有皮肤、皮下组织、肌肉、腹腔内、心脏等部位的转移，症状常与转移部位相关。如转移到心脏可出现胸闷、心悸甚至气急、晕厥、心律失常等症状。

6.转移临床表现

晚期肺癌压迫邻近器官组织或发生远处转移时，可以产生如下症状。①压迫或侵犯膈神经，引起同侧膈肌麻痹；②压迫或侵犯喉返神经，引起声带麻痹，声音嘶哑；③压迫上腔静脉引起面部、颈部、上肢和上胸部静脉怒张，皮下组织水肿，上肢静脉压升高；④侵犯胸膜，可以引起胸腔积液，多为血性；⑤癌肿侵入纵隔，压迫食管，可引起吞咽困难；⑥上叶顶部肺癌，亦称Pancoast肿瘤或肺上沟瘤，可以侵入和压迫位于胸廓上口的器官或组织，如第一肋骨锁骨上动脉和静脉臂丛神经颈交感神经等，产生胸痛、颈静脉或上肢静脉怒张、水肿、臂痛和上肢运动障碍、同侧上眼睑下垂、瞳孔缩小、眼球内陷、面部无汗等颈交感神经综合征。

（七）肺癌的症状

1.肺癌的早期症状

肺癌早期并没有特殊症状，仅为一般呼吸系统疾病所共有的症状，如咳嗽、痰中带血、低热、胸痛、气闷等，很容易忽略。肺癌早期常见症状的具体表现如下。

（1）咳嗽：肺癌因长在支气管肺组织上，通常会产生呼吸道刺激症状而发生刺激性咳嗽。

（2）低热：肿瘤堵塞支气管后往往有阻塞性肺炎存在，程度不一，轻者仅有低热，重者则有高热，用药后可暂时好转，但很快又会复发。

（3）胸部胀痛：肺癌早期胸痛较轻，主要表现为闷痛、隐痛，部位不一定，与呼吸的关系也不确定。如胀痛持续发生则说明癌症有累及胸膜的可能。

（4）痰血：肿瘤炎症致坏死、毛细血管破损时会有少量出血，往往与痰混合在一起，呈间歇或断续出现。很多肺癌患者就是因痰血而就诊的。

2. 肺癌的晚期症状

（1）面、颈部水肿：在纵隔右侧有上腔静脉，它将来自上肢及头颈部的静脉血输回心脏。若肿瘤侵及纵隔右侧压迫上腔静脉，最初会使颈静脉因回流不畅而怒张，最后还会导致面、颈部水肿，需要及时诊断和处理。

（2）声嘶：是最常见症状。控制左侧发音功能的喉返神经由颈部下行至胸部，绕过心脏的大血管返行向上至喉，从而支配发音器官的左侧，肿瘤在胸内蔓延，压迫喉返神经，造成声音嘶哑。

（3）气促：发生区域性扩散的肺癌患者几乎都有不同程度的气促。由肺和心肌产生的正常组织液由胸正中的淋巴结回流。若这些淋巴结被肿瘤阻塞，这些组织液将积聚在心包内形成心包积液或积聚在胸腔内形成胸腔积液。以上两种情况均可导致气促。然而，因许多吸烟患者合并不同程度的慢性肺病，这给气促的鉴别带来一定困难。此外，由于一部分肺组织因长有肿瘤而丧失呼吸功能，从而使整个呼吸功能受损而产生呼吸不适，这种不适感起初只在运动时产生，最终连休息时也可感觉到。

3. 广泛转移肺癌的症状

因为肺癌极易在早期发生远处转移，因而与远处转移有关的症状往往是医生或患者发现的首发症状。若病灶转移到脑，则可产生持续性头痛、视矇。继续发展可能导致意识模糊甚至癫痫。这种头痛的性质与普通的紧张性头痛无明显差别，因此极易被人们忽视。视力模糊主要表现为读报或看电视感到困难。然而，最常见的远处转移或全身转移症状是乏力、消瘦。发生远处转移的患者都有不明原因的消瘦。

（八）肺癌放、化疗和术后的中医辨证与治疗

目前手术治疗和放、化疗仍是肺癌临床治疗的主要手段，但其不良反应较大，如放、化疗能够引起骨髓抑制、肺纤维化、化疗性呕吐、腹泻等。中医认为，化疗药物、放射线均属热毒，热毒伤阴、耗气、亡血；肺癌切除手术丢失大量血液、体液，余邪燥化，均能引起气阴两虚证或加重原有气阴两虚症状。另外，肺癌并发大咯血、感染、弥漫性血管内凝血（DIC）、呼吸性酸中毒等常与肺阴虚有关，越到晚期，肺阴虚的症状越多、病势越重。对放射性肺损伤预防比治疗更为重要，在肺损伤早期益气滋阴、凉血

通络以预防，中期益气滋阴、清热肃肺，后期运用六君子汤、百合固金丸、拯阳理劳汤、保真汤以调治之，取得了良好的临床疗效。肺癌靶向药物治疗后的不良反应皮疹的本质是本虚在内而毒邪结聚于外，方以消风散和八珍汤化裁；腹泻多属脾虚致泄，当温中补虚、健脾止泻，治以参苓白术散和小建中汤加减。

早期肺癌患者进行中医药治疗，对术后康复有积极作用，并在一定程度上减少肿瘤的复发和转移。中医药在防治非小细胞肺癌术后复发转移方面的作用得到初步认可，主要通过调节机体免疫功能、抗肿瘤血管生成、调节细胞周期、提高生活质量等方面来实现。中医药能降低放、化疗后遗留的毒性作用，提高机体抗病能力，减轻患者不适。而对于晚期不能应用手术及放、化疗的肺癌患者，中医药治疗能够改善生活质量，延长生存时间。肺癌总属本虚标实，全身属虚，局部属实，正虚是肺癌发病的基础，初期正虚邪盛，中晚期癌瘤进一步耗伤气血津液，"虚"贯穿整个疾病过程，故从虚论治肺癌对于提高临床疗效、提高患者生活质量、延长生存期具有很强的指导意义。

参考文献

［1］张建英，李小茜，何建成 . 诊病 - 辨证 - 识症三位一体诊疗模式的构建与意义［J］. 中医杂志 ,2017,58（18）:1538-1542.

［2］马乾章，孔爱斌 . 辨病论治与辨证论治探究［J］. 辽宁中医杂志 ,2017,44（10）:2079-2081.

［3］钱雄珍，孟胜利 . 再谈咳嗽治疗［J］. 中医临床研究 ,2014,6（22）:36.

［4］李素云，周庆伟，谷学军，等 . 消风止嗽颗粒治疗咳嗽变异性哮喘 89 例［J］. 陕西中医 ,2003,24（10）:879-880.

［5］侯树平，赵庆云，王丽霞，等 . 抑肝理肺法治疗儿童过敏性咳嗽 100 例［J］. 中医药学报 ,1999,27（21）:45.

［6］柯新桥 . 咳嗽变异型哮喘中医辨治思路与方法［J］. 湖北中医杂志 ,2005,27（2）:3-5.

［7］帅明华，郭春香 . 从虚寒论治小儿咳嗽变异性哮喘的临床研究［J］. 中国医药学报 ,2001,16（4）:73-75.

［8］骆洪道 . 哮咳宁治疗咳嗽变异性哮喘 137 例［J］. 四川中医 ,2002,20（11）:34.

［9］王立华,季风刚,王丽,等.中西医结合治疗咳嗽变异性哮喘的探讨［J］.临沂医
专学报,2002,22（1）:67-68.

［10］翟文生.过敏性咳嗽从肝论治的临床研究［J］.中国医药学报,2003,18
（2）:122-123.

［11］卞国本.从哮论治小儿过敏性咳嗽120例［J］.中医药研究.1998,14（1）:43-44.

［12］景菲,王英,张伟.从小儿五脏"二有余三不足"论治小儿哮喘［J］.长春中医
药大学学报,2018,34（1）:75-78.

［13］金延强,张伟.从肝肺相关论治胸闷变异性哮喘[J].成都中医药大学学报,2015,38
（3）:66-68.

［14］刘娜,张伟.从"肺主悲"探讨胸闷变异性哮喘合并抑郁症［J］.山东中医杂
志,2016,35（5）:377-380.

［15］张伟,李刚,张心月,等.从痰、瘀、虚辨治慢性阻塞性肺疾病［J］.中医信
息,2006,23（5）:6-8.

［16］李彦,张伟.从痰、血瘀探讨COPD炎症与高凝状态关系［J］.云南中医学院学
报,2015,38（2）:40-42.

［17］卢绪香,张伟.慢性阻塞性肺疾病"ABCD"分级的中医解析［J］.辽宁中医杂
志,2017,44（1）:68-71.

［18］李建生,王至婉,余学庆,等.慢性阻塞性肺疾病急性加重期证候诊断标准的建
立［J］.中华中医药杂志,2010,25（7）:971-975.

［19］刘娜,张伟.COPD晚期合并外周骨骼肌萎缩从"治痿独取阳明"论治的研究进
展［J］.陕西中医,2016,37（3）:383-384.

［20］孙宇鹏,张伟.从"肺脑相关"论治慢性阻塞性肺疾病合并认知障碍［J］.中医
药信息,2016,33（2）:24-26.

［21］陈聪,张伟.从"肺肾相关"探讨慢性阻塞性肺疾病合并骨质疏松症［J］.山东
中医药大学学报,2017,41（5）:417-418.

［22］孙宇鹏,张伟.从"聚于胃,关于肺"论治慢性阻塞性肺疾病合并胃食管返流症
［J］.成都中医药大学学报,2015,38（4）:93-94.

［23］张伟,姚玉强.以中医整体观念探讨慢性阻塞性肺疾病对全身多系统损害［J］.
中医研究,2013,26（4）:6-8.

［24］李颜,张伟.从中医肺主悲浅谈慢性阻塞性肺疾病合并抑郁［J］.时珍国医国

药,2015,26（5）:1200-1201.

[25] 陈 聪,张伟.从中医角度浅述慢性阻塞性肺疾病合并代谢综合征[J].陕西中
医,2016,37（5）:607-608.

[26] 李海燕,陈磊,汤杰.浊邪致病及论治初探[J].上海中医药大学学报,2015,
29（5）:19-23.

[27] 刘庆银,张伟.从治痨先实脾论培土生金在肺痨病中的应用[J].长春中医药大
学学报,2016,32（4）:733-735.

[28] 黄迪,张伟,石朝民.从毒、络学说管窥蜈蚣在间质性肺病中的应用[J].时珍
国医国药,2015,26（6）:1441-1442.

[29] 郑建,朱雪,王丽芹.从"治痿独取阳明"论治肺纤维化[J].新中医,2014,46
（1）:9-10.

[30] 任玉娇,张伟.从补肾益气论防治糖皮质激素的不良反应[J].中医杂志,2016,57
（15）:1345-1347.

[31] An Official American Thoracic Society/European Respiratory Society Statement:
Update of the International Multidisciplinary Classification of the Idiopathic Interstitial
Pneumonias[J].Am J Respir Crit Care Med,2013,188（6）:733-748.

[32] 中华中医药学会肺系病专业委员会.弥漫性间质性肺疾病的中医证候诊断标准
（2012版）[J].中医杂志,2012,53（13）:1163-1165.

[33] 徐作军,康健.特发性间质性肺炎的新分类及思考[J].中华结核和呼吸杂
志,2013,36（11）:803-804.

[34] 刘娜,张伟.从"肺朝百脉"论治结缔组织病相关性间质性肺病[J].中医学
报,2017,32（9）:1600-1602.

[35] 李燕村,刘庆银,张伟.健脾养阴法在结缔组织相关性间质性肺炎治疗中的重要
意义[J].长春中医药大学学报,2017,33（3）:393-395.

[36] 王培,张伟.从久病入络论述特发性肺纤维化合并支气管扩张[J].山东中医药
大学学报,2018,42（3）:196-198.

第六章　肺系病治法概述

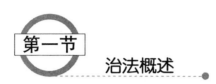

第一节　治法概述

《说文》云："法，平之如水，从水。""水，准也。"治肺之法，就是根于肺的生理病理和疾病特点而确立的基本治疗准则。根肺之生理功能，基肺系病病因病机，维肺系病辨证与辨病，将肺系病之治疗法则分列为宣、肃、敛、清、温、泻、润、补、通、利十法，临床中辨证灵活运用相应法则治疗有关肺系病。

一、宣肺法

宣肺又称宣白，指宣通肺气的方法。"宣"即为宣发之义，肺脏所具有独特生理基础决定了其向上、向外的宣布和发散之意。一方面，肺为华盖。"华盖"原指古代帝王的车盖，《内经》喻为肺脏。《素问·病能论》云："肺为藏之盖也。"肺位于胸腔，在五脏六腑之上，位置最高，因而有"华盖"之称。肺居高位，又能行水，故称之为"水之上源"。肺覆盖于五脏六腑之上，又能宣发卫气于体表，具有保护诸脏免受外邪侵袭的作用，故《素问·痿论》云："肺者，脏之长也。"另一方面，肺主气、司呼吸，是气体交换的场所，机体通过肺气的宣发和肃降运动，吸入清气，呼出浊气，实现与外界环境之间的气体交换。而肺气的宣发主要表现在以下三个方面：一是呼出体内浊气；二是将脾所转输来的津液和部分水谷精微上输头面诸窍，外达于全身皮毛肌腠；三是宣发卫气于皮毛肌腠，以温分肉、充皮肤、肥腠理、司开阖，将代谢后的津液化为汗液，并控制和调节其排泄。肺为娇脏，为清虚之脏，清轻肃静，不容纤芥，不耐邪气之侵，又居高位，邪必先伤。故无论外感、内伤或其他脏腑病变皆易涉及肺脏，影响肺之宣发功用，则致呼吸不畅、胸闷喘咳；卫气被郁遏，腠理闭塞，可致恶寒无汗；津液内停可变为痰饮，阻塞气道，则见呼吸困难、喘咳不得卧。临床根据不同证治类型将宣肺法主要概括为宣肺解表、宣肺平喘、宣肺止咳、宣肺行水、宣通鼻窍、宣肺利咽、提壶揭盖、宣肺和胃等治法。

（一）宣肺解表

天气通于肺，肺主气属卫，肺合皮毛，皮毛为一身之表，具有防御外邪、调节津液代谢与体温以及辅助呼吸的作用，为人身之藩篱，故外邪侵袭人体时，首犯肺卫，此时病邪在表，形成表证，为外感疾病的初始阶段，其形成主要是外感六淫之邪侵犯人体，正气奋起抗邪于肌表，正邪相争，使肌表营卫气血功能失调而致。外感初起，卫气郁阻，肺气失宣，皮毛开阖不利，可发热、恶寒、头痛、咳嗽、鼻塞、口微渴。吴鞠通宗《内经》"风淫于内，治以辛凉，佐以苦甘"之旨，立辛凉宣解法。《温病条辨》曰："太阴风温、温热、温疫、冬温……但热不恶寒而渴者，辛凉平剂银翘散主之。"银翘散以金银花、连翘、竹叶、薄荷轻清透表，牛蒡子、桔梗宣通肺气，荆芥穗、淡豆豉辛散，甘草调和诸药，为辛凉解表、宣肺泄热之剂，是清宣肺卫的第一方。此外，尚有"辛凉轻剂"之桑菊饮，辛温解表代表方之麻黄汤、桂枝汤等，临床常用中药有金银花、连翘、薄荷等。

（二）宣肺平喘

外邪犯肺、风寒束表或风热袭肺，致使肺气失宣，发而为喘。临床常用宣肺平喘法治疗风寒闭肺、肺热咳喘、肺热不宣等证。治疗风寒者代表方有麻黄汤、三拗汤、华盖散等，治疗风热者代表方有麻杏石甘汤等。常用中药为麻黄，具有发汗解表、宣肺平喘、利水消肿的功效，辛散苦泄、温通宣畅，主入肺经，可外开皮毛之郁闭，以使肺气宣畅，内降上逆之气，以复肺司肃降之常，故善平喘，为治疗肺气壅遏的要药，并常与杏仁等止咳平喘药为辅助。

（三）宣肺止咳

肺为娇脏，不耐邪侵，清虚之所，不容邪气所干。肺司呼吸，如热伤肺络，刺激气道，咳嗽必作。《温病条辨》云："太阴风温，但咳，身不甚热，微渴者，辛凉轻剂桑菊饮主之。"此条重点在气道而不在表，因立轻宣一法，体现"治上焦如羽，非轻不举"原则。风邪犯肺，肺失清肃，虽经发散，因解表不彻而其邪未尽，故仍咽痒咳嗽，此时外邪十去八九，故微有恶风发热。治法理当化痰宣肺止咳，并佐以疏散之品，以祛邪外出。临床代表方有桑菊饮、止嗽散等，常用中药有紫菀、款冬花、白前、桔梗等。

（四）宣肺行水

肺合皮毛司其开阖，肺主气化以行水湿。宣肺以展气机，使气化湿亦化，是湿温、寒湿初起的主要治法。《温病条辨》曰："头痛恶寒，身重疼痛，舌白不渴，脉弦细而濡，面色淡黄，胸闷不饥，午后身热，状若阴虚，病难速已，名曰湿温……长夏深秋冬日同法，三仁汤主之。"三仁汤重用杏仁轻开上焦肺气，配厚朴、白蔻仁、半夏苦温燥湿，飞滑石、白通草、竹叶、生薏苡仁渗热利湿。本方以宣肺为主导，气机宣通，湿散热清，表里之邪内外分解。肺气失于宣化，寒湿也可阻滞肌肤经络，治宜辛温宣化。《温病条辨》言："风暑寒湿，杂感混淆，气不主宣，咳嗽头胀，不饥舌白，肢体若废，杏仁薏苡汤主之。"尽管杂感混淆，而以宣气之法为主，治"气不主宣"。杏仁薏苡汤以杏仁宣肺开上焦，桂枝、防己、白蒺藜、生姜辛散驱湿，厚朴、半夏燥湿，薏苡仁渗湿，共使寒除湿散。适用于风邪外袭、肺气不宣，不能通调水道，以致风遏水阻，风水相搏，流溢于肌肤的风水证。此外，临床常用方剂还有越婢汤、越婢加术汤等，常用中药为麻黄。

（五）宣通鼻窍

肺开窍于鼻以通天气，燥热侵犯上焦气分，致清窍不利，症见耳鸣、目赤、鼻干、咽痛、眼胀等，治宜清宣利窍。《温病条辨》说："燥气化火，清窍不利者，翘荷汤主之。"翘荷汤以薄荷、连翘疏解清利，桔梗宣达肺气，黑栀皮、绿豆衣、甘草制火凉润，根据具体病情，可随症加味，如耳鸣加羚羊角、苦丁茶，目赤加鲜菊叶、苦丁茶、夏枯草，咽痛加牛蒡子、黄芩等，使火清窍利。常用于肺气失宣所致的鼻流浊涕、头面疼痛的鼻渊症。此外，临床常用方剂还有苍耳子散，常用中药有辛夷、苍耳子等。

（六）宣肺利咽

肺系通于喉，咽喉称肺之关口。肺气不利，湿热郁遏或肺火炽盛，均可累及咽喉。《温病条辨》指出："湿温喉阻咽痛，银翘马勃散主之。"

本条为轻清开宣之法。银翘马勃散以金银花、连翘清解表邪，牛蒡子宣肺散结，射干、马勃清火利咽，阻甚者加桔梗开肺利咽、苇根清宣、滑石渗湿热。咽喉疼痛不仅见于上焦，下焦少阴温病亦见，治疗有时也配合运用宣开之法。《温病条辨》论及："温病少阴咽痛者，可与甘草汤；不差者，与桔梗汤。"少阴阴火上冲咽痛，用甘草甘凉缓热，不瘥时，即用甘草加桔梗宣肺祛邪，豁痰利咽，肺气通利则咽痛自止。此法适用于"金实而不鸣"的实证，常用方剂为清咽宁肺汤，常用中药为蝉蜕、牛蒡子等。

（七）提壶揭盖法

提壶揭盖法是指用打开壶盖放进空气，使壶中水从壶嘴畅快流出的形象，来说明使用宣肺或升提的方法通利小便的一种借喻。"提壶揭盖"法最早出自金元名医朱丹溪的医案："一人小便不通……此积痰在肺，肺为上焦，膀胱为下焦，上焦闭则下焦塞。如滴水之器必上窍通而后下窍之水出焉。以药大吐之，病如失。"其又在《丹溪心法》中论治小便不通时具体阐述了该法："气虚，用参、芪、升麻等，先服后吐，或参芪药中探吐之；血虚，四物汤，先服后吐，或芎归汤中探吐亦可；痰多，二陈汤，先服后吐，以上皆用探吐。若痰气闭塞，二陈汤加木通、香附探吐之。"

肺气通调水道，下输膀胱，上源疏通，则下焦如渎。湿热留恋三焦，自利、汗出、溺短者宣气以达膀胱，兼化痰湿，使湿热分治而解。《温病条辨》云："暑温伏暑，三焦均受，舌灰白，胸痞闷，潮热呕恶，烦渴自利，汗出溺短者，杏仁滑石汤主之。"故临床常用方剂为杏仁滑石汤，其以杏仁、滑石、通草宣肺以通调水道利小便，厚朴、半夏、橘红、郁金理气化湿，黄连、黄芩苦寒清热。临床常应用苏叶、麻黄、白芷、防风、荆芥、浮萍、杏仁、桔梗、桑皮、枇杷叶、前胡等中药宣肺发汗以利小便。

（八）宣肺和胃

宣肺法治疗脾胃病证，简而言之，就是利用解表宣肺药向上、向外宣发肺气，疏通气机升降，调畅脾胃运化。肺与脾胃之间关系密切，若肺气失其常度，则易累及脾胃，在胃则有"浊气在上则生䐜胀"之扰，在脾则有"清气在下则生飧泄"之变。同时，肺病日久，及肝及肾累心，或木郁克土，或令肾失封藏固摄，或令心血瘀阻，从而间接损及中焦脾胃及肠络功能，变生泄泻之证。肠腑既是胃腑功能的延伸，又与肺通过经络互为表里，在治疗脾胃系疾病中加入解表宣肺药，调畅气机，以恢复脾的健运、胃的和降，无论辨为何种证型，择之两三味宣肺解表药多会提高临床疗效，同时也体现了"未病先防，既病防变"的治疗思想。但使用药物要少，用量宜小，否则主次颠倒，损伤脾胃之气。临床常用中药有紫苏叶、桔梗、防风、羌活、白芷、柴胡、葛根、薄荷、苦杏仁、牛蒡子、升麻等。

二、肃肺法

"肃"有清肃之意。"肺主肃降"是指肺气宜清宜降。肺为五脏六腑之华盖，位置至高，决定了肺气必须在清肃下降的情况下，才能保持其正常的功能活动。肺主下降是指肺气具有向下通降的特点。肃降是肺的主要生理功能，通过肺气的下降，与下焦肝的上升及中焦脾升、胃降相顺应，使人体气机升降有序，通畅调达，保持生命活动的蓬勃生机。肺气通降顺利，则肺能顺利地吸入清气，呼出浊气，完成吐故纳新。通过肺气的下降，肺所敷布的津液、水谷精微也运行有序，最终精微归肾，余浊归膀胱、大肠，完成清浊之运。此正如《素问·经脉别论》中所述："通调水道，下输膀胱，水精四布，五经并行。"

若肺之洁净状态受到破坏，则会直接影响肺的生理功能，出现各种症状。《医贯》曰："肺为清虚之脏，一切不容，毫毛必咳。"故各种内外之邪气及异物犯肺均可影响肺之功用。虽有肺失宣发和肺失肃降之分，并且常与"肺失宣、失降"并见，在肺系疾病的发病过程中，常以肺失肃降、肺气上逆为主多见，如《素问·脏气法论》云："肺苦气上逆。"如肺失清肃影响了肺主气、司呼吸、通调水道等功能，则可见呼吸不利、咳嗽、气逆、水肿、痰饮内阻、小便不利等症状；若影响大肠则可见便秘或矢气频繁等症；若影响气机则有咳嗽、痞满等症。故临床中常选用肃肺平喘、肃肺止咳、肃肺通腑、肃肺疏肝等治法以肃降肺气。

理论上肃与降对肺功能各有所主，实践中肃与降密不可分。因为肺气"清肃"是"降顺"的前提，"失肃"是导致不降的原因，这是肺气肃降理论极其重要的环节。只有保证肺气道的清洁通畅，才能维持肺气降顺的特性，完成吐故纳新及升清降浊。总之，肃与降的关系体现在肃是降的基础和保证，而降也有利于肺气道的洁净。肺气清肃，则气得顺利下降。

故肃肺法是根据人体气机升降的运动规律，居上者宜升为顺，寓下者宜降为和，着重用平金降逆、宽胸下气之品，以伸展治节，通利枢机，促进脏腑阴阳气血趋于生理常态的方法。肺气失于下降治以肃肺降气之法，使上逆之气得平，肺气能顺利通降，临床常用药物有枇杷叶、杏仁、旋覆花等，其皆具降肺气、止咳、平喘的功用。若因腑气不通影响肺气的顺利下降，则可治以通腑法，如上述的杏仁润肠通便，具有双重作用，二者互相协同，更为临床常用。若因病延及肾，以致肾不纳气，气不得降则应配合助肾纳气的药物治疗。

（一）肃肺平喘

肃肺平喘法即应用具有肃肺降逆作用的方剂、中药辨证施治于喘证以达到平喘目的的方法。盖肺主一身之气，为华盖，居于上，其在五行属金，清肃是金的属性之一，故有"金气清肃"之说。喘病古代文献也称"鼻息""肩息""上气""逆气""喘促"等，是指由于外感或内伤，导致肺失宣降，肺气上逆或气无所主，肾失摄纳，以致呼吸困难，甚则张口抬肩、鼻翼煽动、不能平卧等为主要临床特征的一种病证。严重者可由喘致脱出现喘脱之危重证候。临床常用方剂为苏子降气汤，常用中药有紫苏、半夏、前胡、白前、枇杷叶、葶苈子等。

（二）肃肺止咳

肃肺止咳法是指应用肺喜清肃的特性止咳降逆，主要适用于内伤咳嗽。咳嗽多因外邪犯肺或脏腑内伤，累及于肺，导致肺气不宣、肺失通降所致。《医学三字经·咳嗽》云："咳嗽不止于肺，而亦不离于肺也。"无论外感或内伤咳嗽，均属肺系受病，肺气上逆所致，故《景岳全书·咳嗽》篇云："咳证虽多，无非肺病。"因肺主气，司呼吸，上连气道、喉咙，开窍于鼻，外合皮毛，内为五脏华盖，其气贯百脉而通他脏，不耐寒热，称为"娇脏"，易受内、外之邪侵袭而为病，病则宣肃失常，肺气上逆，发为咳嗽。肺为娇脏，其他脏腑有病，常可影响肺。如饮食不节，嗜食肥甘辛辣，损伤脾胃，脾失健运，酿湿生痰，痰湿上贮于肺或七情所伤，肝失条达，气郁化火，气火循经上逆犯肺所致。因肺脏自病者，常由肺系多种疾病迁延不愈，导致肺脏虚损、气阴两伤和肃降无权而为咳嗽。内伤咳嗽在缓解期间，应坚守"缓则治其本"的原则，补虚固本以图根治。若痰湿咳嗽需要燥湿肃肺化痰，常用方剂有杏苏二陈汤、三子养亲汤等；痰热咳嗽则运用清热肃肺化痰法，常用清金化痰汤，临床常用中药有紫苏子、莱菔子、白芥子等。

（三）肃肺通腑

肃肺通腑法是根据"肺合大肠"的理论基础治疗因腑气不通导致的肺部疾病的方法。肺居上焦，以清肃下降为顺，壅阻为逆。又因肺与大肠相表里，肺气的肃降有助于大肠气机的通畅、糟粕的排泄。故肺气肃降，则精微得布，废物得出，从而维持人体新陈代谢的正常进行。若肺气虚衰，肃降无力，则将影响精微的输布及废物的排泄。清窍失养可见眩晕、健忘等官窍功能减退；皮毛失养，则可见皮毛枯槁、卫外不固等证；脏腑失养则功能衰退。肺气不降，腑气不通，可致二便排泄障碍。若湿、痰郁久化热或肺热素盛，痰受热壅或素体痰湿内蕴，复感外邪化热，皆可导致痰热阻肺、肺失清肃、肺气上逆而喘息。又因肺合大肠，肺气不能肃降下行，易使肠腑传导失司，大便秘而难行。腑气不通，又可使肺气不利，喘息更甚。本法适用于痰热阻滞肺胃、肠腑传导失职所致喘急、胸闷炽热、痰黄而稠、大便干燥、苔黄腻、脉象滑数者。临床常用方剂有宣白承气汤、麻子仁丸等。

（四）肃肺疏肝

肃肺疏肝法即应用"肝升肺降"通过疏通调达肝气使肺气得畅，从而治疗肺部疾病的方法。肝肺两脏在气机升降运动上存在着相互制约、相互协调的关系。肺气的肃降有制约肝火、调畅肝气的作用。肝的升发之气于左上升，肺的清肃之气于右下降。肝为刚脏，为气之枢，其气升发才能使气机条达，血气冲和而运行流畅，故有云："凡上升之气皆从肝出。"肺为娇脏，为气之主，其气主降，如肺气不降，则可见咳逆上气等病症。清代医家叶天士在其医案中多次提到"肝左升""肺右降"，并说："人身之气机应乎天地自然，肝从左而升，肺从右而降，肺病主降日迟，肝司横升日速。""肝升""肺降"是人体气机正常升降运动中的一对主要矛盾，二者升降协调运动是机体气机畅通的主要环节。在病理情况下，若肝气升发太过，势必影响肺气的肃降，则可发生"左升太过""右降不及"的咳逆上气、头痛目赤、咳血衄血等症；若肝气郁结，升之不及，肺气因而郁闭，则又可见喘息、胸闷、便秘、癃闭等病证。相反，肺病亦可及肝，如肺失清肃、燥热内盛可使肝失疏泄，在咳嗽的同时出现胸胁引痛胀满、头痛头晕等症。

气之为患，变化万千，而呕恶、嗳气、呃逆等候尤为常见。然肺金清肃，治节有权，通身之气畅达无阻，则诸恙无从发生。要之"金者受气居先"，一旦金令不行，气运乖悖，胃失冲和，则症见泛泛欲吐、嗳气频频或呃声连连，兼见胸闷膈胀、口苦、饮食不下、大便干结、脉象弦细、舌淡苔白腻等。当此肺胃失调，病及上中二焦，立法施治自当着重上焦，治宜肃肺降逆。临床常用方剂有五磨饮子、加减泻白散合黛蛤散、左金丸，并常用旋覆花等中药肃肺疏肝。

三、敛肺法

敛法即收敛固涩之法，是中医治法中的重要一环，主要用于收敛、固护正气，治疗精气涣散、正气不固的出太过而入不及的情况。早在《黄帝内经》中就有"散者收之"的治疗原则，是指一些疾病表现"散"的证候时，可采用"收"的治疗法则。这是临床上使用收敛法的理论根据。"散"是耗散不固之意。凡精气不能约束固守的病证，都属"散"，如多汗、滑精、遗尿、久咳、虚喘等，推而至肠脱不固的脱肛、冲任不固的崩漏，以至元气散越的亡阳虚脱等，其病理均呈散而不收。"收"是收敛固脱之意。凡用固表、敛肺、纳气、涩肠、固肾以至固经、益气固脱、回阳固脱等治法均属之。临床上按收敛的生理物质不同可分为敛气、敛阳、敛血、敛阴、敛津等；按作用脏腑不同可分为敛肺、敛肝、敛肾、敛肠等；按作用强度不同又可分为收涩、固脱等。

肺主气，司呼吸，肺气足则呼吸正常，气血和调。久咳久喘或久病及肺，易使肺气耗散，宣肃无力，气机津液失于布散，卫外不固，营卫失调，而出现短气乏力、气喘自汗、久咳不愈等症状。《内经》曰："肺欲收，急食酸以收之。"喘咳则气上，呼吸频数，足以耗散其肺气，故用酸以补肺体，收敛肺气，使肺气得敛，则诸症乃愈。需要注意的是，敛肺之法有一定的适用范围，例如用于肺系病后期、无痰咳久等，咳嗽初期、痰多壅盛者不宜，应注意避免闭门留寇。

（一）敛肺止咳

咳嗽是肺系疾病的主要证候之一，肺主气，司呼吸，开窍于鼻，外合皮毛，肺为娇脏，不耐寒热，易受内外之邪侵袭而为病，病则宣肃失常，肺气上逆，发为咳嗽。初感外邪，肺气受损，咳嗽是机体对抗疾病的一种应激反应，但是久咳不愈必耗散肺气，肺气虚则咳更迁延难愈；肺气不足则皮毛疏松，营卫失和则自汗出；肺气不足，日久子病及母，则脾不运湿，聚液成痰，湿痰郁滞化热，可见痰液黏稠难咳出；脾虚不能化营气固守于内，肺虚不能助卫气外护于表，可以出现久咳，但见咳声低微、气短乏力、易汗出、畏寒、舌淡嫩、边有齿痕的肺脾气虚之证，此时应益气健脾敛肺。

"人病久咳不已，无不以为邪之聚也，日日用发散之剂而不效者何？气散故耳，气散矣，而仍用散药，无怪乎经月不效也。法当收敛之药一二剂，便见成功。"病因无外乎外感、内伤，如咳嗽初起时不加注意，或素体虚弱，肺气损伤，咳而不止；或辨证施治失误，延误病情，伤及肺气，咳嗽频作；或嗜好腥腻发物，咳嗽加重；或接触花粉或环境污染等原因所致的久咳等，皆宜用敛肺止咳的方法治疗。

外感咳嗽初起，病邪由口鼻、肌表侵入人体，初起即以肺卫症状为主要表现。治疗原则根据风寒、风热之属性不同，分别选用辛温、辛凉等宣肺散邪的药物，以宣肺止咳、解除表证，使肺恢复其主宣发、肃降的功能。由于宣肺解表类药物气味芳香，易辛散走窜，尤其是温肺散寒药发汗力较强，若使用太过，易出现津伤气耗，治疗时可在辛散宣肺方中配伍某些酸敛收涩的药物，制约方中药物之辛窜走散之性防止疏泄太过，使辛散与酸敛互相制约，从而达到辛散药宣肺无过汗之虞，收涩药止咳无碍宣肺透邪之功，二者配伍使用，相辅相成，既能发挥收涩药在外感咳嗽病证中的治疗作用，又无恋邪留疾之弊。

敛肺止咳之法，邪盛之咳者固当禁用，然而邪衰咳嗽不已者应及时投之，不必待其邪气尽。若畏敛肺法留邪而一再攻散则肺之气阴耗散日甚，咳嗽非但不止，且易留下宿根，日后可因外邪引触而咳嗽辄发。肺虚之久咳，若单用补肺之法，虚证虽减但咳嗽难止，必配合敛肺之法，补敛相得益彰，疗效方速。在临床中，凡遇久咳不止者，应根据见证灵活施用敛肺止咳法。临床治疗结果表明，外感咳嗽治疗过程中，宣肺止咳药与收敛药配伍使用，可以制约宣肺解表药的辛散温燥之性，敛阴和营止汗，缓急止痛，提高宣肺解表药的疗效，加速外感咳嗽向愈，防止病邪由表入里；收涩药敛肺解痉，降逆止咳平喘，固护正气，能增强宣肺散邪、止咳化痰的功效，且无恋邪滞痰之弊。

本法使用时间不宜过长，以不超过1周为宜，若使用超过1周仍无效，不宜再用。咳嗽多为外邪侵入所致，治疗应驱邪外出，若用收敛之品，往往会使外邪由表入里，故临床上应仔细询问病情，辨证施治。敛肺止咳确实有"关门留寇"之虞，故临床上用之应慎之又慎，而只要辨证正确，掌握要领，用药得当，剂量准确，往往会收到满意的疗效。临床中根据具体证型常选用三拗汤加葱豉汤、金沸草散、麻黄蝉衣汤、二陈汤、百合固金汤等方剂，常用中药有细辛、五味子、诃子、百部、罂粟壳等。

（二）敛汗固阴

肺主气，主皮毛，若肺气虚衰，皮肤腠理疏松，皮毛不能固摄则汗自出。《太平圣惠方》有"肺为四脏之上盖，通行诸脏之精气，气则为阳，流行脏腑，宣发腠理，而气者皆肺之所主"之说。"汗为津液所化，通过皮肤腠理排泄"，皮毛有"宣肺气"的作用，而肺气主卫表，司腠理开阖。若肺卫气虚，肌表不固，营卫失和则会出现汗出较多，汗出过多则损津伤阴，气随津脱，治疗应以益气固表为主，养阴为辅。临床上可选用玉屏风散加减，若汗出较多可加浮小麦、糯稻根来加强敛汗的效力，肺虚明显者予补肺之剂，阴虚者加养阴生津之品。益肺固卫是治疗汗证的重中之重，宜用黄芪补益肺气而固表，加用党参、白术等可健脾补肺、补土生金，伴有脾运呆滞者，可加陈皮、麦芽醒脾助运，联合收敛固涩药物敛汗可使卫表得固，营阴内藏，虚汗自止，是阴阳并调、清补同用、内外兼治汗证之妙法。

《灵枢·决气》谓"腠理发泄，汗出溱溱，是谓津""津脱者，腠理开，汗大泄"。津和血均由水谷精微所化生，肌肉、腠理内所存的津液，渗入孙络，汇入血液，参与血的组成，故"津血同源"。汗为津液所化，故有"血汗同源"之说。《灵枢·营卫生会》谓："夺血者无汗，夺汗者无血。"即汗出过多，损伤津液，耗损心血，心气血亏虚易悸动不宁。《景岳全书·汗证》谓："收汗止汗之剂，如麻黄根、浮小麦、乌梅、北五味、小黑豆、龙骨、牡蛎之属，皆可随宜择用。"故治疗时以五味子、乌梅敛阴止汗，加用牡蛎、浮小麦、糯稻根固涩敛汗，配合当归、龙眼肉等补血养血之品，并用酸枣仁、远志养心安神。肺、脾、肾三脏是体内津液疏布必不可少的动力，固本敛汗重在调补肺、脾、肾三脏，减少汗液外泄。《景岳全书·肿胀》谓："盖水为至阴，故其本在肾；水化于气，故其标在肺；水惟畏土，故其制在脾。"肺对于体内津液具有通调输布的作用，合脾、肾、三焦、膀胱等脏腑，通调水液在体内分布，针对此点可用黄芪、白术、茯苓健脾益气，补骨脂、骨碎补、龙骨、牡蛎等补肾敛气。汗出较多耗伤阴津、阴虚盗汗者多由阴血津液耗伤所致，治疗以养阴敛汗为法，热象不显著者可用白芍汤加百合、生地黄、玄参、酸枣仁、白薇、浮小麦治疗，如汗出较多，可用五味子汤补肝肾之阴，益阴敛汗。虚火旺属虚热为主者，可加重生地用量，加用玄参、白芍、山萸肉加强养阴作用。

（三）敛肺止血

敛肺止血即制止肺络出血，是针对肺出血而设。肺朝百脉，其上满布肺络，肺为娇脏，久咳不止，肺气不敛，伤及血络，若久咳损伤血络或情志不遂，积忧久郁，肝郁化火，以及肺热炽盛，迫血妄行，均可导致肺部出血，引起肺失血证。呼吸系统疾病如支气管肺炎、肺结核、支气管扩张等，均可出现咳血的症状。张景岳论咳嗽咯唾出血认为其病标在肺，病本在肾，指出："不知咳嗽咯唾等血，无不有关于肾也。何也？盖肾脉从肾上贯肝膈，入肺中，循喉咙，挟舌本。其支者，从肺出络心，注胸中，此肺肾相联，而病则俱病矣。且血本精类，而肾主五液，故凡病血者，虽有五脏之辨，然无不由水亏，水亏则火盛，火盛则刑金，金病则肺燥，肺燥则络伤而嗽血，液涸而成痰，此其病标固在肺，而病本则在肾也。"结合《内经》"散者收之，损者益之"的治则和急者治其标、虚者扶其本的原则，治疗肺系病咳血时可遵化痰敛肺、止血益肾的治疗法则。敛肺止血以救其标，滋水益肾以固其本，同时注重脾胃功能的强健，重视健脾化痰，培土生金。临床常用方剂有加减麦门冬汤、咳血方加味、泻白四生饮、十灰丸等，常用中药如白及棕榈炭、藕节炭、茜草根、白茅根等。

（四）敛气固精

《类证治裁·喘证》云："肺为气之主，肾为气之根，肺主出气，肾主纳气，阴阳相交，呼吸乃和。"肺系疾病病位在肺，中医认为肺与肾关系密切，二者在生理上相互依存，共同调控气的生成与水液运行，相互资生肺肾之阴，维持肺肾两脏之阴的充足与协调平衡。二者在病理上相互影响。肾阴不足，不能上滋肺阴或肺阴虚损，累及肾阴，肺肾阴虚同时并见，而出现两颧嫩红、骨蒸潮热、盗汗、干咳音哑、腰膝酸软等肺肾阴虚内热之表现。"金水相生"又称"肺肾相生""肺肾同源"。六淫之邪乘虚入肺，肺失宣降，肺气郁闭，气滞血瘀，津聚成痰，痰瘀互结于胸。肺病日久，正气渐亏，阴阳失调，痰瘀使已正气亏虚的机体之阴精及气血更加损耗。气血津液耗伤明显，肺肾亏虚，治疗应肺肾同治，以益气养阴、补肺滋肾、填精生髓为治疗大法。而"金水相生"理论，就是在补肺气的同时，补益肾气，振奋肾中真阳，以助生肺气，从而达到"滋肾固精以补肺"的治疗效果。

敛气固精法就是从"肺肾相关"立法，通过固精益肾，即固护阴精、培益肾气的方法来补益肺气。《三元参赞延寿书》曰："圣人不绝和合之道，但贵于闭密以守天真也。"所谓闭密以守天真，就是固精益肾之意。肾精为肾阴肾阳的物质基础，通过收敛之法固涩肾气与肾精，可以使肾之阴阳得补，肺属金，肾属水，金能生水，肾阳充足则上助于肺阳，肾阴充足则上滋于肺，使肺得补。临床常用方剂有金锁固精丸、水陆二仙丹等，常用中药有芡实、金樱子、五味子、桑螵蛸、海螵蛸等。

（五）敛散同施

敛散同施的组方原则是取两种作用相反的药物联合起来一方面收敛正气，一方面解散邪气，同时并进，取"相反相成"之意，这种药物配伍亦可称为"开合肺气"。《内经》有"辛生肺""用辛泻之"之说，意即用辛散法可宣肺祛邪。《素问·脏气法时论》云："肺欲收，急食酸以收之，用酸补之。"意即用酸敛法可补肺扶正。敛散同施即用辛散药开通邪气之壅遏，酸涩药收敛肺气之耗散，善于治疗正虚邪恋的复杂病情。因为这种病情，仅用宣散祛邪有正气随邪气外脱的弊病，单纯敛肺又虑其敛住邪气，为照顾全面，故二者结合起来，可以起到祛邪不碍肺、敛肺不敛邪的作用。临床上正虚邪恋的表证或者表气虚而易于感冒，感冒即不易恢复者，以及肺气已虚，又有伏饮留恋的咳喘等皆可应用此法。常用方剂有小青龙汤、射干麻黄汤、定喘汤等，常用中药有五味子、细辛、紫菀、款冬花、白果、麻黄等。

四、清肺法

清肺者，清其热也，故又称清热法，是用苦寒或甘寒药物清除肺热的一种治法，包括辛凉解表、清泄肺热、清肺化痰、清肺凉血、清肺解毒等方法。《素问·至真要大论》明确"治热以寒""温者清之""热者寒之"的原则。凡由温、热、火、暑邪致病而形成表热、里热证，均以此法治疗。

肺居胸中，其位最高，对其他脏腑有覆盖、保护作用，所谓"肺为五脏华盖"。肺为娇脏，清虚而娇嫩，不耐寒热，其性清虚而喜煦润，喜润恶燥，易受内外之邪侵袭而致病，吸之则满，呼之则虚，为百脉之所朝会，又开窍于鼻，外合皮毛，故外感六淫之邪从皮毛或口鼻而入，必先伤于肺而发为病；其他脏腑病变，亦常累及于肺。风热袭肺，或风寒郁而化热，或肺脏火盛、热毒炽盛，或木火刑金、痰火内灼等均可形成肺热证。肺热之名最早见于《素问·刺热》："肺热病者，先淅然厥，起毫毛，恶风寒，舌上黄，身热，热争则咳喘，痛走胸膺背，不得太息。"热气壅肺，肺失宣肃，临床表现为咳嗽声粗、咳痰黄稠、发热面赤、口苦咽干、渴喜冷饮、舌红绛、苔黄、脉洪数等症状，当用清肺法清泻肺脏邪热，恢复肺之宣降。热邪又有表热、里热、虚热、实热、毒热、湿热之分，对于实热证，多用苦寒清热，对于表热者，常用辛凉解表法；对于里热者，常用清泄肺热法；对于痰热者，常用清肺化痰法；对于毒热者，常用清肺解毒法；对于虚热证，多甘凉清热，常用养阴清肺法等。苦寒清热之品多损及脾胃，影响运化功能，故临床中注意清法不宜久用，且大病后体质虚弱及妇女产后须慎用清法。

（一）解表清里

1. 辛凉解表

热邪犯表，侵犯肺系，肺失清肃，卫表失宣而出现的表热证，可见发热重、恶寒轻、咳嗽、痰少而黄、咽干口渴、舌尖红、苔薄黄、脉浮数等表现。热邪犯表，侵犯肺系，肺失清肃，卫表失宣而出现的表热证临床常见咳嗽、痰少而黄、鼻塞、流浊涕、咽喉肿痛、发热、微恶风寒、头痛、口干、微渴或有汗、舌边尖红赤、苔薄黄、脉浮数等风热表证。此时邪气居表，尚未入里，宜用辛凉之品宣散表郁之邪。若感受温邪引起外感急性热病，卫外功能失调，表现为发热、微恶风寒、头痛、无汗或少汗、咳嗽、口微渴、舌苔薄白、舌边尖红、脉浮数等，此为温病初起，宜运用辛凉之品，辛可开郁，凉可清热，可使被热邪郁闭之肺窍开通，恢复肺的正常宣发肃降功能，气机通畅，营卫调和。临床常用方剂有桑菊饮、银翘散、升麻葛根汤等。

常用薄荷、荆芥、牛蒡子、桑叶、菊花、葛根、升麻、蔓荆子等辛苦而偏寒凉的中药，辛以发散，凉可祛热，以发散风热为主要作用。

2. 清散肺热

肺的宣发与肃降是肺的基本功能，是肺要完成所有其他功能的基础，而肺为娇脏，不容异物，五行属金，最怕火刑，所以肺最容易被热所扰，形成肺热，影响肺的宣发与肃降，出现咳嗽、气喘、吐痰黄稠之症。关于肺热的治疗总原则是清散肺热，即肺热或肺火治宜清散。这是因为肺不仅主呼吸，还具有通调水道、外合皮毛、开窍于鼻之功能，所以肺虽居于体内，但通过皮毛、口鼻的关系直接与外界相通，在五脏之中，肺是唯一与自然界直接相通的器官。正是这样的生理特性决定了肺易受外邪干扰，特别是小儿、老人，机体抵抗力相对不足，所以感冒发热很容易影响肺，导致小儿肺炎、老年肺部感染的发生，这时也最易见到肺热病证。同时，正因肺与外界相通，所以在治疗上，对肺热证而言，更要注意给病邪找出路，往往是在清肺热的同时，加以宣散之法，以促使邪气尽快从表而出。故临床中宜应用性味寒凉的药物清泄肺中壅热。代表方剂为麻杏石甘汤，常用中药有黄芩、石膏、知母、鱼腥草等。

（二）清肺化痰

多数肺病发作皆有痰热致病因素的参与，痰热蕴肺是临床常见证候，痰热蕴肺又称痰热郁肺，指痰热互结郁闭于肺，导致肺失宣降而表现出来的肺经实热症候。邪热阻于肺中，肺失宣降，津液失布，停而为痰，阻于气道，通气不利，症见咳喘、吐痰等；抑或邪热内扰，熏灼肺金，炼液为痰，痰热交结，内阻于肺，肺气不利，症见咳嗽、咳黄痰、痰量多而黏稠、胸闷、气息粗重，甚至鼻翼煽动；喉有痰鸣，烦躁不安，口渴发热；咳脓血腥臭痰，胸前闷痛，大便秘结，小便短赤，舌红苔黄腻，脉滑数等。

《仁斋直指方论·痰涎》云："风搏寒凝，暑烦湿滞，以至诸热蒸郁，啖食生冷、煎煿、鳀膻、咸藏动风发气等辈，皆能致痰也。"肺主气，司呼吸，外合皮毛。外邪侵袭，首先犯肺。六淫邪气通过口鼻、皮毛等途径侵犯肺脏，易致肺主气、司呼吸功能失常，肺失宣肃，津液输布障碍，津停聚而为痰，郁而化热或热邪入里，以致痰热蕴肺；因内伤饮食、情志失调、劳逸失度等内在因素致使痰湿内生，蕴而生热，痰热交结，上干于肺，肺气壅塞，宣降失常，可见痰热咳喘诸证；他脏病及肺者，多因邪实导致正虚，若肝火旺盛可见气火耗伤肺津，炼液为痰；"脾为生痰之源，肺为贮痰之器"，若脾失健运，运化失司，水谷不能化为精微上输以养肺，反而聚为痰浊，上贮于肺，肺气壅塞，久则生热；若病程日久，脾肾两虚，津液输布障碍，气亦不化津，导致痰浊内生，上干于肺，痰湿蕴肺，或郁而化热，或遇外感引触，转从热化，导致痰热阻肺。

对于痰热蕴肺的治疗以清肺、化痰并举为原则，使热去而无生痰之源，痰化则热孤而易解。火邪内干在痰热发病过程中具有重要作用，故清肺化痰尤以清肺为主，如张景岳所言："凡痰因火动者，宜治火为先。"运用苦寒或甘寒清润之品清解肺中郁热，使痰无所生；祛除肺中痰浊，使得痰去则热无所蕴，离间痰热，痰消热孤，以达到清热祛痰、降气通便之效。临床常用方剂有清金化痰汤、清气化痰丸等，常用中药有浙贝母、川贝母、瓜蒌、桑白皮、竹茹、桔梗等。

（三）清肺凉血

肺系疾病在其不同阶段，可因外感风热，热邪入血，煎熬血液，或寒邪入血，血寒则凝，或痰浊阻肺，郁久化热，或肺气不足，行血无力等，致使血液运行缓慢，形成瘀滞，阻于肺络，瘀血日久则易化热，瘀热壅肺，继而进一步灼炼肺血成瘀，如此反复循环，加重肺瘀热程度，如《重订广温热论·清凉法》所言："因伏火郁蒸血液，血被煎熬而成瘀。"临床可见咳嗽、痰少、色黄黏稠，亦可见痰中带血、胸闷胸痛、口干或口苦、舌红或紫红、舌下静脉迂曲或怒张、脉细数。邪热或瘀热损伤肺络，内迫肺络，血热沸腾，致络伤不能循其常道而血溢，则发为咳血或痰中带血。代表方剂有犀角地黄汤、凉血地黄汤等，若邪热犯肺，损伤肺络，迫血妄行，引起出血证，临床可选用清肺止血法治疗，并根据病之轻重灵活遣药。若出血较少，仅见咳嗽、痰中带血，宜清肺络止血，方用咳血方或银翘散加减；若病势危急，出血量多，骤然咳血不止，宜清肺泻火、宁络止血，方用犀角地黄汤加减。常用中药有生地、赤芍、丹皮、丹参等。

（四）清肺解毒

"肺毒"指无论外感还是内伤之邪，毒邪伤肺，影响肺的生理功能，致使肺脏气血津液失调而产生的客观存在的有毒物质。"肺毒"包括痰毒和瘀毒。"肺毒"的特性之一是具有从化性，即指肺毒具有以体质学说为根据发生变化的性质。在毒邪致病正邪相争的过程中，素体阳盛者，毒多呈热象，疾病多向阳热实证演变；素体阴盛者，毒多呈寒象，疾病多向寒实或虚寒等证演变。临床上，"肺毒"多从热转化，盖肺处阳位，为阳中之少阴。另外，肺主一身之气，以气为本，且气属阳，从肺脏自身生理功能特点来看，肺阳常有余而阴常不足，火为阳之征兆，故即使肺脏感受阴邪，比如风寒犯肺、脾虚湿盛痰湿干肺，"肺毒"蕴积，随着时间的推移，往往易从化为热象，形成热毒蕴积于肺，临床可见高热烦扰、口燥咽干、便秘尿黄等症，亦可出现吐衄发斑、红肿热痛、舌红苔黄、脉数有力等表现。故临床运用清热解毒类中药清解肺中毒热，以恢复肺之清润，使其宣降有权，常用方剂有千金苇茎汤、黄连解毒汤等，常用金银花、连翘、蒲公英、鱼腥草、栀子等中药清热解毒、宣利肺气。

（五）养阴清肺

肺脏喜润恶燥，肺阴不足，失于滋润，虚热内生，灼液成痰，痰既生成则津液必然受伤，虚火内盛又可煎熬阴津，故痰热伤阴交结日久，阴津受损，故干咳无痰或痰少而黏；甚则虚火灼伤肺络，络伤血溢则痰中带血；肺阴亏虚，不能濡养肌肉故消瘦；津不上承则口咽干燥；虚热内炽故五心烦热；虚火上炎则颧红；热扰营阴故盗汗；喉失阴津濡润故声音嘶哑。舌红少苔乏津、脉细数为阴虚内热之象。阴虚之人，往往内蕴虚火，复感外邪后，极易火化，形成阴虚挟火证。由于此时实热、虚火、阴虚并存，病变复杂，故临床常用清肺、养阴之品配伍组方以清肺养阴法虚实同调。养阴清肺法能够发挥滋养阴液、清肺中燥热的功效。该疗法适用于咽燥咯血、咳嗽气喘、低热消瘦、干咳少痰、神疲乏力等病症的治疗。临床常用方剂有百合固金汤、养阴清肺汤等，常用沙参、石斛、天冬、龟甲、鳖甲等中药养阴清肺、益胃生津。

五、温肺法

在肺系疾病的发展过程中，由于感受邪气性质之不同，耗伤正气之阴阳亦有别，温火燥热之邪耗伤肺阴，故以清热润燥解毒法治之，寒痰水饮之阴邪耗伤肺阳，故以温肺化饮通窍法治之。在《伤寒杂病论》中温肺之法应用广泛，温肺补阳、散寒化饮是肺系疾病主要的治疗大法，被历代医家尊崇。近代医家对肺阳、肺阳虚及温肺治法的应用已渐趋成熟，在药物运用方面亦渐趋完备，如人参、黄芪、甘草、干姜、肉桂、附子等温补肺阳之品屡屡被用于肺系疾病的治疗。纵观肺系疾病整体治疗发展的过程，温肺法将在肺系疾病的治疗中发挥越来越重要的作用。

温肺法是治疗肺系疾病的一大重要治法，用于治疗体虚而寒邪反复伤肺，或久病咳喘，痰饮停滞于体内，或肺气虚日久累及肺阳等证型。慢性肺系疾病患者多体虚，易受寒邪反复侵袭，痰饮停滞于体内，久则肺气虚弱并累及肺阳，后期可影响心、脾、肾，最终导致多脏腑阳气虚弱。其病变部位主要涉及鼻窍、皮肤、肺及相关脏腑，如《素问·生气通天论》论述为"阴阳之要，阳密乃固""阳气者，若天与日，失其所，则折寿而不彰""阳精所降其人夭"。对人体来说，阳气在外具有固表抗邪的能力，在内具有维持脏腑气血活动的重要功能，总是积极地起主导作用。维护机体的阳气对于预防和治疗疾病具有非常重要的意义。综合近现代中医界擅长使用附子、干姜等药物医家的学术思想，近年来应用温阳法预防和治疗疾病的扶阳学说备受重视，被认为是中医应对现实的前沿理论。关于温法在治疗肺系疾病中的应用理论研究甚少，但是应用温法和温药治疗咳喘病症，无论古代或近代的医籍均记载颇多。如《伤寒论》六经辨证，肺系疾病总的病机是寒邪外袭，治疗倡导"扶阳气"的基本思想。肺系疾病之所以使用温肺之法，着眼点在于患者气阳虚弱。中医学认为，因肺为华盖，位居上焦，在外合于皮毛，风寒之邪由皮毛玄府直入，外寒内侵常居十之八九，故直接称肺阳虚者不多。但在本质上，肺寒者执其"阴盛则寒"与"阳虚则寒"两端。因为肺为水之上源，脾主运化水湿，水液失调每与此两脏相关，故肺寒亦从脾胃论治，即所谓"培土生金"。肺主气，肾司摄纳，肾阳衰惫，失于摄纳，阳虚则水邪泛滥，可见上盛下虚之证，此又当从肾论治。

（一）温肺散寒

阳气有防御卫外的功能，故阳虚之人常易感受外邪，且常缠绵难愈，反复不已。而肺阳虚者，感受外邪，易从寒而化，且易于感受风寒之邪而产生虚寒证。而寒为阴邪，易伤阳气，且易导致经脉阻滞不通，产生身痛等症状。如《素问·痹论》言："痛者，寒气多也，有寒故痛也。"而寒性凝滞，阻遏阳气，肺温煦蒸化失司，则津液凝结而为痰饮。临床常见平素自汗怕冷，易感冒，天寒尤甚。患者恶风寒，不发热或低热，头身疼痛，甚则骨节酸楚或头晕目胀，无汗或自汗，面色㿠白，语声低微，倦怠嗜卧，喷嚏流涕，咳嗽痰稀而白，舌淡胖，苔薄，脉沉细弱。治宜温肺散寒，助阳解表。临床常用方剂有再造散、麻黄附子细辛汤等，常用中药有麻黄、佛耳草、干姜等。

（二）温肺益气

《素问·风论》言："风者，百病之长也。伤于风者，上先受之。"说明风邪为百病之首，外邪多以风邪为先导侵袭人体。肺阳、卫阳二者关系密切。卫气依赖肺阳的宣发，由肺阳宣发到达肌表。肺阳充足则宣发卫阳有度，肺阳不足则宣发卫阳不足，肌表抗御外邪能力降低。而卫阳虚可致外邪侵犯肌表，影响肺的宣发、肃降，伤及肺阳。故肺阳、卫阳既有区别又有联系。二者共同固密腠理，防御外邪入侵。肺阳虚患者由于肺阳不足，化气乏权，不能宣发卫气，卫外功能明显减弱，肌表不固，风邪易夹它邪乘虚而入。表气虚弱，卫外不固，风寒时常乘虚侵袭，则经常感冒。表虚则肌腠疏松，故自汗量多，汗出恶风。风邪外袭，卫气被遏，故见微热、头痛、鼻塞，若因表证发汗太过，则过汗伤损表阳，表阳虚弱，卫外失司，则汗漏不止。汗出过多，耗伤津液，故小便量少而不畅。患者大多伴有肺气虚，故肢体倦怠乏力。病邪在表，故苔薄白、舌淡、脉浮缓无力，均为肺阳气虚弱之表现。治宜温肺益气、固表止汗。临床主要应用温补肺阳之品，加之固表止汗之剂，代表方为玉屏风散加减等，常用中药有黄芪、人参等。

（三）温肺化饮

温肺化饮法最早体现于张仲景《金匮要略·痰饮咳嗽病脉证并治》"病痰饮者，当以温药和之"中，认为痰饮为水停也，为阴邪，得寒则聚，得温则行，治疗痰饮当以温药为主。痰饮是人体水液代谢障碍所形成的病理产物，痰饮的形成与多脏腑相关，尤其以肺、脾、肾功能的失常为主。如肺失宣降，津液不布，水道不利，则聚水而生痰饮；脾失健运，痰湿内生；肾阳不足，水停生痰。其中，"肺为贮痰之器"，故痰饮形成最易停滞于肺，而肺一旦发生病变，亦可形成痰饮内停。《黄帝内经》有"肺恶寒""形寒寒饮则伤肺"之论。外界寒邪及脾胃虚寒都易伤肺，致肺寒之证，症见咯吐涎沫，质清稀量多。合并外寒可出现外寒内饮等证，症见恶寒发热、头身疼痛、无汗、喘咳、痰涎清稀而量多、胸痞、或干呕、或痰饮喘咳、不得平卧、或身体疼重、头面四肢浮肿、舌苔白滑、脉浮[1]。宜以温药振奋肺阳，开发腠理，通调水道，扶正以祛邪，助阳以化饮。治痰饮病必用温药，温药既可温化饮邪，又可调节水液代谢，杜绝痰饮生成之源。本法由温阳药与温化寒痰药组方，适于阳虚寒痰内阻之证。代表方为小青龙汤、苓甘五味姜辛汤、冷哮丸、三子养亲汤等，常用中药有干姜、甘草等。

（四）温肺暖脾

肺阳虚与脾阳虚可互相影响致病。《医贯》提出："肺病必责之于脾，而治之之法，不在于肺，而在于脾。"治病求本，脾为肺之母，欲生金者应先补脾，土健则金自生。因此，但凡脾胃虚弱，"母病及子"，大多先影响肺，使肺气不足。临证时尤应注重理脾，寓意有三：其一是培土生金之意；其二是健脾化痰、健脾渗湿；其三是调理脾胃气机之意，气行则血行，气行则水行[2]。脾气虚或脾胃阳气不足则土不生金，可致肺气虚，久则肺阳必然受损；脾为后天之本，阳虚衰，生化不足，肺阳失养；脾虚运化不健，寒痰内生，久贮于肺，耗伤阳气，均可导致肺阳虚。反之，肺阳不足，宣降失常，痰饮内停，困脾伤阳，亦可致脾阳虚。肺为华盖而属金，脾胃为中土而化生万物。肺阳虚日久也可子病及母，影响及脾，导致脾阳虚。肺吸入自然界的清气，并使之与脾胃运化的水谷精气相结合而成宗气，肺阳是合成宗气并影响其盛衰的重要条件。脾阳虚不能运化亦可见水液停留，变生痰饮，肺阳虚亦可致气不化津，水津不归正化则可停聚为痰饮，可见咳嗽、喘息、痰多色白、舌淡、苔白滑、脉滑等症。按五行相生规律则土能生金，脾胃中土阳气虚衰，土不生金而致肺阳虚，为临床所常见。治宜温肺暖脾，代表方剂为参苓白术散加干姜、桂枝、附子，常用中药有白术等。

（五）温肺益肾

肺主气、司呼吸，肾藏精、主纳气，肺气肃降，有利于肾的纳气，肾气充足，摄纳有权，有利于肺气肃降。"肺为气之主，肾为气之根"，若肺气久虚，肃降失司或肾气不足，摄纳无权，往往互为影响，以致出现气短喘促、呼吸表浅等症。肺肾阳虚者，发病亦然。盖肺属金、肾属水，金水相生，如果肺阳虚衰，母病及子，可致肾阳不足。肾阳为一身阳气之本，

"五脏之阳气，非此不能发"，肾阳虚衰无以温养肺阳，即子病及母，也可致肺阳虚。患者可表现为形寒肢冷、咳逆倚息、动则尤甚、声低气怯、痰清量多、周身浮肿，甚则张口抬肩不能平卧、冷汗淋漓、脉大无根等。温补阳气为其治疗大法[3]，宜温热药与补益药相配伍，张景岳尤善此法，代表方为右归丸[4]，常用中药有蛤蚧、五味子、益智子、山药等。

（六）温肺养心

《素问·灵兰秘典论》曰："心者，君主之官也，神明出焉。肺者，相傅之官，治节出焉。"说明心肺之间的"君相"关系，心与人的精神活动相关，调节五脏六腑的功能。肺则治理调节周身之气，辅助心脏调节周身气血。心肺功能的协调平衡又赖宗气的调控，宗气运行失常则可导致血行瘀滞，如《灵枢·刺节真邪》云："宗气不下，脉中之血，凝而流止。"而血瘀则水停，除有肺阳虚见症外，尚有心悸怔忡、尿少肢肿、口唇指（趾）端发绀、脉结代无力、脉象出现沉细而数或微弱而数等症。而心主血，阳虚血凝，可见胸痛咳嗽、气促，甚者喘息不能平卧，胸闷如塞，心悸不宁，舌质紫暗或有瘀斑、瘀点，脉弦涩。治宜温肺养心，化瘀利水。常用温阳药与活血药组方，代表方剂为苓桂术甘汤合血府逐瘀汤，常用中药有桃仁、桂枝等。

六、泻肺法

泻肺即清泻肺热及泻肺中水饮、痰浊的方法，是根据"实者泻之"的治疗原则，针对热、痰、饮或三者兼夹犯肺，壅滞于肺，阻塞气机，导致肺气不降而设。主治热邪、水饮、痰浊壅滞肺中而出现咳嗽、胸满喘息，甚则不能平卧。肺留伏火郁热，水饮痰浊壅滞，均以邪实为患，遏阻气机，治以泻肺为主。具体来讲，泻肺主要有四种：清泻肺热、泻肺逐饮、泻肺逐痰、泻肺排脓[5,6]。

若外感风热或风寒入里化热，内蕴于肺，肺热壅盛或水饮痰浊上犯于肺，均可导致肺清肃失常，出现咳嗽、气喘、口渴烦热、舌红苔黄、脉洪数等肺热壅盛证；咳喘痰多、咳声重浊等痰涎壅盛证；咳嗽胸满、不能平卧、心悸浮肿等水饮犯肺证。治宜清泻肺内郁热或水饮痰浊，泻肺内郁热常选桑白皮、地骨皮、黄芩等。临床代表方剂为麻杏石甘汤（麻黄、杏仁、石膏、甘草）、泻白散（桑白皮、地骨皮、甘草、粳米），若肺热甚，可加黄芩、石膏、知母、鱼腥草、芦根、天花粉等。泻肺水常选葶苈子、芫花、桑白皮等。临床泻肺水代表方剂为葶苈大枣泻肺汤（葶苈子、大枣）、十枣汤（芫花、甘遂、大戟、大枣），具有泻肺行水、下气平喘、攻逐水饮的作用。常用中药有葶苈子、皂荚、射干等。

由于邪热壅肺，灼津为痰，痰热互结，遏阻气机，临床常见痰热壅肺证，故泻肺热常佐以清化热痰药，如瓜蒌、海浮石、浙贝、天南星等，以免热去而痰留化热，使肺热更甚。临床泻肺水多用于实证，对体虚邪实非泻不可者，应先补后攻或先攻后补，抓住主次，对症用药，中病即止，以免耗伤气阴。泻肺法在临床应用较为广泛，常用于急慢性支气管炎、慢性阻塞性肺疾病、肺炎、哮喘、支气管扩张并感染、肺脓肿、间质性肺病、肺水肿、胸腔积液等疾病的治疗[7]。

（一）清泻肺热

清泻肺热是针对肺热所设立的治法。肺热之名出自《素问·刺热》："肺热病者，先淅然厥，起毫毛，恶风寒，舌上黄，身热，热争则咳喘，痛走胸膺背，不得太息……"《素问·痿论》云："肺热者，色白而毛败。"并可见喘鸣等症状。《证治准绳·杂病》云："肺热者，轻手乃得，微按全无，瞥瞥然见于皮毛上，为肺主皮毛故也。日西尤甚，乃皮毛之热也。"由此可见，肺热包含邪热壅肺和肺内伏火两个方面，应以清泻肺热及伏火为主要治法。肺经邪热壅盛常由外感风热之邪入里，或风寒之邪入里化热，或其他原因致热邪内生，壅塞于肺，治宜清泻肺热、宣肺平喘。肺内伏火多由风、寒、湿、燥及疫疠之气从皮毛、口鼻诸窍侵入人体后，邪正交争，势均力敌。正不足以祛邪，邪不足以压正，致使邪气或留于经络或传入脏腑，若再有其他因素导致气血逆乱、脏腑失和，伏火伺机而动则发病。因肺合皮毛通鼻窍，与外界直接相通，所以外感六淫引起的伏火以肺中伏火最为常见，治宜以清泻肺中伏火为要。

需要注意的是两种肺热的不同，前一种由邪热内盛于肺、肺失清肃而出现肺经实热证候；后一种是伏火郁热，既不是虚火，虽可归于"实火"范畴，又不是一般意义的实火，有医家认为从病程来讲，"伏火"一般呈慢性过程，病程缠绵，时轻时重，反复发作。从病情来讲，"伏火"症状一般不很严重，极少出现壮热、烦渴、抽搐、昏迷、出血等生风动血、热入心包、气阴两伤的表现。

1. 清泻肺热平喘

风热之邪入里或风寒之邪侵袭，肺为娇脏，不耐寒热，病邪易入里化热，壅结于肺。热为阳邪，本质为阳盛，易伤津耗气。热邪致病，多表现为热象，并伴有口渴多饮、咽干舌燥、小便短赤、大便秘结等津伤阴亏的表现。阳热太盛，大量耗气伤津，临床也可见体倦乏力、少气懒言等气脱表现。肺热壅盛，肺失清肃，气逆于上，故见咳嗽、气喘，甚则鼻翼煽动、气粗息灼。邪气郁于胸中，阻碍气机，则胸痛；肺热上熏于咽喉，气血壅滞，故咽喉红肿疼痛；里热蒸腾，向外升散，则发热较甚；热盛伤津，则口渴欲饮、大便秘结、小便短黄；舌红苔黄、脉洪数为邪热内盛之象；身热、胸闷、咳嗽、喘急为肺热壅阻之象，壮热、胸痛、咳吐腥臭黄痰或铁锈色痰、舌红苔黄、脉滑数为肺热化火之象。

故本法主治邪热壅肺之证。以发热、口渴、咳嗽、气粗而喘，甚则鼻翼煽动、鼻息灼热、胸痛或有咽喉红肿疼痛、小便短黄、大便秘结，舌红苔黄、脉洪数为主要辨证要点。用于热邪炽盛，壅滞于肺，气机失调，肺失清肃的实热证候。临床常用方剂为麻杏石甘汤，常用中药有黄芩、石膏、知母、芦根、天花粉等。

2. 清泻肺中伏火

肺主气，宜清肃下降，外合皮毛而为娇嫩之脏，外邪侵袭，以从其合，清肃失职，肺气壅盛，气有余即是火，亦可因肺脏素有积热，内热蒸熏，失于清肃，致肺火内伏。伏火郁肺，则气逆不降而为喘咳；肺合皮毛，肺中伏火外蒸于皮毛，故皮肤蒸热，此热不属外感；肺金旺于酉时，伏火渐伤阴分，故身热日晡尤甚，其特点是轻按觉热，久按若无，与阳明之蒸蒸发热、愈按愈盛者有别；舌红苔黄亦是伏热之候。故本法主治肺有伏火郁热之证。以咳喘气急、皮肤蒸热、舌红苔黄为辨证要点，用于正气未大伤，伏火不甚者。临床常用方剂为泻白散，常用中药有桑白皮、地骨皮。

（二）泻肺逐饮

《金匮要略》云："支饮不得息，葶苈大枣泻肺汤主之。"病位在肺，痰饮停滞胸膈，上逆则咳、则悸。肺气通则诸证皆退，选用泻肺之闭、逐饮于外的葶苈大枣泻肺汤。《张氏医通》云："支饮留结，气塞胸中，故不得息，葶苈破结利饮，大枣通肺和中。"另外，"脉沉弦者，悬饮也""病悬饮者，十枣汤主之""咳家，其脉弦，为有水，十枣汤主之""夫有支饮家，咳烦胸中痛者、不足死，百岁或一岁，宜十枣汤"。病机乃痰饮停于胸肺，上下攻窜，胸阳被阻，气机不利，诱因多由痰饮内停、外感风寒诱发。由此均不难看出泻肺逐饮是治疗以胸廓饱满、胸胁胀闷或痛等为主要表现疾病的方法。本证多因中阳素虚，气不化水，水停为饮；或因外邪侵袭，肺失通调，水液输布障碍，停聚为饮，流注胸肺而成。肺主行水功能失常，饮停胸胁，气机受阻，升降失司，故胸胁饱胀疼痛，气短气促；水饮停于胸腔，上迫于肺，肺失宣降，胸胁气机不利，故咳嗽、呼吸及身体转侧时牵引作痛；饮邪遏阻，清阳不升，故头目眩晕；水饮内停，故可见脉沉弦、苔白滑。水饮停于胸肺，反过来进一步影响肺主行水功能的发挥加重病情。应用泻肺逐饮法祛除有形之水饮，则诸症得缓。故本法是针对水饮停于胸肺阻碍气机所设立的治法，指运用具有化饮、泻实作用的方药以促使水饮排出的治法。临床常用葶苈大枣泻肺汤、十枣汤等，常用中药有葶苈子、甘遂、大戟、芫花等。

（三）泻肺逐痰

肺主皮毛，外感风寒、风热或风燥之邪，侵袭皮毛和肌腠，影响肺脏的宣降功能。寒邪袭肺，肺失宣发，气不布津，津液凝聚为痰；风热之邪，内郁于肺，则蒸液为痰；风燥相合，燥伤肺阴，炼液成痰。因此，不论风寒、风热还是风燥，皆可影响肺而产生肺痰。他脏功能失调亦可导致痰的产生，痰一旦产生，随气升降，无处不到，可上干于肺，并潴留于肺，化生肺痰，产生疾病。这一过程主要与脾、肾、肝及三焦密切相关，脾运化失常，化生不利，痰湿内生；肾元不足，阴阳偏衰，间接生痰；肝失疏泄，气机不利，津液化痰；三焦不利，气化失司，痰湿内生。此外，血和津液都由饮食水谷精微所生，二者可相互转化、相互资生，即所谓的"津血同源"。津液的病变会导致血液的病变如瘀血的形成，同时血液的病变也会导致津液的病变，产生痰邪。《金匮要略·水气脉证病治》云："血不利则为水。"血瘀之后，津液运行不畅而生痰。上述各种原因皆可导致痰浊内阻于肺，若痰浊较多，壅于肺脏，闭阻气机，憋喘严重，喘息气促，治疗必须以泻肺逐痰为大法，使痰浊去、气机畅而宣降复。临床常用葶苈大枣泻肺汤、皂荚丸等，常用中药有葶苈子、皂荚等。

（四）泻肺排脓

此法在肺系疾病中的应用极为广泛，不同肺系疾病发展到一定阶段，往往会出现肺内热阻、肺内伏火、饮停胸肺、痰浊阻肺等肺部常见证候表现，治疗当以泻为主，是肺系疾病中一种重要的治法和思路。临床上最常见的肺系疾病，不外乎慢性支气管炎、慢性阻塞性肺疾病、慢性肺源性心脏病、肺结核、支气管扩张症、支气管哮喘、肺炎、肺脓肿、间质性肺病及肺部肿瘤、胸腔积液等，常归属于中医学"咳嗽""喘证""肺胀""肺痿""肺痹""肺积""悬饮"等范畴，在一定的病程演变中皆可辨证应用泻肺方法。傅志红[8]认为泻实除壅、利气平喘在肺系疾病中的应用有重要意义。本法是针对热毒壅滞、日久成脓而设立的治法。主治肺痈，热毒壅滞成脓、痰瘀互结而导致的身有微热、咳嗽痰多，甚则咳吐腥臭脓血，胸中隐隐作痛，舌红苔黄腻，脉滑数。临床常用方剂有千金苇茎汤、葶苈薏苡泻肺汤等，常用中药有鱼腥草、桔梗等。

七、润肺法

润即滋润，润肺法分润肺除燥和润肺养阴。润肺除燥是根据"燥者润之"针对燥邪犯肺而确定的治法。燥邪为秋季之主气，每从口鼻而入，最易伤及肺系，劫烁肺津，炼液为痰，肺失清肃，症见口鼻干燥、干咳少痰、声音嘶哑、皮肤干燥、舌尖红、苔薄黄、脉数等症。治以清燥润肺，当以甘寒濡润之品，如沙参、麦冬、梨皮、川贝等为主要药物。由于燥有温燥、凉燥之别，故治疗也有辛凉甘润和辛开温润之别。初秋多为温燥，宜用桑杏汤加减，外以清宣燥邪，内以凉润肺金。深秋多为凉燥，则以杏苏散化裁，功可清宣凉燥、止咳润肺，又兼化痰。若燥邪伤肺导致气津两伤而无表证，临证用清燥救肺汤加减治之。润肺养阴是滋润濡养肺阴之意，是针对肺阴不足而设。若久病失调、邪热燥气伤肺或肾水亏虚失于上润，均可耗伤肺阴，使阴津不足，失其滋润，出现干咳无痰或痰少而黏、痰中带血、口燥咽干、声音嘶哑、潮热盗汗、五心烦热、舌红少津、少苔或无苔、脉细数等症。根据"虚则补之"的原则，宜润肺养阴，临床常用沙参、麦冬、天冬、玉竹等药，方用沙参麦冬汤。应当指出，阴虚生内热，阴愈虚，热愈甚，热甚则阴更伤，故养阴常配伍清虚热药，如地骨皮、青蒿、鳖甲等，使阴得补，虚热得清。根据病情酌情配伍益气药，如黄芪、人参等，益气有利于阴得气而化生。

因为邪易于化热，热病又易伤津化燥，临证遣方用药应注意以下几项：第一，润燥剂中应适当配伍甘寒清热或益气生津之品；第二，忌用辛香苦燥耗津伤气之品；第三，脾胃虚弱、气滞血瘀、湿痰内盛者不宜用润燥剂；第四，应辨清内燥、外燥而分别选方用药。

（一）清燥润肺

清燥润肺是根据外燥袭肺确立的治疗大法，即"燥者润之"。此法适用于外感凉燥或温燥之证。凉燥是因深秋气凉，感受凉燥，肺气不宣，津液凝聚不布所致；症见头痛恶寒、咳嗽痰稀、鼻塞咽干、舌苔薄白。本证性质近于风寒，故有"次寒""小寒"之称；治宜轻宣温润，临证常用杏仁、苏叶等苦辛温润药物为主组方；代表方为杏苏散，功可清宣凉燥、止咳润肺又兼化痰。温燥是由初秋燥热或久晴无雨，燥热伤肺，肺失清肃所致，症见头痛身热、干咳少痰或气逆而喘、口渴鼻燥、舌边尖红、苔薄白而燥或薄黄，治宜清宣润肺，临证常用桑叶、豆豉、沙参等辛凉甘润药物为主组方，燥热重者，可酌配石膏、麦冬等甘寒清热润燥之品，代表方有桑杏汤、清燥救肺汤，外以清宣燥邪，内以凉润肺津。

燥病的治疗，除滋润津液外，还要注意祛邪。初起邪在肺卫，应根据温燥、凉燥的不同，分别采用辛凉甘润和辛开温润之法滋润津液、透散邪气。中期，病在气分，燥热炽盛，津液已伤，宜清养并举，在根据不同病位施以各种清泄气热法的同时，注意滋润津液。少数病例燥热化火，深入营血，治宜清营凉血。若肝肾阴伤，则滋补真阴。正如俞根初《通俗伤寒论》所云："秋燥一证，先伤肺津，次伤胃液，终伤肝血肾阴。"而"上燥治气，中燥增液，下燥治血"就是针对燥邪不同阶段确立的治疗大法。

1. 辛凉甘润

燥热袭表，肺津受伤，温者宜凉，燥者宜润，即"热者寒之，燥者润之"。秋季燥金之气主令。肺属金，其气应于秋，肺在外合皮毛，故秋燥初起，首犯肺卫。肺易感受秋季燥热病邪，《重订通俗伤寒论·秋燥伤寒》云："久晴无雨，秋阳以曝，感之者多病温燥。"燥热犯肺，耗伤津液，表现为咳嗽少痰或略有黏痰不易咯出，亦可能痰中带有血丝，伴咽干、咽痛、唇鼻干燥、咳甚则胸痛，初起或有恶寒发热，舌尖红，苔薄黄而干，脉细数等，故用辛凉甘润、清透肺卫之法。代表方为桑杏汤、清燥救肺汤。吴鞠通《温病条辨》中有"大抵春秋二令，气候较冬夏之偏寒偏热为平和，其由于冬夏之伏气为病者多，其由于本气自病者少；其由于伏气而病者重，本气自病者轻耳"的说法。由于本气自病之燥证，初起必在肺卫，故以桑杏汤清气分之燥也，常用中药有桑叶、淡豆豉、胖大海、梨皮等。

2. 辛开温润

秋深初凉，西风肃杀，感之者多病风燥，此属凉燥，肺主皮毛，易于感受凉燥病邪，凉燥与寒邪不同，受邪较轻，易于伤津化燥，可出现咳嗽、痰少或无痰、喉痒、咽干唇燥、头痛、恶寒、发热、无汗、苔薄白而干、脉浮紧等症状，故用辛开温润之法以辛散温化凉燥、润肺止咳，所谓"辛开温润"之法，即以辛温之品温肺而散寒邪，温润之品滋阴而润肺燥，是凉燥袭肺的治疗大法。代表方剂为杏苏散，常用中药有百部、紫菀、款冬花、杏仁等。

但必须注意的是，散寒之品不可过于温热，恐伤津液而化燥；润燥之药不可偏于寒凉，恐寒凉之药益增肺寒。

（二）滋阴润肺

滋阴润肺即滋养肺阴之意，是针对肺阴不足而设，适用于脏腑津伤液耗所致的内燥证[9]。若久病失调、邪热燥气犯肺或肾水亏虚，失于上润或胃津不足，无以上输于肺，均可耗伤肺阴，使阴津不足，失其滋润，出现干咳无痰或痰少而黏、痰中带血、咽干鼻燥、声音嘶哑、口中燥渴、干呕食少、消渴、便秘、舌红少苔、脉细数等肺阴虚证。根据"虚则补之"的原则，阴虚宜滋补，常用沙参、麦冬、玉竹、生地、熟地、玄参等药为主组方，必要时可根据燥热程度酌配甘寒清热泻火之品，燥热耗气而兼气虚者酌配益气药物。代表方如增液汤、麦门冬汤、益胃汤、养阴清肺汤和百合固金汤等。

1. 清热润肺

脏为阴，腑为阳，脏阴宜润不宜燥。内脏津液不足或感受温邪，化燥伤阴，则影响其功能，燥热在上者，多责之于肺。清热润肺法具有滋养阴液、清肺中燥热的作用，适用于临床表现为干咳少痰、咽燥咯血或咳嗽气喘，甚或喉间起白如腐，不易拔出，病变甚速，初起发热，鼻干唇燥，呼吸有声，似喘非喘的证候。故宜运用清热润肺法清肺之燥热，补受损之阴液，常用方剂有琼玉膏、养阴清肺汤、五汁饮等，常用中药有西洋参、玄参、麦冬、百合、生地、川贝、梨汁、藕汁等。此法为甘寒润燥之法，有时佐以泄热之药，则润燥之功益显，但苦寒伤气、辛香耗津之品，均非所宜。

2. 润肺益胃

中医认为肺胃关系密切，在生理和病理上有着不可分割的关系，《黄帝内经》中多次提及肺胃的关系。《灵枢·营卫生会》言"人受气于谷，谷入于胃，以传于肺，五脏六腑皆以受气"，《灵枢·口问》言"谷入于胃，胃气上注于肺"，二者均论述肺胃间的生理关系，胃气上传以养肺，肺下输精气以养五脏六腑。《灵枢·营卫生会》言："中焦亦并胃中，出上焦之后，此所受气者，泌糟粕，蒸津液，化其精微，上注于肺脉，乃化而为血，以奉生身。"故脾胃为气血生化之源，共同将水谷化为精微，然后由脾上输于肺，保证气血津液的来源，为肺向全身输布气血津液奠定物质基础。同时，肺输布气血津液的作用滋润脾胃，维持脾胃的正常生理功能，任何一方功能失调都会导致二者津液损伤，这也是润肺益胃法的生理病理基础。

病虽在肺，其源在胃，盖土为金母，胃主津液，胃津不足，则肺之阴津亦亏，终成肺胃阴虚之证。肺虚而肃降失职，则咳逆上气；肺伤而不布津，加之虚火灼津，则脾津不能上归于肺而聚生浊唾涎沫，随肺气上逆而咳出，且咳唾涎沫愈甚，则肺津损伤愈重，日久不止，终致肺痿。咽喉为肺胃之门户，肺胃阴伤，津不上承，则口干咽燥；虚热内盛，手足心热；胃阴不足，胃失和降导致胃气上逆则呕吐；舌红少苔、脉虚数为阴虚内热之佐证，故而采用润肺益胃法，滋润濡养中上焦阴液。常用玉竹、麦冬、人参、甘草、粳米、大枣滋补胃气，使肺阴得生，阴津充足则虚火自消。代表方为麦门冬汤、沙参麦冬汤。

（三）金水相生

金水相生法即滋养肺（金）肾（水）阴虚的治疗方法，适用于肺虚不能输布津液以滋肾或肾阴不足，精气不能上滋于肺，而致肺肾阴虚者。金与水间母子相及的病变，尚有肺之精津亏虚，不能充养肾精或肾精亏虚，不能滋养肺之精津而致的肺肾精津两虚证；肺病日久，肺阳亏虚，久之累及肾阳亦虚或肾阳虚衰，不能温养资助肺阳而致肺肾阳虚证；肺病日久，宗气的生成障碍，不能下行资助元气（即肾气）或肾气亏虚，不能上行资助宗气而致的一身之气亏虚（即气虚）证。这类病证的治疗，可在辨明肺肾之精、气、阴、阳虚衰的基础上，分别采用补养肺肾之精、补益肺肾之气兼以健脾生气、温补肺肾之阳气的方法治之，皆可称为"金水相生"法。肺乃肾之母，肺虚及肾，病久则肺肾阴虚，阴虚生内热，虚火上炎，肺失肃降，则咳嗽气喘；虚火煎灼津液，则咽喉燥痛、午后潮热，甚者灼伤肺络，以致痰中带血。治宜滋养肺肾之阴血，兼以清热化痰止咳，以图标本兼顾。代表方为百合固金汤。常用中药有燕窝、知母、阿胶、沙参、天冬、麦冬、玉竹、百合、生地、熟地、女贞子、枸杞子、旱莲草、龟板等。

（四）培土生金

肺属金，脾胃属土，土生金，若土病不能生金，即肺病而脾虚无以资肺，肺脏不能复原，用补脾土的药物治疗，借以调补中州，充实后天，于是中气足、气血旺，从而使肺脏受益，此种治法为"培土生金"法，即所谓肺病不愈，求治于脾。正如《石室秘录》："治肺之法，正治甚难，当转治以脾，脾气有养，则土自生金。"《医宗必读》亦有"虽喘嗽不宁，但以补脾为急……脾有生肺之能……土旺而金生"的论述，也是根据五行相生学说，以补脾为手段达到疗肺之目的。其生理基础正如《素问》所云："饮入于胃，游溢精气，上输于脾，脾气散精，上归于肺，通调水道，下输膀胱，水精四布，五经并行。"由此可知，若脾病不能散精归肺，可有土不生金之病；脾失健运，气不化水，则湿聚成痰，上贮于肺。临床见咳喘、痰多清稀等肺系病证。同时，因肺虚而脾弱，又见脾虚之食欲减退、大便稀溏、四肢无力，甚至浮肿及舌质淡苔白、脉濡细弱等症。

历代医家以参苓白术散、麦门冬汤为培土生金法之代表方。后世施其法而不泥其方并有所拓展，将黄芪建中汤、沙参麦冬汤、六君子汤、炙甘草汤、补中益气汤等也列入其中，并依据培土生金法方剂的药性，分为甘平、甘凉与甘温之别。对于肺脾同虚、寒热虚实夹杂之证，宜用甘平培土生金法，代表方如参苓白术散；对于肺胃阴虚而有虚热之证，选用甘凉培土生金法，代表方如麦门冬汤；对于肺脾虚寒之证，用张仲景黄芪建中汤，此可谓甘温培土生金法之开端。李东垣谓"脾胃一虚，肺气先绝"，创甘温健脾益气之法，充实了"培土生金"法的内容。肺胃阴虚而致肺燥咳嗽者，治以叶氏养胃汤、沙参麦冬汤或沙参玉竹方。常用中药有人参、沙参、白术、黄芪、熟地、山药等。

（五）润燥化痰

外感温燥，燥热伤肺，灼津成痰或肺阴不足，虚火灼津，炼液为痰，燥痰不化，清肃无权，以致肺气上逆，咳嗽呛急；燥胜则干，燥伤津液，可见呛咳痰稠或咯痰不爽、涩而难出、咽喉干燥，声音嘶哑；舌红苔黄而干为燥痰之佐证。宜运用具有养阴润燥化痰作用的方药润燥化痰，其组方用药基本思路有二：一是根据燥痰而选用润燥化痰药，二是根据病变证机酌情配伍宣降肺气药。常用代表方剂有贝母瓜蒌散、清燥救肺汤、桑杏汤等，常用中药有贝母、瓜蒌、沙参、麦冬、苏子、紫菀、梨皮等。

（六）滋阴降火

肺阴不足，虚火内生，灼液成痰，胶固难出，故干咳无痰或痰少而黏。阴液不足，上不能滋润咽喉则口燥咽干，外不能濡养肌肉则形体消瘦。虚热内炽则午后潮热、五心烦热。热扰营阴为盗汗，虚热上炎则颧红；肺络受灼，络伤血溢则痰中带血；喉失津润，则声音嘶哑、舌红少津、脉象细数。故应用滋阴润肺、降火消痰的治疗方法。此法是运用具有滋阴润肺、清热降火作用的方药治疗肺阴虚火旺证的方法。本治法常用于肺痨之阴虚火旺证，久病体虚发汗太过或痰、瘀、毒等病理产物积聚于肺，耗伤肺阴，导致肺阴不足，津亏肺燥，失于滋润清肃，阴虚无力制约阳气，而阴虚生内热之证。临床代表方剂为月华丸，常用药为天冬、麦冬、生地、熟地等。

（七）增液润燥

肺病时，其肃降功能失常，气机不利，津液不能下达，则大肠失其滋润，传导失职，从而出现大便干结、排出困难等症。反之，如大肠功能失常，传导不利，则会影响肺的肃降功能，使肺气不降，甚或上逆，表现为胸闷、咳喘、呼吸困难等。无论是肺病及肠还是肠病及肺，都应肺肠同治，采用增液润燥之法，代表方为增液汤，常用中药有蜂蜜、玄参、杏仁、苏子等。

八、补肺法

补养人体气血阴阳之不足，治疗各种虚证的方法，即是补法。《素问·至真要大论》有"虚者补之""损者益之"的论述，指出补法的适用范围。《素问·阴阳应象大论》云："形不足者，温之以气；精不足者，补之以味。"泛言之，虚有气虚、血虚、阴虚、阳虚等不同，故补法有补气、补血、补阴、补阳等区分，此为证治相应。肺为"华盖"，为脏腑之外卫；肺为娇脏，为清虚之体，与天气直接相通，六淫等外邪侵入，最易犯肺。肺难调而易伤，古有"肺常虚"之论。外感、内伤诸多因素，均可伤及肺脏，表现为感冒、咳嗽、哮喘、肺胀、肺痿等，日久可致肺虚证候。肺虚表现为肺气不足、肺血不足、肺阴亏损或肺阳不足，临证需以补肺法治疗。中国古代医家普遍重视扶正，因肺主一身之气，五脏之虚常由肺始，多种疾病之虚证大多可见肺虚的表现，故补肺法是临床常用的治法。

肺主气而常虚，肺虚常可涉及他脏。补肺法为肺系疾病常用治疗方法，据肺虚病位和病性，补肺法可分为肺虚直补和他脏兼补两大类。临床应用中，肺虚直补可分为补益肺阴、补益肺阳、补肺益气、补益肺血等治法，他脏兼补则包括培土生金、金水相生等治法。

（一）肺虚直补

1. 补益肺阴

肺阴是指肺阴气，与肺阳气同属于气的范畴，是肺气中两类具有不同作用和运动趋向的部分。其中，肺阴气是具有凉润、宁静、抑制等作用和趋向的部分。因而肺阴不足，则会导致其凉润、宁静等功能减退，出现阴不制阳，阳气相对偏盛，产热相对增多的病理状态。肺阴亏虚证主要表现为虚热及虚性亢奋，如干咳无痰，痰少而黏或痰中带血，口干咽燥，形体消瘦，潮热盗汗，颧红，五心烦热，声音嘶哑，舌红，脉细数。补益肺阴法用于直补肺阴，主要有甘平补肺法和甘咸润燥法，常用方剂有补肺阿胶散、百合固金汤等，常用中药有天冬、麦冬、百合、石斛等。

（1）甘平补肺法：本法适用于肺阴不足、肺热有余之证，本证或因风热不解，日久伤肺，渐成虚损；或因肺阴素虚，风热乘之，久稽不散。症见咳嗽、气喘、流涕、恶风、日晡发热、食少体倦。散邪尤恐损肺，养肺又虑敛邪，故此症宜以平补平泻法调治，代表方剂为钱氏阿胶散加减。方中阿胶甘平安肺润肺，其性平和为肺家要药；沙参、麻仁、马兜铃微苦微寒清肺止咳；杏仁降气平喘止咳；糯米、茯苓、甘草养胃生金，肺虚直补，以救虚损。

（2）甘咸润燥法：本法适用于肺阴亏虚，虚火灼津成痰、胶固不化，症见咳甚于夜间、肌热于午后，咳吐浊痰、干黏量少的肺阴不足、痰热内结之证，此证治疗颇为棘手。其阴不足者，当补之以味，而养阴之品性多滋腻，不利祛痰，故不可大补其阴。"病痰饮者，当以温药和之"，而辛温之品有化燥伤阴之弊，不利于阴虚，故不可用燥湿化痰之法。故此证宜以"甘咸润燥法"治之，临床常用中药有阿胶、燕窝、沙参、海浮石等。

2. 补益肺阳

肺阳是指肺阳气，与肺阴气同属于气的范畴，是肺气中两类具有不同作用和运动趋向的部分。其中，肺阳气是肺气中具有温煦、宣发、推动、兴奋等功能的部分。因而肺阳不足，则会导致其温煦、宣发等功能减退，出现阳不制阴，阴气相对偏盛，产热相对减少的病理状态。肺阳亏虚证主要表现为虚寒及虚性抑制的脉症，如久咳、痰白清稀、气短喘促、全身或后背恶寒、肢冷、舌质淡白或淡暗、舌体胖、边有齿痕、苔薄白或白润、脉虚弱无力、虚缓或沉迟无力。补益肺阳法用于直补肺阳，主要有辛甘复阳法和阴中求阳法，常用方剂有甘草干姜汤、炙甘草汤等，常用中药有干姜、桂枝等。

（1）辛甘复阳法：本法适用于肺阳耗损，致肺系虚冷、温煦不足的肺阳虚证。气虚乃阳虚之渐，阳虚乃气虚之甚，肺气虚未必阳虚，肺阳虚则其气必虚。从病理和证候看，阳虚生寒，气虚和阳虚的鉴别，关键在于有无寒象。肺阳虚除有气虚证候外，临床见证主要是肺寒，多见一派虚冷征象。肺阳虚证责之于"虚"和"寒"，用中医"虚则补之""寒者热之"的治疗原则，临床当补益肺气和温阳药同用。故补益肺气与温阳药同用，是治疗肺阳虚的重要治疗原则之一。临床代表方剂为甘草干姜汤。

（2）阴中求阳法：阴阳之间的关系正如《医贯砭》所说："阳根于阴，阴根于阳。"肺亦如此，无肺阴则肺阳无以化，无肺阳则肺阴无以生。治疗阳虚证时，在助阳剂中适当佐以滋阴药，即所谓"阴中求阳"。阴中求阳法多用于由阴损及阳致阴阳两虚或阴阳偏衰以虚证为主的证候。若肺阴虚累及肺阳，引起肺阳虚证，在治疗时则不能单纯温阳，而是佐以滋阴之剂以阴中求阳，且防辛温壮阳之品化火生燥。张景岳曰："故善补阳者，必于阴中求阳，则阳得阴助而生化无穷。"临床代表方剂为炙甘草汤。

3. 补肺益气

肺气为脏腑之气，由肺吸入的清气、脾胃化生的水谷精气（后天之气）与肾中精气（先天之气）运行至肺脏而形成，有温养肺脏的功能。肺气也是肺脏的功能活动，是肺脏在生命活动中的具体功能及其运动方式，有3个层次：一指肺的功能活动；二指呼吸之气；三指肺中的精气。

肺气虚，出自《素问·方盛衰论》，又称肺气不足。肺气虚是指肺脏正气亏虚，肺的功能活动减退，包括肺的呼吸之气、肺中的精气及功能活动的减退，全身之气升降出入失常，多由寒温不适、久咳伤气、悲伤不已、劳逸不当所致。症见咳嗽、喘促，甚则呼吸困难、痰多清稀、面白、疲倦、气短懒言、声低、畏寒、自汗、舌质淡嫩、脉虚或弱等。肺气虚乃肺的气虚于前，功能失常在后，包括3个层次：一是卫外功能减退；二是主气功能减退；三是治节功能减退。补肺益气法用于直补肺气，主要有甘温益气法和益气实表法，临床常用方剂有四君子汤、玉屏风散，常用中药有人参、山药、黄芪、白术等。

（1）甘温益气法：本法适用于肺气不足之证。本证或因劳倦思虑，日久伤肺，渐成虚损；或禀赋亏虚，素体不足。症见咳嗽、气喘、面白、疲倦、气短懒言。宜以甘温平和之品调治，代表方剂为四君子汤加减。方中人参可直入肺经，大补元气；茯苓益气，泄肺虚热；白术、甘草益气保金，诸药合用，直补肺气。

（2）益气实表法：邪之所凑，其气必虚。卫气者，所以温分肉而充皮肤，肥腠理而司开阖。一身之皮毛合于肺，肺气虚则表气虚，卫气不固，则见畏寒、易感、自汗等症。故益气实表法适用于气虚不固证，代表方剂为玉屏风散。方中防风遍行周身，为治风之仙药，上清头面七窍，内除骨节痛痹，外解四肢挛急，为风药中之润剂。黄芪能补三焦而实卫，"防风得黄芪，其功愈大耳"。白术健脾胃，培土即以宁风。防风得黄芪以固表，则外有所卫；得白术以固里，则内有所据，风邪去而不复来。

4. 补肺生血

血，循行于脉中的富有营养的红色液态物质，是构成人体和维持人体生命活动的基本物质之一。肺血是与肺脏相关的概念，即肺脏之血，是指藏于肺中具有营养和滋润作用的红色液体，是构成肺和维持肺生理功能活动的基本物质之一，与肺气相对而言。补肺生血法，是指通过补益肺虚而改善肺生血的功能以治疗血虚的一种治法，主要用于肺虚而不能生肺血者。

若肺血虚，则肺脏本身及其所属组织器官失养而出现相应的临床症状，如咳嗽声嘶，干咳无痰或痰中带血，喘促气短，呼多吸少，面白无华或萎黄，唇、舌、爪甲淡白，皮毛憔悴，毛发泛黄而不泽，皮肤干枯粗糙，精神萎靡或焦虑，气短懒言，易于感冒，或见心悸多梦，或见妇女月经量少、色淡，经期后延，甚则闭经，舌质淡，脉细无力等症状。

"虚则补之""损则益之"，肺血虚证以补肺生血为总的治疗原则。根据肺血与气、津液、精之间的关系及肺血虚兼夹证的不同，补肺生血的具体方法又可分为以下 9 种[10]。

（1）补益肺血：本法为直接治疗肺血虚证及血虚证的方法，多选用具有补血作用的药物补益肺血，以补肺血之不足，临床代表方剂为四物汤，常用中药有熟地、当归、白芍、阿胶、何首乌、桑葚等甘润补血之品。

（2）补气生血：肺为气之主，肺气充盛则能生血，故肺血亏虚者，可补益肺气以生血，正如《温病条辨》所载："血虚者，补其气而血自生""善治血者，不求之有形之血，而求之无形之气。"补气药多以人参、黄芪、白术、甘草、山药、莲子肉等为常用，《本草求真》云："血属有形之物，必赖无形之气以为之宰，故参、芪最为生血之药。"如《是斋百一选方·卷十八》中的六和散，由当归、白芍、地黄、甘草、人参、白术组成；《内外伤辨惑论》中的当归补血汤，由黄芪、当归组成补气以生血，以上诸方均为补肺气生血的临床常用代表方剂，常用中药有黄芪、白术、甘草、当归等。

（3）补阳生血：血属于阴，阴之与阳，互为依存，所谓"无阴则阳无以化，无阳则阴无以生"。并且肺化生血液的过程离不开肺之阳气的推动，如果因肺之阳气不足、推动无力而引发血虚证，临证治疗时须以温补肺阳为治疗原则，代表方剂有保元汤、六君子汤等。

（4）润肺补血：润肺补血法用于阴津不足、生血乏源而导致的肺血亏虚。血和津液都是由水谷精微所化生的，津血同源。肺中常藏津液，津液是血液化生的组成部分。若各种原因导致肺津不足，津液不能化生血液，即可引起肺血不足，临证时多选用润肺生津补血的方法治疗，代表方剂为元代葛可久《十药神书》中的辛字润肺膏。

（5）化瘀补血：本法适用于因瘀血不去、新血不生所致的血虚证。血喜畅通，不通则生瘀血，《血证论》曰"旧血不去，则新血断然不生"，瘀血不去，新血不生，则肺血瘀易导致肺血亏虚，且新血不生，瘀血亦不能去，故立化瘀补血法，使瘀血去、新血生，则肺血足。临床常用中药有丹参、当归、鸡血藤、何首乌、刺五加等。

（6）补血化痰：本法用于肺血亏虚兼有痰浊内蕴之证。痰是各种急、慢性肺系疾病中常见的病理产物和致病因素。若肺血不足，肺体失养，失其宣降，不能通调水道，则津聚为痰，正如唐容川所说："肺金易燥，水竭则津不调，肺血伤则火克金，金被火克，不能行其制节则气逆，气逆则水津不行，凝结为痰。"而津血同源，津聚为痰，津不化血，生血乏源，亦可导致肺血不足。治宜补血化痰，代表方剂为《陈素庵妇科补解》中的四物合二陈汤、《景岳全书》所记载的金水六君煎等。

（7）补血化瘀：本法用于治疗肺血亏虚兼有瘀血内停者。肺血亏虚，脉道不充，血行亦失其畅达之性，每易涩滞成瘀，故补血的同时宜配伍少量活血化瘀之品。且补血之品多性质滋腻，易阻滞气机，妨碍血行，且易碍胃。故临证时多配伍少量活血化瘀之品，动静结合，使补血而不滞血，行血而不伤血，滋而不腻，多用于治疗血虚兼有血瘀之证。代表方剂为《太平惠民和剂局方》中所载之芎䓖汤。

（8）补血安神：本法主要用于治疗肺血不足，兼有神志异常者。血是神的物质基础，《灵枢·营卫生会》载"血者，神气也"，而血液的生成和运行受神的调节和控制影响，二者关系密切。异常的情志变化如思虑过度、狂躁不安等易耗伤阴血，而阴血不足，神不得养，又可导致神志异常。肺藏魄，肺血不足，魄无所依，则表现为情志的异常，如精神抑郁或焦虑、恍惚不安等。故临床补益肺血的同时，应酌情配伍养血安神之品如夜交藤、柏子仁、酸枣仁、石菖蒲、远志、钩藤等。

（9）补血止血：本法适用于肺血不足兼有出血者。肺血亏虚，营血亏少，脉管失养，则导致肺出血；血溢脉外，则肺血更虚，二者可互为因果，相互转化。临床上对于肺血虚证患者虽没有明显的咯血或痰中带血的表现，但亦不能排除其隐性出血的可能性。故临床在补益肺血的同时，宜配伍少量具有止血作用的药物，如阿胶、三七、蒲黄、艾叶等具有补血止血作用的药物，既可止血，又可以补为塞，如《重订严氏济生方·妇人门》中所载当归煎，由当归、赤芍、牡蛎、熟地、阿胶、白芍、续断、地榆等组成，其中牡蛎具有收敛止血的作用，阿胶补血，既可止血，又可以补为塞，地榆凉血止血，"治妇人室女，赤白不止，腹内疼痛，四肢烦疼，不欲饮食，日渐羸瘦"。其临床常用代表方剂为《杂病源流犀烛》中的阿胶汤、《金匮要略·妇人妊娠病脉证并治第二十》中的胶艾汤等。

（二）他脏兼补

1.培土生金

人体是一个有机的整体，肺脾相关是在机械抽象的五行相生基础上，论述了肺脾的具体功能联系。肺与脾之间除了五行相生的母子关系之外，在经脉、主司、饮食、水液代谢、气的生成等方面有密切联系，使得肺脾在生理上相辅相成，病理上相互影响。正是因为这些密切的关系，临床上某些肺的疾病可以从治脾入手，肺脾同治，从而起到培土生金的作用。正如《石室秘录》曰："治肺之法，正治甚难，当转治以脾。"因此"培土生金"法虽然起源于五行相生学说，但肺脾之间的关系具体地诠释了"培土生金"治法的内涵。培土生金法即补脾益肺法，是借五行相生的理论，用培补脾土的方法，使脾的功能强健，恢复正常，以治疗肺脏亏虚的方法[11]。临床多用于治疗肺虚脾弱之咳嗽日久、痰多清稀、兼见食欲减退、大便稀溏、四肢无力，甚至浮肿及舌质淡苔白、脉濡细弱等。

2.金水相生

金水相生即肺肾之间阴精的互生作用，是对补益肺肾法的高度概括。肺肾皆虚的患者以虚喘为主要特点，故补益肺肾法多用于喘憋、咳嗽较重，甚至出现大汗淋漓、二便失禁、脉虚数等的虚喘证。

（1）补肾纳气法：本法适用于肺肾气虚证。肺为气之主，病延日久，耗伤肺气，气失所主则少气不足以息而为虚喘。肾为气之根，肾气虚下元不固，气失摄纳，出多入少逆气上奔而为喘。症见喘促短气、言语无力、咳声低微、自汗畏风、神疲少气、面色㿠白，甚则形疲神惫、气不得续、动则喘息更甚、夜尿频多、腰膝酸软，舌淡嫩、脉细弱无力。临床常用方剂为生脉散合七味都气丸加减，常用中药有人参、黄芪、山药、茯苓、白术、五味子、白果、山萸肉、熟地、胡桃肉、蛤蚧等。

（2）补益肺肾之阳：本法适用于肺肾阳虚证。阳气虚弱，浊阴肆虐，气机窒塞，壅遏于肺，肺失宣降则喘促，症见喘促日久、气短息微、形寒肢冷、腰膝酸冷、面色㿠白、舌淡苔白、脉沉细无力两尺尤甚。临床常用方剂为金匮肾气丸加味，常用中药有山萸肉、蛤蚧、淫羊藿、肉苁蓉等。

（3）补益肺肾之阴：本法适用于肺肾阴虚证。喘促日久，肺阴被耗，肺失清润肃降之机，气逆于上而为虚喘；肾阴不足，相火随炽，火灼肺津，子病及母，迫津为痰，痰滞肺胃而为喘。症见喘促日久，呼多吸少，痰少而黏，口燥咽干，形体消瘦，甚则午后潮热，五心烦热，盗汗，颧红。汗虚致喘者可兼见腰膝酸软，心烦少寐，眩晕耳鸣，舌红少津，脉细数。临床常用方剂为与沙参麦冬汤合六味地黄丸加减，常用中药有熟地、沙参、麦冬、龟甲等。

九、通肺法

肺居于胸中，位置最高，对其他脏腑有覆盖、保护作用，有"华盖"之称。肺主气司呼吸，主宣降，通调水道；在体合皮，其华在毛，在窍为鼻，与六腑中大肠相表里。《医学三字经》云："肺为清虚之脏，呼之则虚，吸之则满。只受得本脏之清气，受不得外来之客气，客气干之，则呛而咳矣；亦只受得脏腑之正气，受不得脏腑之病气，病气干之，亦呛而咳矣。"肺叶娇嫩，不耐寒热，凡外邪袭人，易从口鼻、皮毛而入，首先犯肺，肺脏有病，则其主气司呼吸功能受损，治理调节全身气血津液功能失调，易出现肺气不利、通调失司、气血运行失调、水谷精微布散失常等病理改变，临床可见咳、痰、喘、肿、呼吸困难、毛发失养、小便不利、大便秘结等诸多症状，究其缘由，皆为气机郁滞、宣降失常所致，根据"通可去滞"理论，肺系疾病治疗大法当以"通"为先。或通利，或通泻，或通调，或通达，或通透，或通补，随证变通，皆旨在祛除外邪，化除痰浊血瘀，畅达肺窍，通利血脉，使正气复，卫表固，气血调畅，肺复清虚之体、宣肃之职，气机升降自如，肺气和，则呼吸利矣。正如《医学真传》言："通之之法，各有不同。调气以和血，调血以和气，通也；下逆者使之上行，中结者使之旁达，亦通也；虚者助之使通，寒者温之使通，无非通之之法也。"

通肺法为肺系疾病常用治疗方法，临床应用中常包括通利肺气、通达肺窍、通透腠理、通畅肺络、通泻肺腑、通调枢机、通调水道及通利血脉等治疗方法。在此，仅就通畅肺络、通泻肺腑、通调枢机、通利血脉进行论述。

（一）通畅肺络

肺为多气多血之脏，肺络作为整个经络系统的一部分，承载着经络运行气血，营运阴阳，渗灌濡养，络属脏腑肢节的作用。故而肺络病多以肺络运行不畅，气滞血瘀，痹阻肺络，痰瘀胶结，凝结肺络，肺络失养损伤为主要病理变化，病机以易滞易瘀、易入难出为特点。六淫外邪尤其是风寒燥热等邪气内侵，或是七情内伤，或是痰湿瘀血阻滞，或是久病伤及气阴均可损伤肺络而导致肺络病的发生，产生络虚不荣、肺络郁滞、肺络绌急、毒邪滞络、肺络瘀阻、肺络损伤及络息成积等主要病理变化，其实质则为"不通"。肺络病主要临床表现为咳嗽、咳痰、气喘、胸痛、咯血。治疗上，以"络以通为用"为原则。络虚者宜通补，络痹者宜辛通。

1.通补肺络

（1）益气通络：益气通络之法，适于肺肾气虚、络脉痹阻之证。肺络气虚是大多数肺系疾病发病的始动因素，是病机关键。《诸病源候论·咳嗽病》曰："肺主气，为五脏上盖，其主皮毛，故易伤于风邪，风邪伤于五脏，而气血虚弱，又因劳役大汗后、或经大下而亡津液，津液竭绝，肺气壅滞，不能宣通诸脏之气，因成肺痿。"肺络运行元气和卫气，如外邪侵袭，久病喘咳等耗伤肺气，肺络受损；或先天禀赋不足，元气不充伤及肺气；或后天饮食营养不足或胎产之后失于调养导致气血生化不足累及肺气；或其他脏腑病变影响如酒色劳伤过度重伤脾肾，耗损精血；或忧思劳倦伤脾，脾虚肺弱，正气亏虚等均可导致肺络气虚。肺属金，主气，司呼吸，肾属水，纳气，为先天之本，二者相辅，金水相生，阴阳相交，呼吸乃和。肺络气虚日久，母病及子，肺病及肾，肾不纳气，终致肺肾两虚，肺络痹阻。临床常表现为咳喘无力，少气短息，动则益甚，咳痰清稀，语声低怯，乏力或自汗畏风，神疲体倦，面色淡白，耳鸣，腰膝酸软，舌淡苔白，脉弱等症。临床常用方剂有补阳还五汤、玉屏风散、生脉散等，常用中药有人参、黄芪、党参、山药等。

（2）滋阴通络：滋阴通络之法属于《医学心悟·医门八法》中的"补法"和"消法"范畴，适用于肺阴亏虚、络脉痹阻之证。本证以肺阴亏虚为主要临床表现，可兼有虚热伤络的表现。肺为娇脏，通过络脉发挥宣发肃降之能。久病咳喘，年老体弱，气血亏耗，或燥热之邪犯肺，耗伤阴津，或痨虫蚀肺，或素嗜烟酒、辛辣燥热之品，或外感瘟疫之邪，伤及肺络之阴。它脏亦可伤及肺络，肺之阴络与心相连，心阴不足，可致肺阴亏虚，或久病耗伤，肾阴不足，金水相生不及，均可致肺阴亏虚。肺阴不足则虚热内生，阴不足则肺失滋润而不能肃降，阴不足则肺络失养。如《金匮要略》言肺痿病因"或从汗出，或从呕吐，或从消渴，小便利数，或从便难，又被快药下利，重亡津液，故得之"。临床常表现为干咳少痰、痰少黏稠或痰中带血，声音嘶哑，口燥咽干，形体消瘦，潮热盗汗，五心烦热，午后潮热，舌红少津，脉细数等。临床常用方剂为沙参麦冬汤，常用中药有沙参、麦冬、天冬、玉竹等。

（3）养血通络：养血通络之法适用于血液不充，濡养功能减退，血行迟滞的络伤血虚证。气血关系密切，正如《灵枢·营卫生会》言"血之与气，异名同类焉"，血为气之母，血能生气，血不断地为气的生成和功能活动提供物质基础，故血足则气旺；血亦能载气，气存于血中，赖血之运载而达全身。若肺络血虚，无以生气，则可引起肺络气虚，故肺络血虚常可兼见神疲少气、咳喘无力、动则喘甚、声音低怯等肺络气虚的表现。血本属阴，津血同源，肺络血虚多与阴津亏乏并见。肺为娇脏，喜润恶燥，肺血与肺阴津常相互影响，相兼发病。肺络血虚往往导致肺络阴津亏乏，不能润下，于是诸症丛生。临床常表现为咳嗽声嘶，无痰或少痰，气促，面白无华或萎黄，唇舌爪甲色淡白，鼻干，头晕目眩，气短懒言，易于感冒，或见心悸失眠，或妇女月经量少色淡，经期后延甚则闭经，舌质淡，脉细等，亦可兼有瘀血痰浊阻滞经络之症。临床常用方剂为补肺汤、四物汤等，常用中药有熟地黄、阿胶、枸杞子等。

（4）温阳通络：温阳通络之法，适用于肺肾阳虚、络脉痹阻之证。肺肾阳虚则运血无力，寒凝血脉，循环瘀阻，从而出现畏寒肢冷、胸闷心悸、气短、唇青舌紫等症。阳虚化气乏权，不能宣发卫气津液于皮毛，可使皮毛憔悴枯槁，卫外功能减弱，肌表不固，可见易感冒、畏寒、自汗等症。肺气宣发肃降的作用功能离不开肺肾阳气的作用，阳虚则可出现肺宣发肃降功能失调，血液运行失司，水液输布和排泄障碍，而致水湿泛滥，痰饮瘀血内停，络脉阻滞。临床常表现为形寒肢冷、咳逆倚息、动则尤甚、声低气怯、痰清量多、周身浮肿，甚则张口抬肩不能平卧、冷汗淋漓、脉大无根等。临床常用方剂为附子干姜汤等，常用中药有鹿茸、附子、肉桂、桂枝、干姜等。

2. 辛味通络

辛味通络适用于络脉不通、气机不畅之证。《素问·至真要大论》言"辛甘发散为阳"，指出辛味具有发散之性。《本草经疏》云"五味之中，惟辛通四气"，叶天士云"气辛则通""辛香流气""辛香走窜""非辛香无以入络"，故以辛治肺络痹阻。应用辛味药功效可分为两个方面：一为辛味能散、能行的基础功效；二为辛味引申功效，如能润、能通、能化等。能润，即为濡润经络，寓通于补；能通，则为通窍、通经络；能化，则指其可化湿浊、痰饮、瘀血等。辛味药物辛香走窜，能行能散，无处不到，引经报使，行气通络，因而通络药多选用辛味药物，大抵与辛味药的此功能分不开。

临证应用时辛味通络多细分为辛温通络、辛润通络及辛香通络。辛温通络法中，应用桂枝、细辛、薤白、肉桂、羌活、独活、威灵仙等辛温化阳之品，以其辛能散、温善通之性，发表散邪、调和营卫，达到温经散寒、祛瘀通络的作用，适用于阴寒凝络病证。辛润通络法即应用当归尾、桃仁、泽兰、肉苁蓉、鹿角霜等味辛性润的药物，既可辛通络脉，又可防止辛燥伤阴，因其"通达经络而不滞，濡润血络而不凝"，寓通于补，补而不留瘀，利而不伤正，动静相合，刚柔相济，相反相成，尤适用于络脉不通并见精血失养者，即叶氏所言"议通血络润补，勿投燥热劫液"。辛香通络法中，常用药物有麝香、冰片、白檀香、小茴香、沉香、薤白、乳香等，药性辛温，共用以达到芳香走窜、宣通脉络瘀滞之功，可开通络脉[13]。临床应用中，常辨证施治，选择合适的辛味药物，同时常配以利湿、化痰、祛风、解毒通络药物，审因论治，及时祛除络病病因即可达到通畅络脉的作用。

3. 祛风通络

祛风通络是指运用辛散祛风药以通肺络。此治疗方法为针对病因所设，外风宜散，内风宜息，风之顽疾宜搜风之治。

部分肺系疾病诱发因素以感受风邪最为多见，多发作于春冬气候突变的风气偏盛季节，且多有发病迅速、变化较快的病理特点，即《素问·风论》所云"风为百病之长""风性善行而数变""伤于风者，上先受之"等风邪致病特点。当然，风邪除了外界之气候变化失常、多种吸入性致病因子（如花粉、尘螨、各种异味）等外风外，尚有内风。《素问·至真要大论》云："诸风掉眩，皆属于肝。"肝为风木之脏，主藏血、主筋。肝病则风从内生，同时肝风常夹痰火为患。内风多与肝脾关系密切，与情志因素有关。因情志不遂、肝气郁结而化火生风，风火炼津为痰，上犯肺脏，气郁痰阻肺络，气道挛急引发肺系疾病。临床常用中药有忍冬藤、全蝎、蜈蚣、蝉蜕、白花蛇等。

4. 祛痰通络

祛痰通络常用于以痰湿为主的肺络瘀阻，湿痰阻络或见咳痰量多。痰是多种肺系疾病的基本病理因素，尤其是慢性肺病后期，气滞、血瘀、痰饮常互结阻滞肺络，从而出现复杂变症，病情缠绵反复，临床中常见咳嗽、咳痰、痰量较多、喉中痰鸣或单纯咳嗽、气喘、胸闷、眩晕头昏、精神不振，甚至嗜睡、昏睡状态，舌苔腻、脉象滑等。其病机为痰湿蕴肺。此期治疗不仅应益气通络，也要注意祛痰除湿通络，使痰去络通、气血调和。临床常用方剂有二陈汤、温胆汤、导痰汤等，常用中药有天南星、白芥子、天竺黄、鲜竹沥、丝瓜络等。

5.化瘀通络

化瘀通络法主要应用于络脉瘀阻证。络脉瘀阻是络病常见的基本病理变化，其"久病入络""久痛入络""久瘀入络"的发病特点，"易滞易瘀""易入难出""易积成形"的病机特点，反映了血瘀日久阻络的病机变化，瘀既是病理产物，又可作为病因变生他疾。肺络瘀阻证往往在肺络运行不畅、久病不愈的基础上发展而来，由于络气瘀滞或络气亏虚，致使气化功能失常，运血无力导致气血津液输布障碍，血滞为瘀，津凝为痰，痰瘀阻滞络脉，即所谓"久病入络"。正如《灵枢·脉度》所言："气之不得无行也，如水之流，如日月之行不休。"《素问·痹论》云："痹在于脉则血凝固而不流。"肺朝百脉，全身的血液经百脉而输送至全身，若全身络脉损伤，如金刃损伤，其痰浊瘀血均可随气血流行阻滞于肺络。或见咳逆倚息不得卧，胸闷喘促，面色黧黑，心下痞坚，口唇发绀，面浮肢肿，舌紫黯苔白，或突发胸痛，伴有呼吸喘促，甚者猝死等急性肺络瘀塞症，类似今之肺栓塞。对于肺络中痰瘀沉疴，或经年累月，外邪留着，气血皆伤，其化为败血凝痰，混处经络，已非一般草木之品所能取效，治疗时常以喜攻逐走窜、通经达络，"飞者升，走者降，灵动迅速，追拔沉混气血之邪"的虫类药以破久瘀、散痼结，"搜剔络中混处之邪"，"则血无凝着，气可宣通"。临床常用中药有鸡血藤、当归、延胡索、水蛭等。

（二）通泻肺腑

通泻肺腑法是运用通腑药物疏通肠道之气，使肺气得以宣肃，以促进肺系疾病治疗的方法。本法适用于肺经痰热壅阻、肠腑热结不通的肺肠同病证。通泻肺腑，虽治在肠腑，使痰浊从魄门而下，给邪以出路，实在理肺，正如"六腑以通为用"，腑气得通，则既可使气机逆乱得以平复，又可使痰饮积滞得以降泄，肺复清肃，咳喘平矣。临床常表现为痰涎壅盛，喘促不宁，胸满闷塞，舌苔黄腻或黄滑，潮热便秘，脉右寸实大。临床常用方剂为宣白承气汤，常用中药有大黄、杏仁等。

（三）通调枢机

通调枢机是通过调理肝脏气机以通利肺气的治疗方法，适用于因肝气郁滞而致肺失宣肃者。《素问·灵兰秘典论》曰："肝者，将军之官，谋虑出焉。"肝者，主疏泄，调畅气机。肺主气司呼吸。肝肺二者在五行、气机运行、血液运行、水液运行、经络运行方面密切相关，若肝之气血受损，沿经下传，伤及于肺，可见金失常态。清·周学海《读医随笔》云："医者善于调肝，乃善治百病。"故而在肺系疾病中，注重肝的调理可未病先防，也可既病防变。临床常表现为咳喘阵作，痰黏量少色黄，甚则咯血，胸胁灼痛，咽痒，胸闷，心烦，头晕目赤，急躁易怒，舌红苔薄黄，脉弦数。临床常用方剂有咳血方、黛蛤散等，常用中药有柴胡、香附等。

（四）通利血脉

通利血脉法针对血脉瘀阻证而设。肺脏为多气多血之脏，朝百脉、主治节，对全身血液的生成和运行有重要意义。全身之血液首先生于肺脏，再从肺脏输布全身，营养各脏腑组织；肺为血脏，与肺为气脏密切相关。若患肺系疾病，日久肺气亏损，治节无权，气血失和，津液输布失常，水液停聚，津聚成痰，可见痰瘀夹杂，共同致病；或脾肺气虚、肺肾气虚或者肺气壅塞，肺不能助心行血，则血行不畅，日久则生瘀；或肺虚影响于肾，肺肾气虚，终则气虚及阳，阳气虚损，阴阳衰微；或因木火刑金、风温袭肺、气阴亏虚等出现血液不循常道，溢出脉外，出现咯血或痰中带血等症状，亦容易形成瘀血。临床常表现为憋喘，胸痛胸闷，咯血，面色晦暗，肌肤甲错，口唇发绀，舌质紫暗或有瘀点瘀斑，脉细涩、沉弦或结代等。故临床应用时，多在辨证的基础上适当加入活血化瘀、通利血脉之品，如当归、川芎、丹参、赤芍、桃仁、红花、牛膝等，其代表方剂为血府逐瘀汤。

十、利肺法

鼻为肺窍，为清道，鼻窍不通，咽喉必病，气逆而上发为咳嗽。鼻窍不通多因外邪入里化热生痰，肺热内蕴，肺失宣降清肃，痰浊内生，上犯于咽喉。咽干、咽燥、咽痛是咽部病证常见症状，其病机多为阴虚津伤、阳虚阴耗、实热内盛及客寒、客热或感受疫毒之邪等，中医治疗本病多用清肺利咽法；脾为生痰之源，肺为贮痰之器，生痰的根本在脾，而往往被肺表现出来，若脾胃功能损伤，则脾失健运，运化无权，水液运化输布失常，清者不升，浊者不降，水液不能正常输布，停而为湿，聚而为饮，凝而为痰，常用健脾化痰、肃清肺道之法；水液代谢依赖于肺、脾、肾等脏器功能的正常运行，一旦阴阳平衡失调水湿停留体内，就会形成不同的病理产物影响着机体。肺通过宣发肃降的生理功能调节水液代谢，但多以肃降为主。而肃降与通调水道功能相结合，约束水液下注肾与膀胱。在临床中多用肺主行水治疗肾系疾病且疗效显著，这也突显"病在下治其上"的思路。痰瘀致病的特点是起病隐匿、持续进展、难以察觉，并且痰瘀同属阴邪，易袭阴络，故起病隐匿，早期多表现不明显，待病症显露时，多属迁延沉疴。其中痰瘀病邪入络，具有循络趋里入深的特点。另一方面，痰瘀致病多端、表现不一，内至脏腑，外达肌表，病位广泛、病证繁多。痰瘀互结遂成癥痕，酿生毒邪致使肺络痹阻。应用利肺化痰、通络解毒之法，使痰瘀得解则脉络畅通，肺的气机得以畅达，流水不腐户枢不蠹，毒邪不能化生。治疗上可配疏肝行气的药物以助血运。气行则血不滞，血运通畅则痰瘀不结、毒邪不生，痰毒重者，则以化痰解毒为主。

综上，"利法"可简单概括为以下几个方面：开通鼻窍，利咽润喉；健脾化痰，肃清肺道；通利水道，消肿平喘；利肺化痰，通络解毒。

（一）疏风利咽

鼻为肺之窍，风邪侵犯肺卫，肺气亏虚，则鼻窍不利，故见喷嚏、鼻塞；"风胜则痒"，亦见鼻痒、咽部干痒而咳。"风为百病之长"，四季皆可兼夹他邪合而致病，若夹寒、夹热、夹燥等外邪合而侵袭于肺，导致肺失宣肃，气机升降失调，又会见咳。若病程日久，伤及气阴，可使肺气阴两虚，形成虚实夹杂的格局，病情缠绵难愈。现代医学多对因治疗，虽有一定疗效，但易于复发。观察发现，该病症具有独特的病变规律，有着明确的病位层次特征，常常始于鼻窍，后病及咽喉、气道（鼻腔分泌物沿鼻后滴流至咽喉）。从中医发病学看，虽然与传统外感咳嗽有着共同病变特点，即风痰留伏、咽喉不利、肺气上逆，但随着病情的发展，可出现夹寒、热化、瘀阻或损津化燥的演变，是其反复难愈之因。因此，临床须遵循整体观念和辨证论治原则，在疏风宣肺、化痰利咽大法的基础上，灵活变通，据鼻、咽喉病位的浅深及风（寒）、痰湿、热（燥）、瘀结的不同，分别予以变法化裁，做到肺体为本、益肺宣肺。临床常用方剂有华盖散、桑杏汤、加味桔梗汤等。

（二）化痰利咽

因痰导致的咽喉疾病常见于喉痹、乳蛾、喉喑等，临床表现为咽痛不适、咽干、咽痒、咽部异物感、痰黏着感、声音不扬甚至声音嘶哑。痰是脏腑功能失调的病理产物，同时也是致病因素。咽喉位于人体头面部，属于"清空之窍"，为人身上下经脉循行的要道。痰循经脉结聚于咽喉，留滞于窍道，聚而不散，留而停滞，则结为痰患致病。咽下接气道，与肺相通，为肺系之所属。肺之经脉入肺脏，上循咽喉。燥痰症状，肺科常见。肺为娇脏，喜润恶燥，喜清肃不耐寒热，燥为六淫之一，最容易耗气伤津，肺之气津不足，则肺痿不用，肺气不足，肺之气化功能失职，宣发肃降不及，影响水液输布排泄，聚而凝集。症状特点为咽喉干燥灼热疼痛，痰少而黏，手足心热，舌红少津，脉细数。检查可见咽黏膜暗红，干燥而萎缩，喉核干瘪，色潮红，声带边缘干燥变薄。治疗上当润燥化痰利咽。代表方剂为甘桔汤，常用中药为牛蒡子。

（三）宣通鼻窍

本法常用于"鼻鼽"的治疗，《素问·气厥论》云"鼻渊者，浊涕下不止也"，鼻渊以鼻流浊涕、量多不止为特点，常伴头痛、鼻塞、嗅觉减退等症状。主要由于肺气虚卫表不固，腠理疏松，风寒乘虚而入，犯及鼻窍，邪正相搏，肺气不得通调，津液停聚，鼻窍壅塞，遂致喷嚏、流清涕。鼻的通气和嗅觉作用依赖于肺主气与肺主宣发肃降的功能。肺气和顺，宣肃正常，鼻窍通畅，呼吸之气出入畅利，则嗅觉正常，故《灵枢·脉度》云："肺气通于鼻，肺和则鼻能知臭香。"因而认为肺开窍于鼻，鼻为肺窍，邪气多从口鼻侵袭入肺，如"温邪上受，首先犯肺"就是典型案例。由于外邪的侵袭或者肺脏自身的病变导致肺失宣肃，肺为娇脏，易虚易实，则可出现"肺气虚则鼻塞不利，肺实则鼻流清涕"。鼻的通气与嗅觉常受到影响，导致鼻塞、流涕、嗅觉异常。如《严氏济生方·鼻门》说："夫鼻者，肺之所主，职司清化。调适得宜，则肺脏宣畅，清道自利。"故治以宣肺窍为主。代表方剂为辛夷散方，常用中药有辛夷、苍耳子等。

（四）燥湿化痰

燥湿化痰、理气和中之法可健脾胃、消痰、进饮食、健脾燥湿、顺气和中化痰、安胃气、降逆气，主湿痰为患，脾胃不和，症见胸膈痞闷、呕吐恶心、头痛眩晕、心悸嘈杂或咳嗽痰多。痰饮为患，或呕吐恶心，或头眩心悸，或中脘不快，或发为寒热，或因食生冷，脾胃不和。代表方剂为二陈汤，常用中药有半夏、陈皮、茯苓等。

（五）健脾化痰

本治法常用于内邪侵袭肺系所致的内伤咳嗽。"皮毛者，肺之合也，皮毛先受邪气，邪气以从其合也。其寒饮入胃，从肺脉上至于肺则肺寒，肺寒则外内合邪，因而客之，则为肺咳"，肺胃之虚和外邪相合是引起肺咳的重要病因和发病条件。

肺胃生理关系密切，功能相互影响，二者经络相连，一方受邪容易影响另一方。《素问·咳论》云："其寒饮食入胃，从肺脉上至于肺。"张景岳论："肺脉起于中焦，循胃口，上膈属肺，故胃中饮食之寒，从肺脉上于肺。"肺和脾胃功能正常，机体气充血旺，腠理卫外固密，则邪气难以侵入人体。若中焦脾弱，气机升降失司，聚液成痰；金乏土培，痰伏于肺，则见咳、痰、喘、哮之症。脾肺两虚，营卫失谐，卫外不固，外邪极易侵袭，而出现恶寒、畏风自汗、喷嚏、流涕等[14]。临床常用方剂为六君子汤合三子养亲汤、二陈平胃散，常佐以鸡内金、砂仁等中药健脾。

（六）宣肺利水

肺主通调水道是中医脏象学说的重要理论之一。通调，即疏通调节。"通"是宣通，"调"是调节。肺为气之本，水液的运行需要气的推动，这一过程不断发生"气化"，而气推动水液运行的关键在于气机调畅与否。水道，水液运行的道路。其途径如下。①肺开窍于鼻，主气，司呼吸，肺的功能正常，鼻孔之门户开放且言语自如，水液随气体通过呼吸运动排出体外；②随玄府而出，"玄府"最早被认为是皮肤的汗孔，《素问·水热穴论》言："玄府者，汗空也。"这是玄府的狭义之说，广义者为遍布全身各处的一种细微孔窍及通道结构。肺合皮毛，肺气宣发使水液布达皮表之玄府，经阳气的蒸腾作用化为汗液排出体外；③"三焦者，决渎之官，水道出焉"，《内经》中明确指出三焦是管道系统，系上达下，下通肾、上连肺。一方面元气由肾经三焦上达于肺转化为大气，另一方面水液由肺经三焦下行于肾以分清泌浊。宣发肃降在肺主通调水道过程中发挥着重要作用。

《素问·经脉别论》云："饮入于胃，游溢精气，上输于脾，脾气散精，上归于肺，通调水道，下输膀胱，水精四布，五经并行，合于四时五脏阴阳，揆度以为常也。"肺肾同源，肺为水之上源，肾为水火之脏。宣肺气以通调水道，则水津四布、五液并行，此法称为"提壶揭盖"法，不仅可宣通肺气令气机通畅、小便自利，而且可宣肺止咳化痰饮以疗咳喘，可谓一举两得。代表方剂为小青龙汤，常用中药有麻黄、杏仁、苏子等。

（七）利水平喘

肺居上焦，为五脏之华盖，肾居下焦，二者在经络运行、水液运行中密切相关，其相关性主要体现在人体水液代谢和呼吸两方面：肺为水之上源，肾为水之下源，肺主通调水道，肾为水脏，主津液，二脏相互配合，共同调节人体水液代谢。人体的气血津液精微物质通过肺的宣发肃降而通达全身，再经肾和膀胱的气化作用，生成尿液而排出体外。故有"肺为水之上源，肾为水之下源"的说法。

《潜斋医学丛书》指出："肺主一身之气，肺气清则治节有权……肺气肃则下行自顺，气化咸藉以承宣。"同时，肺主气、司呼吸，肾主纳气，二脏共同维持正常呼吸。《类证治裁》云："肺为气之主，肾为气之根，肺主出气，肾主纳气，阴阳相交，呼吸乃和。"可见，肺与肾相辅相成，共同维持人体水液代谢的平衡，水肿的形成是肾失气化、肺失通调等一系列综合因素的结果，故临床中施以利水平喘之法，常用真武汤、苏葶丸等方剂。

（八）通络解毒

"肺毒"的产生不外乎外感和内伤，内伤致病多由其他脏腑病变涉及于肺而成。《素问·咳论》云："五脏六腑皆令人咳，非独肺也。"说明其他脏腑受邪，功能失调而影响于肺者亦可致咳，咳嗽不只限于肺，也不离乎肺。

平素嗜烟好酒，烟酒辛温燥烈，熏灼肺胃，炼液为痰；或过食肥甘辛辣炙煿，酿湿蒸热生痰；或过食生冷，脾失健运，寒饮内停，痰浊内生；或因平素脾运不健，饮食精微不归正化，变生痰浊，肺脉连胃，痰邪上干于肺，蕴于肺内形成"肺毒"；或由情志不遂，郁怒伤肝，肝失条达，气机不畅，日久气郁化火，因肝脉布胁而上注于肺，故气火循经犯肺，火邪灼津蒸液，形成痰毒。"诸气者，皆属于肺""诸血者，皆属于心"，心脉闭阻，影响肺之宣降，肺气不能助心行血，反为瘀滞，气滞血瘀。痰、瘀、毒闭阻肺络，是内伤犯肺的最终结果。

肺叶娇嫩，通过口鼻直接与外界相通，且外合皮毛，易受邪侵，不耐寒热，有娇脏之称。故结合肺脏的生理结构特点可知，环境因素与肺病的关系尤为密切。其中最具有代表性的就是有毒气体和粉尘。有毒气体，或有色或无色，或有味或无味，或性暴烈、峻猛，发病急骤，传变迅速，甚或使人暴毙；或毒气隐匿，伤人于无形之中。外源物质闭阻肺络，影响气机，致使肺的宣降功能失常，津液凝聚，痰浊内生；痰毒闭阻，气机郁滞，血运失常，血滞为瘀。痰、瘀、毒闭阻肺络成为外邪犯肺的最终结果。

中医认为，血的运行有赖气的温煦和推动，"气为血之帅""血为气之母"。肺病患者大多年事已高，脏腑功能逐渐亏虚，且病情常反复发作，迁延不愈，久病伤正，导致肺气虚，若病情进一步迁延不愈，则可见脾、肾气虚。气虚不能运行血液导致血瘀的形成，故临床上患者常见咳嗽、痰多色白或呈泡沫样、喉间痰鸣、喘息不能平卧、胸部膨满、憋闷如塞、面色灰白而暗、唇甲发绀、舌质暗或暗紫、舌下脉络增粗、苔腻或浊腻、脉弦滑等症状。临床施以通络解毒之法，常用自拟之"达络肺仙饮"，在化痰平喘药物基础上加用川芎、地龙等解毒活血通络之药。

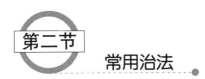

第二节　常用治法

医学作为一门应用科学，其理论的发展和创新是要通过临床实践积累和验证的，而理论的归纳整理均是为了能够更好地治病救人。中医理论必须要和临床实践相结合，方能体味中医辨证论治、三因制宜之思想，也才能够不断发现自己的不足，更好地完善理论体系，更好地为患者解除病痛。以下总结临床治疗经验为基点进行阐述，分析中医药治疗肺系多发病、常见病及疑难杂症的相关理论与治法。

一、中医药与疫病防治

人类与传染病的斗争经历了漫长的岁月。瘟疫不但给人类带来痛苦和恐慌，也导致社会的衰退乃至国家的灭亡。世界卫生组织曾在 1996 年《世界卫生统计报告》中指出："我们正处于一场传染性疾病全球危机的边缘，没有一个国家可以躲避这场危机。"从 1952 年的流行性乙型脑炎，到后来的"非典"、H1N1 流感、人感染 H7N9 禽流感及埃博拉病毒、登革热等，突发疫病频频"拜访"。幸运的是，依赖于日益健全的公共卫生防控体系，我们尚不至于方寸大乱。然而，目前是否已经是人类应对传染性疾病的最好局面？人类想要做得更好，又该何去何从？

中医治疗疫病有着悠久的历史，中医学在传染病领域一直有所建树，这种建树随着明清时代温病学说的形成和完善达到了高峰。中医学认识传染病病因并不为病原体所困扰，而是着眼于病因与机体的相互作用，从病因作用于机体后所出现的证候把握病因，即辨证求因，中华民族的繁衍昌盛有力地证明了该方法的有效性。接下来，我们简单回顾几个中医中药在疫病防治方面的案例。

（一）中医药防治疫病的历史源流

疫病是外感疫疠邪气所引起的具有强烈传染性、易引起大流行的一类急性发热性疾病的统称，相当于现代的急性传染病，包括以发热为主要症状，由细菌或病毒等引起的疾病，古代又称"瘟疫""疾年"。疫病的概念最早出现于殷商时期的甲骨文，其中就有"疾年"一词的记载。据推测，"疾年"是指疾病多发的年份，而导致某年多发的这种疾病应当是具有传染性的流行性疾病。先秦的著作如《礼记》《吕氏春秋》中，均提到"疫"字，但没有明确的定义，仅有相关描述。《黄帝内经》最早把传染病定名为疫、疠。《素问·刺法论》云："五疫之至，皆相染易，无问大小，病状相似。"《素问·六元正纪大论》云："温疠大行，远近咸若""疠大至，民善暴死。"巢氏《诸病源候论》除载有疟、痢、疸、霍乱、天花、麻疹等具体的传染病病种外，还有时气病、伤寒病、热病、温病、疫疠病等的专论。之后的古医学文献对其也多有记载，尤其明清时代温病学说的形成和完善，达到了高峰。

（二）疫病的致病因素

1. 寒邪致疫

《素问·热论》云："今夫热病者，皆伤寒之类也。"《素问·阴阳应象大论》云："冬伤于寒，春必温病。"认为一切外感热病都是伤于寒邪引起的，疫病以发热证为多，自然包括在内。但张景岳并不认为感受冬之寒邪而发的伤寒都是瘟疫。他认为只有"但染时气而病，无少长率相似者，是即瘟疫之谓"。张景岳把这类瘟疫称为"伤寒瘟疫"，表明疫病并非全部起于寒邪，张景岳的观点是对寒邪致病疫论作出的重要修正，为其后温病学派将瘟疫与伤寒严格区分奠定了基础。

2. 厉气、时行之气和乖戾之气致疫

葛洪的厉气说、王叔和的"时行之气"和隋代巢元方的"乖戾之气"在对疫病病因与一般外感病之因的区别上前进了一步。葛洪在《肘后方》中说："岁中有厉气，兼夹鬼毒相注，名曰温病。"王叔和在《伤寒例》中说："凡时行者，春时应暖而反大寒，夏时应热反大凉，秋时应凉而反大热，冬时应寒而反大温，此非其时而有其气。"

3. 邪毒致疫

邪毒之名古已有之，近年广泛使用是为强调外感热病病因的毒力和危害程度，也包含着区分一般外感热病和急性传染病病因之意。"毒"在中医学中的意义有多种，作为病因，主要有两种：一是六淫邪盛为毒；二是专指疫病之因，即疫毒，如《内经》的"大风苛毒""避其毒气"，葛洪的"天行温疫是毒病之气"，吴又可"今感疫气者，乃天地之毒气也"。这些古人对疫病致病因素的认识和发展，渐趋完善，也反映了疫病的发病特点。用现代流行病学的角度总结主要是指引起发病的细菌、病毒等病原体。

（三）疫病的发病特点

1. 传染性

古人对于疫病的传染性早有认识，早在《黄帝内经》就有相关记载，如《素问·刺法论》所言"五疫之至，皆相染易，无问大小，病状相似"。

2. 流行性

指疾病在人群中发生连续传播的情况。因为疫病具有传染性，所以在一定条件下，可在人群中连续传播，造成同一时期内同一疾病在一定范围内的蔓延扩散。流行在古代文献中称为"时行""天行"。医家王叔和在《伤寒例》中"非其时而有其气，是以一岁之中长幼之病多相似者，此则时行之气也"的论述指出了流行的特点和成因。庞安常在《伤寒总病论》中"天行之病，大则流毒天下，次则一方，次则一乡，次则偏着一家"的论述说明了疫病的流行程度强弱差别很大。现代流行病学提出，疾病传播流行程度分为大流行、暴发、小流行和散发。大流行时流行范围极大，甚至蔓延全国乃至全世界各地。暴发为短时期内大量病例集中发生。小流行或散发为小范围内流行或散在发生。流行需具备的三个条件：传染源、传播途径、易感人群。

3. 季节性

主要是由于不同季节气候变化对病邪产生、传播和对人体功能影响的结果。不同季节，由于气候特点及变化不同，所形成的致病因素也不同。同时，不同的季节、不同的气候变化，还可对人体产生影响，造成人体对病邪反应性的差异。

4. 地域性

不同地域的地理环境不同，气候条件差别很大，从而影响了病邪的产生和传播。

（四）疫病的中医药防治方案

1. 未病先防

（1）保养正气：《黄帝内经》中已有关于疫病的预防记载，如《素问·刺法论》："帝曰：余闻五疫之至，皆相染易，无问大小，病状相似，不施救疗，如何可得不相移易者？岐伯曰：不相染者，正气存内，邪不可干，避其毒气。"提出了预防疫病的基本原则，即把握"邪"与"正"两大环节。

（2）药物预防：古代有大量用于疫病预防的中药方剂，早在《素问·刺法论》就用小金丹预防疫病。李时珍提出常食大蒜可预防疫痢、霍乱等病。

（3）隔离预防：在"避其毒气"以防止疫病的传染和流行方面，几千年来，古人亦积累了丰富的经验。《汉书·平帝纪》中"民疾疫者，舍空邸第为置医"的记载说明在西汉时期就采取隔离制度以防治疫病。

（4）空气消毒：采用芳香辟秽法。辛温香燥之药多有芳香辟秽、健脾化湿之功，是最常用的一类防疫药，如苍术、木香、蜀椒、乳香、降香等。《神农本草经通释》明确指出木香能"辟毒疫"。

（5）蒸煮消毒：《本草纲目》有用蒸煮方法进行衣服消毒的记载，如对患者接触过的衣被等，李时珍提出放于蒸笼中蒸或开水煮沸进行消毒，则"一家不染"。

（6）消灭虫害：鼠害、蚊蝇等可以传播疫病，古代早有认识，积极消灭虫害可切断传播媒介，防止疾病流行。我国在汉代已开始使用蚊帐，南宋已有防蝇食罩，《本草纲目》记载用中药杀灭老鼠和苍蝇、蚊子等，提倡消灭老鼠，杜绝后患。

（7）免疫接种：免疫接种为预防传染最有效的措施，我国在明代以前就发明了种痘法以预防天花。《医宗金鉴》记载有痘衣法、痘浆法、旱苗法、水苗法等种痘方法。种痘的发明不仅对当时保护人们的健康起到了很大作用，而且于 17 世纪传入欧洲，为 1796 年英国人琴纳发明牛痘预防天花（我国种痘法较之早 200 年），为全球消灭天花奠定了基础。

2. 既病防变

由于疫病起病急、变化快、病死率高，如何做到防止病情的恶化非常重要。首先应做到早发现、早诊断、早治疗；其次应当注意饮食起居的调护，防止兼夹证，以免加重病情；其三，在治疗上，应积极运用有效的治疗方法以防传变。如《温疫论》治疗上强调"逐邪勿拘结粪"，善用下法祛邪防变。《疫疹一得》治疗上强调"热疫乃无形之毒""重用石膏直入肺胃，先捣其窝巢之害，而十二经之患，自易平矣"。

3. 病后防复

首先防"自复"。如《温疫论》所云："若无故自复者，以伏邪未尽，此名自复。"此外，应当注意生活饮食起居的调理，预防"食复""劳复"等，如《温疫论》云："若因饮食所伤者，或吞酸作嗳，或心腹满闷而加热，此名食复""若夫大病之后，客邪新去，胃口方开，几微之气，所当接续，多与、早与、迟与，皆非所宜，宜先进粥饮，次糊饮，次糜粥，循序渐进，先后勿失其时""疫邪已退，脉症俱平，但元气未复，或因梳洗沐浴，或多言妄动，遂致发热，前证复起，惟脉不沉为辨，此谓劳复。"

现代传染病学提出预防传染病的主要措施是：控制传染源、切断传播途径、保护易感人群。《素问·四气调神大论》云："圣人不治已病治未病，不治已乱治未乱。"《素问·刺法论》云："不施救疗，如何可得不相染易者……不相染者，正气存内，邪不可干，避其毒气。"其中控制传染源、切断传播途径是要"避其毒气"，保护易感人群则主要使人群"正气存内"。《内经》邪正兼顾的疫病预防思想成为千百年来中医学治疫、防疫的指导思想。

（五）疫病中医药防治的现代研究

近年来，对病毒感染引发的流行病，治疗手段有一定的局限性。而SARS冠状病毒、甲型流感病毒H1N1、埃博拉病毒等新型病毒爆发流行成为严重危害人类生命的重大公共卫生事件。多个课题组以现代科学研究的方法进一步验证了中医药抗呼吸道病毒感染的有效性，充分展示了中医药和中西医结合方法在人类应对新发或群发呼吸道传染性疾病中的作用。由此，中医药抗病毒感染备受关注，成为抗气道病毒感染领域的研究热点。目前，中药抗病毒实验研究正在积极地展开，包括了对单味药和对中药复方进行的体内体外抗病毒研究等。已经从对有效药物的筛选发展到对有效成分、有效部位的筛选；从单纯考察药物对病毒的直接抑制作用到考察药物对机体抗病毒免疫功能的影响。这些研究都取得了一定的成果，对指导中医临床防治病毒感染起到了积极的作用。

1. 单味中药的抗病毒研究现状

（1）连翘：醇提取物在体外细胞水平有抑制流感病毒的作用；体内实验也证明其可防治小鼠流感病毒性肺炎，延长被感染小鼠的存活时间。

（2）黄芩：可明显抑制流感病毒感染后肺泡巨噬细胞分泌炎症因子的水平，具有抗炎、保护肺组织的作用。

（3）板蓝根和大青叶：可直接抑制甲型流感病毒复制（体外），并在临床防治流感病毒感染（体内）方面显示出积极作用。

（4）金银花：对RSV有直接灭活作用，随着浓度的升高，灭活作用增强，且金银花在病毒感染气道上皮细胞的特异性吸附环节也有明确的干预作用。

有类似抗病毒活性的单味中药还包括败酱草、贯众等。中药单体野黄芩苷、虎杖苷、黄芪多糖等，可通过干预固有免疫系统的干扰素β（IFN-β）、干扰素刺激基因 15（ISG15）、干扰素调节因子 3（IRF3）等关键分子而发挥调节免疫抗病毒的作用。

2. 复方药物的抗病毒研究现状

（1）升降散：作为临床上防治包括流感病毒、RSV 等感染在内辨证为火郁证型的代表方，在临床上取得较好的抗病毒疗效。实验研究证实其可通过增强小鼠吞噬细胞的吞噬能力提高小鼠的非特异性免疫应答水平，同时显著提高 CD_8^+T 淋巴细胞的数量和活性，调节特异性免疫的格局，进而抗流感病毒感染，其效果优于利巴韦林。

（2）银翘散：对小鼠抗流感病毒感染的保护作用主要表现为提高宿主存活率、延长平均存活时间及减轻肺实变等病理损伤。

（3）麻杏石甘汤：可通过调节胸腺、脾脏等中枢或外周免疫器官，重塑宿主免疫格局，从而提高被流感病毒感染小鼠的抗病能力。同时，还可通过调节细胞因子网络，特别是炎症因子的分泌水平，缓解被病毒感染小鼠的肺部免疫病理损伤。

二、常见疾病中医辨证方法阐述——甲流中医药防控方案

冬季是流感的高发季节，做好冬季流感的防控工作，关系到个人及其家庭成员的身体健康，故制订以下流感居家防护方案。

（一）生活起居应对

1. 虚邪贼风，避之有时

冬季风寒之邪当令，天气寒冷干燥，应注意保暖并适时增减衣物。减少外出次数及到人员密集场所逗留时间；外出戴口罩；做好个人卫生，勤洗手，勤更衣。学校、托儿机构、养老院中如出现集体发热，应及时采取消毒隔离措施。

2. 食饮有节

饮食清淡、多喝水、多食用水果蔬菜及牛奶、鸡蛋、瘦肉等优质蛋白质，提高机体免疫力。

3. 起居有常

作息要有规律，早睡早起，早卧以顺应阳气之收敛，早起以使肺气得以舒展，且防收敛之太过，注意适当锻炼身体。

4. 精神内守，病安从来

要做到心神安宁，情志舒畅，切忌悲忧伤感。"恐则气下，惊则气乱"，避免对流感产生恐惧之心，恐惧易导致气机逆乱或致气郁化热，产生毒热之邪或致卫气亏虚，外邪乘虚而入。要相信科学，克服恐惧心理，保持平和心态，积极学习流感知识，提高对疾病的认识。如出现发热等症状及时就医。

（二）中药应对

流感流行之际，可根据个人体质选用下列中药处方或（和）代茶饮方。

1. 中药处方

（1）平素体健者：金银花、桔梗、薄荷、生甘草。功效：清泻肺热解毒利咽。适用人群：健康成年人。中医认为流感乃时疫邪毒。健康成人因正气存内，一般不易罹患，但如邪毒来势凶猛，从肺卫口鼻侵入人体也可导致肺系疾病。故处方当清肺防感、解毒利咽。方中金银花清热解毒，桔梗清宣肺气、透邪解毒，薄荷清热解毒利咽，生甘草既能益气解毒，又能调和药性，防止金银花、薄荷寒凉伤胃。诸药合用，共奏解毒防感之功。

（2）平素体弱者：平时即有疲乏、气短、怕风等，感冒之后往往经久不愈或反复感冒、对刺激性气味敏感者，可用黄芪、白术、防风、麦冬、炙甘草。功效：补肺益气。适用人群：体弱易感，平时多汗，遇冷喷嚏，兼见疲乏、气短、怕风等，感冒之后往往经久不愈或反复感冒、对刺激性气味敏感者。素体虚弱者，因正气无力驱邪于外，极易感染流感而发病。故处方当益气养阴，扶正防感。方中生黄芪补气固表，白术健脾益气、麦冬滋阴益气，防风宣肺固表，陈皮理气健脾，炙甘草既可辅黄芪补气，又调和诸药。诸药合用，共奏扶正解毒防感之功。

2. 代茶饮方

成人用方：黄芪、麦冬、金银花。老年人用方：西洋参、麦冬、菊花。儿童用方（6~12岁）：太子参、麦冬、菊花。

黄芪、西洋参、太子参同为补气益肺之品，黄芪益气固表性偏燥，用于成人；西洋参滋阴益气，用于老年人；太子参补气健脾用于小儿；金银花、菊花清肺解毒；麦冬滋阴润肺，三药共奏益气、滋阴、清肺之功。

服用方法：取优质洁净的上述处方之一放入水杯，倒入开水，浸泡后不拘时服用，每日一剂，在流感流行期间可长期服用；若单位组织集体服用，则可将药物剂量按照人员数量分别加倍，用茶水炉等供水设备煮泡后分别供应。

（三）服药注意事项

老人、儿童应在医师的指导下服用。慢性疾病患者及妇女经期、产后慎用，孕妇禁用。不宜长期服用，一般服用3~5天。服用期间有不适感觉者，应立即停止服药并及时咨询医师。对上述药物有过敏史者禁用，过敏体质慎用。

三、从"培土生金"法论治间质性肺疾病经验总结

中医认为，肺为华盖，属金，脾居于中焦属土，根据五行相生规律，土能生金，是以脾与肺为"母子之脏"。若各种原因导致的土病无法化生金气，即脾气虚衰无以资养肺脏元气，肺脏元气不能恢复，这时可以用补益脾土的药物健运中州，充实肺金，使得中气充沛、气血健旺，土旺金自生，使肺脏受益，驱邪外出，是谓"培土生金"之法。若脾气虚弱，运化水湿失常，致使肺气不足，引起咳嗽、咳痰、气短、喘息等症状时，是谓"土不生金"。沈金鳌云："肺不伤不咳，脾不伤不久咳。"在临床工作中治疗肺癌等肺系疾病时，要意识到补益脾土的作用，脾气充沛，土能生金，则肺气健旺，正气充盛，就能抵御外邪袭肺，减少疾病的发生并延缓其进一步的发展。《医宗必读》言："盖脾土主运行，肺金主气化，肾水主五液，凡五液所化之气，悉属于肺，转输二脏，以制水生金者，皆属于脾。"由此可见，脾土乃枢机，培土以生金是肺系病扶正的关键。《石室秘录》言："治肺之法，正治甚难，当转以治脾，脾气有养，则土自生金。"即是健脾补肺的方法，运用"培土生金"法，五行相生，"虚则补其母"，扶助正气，促进气血生化，运化痰湿，扶正治本与化痰祛邪相结合。药物发挥作用须依赖脾胃之气的输布，若脾胃之气虚衰，百药难以充分布散，且"脾为生痰之源，肺为贮痰

之器"，脾虚易生痰，利药治痰必伤胃气，若不补脾培土，无法断绝生痰之源，难以生金。通过健脾益肺，脾气旺盛，有利于输布药力，促进疾病的恢复，且断绝生痰之源，肺无贮痰，肺气充足，利于肺系疾病向积极的方向转归。故《医宗必读》言："虽喘嗽不宁，但以补脾为急……脾有生肺之能……土旺而金生。"从经络和脏腑功能特点看，脾经与肺经同属太阴经，循行于胸腹，经气相通，气血相贯，联系紧密；手太阴肺经起于中焦，下络大肠，还循胃口，脾胃为气血生化之源，主受纳、腐熟水谷，上注于肺的气血，在肺气推动下，沿十二经脉循行，以营养五脏六腑、四肢百骸。故中焦与肺经相连接，在治疗肺系疾病时，应注重调理中焦脾胃的功能，以利于疾病向好的方向转归。

弥漫性间质性肺疾病是以弥漫性肺泡单位慢性炎症和间质纤维化为主要病理特征的一大组疾病。特发性肺纤维化是指原因不明、出现在成人、局限于肺、进行性致纤维化的间质性肺炎，其组织病理学和放射学表现为普通型间质性肺炎。患者多表现为进行性呼吸困难，伴有刺激性干咳，双肺可闻及 Velcro 啰音，常有杵状指（趾）。晚期出现发绀，偶可发生肺动脉高压、肺源性心脏病和右心功能不全等。从中医学的角度考虑，该病在病因病机上接近于"肺痿""肺痹"。近年来，该病已有年轻化趋势，40岁左右患者逐渐增多，且多有数十年吸烟史或长期生活工作于粉尘、空气污染较重的环境中。部分患者起病前期已有数年咳嗽病史，主要表现为干咳或有少许白色黏液痰，常于某次感冒后咳嗽加重并引发胸闷、憋喘，继行抗感染、化痰等治疗欠效而寻求进一步治疗。大部分间质性肺炎患者表现为不同程度的乏力、食欲减退、消瘦或者虚胖、睡眠质量下降、小便次数增多、尿量减少、大便难解或稀软等脾肺俱虚的证候。参究医典，结合科研、临床经验，融合近代医家、同仁的见解，认为此类间质性肺炎患者病机在于"脾肺本虚，肺叶失养"，主张"培土生金"，以复肺叶生机。

"培土生金"法即补脾益肺法，是借五行相生的理论，用培补脾土的方法，使脾的功能强健，恢复正常，以治疗肺脏亏虚的方法。临床多用于治疗肺虚脾弱之咳嗽日久，痰多清稀，兼见食欲减退、大便稀溏、四肢无力，甚至浮肿及舌质淡苔白、脉濡细弱等症。"培土生金"法来源于五行学说。肺属金，脾胃属土，土生金，其生理基础正如《素问》所云："饮入于胃，游溢精气，上输于脾，脾气散精，上归于肺，通调水道，下输膀胱，水精四布，五经并行。"由此可知，若脾病不能散精归肺，可有土不生金之病；脾失健运、气不化水，则湿聚成痰，上贮于肺，临床则见咳喘、痰多清稀等肺系病证。同时，因肺虚而脾弱，故又见脾虚之食欲减退、大便稀溏、四肢无力，甚至浮肿及舌质淡苔白、脉濡细弱等症。培土生金不仅是五行相生的简单推演，在人体中，它是肺脾相关的具体体现，是一个从抽象到具体、从机械到灵活、从单一到系统的过程。因此，"培土生金"法虽然起源于五行相生学说，但肺脾之间的关系具体地诠释了"培土生金"治法的内涵。以下为一则病例。

刘某，女，72岁，2013年10月22日初诊。患者10月13日受凉后发热，体温38.6℃，伴恶寒、乏力、胸闷、憋喘，在某医院输液治疗，热退症减，但仍反复咳嗽，运动耐力差。为求进一步治疗，慕名来诊。诊见：咳嗽，夜间加重，咳吐少量黄黏痰，胸闷、憋喘，动则尤甚，偶有心慌，无发热，无胸痛，食欲不振，睡眠可，小便可，大便干。查：口唇色黯，舌胖大，苔薄黄，吸气时双肺中下野可闻及 Velcro 啰音，呼气期双肺散在哮鸣音，脉细滑。患者自述有慢性支气管炎病史30余年，5年前因肺炎住院治疗，其后胸闷、憋喘症状迁延不愈。间断治疗，效果一般，后于当地医院行胸部 CT 检查，诊为间质性肺炎。治法：宣肺化痰、止咳平喘。拟方：泰中济肺饮加减。二诊：咳嗽减轻，痰较之前易咳出，仍有胸闷、憋喘，纳眠可，二便调，大便日一行。上方加细辛、生地，改炒白术为生白术，7剂，水煎服。三诊：略咳嗽，基本无痰，胸闷、憋喘较前减轻，可爬2层楼，纳眠可，二便调。上方去前胡、白前、炙枇杷叶、蒲公英，加徐长卿。继服7剂。四诊：胸闷、憋喘均减轻，日常活动基本恢复，自觉胸中舒畅，略咳嗽，少量咳痰，纳眠可，二便调。上方继服3剂，巩固疗效。分析：该患者为老年女性间质性肺炎患者，咳嗽、咳痰等症状已多年，活动能力逐渐下降，至5年前才确诊为间质性肺炎，病史较长，本次因外感导致症状加重。该患者初期为表实证，经抗菌消炎等现代医学治疗外感症状缓解，但咳嗽、咳痰不减，且活动能力进一步下降。本次就诊时见舌体胖大，口唇色黯，气喘心慌，纳差，脉象细滑，一派肺脾气虚的表现，符合肺脾两虚证。因此，首方以益气健脾化湿之六君子汤为主，但患者有少量黄黏痰、胸闷、憋喘、舌苔稍黄，兼有实热证尚未完全祛除，属虚实夹杂。因此，加前胡、白前、蜜枇杷叶等既能解表，又宣降肺气、清热化痰、润肺止咳，蒲公英清热解毒。患者大便干，肺气不宣，腑气不通。因此，加瓜蒌既清热润肺又通便，腑气得通，则肺气得降。砂仁、鸡内金醒脾健脾、消食。

治疗心得：虽为高龄患者，正虚为主，但余邪未清时也应重视攻邪，否则邪气不除则继续耗伤正气，抑或症状缠绵难愈，事倍功半。因此，整方以培土生金为组方原则，同时兼顾祛邪，攻补兼施。培土为主佐以清热，则不必担心攻之太过，耗伤脾肺之气。患者二诊时症状均有所好转，加辛温之细辛与甘寒之生地，既润肺生津润肺叶之枯萎，又温肺化饮除肺叶之寒饮；炒白术改为生白术，一则用其健脾燥湿化痰之功效，二则生白术有固表之作用。三诊实证已除，因此去前胡、白前等解表清热之品，腑气得通，瓜蒌减量应用，继续服用。四诊时患者运动耐力已有较大提高，从活动即感胸闷憋喘，至能爬 2 层楼，生活可自理，生活质量得到明显提高。因此，虽然目前间质性肺炎无法治愈，但是通过中医药辨证施治，我们可以尽可能地控制和延缓病情的发展，改善患者症状，提高患者的生活质量，增加患者治疗信心[15]。

四、"培土生金"法在肺癌中的应用

（一）"培土生金"法对肺癌中晚期化疗减毒增效作用探讨

肺癌是临床上最常见的恶性肿瘤之一，发病率和死亡率有逐年升高的趋势，早期发现可采取手术治疗，但其起病隐匿，早期缺乏明显症状，多半患者发现时已处于晚期阶段，其中符合手术指征者不足 1/3，难以采取手术手段治愈。放化疗是目前治疗恶性肿瘤的主要手段，但是化疗药物的不良反应极大地限制了它在临床上的应用，是化疗过程中药物减量甚至中断化疗的常见原因。化疗对于肺癌的治疗总体效果较差，极易发生复发转移，预后不良，多半仅产生姑息效果，据考证，5 年生存率仅 15%~17%。按照中医学"五行相生""虚则补其母"的原则，"培土生金"法是从调理脾胃入手，结合化疗治疗肺癌，缓解临床症状，减轻化疗不良反应，保证患者化疗的顺利进行，以此提高生活质量、延长生存期。

中医认为，"脾为生痰之源，肺为贮痰之器"，痰是肺癌重要的病理因素。肺癌化疗后常出现气虚痰湿证，用"培土生金"法可扶助正气，促进气血生化，运化痰饮水湿，扶正与祛邪相结合。中医中药联合化疗方案治疗晚期肺癌以期减毒增效，提高患者对化疗的耐受性，调整机体免疫功能，在延长生存期、改善症状、提高生存质量方面有着明显优势，显示出中西医结合疗法在肺癌中的应用前景，值得进一步研究。肺癌患者常伴有慢性疾患，体质较差，免疫功能低下，骨髓储备功能减退，化疗耐受性差，常会出现严重的不良反应及并发症，且研究表明，肺癌患者普遍存在厌食、体力减弱、体重减轻和营养不良等状况，并与预后不良相关，影响其生存期和生活质量。中医学认为，脾主运化，胃主受纳腐熟水谷，脾胃二者协调，则化生水谷精微以营养五脏六腑、四肢百骸。若脾胃运化功能失常无力化生水谷精微，临床可见纳差；脾病不能为胃行其津液，四肢不得禀水谷气，机体筋骨肌肉无以充养，则临床可见消瘦、乏力。这与肺癌预后的有关因素的认识是一致的。由此可见，脾虚严重影响肺癌预后。以往对70岁以上老年患者不主张进行化疗。现在的观点认为，年龄并非限制化疗的唯一因素，可采取中西医结合疗法，中医药增效减毒的作用能保证化疗周期的顺利完成。国内多项临床试验表明，中医药与化疗联合，可延长晚期肺癌患者的生存期，改善其生活质量。肺主肃降、胃主通降，肺胃降则和，脾宜升则健，升降得宜则气机调畅而病自愈。运用"培土生金"法使清阳得以上升、肺气得以下降则气机升降得宜，用顾护中焦的"培土生金"法增强患者的食欲，发挥患者自身的免疫潜能，并将之结合化疗，是中西医结合治疗晚期肺癌较为有效的治疗方案之一，值得临床推广和运用。

在临床上治疗中晚期肺癌，根据患者自身情况辨证施治多采用祛邪攻积之法，然治病求本，肺癌本虚标实，本虚为主，应提高对扶正的重视程度，扶助正气的同时，配合理气、祛痰、软坚等药物，共奏扶正祛邪之功。近几年，学者采用挖掘技术分析中医治疗肺癌的用药规律，结果显示人参、黄芪、白术、茯苓等益气健脾、补中益气药物使用频繁，效果明显，提示"培土生金"法在肺癌治疗中发挥着越来越重要的作用。在化疗期间运用"培土生金"法打开中焦，帮助受纳，促进气血生化运行，可有效缓解放化疗带来的胃肠道反应及骨髓抑制等不良反应。对于化疗所导致的骨髓抑制患者血常规出现明显下降的现象，甚者危及生命，用健脾补肾的方法，同时调补先后天之本，益气、生精、养血同时进行，可以减轻骨髓抑制，改善病情以保证治疗周期的完成。肺癌中晚期化疗患者多有纳差、恶心、呕吐、大便不调等症状，饮食状况不佳使机体得不到水谷精微的充养，正气虚损，体质较差，免疫力低下而不能抗邪，邪毒四处流窜，易循经向远端转移。同时，患者消化道症状明显，体质明显下降，情志不佳，加快病情恶化，是以应注重顾护脾胃，增强体质，延缓肺癌的进一步恶化。郑玉麒认为肺癌患者尤其是接受化疗的患者，脾肺气虚，消化功能减退，应活用补气健脾和胃的黄芪、白术、茯苓、半夏、陈皮、谷麦芽、鸡内金等品。在临床运用时可多用六君子汤、参苓白术散、补中益气汤为基本方，根据患者体质选择甘温建中、甘凉补虚等法，结合证型，灵活变通。扶正与祛邪相结合，健脾益气的同时注意补肺，同时防止脾土"反侮"肝木。并配合雪梨、山药、米汤等与药同服，以顾护胃气。国医大师何任先生谈肿瘤治则言："不断扶正，适时祛邪，随证治之。"对于化疗期及晚期患者，应以顾护人体正气为主，切不可急于求成，猛攻峻下，以免病情急转直下。李东垣先生曾言"脾胃一虚，肺气先绝"，肺脾相关，土旺则金健。当代药理研究表明，健脾益气的药物在一定程度上可抑制癌细胞，诱导癌细胞凋亡，保护肝脏，提高免疫力，对化疗具有减毒增效的作用[16]。

（二）从"培土生金"法论治肺癌癌因性疲乏

癌因性疲乏（CRF）为疲乏的一种，与全身的客观消耗相联系，是一种非特异性、高度主观的多维体验，这种体验不能被医护人员直接测试，因此增加了临床研究的难度。2012 年版的 NCCN 指南指出，CRF 为"一种令人痛苦的、持续性主观疲劳感觉"，其中包含生理、情感和（或）认知面上的乏力体验，与肿瘤或肿瘤治疗相关而与近期的活动无关，同时干扰人的正常生活。目前普遍认为 CRF 的诱因有以下 5 个方面：肿瘤自身因素、肿瘤治疗因素（包括手术、化疗、放疗、药物治疗等）、肿瘤或肿瘤治疗引起的合并疾病（贫血、感染、营养不良等）、慢性合并症状（慢性疼痛、睡眠不规律、免疫力低下等）、情感因素（焦虑、沮丧等）。原发性肺癌又称肺癌，是中国最常见的恶性肿瘤之一，其发病年龄多在 40 岁以上，其中男性年发病率为 16.9%，居恶性肿瘤第 2 位；女性发病率上升较快，年发病率为 9.1%，居恶性肿瘤第 4 位。随着手术、放疗、化疗等治疗手段的改进以及射频消融、分子靶向药物、免疫治疗、生物调节剂、冷冻等新疗法的引入，肺癌总体 5 年生存率有所上升。但治疗中产生的不良反应仍亟待解决，其中 CRF 引起了广泛关注和重视。研究显示，肺癌患者接受化疗、放疗、生物治疗时 CRF 发生率分别为 65%、82%~96%、70%。CRF 不但严重影响癌症患者生存质量，也对患者的耐受性、治疗计划的连贯性、并发症发生率等造成影响，直接或间接缩短了患者的生存期。肺癌 CRF 不仅由肿瘤本身引起，也可因治疗手段、治疗并发症、社会环境、情绪、经济压力等引起，且各因素之间互相干扰、错综复杂，是多因素共同引起的结果。其发病机制可能包含 5- 羟色胺失调、下丘脑 – 垂体 – 肾上腺轴功能障碍、睡眠障碍、恶病质、贫血、致炎细胞因子与致病生物过程相互作用等。目前对 CRF 的干预主要包括有氧运动处方、系统化护理、药物、病因治疗、营养免疫调节、改善睡眠等。其中药物治疗主要包括重组促红细胞生成素、心理启动剂、糖皮质激素类药物、抗感染药物和 L- 肉毒碱等，以及黄体酮、雄激素、细胞因子、甲状腺激素等，这类药物治疗效果迅速，但不良反应存在诱发疲乏症状加重的风险；临床化疗辅助药物如昂丹司琼、高聚金葡素、甲睾酮、营养液等，有助于治疗及改善 CRF 与恶病质相关症状，可提高患者的生存质量。现阶段尚处于初期发展阶段的射频热疗对于缓解 CRF 显示出了良好效果，且因不良反应较少、患者依从性较好、对医护人员健康威胁小等因素被称为"肿瘤治疗的绿色疗法"，但暂无统一的治疗标准。可见，肺癌 CRF 的研究存在着很大的进步空间。

　　CRF 以疲劳为主要临床特征，包括虚弱、全身衰弱、嗜睡、疲劳、失眠、不能集中注意力、肢体沉重、行动迟缓、易怒、易于悲伤等。这些症状并未完全包含在中医某个单独的疾病中。从中医证候学角度分析，CRF 可归为古代"虚劳"范畴，虚劳又称虚损，是多种慢性虚弱证候的总称。综合古代与"肺癌"相关的文献可以看出，以咳嗽、咳血、胸闷、胸痛、气短等症状为多见，而晚期肺癌属于"虚劳"的范畴，《诸病源候论·虚劳咳嗽候》言："虚劳而咳嗽者，脏腑气衰，邪伤于肺故也。久不已，令人胸背微痛，或惊悸烦满，或喘息上气，或咳逆唾血，此皆脏腑之咳也，然肺主于气，气之所行，通荣脏腑，故咳嗽俱入肺也。"描述了肺癌晚期常见的症状，指出其病机与邪伤于肺有关。虚劳与肿瘤二者互为病因，病机相似，肿瘤病情缠绵，病势深重，易于形成虚劳，而虚劳又会造成病理产物难以排出，水谷精微摄入不足，使疾病进一步加重。虚劳亦可并发于肿瘤，尤其在肿瘤后期，气血津液亏耗，痰瘀互结，造成虚实夹杂，病情难愈。且虚劳可随病情的好转、体质的增强趋于愈合，但也会因病情的变化而反复发作，缠绵难愈。然而，肿瘤一旦罹患，则难以治愈。国医大师何任先生谈肿瘤治则言："不断扶正，适时祛邪，随证治之。"肿瘤病机多为本虚标实，虚实夹杂，因此，顾护正气应贯穿疾病治疗的始终，根据病情变化辨证施治，适时祛邪。李东垣先生曾言"脾胃一虚，肺气先绝"，肺脾相关，土旺则金健。当代药理研究表明，健脾益气药物可在一定程度上抑制癌细胞增殖生长，诱导癌细胞凋亡，保护肝脏，提高免疫力，对化疗具有减毒增效的作用。虚劳以虚为主，《内经》提出虚劳的治疗原则，如"虚则补之，实则泻之""劳则温之""损者益之""阴阳形气不足，勿取以针，而调以甘药""形不足者温之以气，精不足者补之以味""肝虚、肾虚、脾虚皆令人体重烦冤"等，强调从肝、脾、肾三脏论治，主用甘温补脾胃之品，为后世打下治疗基础。李东垣从脾胃论治为主，理宗《内经》，喜用甘温之剂，认为"内伤脾胃，百病由生"，《脾胃论》曰："劳者温之，损者温之。盖甘温能除大热，大忌苦寒之剂泻胃土尔。"论治虚劳以补益后天脾胃为主。而同时代的朱丹溪力主滋阴，倡"阳有余阴不足"论，擅用滋阴降火及泻火保阴之法，《丹溪心法·火》曰："阴虚火动难治，火郁当发，看在何经？轻者当降，重者则从其性而升之，实火可泻？虚火可补，有补阴即火自降，以黄柏、生地黄之类；阴虚证本难治，用四物汤加黄柏降火补阴，乃阴中之至阴也。"肺癌患者病久气血亏损，五脏俱虚，自拟泰中济肺方，方中党参、白术、茯苓益气健脾、淡渗利湿；麦冬、百合固护肺阴，润肺生津。该方具有补虚扶弱、补中益气、随症加减、量体裁方等特点，在扶正的同时兼顾祛邪，固护脾胃，能够改善肺癌 CRF 症状、提高患者生存质量、延长患者寿命[17]。

五、"肺为血脏"与活血化瘀法

古代医家认为"肺为气之主""肺为水之上源"，更多强调肺主气、司呼吸的功能，以及"通调水道，下输膀胱"之输布津液的作用，而鲜有提及肺血者。通过长期观察，发现临床上肺血虚证和肺血瘀并不少见，并通过查阅大量文献，认为肺脏在一身血液的生成和运行中具有重要的作用。因此，肺脏不仅为气脏，亦多血，故肺为血脏，该理论可为临床上肺系疾病的治疗提供新的思路和方法。

（一）生理上，肺为血脏

五脏各有阴阳，肺脏亦不出其右。通过古代文献及现代研究可以看出，生理上，肺脏除了多气、恶燥喜润等特点外，实为血脏，全身之血生于肺。《灵枢·营卫生会》云："中焦亦并胃中，出上焦之后，此所受气者，泌糟粕，蒸津液，化其精微，上注于肺脉，乃化而为血，以奉生身，莫贵于此，故独得行于经隧。"由此可知，血液首先生于肺脏，再从肺脏输布全身，营养各脏腑组织。

肺为血脏与肺为气脏密切相关。气血关系密切，二者根于一源，天地之间构成世间万物（包括人体机体）的不停运动着的精微物质，即广义的"气"。二者之间的关系概括言之就是"气为血之帅，血为气之母"。水谷精气入于脉中即营气，可化生为血，故营气盛则血盛。而肺脏既汇聚有自然清气，又汇聚有自中焦而来的水谷精气，故肺脏多气，生血亦多。此外，血液的运行受到肺脏的调控。肺脏调控血液运行主要通过宗气来实现，主要体现在心肺两脏之间的关系上。吸入肺脏的自然清气与来源于中焦的水谷之气化合成为宗气，宗气又可"贯心脉"，上助肺司呼吸，下助心行血，推动全身血液运行。故《神医汇编》云："肺为一身之华盖，张盖周身，肃令气血者也。"所以说，肺主气与肺藏血是相辅相成、相互为用的，正如张聿青所云："人身气血周流贯通，本无一息之停。气中有血，血以涵气也，血中有气，气以统血也。"

肺与脉关系密切。《素问·经脉别论》云："食气入胃，浊气归心，淫精于脉，脉气流经，经气归于肺，肺朝百脉，输精于皮毛，毛脉合精，行气于府，府精神明，留于四藏，气归于权衡，权衡以平，气口成寸，以决死生。"脉中之血必须通过肺气化合，才能为人体所用，起到营养全身的作用。故中医有"诊脉独取寸口"之说。"寸口"位于手太阴肺经，《难经·一难》指出："寸口者，脉之大会，手太阴之脉动也。"这无疑是肺与脉关系的最好体现。

现代解剖学可为肺为血脏之佐证。现代医学发现，肺部有两套血液循环的血管：一套是肺脏的功能血管，即循环于心肺之间的肺动脉、肺静脉；另一套是肺脏的营养支持血管，即发自胸主动脉的支气管动、静脉。而且运行于各脏器的血液必汇集后流经肺脏，转化为含氧丰富的动脉血再输送到全身各处，这与中医的观点相符。另外，现代医学发现，肺内存在通气血流比，正常人的比值为 0.84 左右，也说明流经肺部的血液要多于肺部交换的气体。综上所述，肺脏不仅是气脏，还是血脏。肺对全身的血液生成和运行有着极为重要的作用。

（二）病理上，肺易生瘀

上述肺为血脏是肺易生瘀的生理基础。病因上，不仅肺部气机改变会影响肺血的运行，其他能导致瘀血的原因均可引起肺部瘀血。首先，气血关系密切。通常认为，二者的主要关系可通过"气为血之帅，血为气之母"概括。其中气为血之帅包括气能生血、行血、摄血 3 个方面，这一理论在临床血分证的治疗上得到充分的认可，已成为临床辨证思维的基本原则。若一身之气充沛，宗气充盛，则血液运行正常；若脾肺气虚、肺肾气虚或者肺气壅塞，肺不能助心行血，则血行不畅，日久则生瘀。肺肾关系密切，肺为气之主，肾为气之根，肺虚影响于肾，肺肾气虚，终则气虚及阳，阳气虚损，阴阳衰微。阳虚不能温煦全身，导致各脏功能活动减退，无以推动血脉正常循环，血液运行迟滞而瘀阻，造成血瘀。《素问·举痛论》云："寒气入经而稽迟，泣而不行，客于脉中则气不通。"痰也是生瘀的重要原因之一。肺脏除了主气、朝百脉等与气血相关的作用外，还能通调水道，故在津液代谢方面也有重要作用。而津液输布异常则结化为痰，痰可阻气，亦容易致瘀。痰、瘀均为病理产物，产生之后又可影响气机，进而导致新的病理变化，从而相互交叉，互为因果。正如唐容川《血证论》所云，"内有瘀血则阻碍气道，不得升降。气壅则水壅，水壅为痰饮""血积日久，亦能化为痰水"。反之，痰水停聚日久，气机不利，血流亦不畅或溢出脉外，形成新的瘀血。此外，在呼吸系统疾病中，还容易出现出血的表现。或因木火刑金，或因风温袭肺，或因气阴亏虚等导致血液不循常道，溢出脉外，出现咯血、痰中带血等症状，亦容易形成瘀血。不仅如此，肺瘀血的表现还有自己的显著特点，那就是其表现的多样性及隐匿性。中医认为，瘀血的表现常有以下几个方面。①疼痛：多为刺痛，痛处固定不移，拒按，夜间痛甚；②肿块：外伤肌肤局部，见青紫肿胀，瘀积于体内，久聚不散，则可形成积，按之有痞块，固定不移；③出血：其血色多呈紫暗色，并伴有血块，如咯血，血色黑，在女性可表现为月经色暗，有血块，痛经等；④发热：自觉发热或者下午、夜间热甚。在望诊方面，久瘀则面色黧黑、肌肤甲错、唇甲青紫，舌质暗紫或有瘀点、瘀斑，舌下静脉曲张，脉多见细涩、沉弦或结代等。

由于肺脏的特殊生理特点和功能，除了上述瘀血的一般表现外，更多的以气机升降失常及痰阻的形式表现出来。如《丹溪心法·咳嗽》曰："肺胀而咳，或左或右不得眠，此痰挟瘀血碍气而病。"再如《血证论》指出："内有病血，则阻碍气道，不得升降，是以塑而为咳……是以倚息不得卧也。"特别是病情较轻时，肺瘀血尚未到瘀阻血道或久瘀成积的地步，往往少见咯血、色青、疼痛等症，多见咳、痰、喘等气、津液代谢失常的症状。相比其他脏腑而言，肺部的瘀血缺乏典型性，这也是肺瘀血经常被人忽视的原因。《医学入门》谓："人知百病生于气，而不知血为百病之胎也。"用以形容呼吸疾病尤为适宜。

（三）临床意义

近年来，随着研究的深入，临床工作者越来越重视肺瘀血在疾病中的重要地位。很多临床工作者将活血化瘀药物运用到急慢性呼吸系统疾病的治疗中，收到了较好的效果。治疗上，首先要辨明瘀血之因及瘀血之果，并兼顾肺脏气、血、津液三者的关系，分别施以不同治法。因气虚而瘀者要补气活血，气滞者宜行气导滞、活血化瘀，肺脾两虚、痰浊瘀阻宜补脾益肺、化痰祛瘀，兼痰热者宜配合清化热痰之品，兼寒痰者配合温化寒痰之品，阳虚寒凝而瘀者宜补肾温阳、散寒祛瘀。阳气充盛，血运正常则病不复在。张景岳记载华佗对肺的描述云："喉下为肺，两叶白莹，谓之华盖，以覆诸脏。虚如蜂窠，下无透窍。"故肺病用血药，亦应以肺之生理为准，总以轻灵为原则。用药当分寒热，凉不可过寒，温不可过热，化瘀不可过峻，通络不可过猛过久。越来越多的临床试验表明，活血化瘀法在治疗多种呼吸系统疾病中收到了良好的效果。活血化瘀法治疗慢阻肺急性加重患者可明显改善其临床症状，提高氧合和降低二氧化碳潴留，最终提高生活质量。

综上所述，肺为血脏是肺的生理病理特点，与肺的生理功能和病理变化息息相关。中医有"久病多瘀"之说，特别是慢性阻塞性肺疾病、支气管哮喘、间质性肺疾病等慢性呼吸系统疾患更是如此，因此，有关肺部疾病的活血化瘀法应当引起足够重视。临床工作者要从肺系病单纯的重气、重痰辨证及治疗中解放出来，开拓诊疗思路，寻找治疗中新的突破点[18]。

六、治血四法在支气管扩张之咯血症中的治疗应用

支气管扩张以咳嗽、咳痰、间断性咯血及合并感染为主要临床特点，其发病受多种因素的影响，如感染、支气管损伤、气道的阻塞等。在支气管扩张的发病因素中，感染、炎症和酶三者相互作用，导致病程迁延日久形成恶性循环。陈小燕通过样本统计，结果在支气管扩张诸多症状中，咯血频数占20%。我国古代医籍中虽无关于支气管扩张的病名记载，但依据其症状可将其归属于中医学"咳嗽""咯血""肺痈"等范畴。支气管扩张病初热盛伤阴，反复咳痰、咯血必损气伤阴耗血，致肺脾两虚。主要病机为肺受邪侵，失于宣肃，肺气上逆，肺络受损。唐容川提出"止血、消瘀、宁血、补血"为治疗血证的基本大法，临床上沿用至今。

（一）止血贵在"清"

"血动之由，惟火惟气"，一方面，火邪或热邪是支气管扩张的常见诱因，唐容川认为"夫血之妄行也，未有不因热之所发"，此处"热"之起因分内外，其一为外感邪气化热，邪热迫肺；其二为诸经之内火妄动，尤其是肝火炽盛。另一方面，《温病条辨·治血论》载："故善治血者，不求之有形之血，而求之无形之气。"血液的运行依赖于气的推动与固摄，但"火""热"使得气的推动、温煦太过，固摄功能失常，导致血运过速，脉流薄疾，血溢脉外。故以为，治疗支气管扩张之咯血症，其止血应以"清"为贵，欲治其血，必先清其热、调其气，方能气血顺畅，符合唐容川"治火即治血"的观点。本着急则治其标的治疗原则，治疗支气管扩张之咯血症，当清热降火与调和气机并重，不可一味收涩止血，以免闭门留寇。止血药中可选用药性偏凉之品，如大蓟、小蓟、白茅根等，达到清热解毒、凉血止血的目的。

（二）活血消瘀为治血要法

"久病入络，久病致瘀"，支气管扩张作为一种长期的慢性肺部疾病，"瘀"贯穿疾病的始终，故活血消瘀为治疗支气管扩张之咯血症的要法。一方面，由离经之血转化而来的瘀血若不及时消除，不仅无益于好血，反倒阻碍新血之化生，且瘀血停留于脉管内外，阻滞气机，具有"着而不和必见疼痛之证"等多种变证。另一方面，血中痰浊较多或血过黏稠，也可使血行不畅而瘀滞，甚至疾病后期"瘀血在经络脏腑之间，则结为癥瘕"，出现肺间质纤维化等。支气管扩张患者咯血时，若肺功能严重障碍或口腔、咽喉部积血，瘀滞的血块会阻塞大气道而致窒息，此危急之候，往往是瘀血乘肺、壅塞气道所致。临床上患者往往会出现胸部刺痛、痛处固定不移、面色黧黑、肌肤甲错、舌有瘀点瘀斑、面色晦暗、肌肤不荣等症状。病情轻者可选用活血药物调畅血行，如当归、川芎、虎杖、赤芍、红花等；病情重者当用逐瘀药物，如桃仁、水蛭、地龙、大黄等；"结为癥瘕"者需使用行瘀消癥药物，常用药有积雪草、三棱、莪术、海藻、昆布等。活血消瘀则新血生、气机畅，脉道得以濡养，全身各脏腑功能恢复正常，防止出血的再次发生。

（三）宁血首推"和"法

止血消瘀之后，尚有再动血之忧，因此应宁血防出血。一方面，"血之所以不安者，皆由气之不安故也，宁气即是宁血"，支气管扩张之咯血症的发生，从根本上讲是由气血失和、冲气逆乱所致，故和法"为血证第一良法"，和气顺气是治疗血证的关键。另一方面，肺为水上之源，水不清则凝为痰，痰不降则动血，而痰饮往往是感染后存在炎症的表现，临床上咯血伴大量脓痰的患者多合并感染，故认为治痰、抗感染治疗亦包含在宁血法之列。支气管扩张最常见的原因是感染，在感染、炎症和酶三者的作用下，病情进展及预后受到很大影响。叶天士才提出对于治疗肾水素亏者宜"先安未受邪之地"，于甘寒益胃的同时酌加咸寒补益肾阴之药，以防病邪乘虚深入下焦。这种辨体质用药以防传变的方法体现出"既病防变"的预防思想，对临床思维具有重要的指导意义。

（四）组方用药，慎防他变

早在《伤寒论》中就有寒热反佐的组方原则，如少阴篇的白通加猪胆汁汤，主治少阴阳亡阴竭之证，若纯用辛热之干姜、附子，恐为阴寒所格拒而不纳，故仲景创反佐之法，在白通汤中加入苦寒的猪胆汁与咸寒的人尿，引阳入阴以防格拒的发生，又有益阴和阳之意。又如小青龙汤为寒饮咳喘而设，方中麻黄、桂枝、干姜、细辛、半夏均为辛温燥散之品，用以外散风寒、温化寒饮，又唯恐药物辛散太过而伤阴动阳，仲景在方中又配伍酸敛之白芍、五味子以防伤肺耗津，也有护肝肾之阴的考虑，方中炙甘草甘温以守中扶正，亦可缓麻、桂、姜、辛的温燥之性，使本方具有温散寒饮而不伤正气的特点。后世的诸多经典方剂也都遵循"祛邪而不伤正、扶正而不助邪"的组方用药思想，既可治疗"已病"，又能防止"他变"，体现了治未病的预防理念[19]。

七、清补结合辨治原发性纤毛运动障碍经验

原发性纤毛运动障碍是由纤毛结构缺陷引起的多发性异常遗传病，属于临床罕见、疑难疾病。本病因先天禀赋不足，肺肾亏虚，气运失司，布津不利，津聚为痰，痰凝化热导致，临床治疗以清热化痰、健脾养阴固本为法。原发性纤毛运动障碍（primary ciliary dyskinesia，PCD）是由纤毛结构缺陷引起的多发性异常遗传病，包括 Kartagener 综合征及其他单基因病。先天纤毛结构的异常，使纤毛运动功能减退或消失，而继发的黏膜上纤毛清除功能障碍可造成反复感染。在胚胎发育过程中，由于纤毛结构的异常，失去了正常的纤毛摆动，将随机发生内脏旋转，引起内脏转位。PCD 发病率为 1/15 000~1/130 000，平均发病年龄为 16 岁，临床主要表现为支气管扩张、鼻窦炎及内脏转位三大特征。由于纤毛的结构缺陷与清除功能障碍，分泌物停聚于呼吸道内难以排除，可反复发生上呼吸道感染、慢性支气管炎或间质性肺炎等，严重者将导致肺不张及支气管扩张，临床表现为咳嗽、咳脓痰、咯血、呼吸困难等症状。PCD 的临床治疗以抗感染、化痰及肺物理治疗促排痰为主，同时治疗鼻窦炎、提高免疫力。但长期、反复应用抗生素易导致见效慢、病情迁延、患者免疫力低下。

中医无 PCD 这一病名，根据其临床表现可归属为"咳嗽""咯血""肺痿"等范畴。认为本病多因先天禀赋不足，肺肾亏虚，布散水精功能失调，导致痰饮内盛，加之后天受六淫邪气的影响而发病。本病源于先天禀赋不足，多发于青少年，肺肾亏虚为本，痰饮内盛为标。肺为水之上源，通调

水道，肺气不足，气不布津，津聚为痰；肾主水，肾气肾阳不足，水液不得温化，泛滥及肺，更助痰湿之势。张景岳曰："人之多痰悉由中虚而然。"脾为肺之母，子盗母气，脾运失调，痰饮内生，导致"水之清者，悉变为浊"，且"土不生金"，则肺气更虚。同时，因本病患者长期应用抗生素，亦多加重中气不足。痰多循经犯肺，痰随气升，气因痰阻，故咳嗽、咳痰色白量多。痰由病生，既成之后，又能致病，如此反复，病情迁延。由于肺兼卫外、抗邪之功，患者禀素肺亏，加之后天起居饮食不慎，阳气渐耗，卫气难充，"邪之所凑，其气必虚"，更易导致六淫之邪直中肺络，故多数患者体虚易感，且缠绵难愈。六淫外邪犯肺，肺气壅遏不畅，痰液凝滞，郁而化热，热蒸液聚，痰浊更盛，则会出现发热、咳嗽加重、咳痰色黄质稠量多。肺主气，司呼吸，开窍于鼻，吐故纳新，吸清排浊。肺气不利，升降失司，极易影响于鼻，导致鼻塞流涕，嗅觉不利。

从临床症状来看，患者缓解期多反复咳嗽、咳痰，痰色偏稀白，多伴有鼻塞、流涕、易感冒、自汗畏寒等症，多辨证为肺肾亏虚，痰湿内阻。急性加重时咳嗽加剧，痰量明显增多，痰黄质稠，辨证为痰热蕴肺，肺气不利。根据朱丹溪"未发以扶正气为主，既发以攻邪气为急"的理论，认为本病急性加重时当以清热化痰、清肃肺气为要，缓解期当加以补肺养阴、健脾固本之品。

病案举例：男，13岁，因"反复咳嗽、咳痰2年，加重1周"于2015年12月7日初诊。患者2年前疑因感冒导致高热，西医诊断为"肺炎，Kartagener综合征"，予抗感染、止咳化痰等治疗，效可。近2年来，患者每于感冒后症状加重，反复住院治疗，院外长期应用抗生素、化痰类药物，症状控制欠佳。期间多次行胸部CT，结果示：①左肺舌叶炎症，结合临床，符合Kartagener综合征；②符合完全性内脏转位。刻下症见：咳嗽，夜间尤甚，咳痰色黄质稠，量多易咳出，咳时可闻及喉间痰鸣，鼻塞，鼻流清涕，自汗畏寒，纳可，因咳眠差，二便尚可，舌淡红有齿痕，苔白腻，脉弦滑。听诊双肺呼吸音粗，可闻及湿啰音，右肺和左下肺可闻及水泡音，痰鸣音明显。综合四诊信息可知：患者先天肺肾不足，痰湿内生，故反复咳嗽、咳痰，近日因外邪引动，痰郁化热，故痰黄量多。治应清热化痰，宣降肺气。开具中药服用1周后，改用中药膏方，早晚各25 g，温服，服用1个月。2016年1

月4日二诊：患者服药后，咳嗽明显缓解，咳痰量明显减少，色黄白相兼，黏稠度降低，易咳出，喉间痰鸣音减轻，鼻塞、流清涕症状仅晨起明显，仍汗出较多，食欲不佳，余可，舌淡红，腻苔有所退，仍较厚，淡黄色，脉弦滑。听诊双肺呼吸音粗，右肺和左下肺可闻及少量湿啰音。考虑患者肺热炽盛症状减轻，故膏方中去鱼腥草、蒲公英，加焦山楂、焦神曲、焦麦芽以健脾和胃，浮小麦增量以敛阴止汗，余药不变。2016年2月1日电话随访：患者母亲诉基本不咳嗽，痰呈淡白色，痰量大减，痰质不似先前般黏稠，自汗明显改善。偶晨起打喷嚏、流鼻涕，舌苔较之前厚腻减轻，余无明显不适。

因PCD多由先天禀赋不足所致，故患者发病年龄较早，病程皆达10多年之久，病机以肺肾亏虚为本。患者常因外感导致症状加重，就诊时多见肺失清肃、痰热内蕴之症，如咳嗽加重、咳大量黄痰或黏痰，此时应先着重清肺，方选太圣肃白汤、当患者咳嗽、咳黄痰减轻时，可在清肺化痰基础上，标本兼治，同时健脾养阴、固本扶正。因膏方能调和气血阴阳，兼具治疗和进补作用，且口感好、患者依从性好、服用保存方便，临床常用中药膏方治疗呼吸系统疾病。以上患者所用膏方是在太圣肃白汤的基础上，加健脾和胃、养阴固本之品，以综合调理。张从正曰："邪去而元气自复。"故上述膏方仍以调畅肺气、清热化痰为要。炙麻黄、炒杏仁、桔梗、前胡、白前、蜜枇杷叶，宣中有降，降中寓升，使肺气在动态中宣降平衡。痰为津液留聚而成，津液正常输布有赖气机宣通，气机不畅则津停聚湿生痰，痰阻气机，复而阻碍气行。朱丹溪曰："善治痰者，不治痰而治气。"故应在清热化痰的基础上兼顾调畅气机，以利于行液排痰。《慎斋遗书》曰："金受火炼，煎熬津液而成痰，宜清其火，火息则痰消。"方中金银花、蒲公英、鱼腥草、瓜蒌等清热解毒以消其火。药理研究显示，金银花、蒲公英、鱼腥草等清热解毒药，具有广谱抗菌作用，对金黄色葡萄球菌等多种致病菌具有较强的抑制作用，可促进白细胞的吞噬作用，有明显的抗炎及解热作用。将汤剂之浙贝母改为味甘质润之川贝母，尤宜于内伤久咳的治疗。现代研究显示，川贝母具有较好的镇咳作用，贝母醇提取物能明显提高小鼠常压耐缺氧能力。在上述治疗的基础上，还需注重对脾胃的调养，PCD患者由于长期应用抗生素，在抗感染过程中往往出现纳呆、乏力的气虚表现，方中加以茯苓、炒山药、炒白扁豆等，健脾益气，以助中焦升清降浊之力，所谓"养正积自除"；配合鸡内金、砂仁以振奋胃阳、和胃化湿，同时可免膏方滋腻生痰碍胃之弊。因肺部反复感染，邪气宣解不彻，气火炼液灼津，不仅渐耗肺津，更易导致痰浊停留，故用百合、麦冬、沙参等以生肺胃之津液，荣濡肺脏，真阴但来，虚热则退。肾藏先天之精，"精不足者补之以味"，故以血肉有情之品，如鹿角胶、龟板胶、阿胶、蛤蚧等，温阳填精、补肾纳气，补益先天之不足。PCD 患者痰阻气机，久病多瘀，故可酌情加入丹参、川芎、地龙等活血通经。患者自汗、盗汗时可加浮小麦敛阴止汗。全方补中寓疏，补而不滞，标本兼顾[20]。

第三节　肺康复与治未病

　　肺康复的目标是完成对残损肺功能的恢复，而不是修复其损伤的解剖结构，即不以恢复疾病为中心而以恢复功能（包括日常生活能力、社会活动能力、心理认知能力等）为中心。现代医学康复训练和传统中医康复疗法各有特点，前者缓解症状的针对性较强，后者基于以改善机体功能为导向的医学特点，能较好地调理患者的生活质量。我们总结了相关的研究进展，探讨中西医结合肺康复治疗的可行性，旨在为综合性肺康复治疗方案的制订提供依据，促进中西医结合肺康复在国内的推广和应用。而治未病在慢性气道炎症性疾病中，更有着未病先防、既病防变的重要意义。以下将从慢性阻塞性肺疾病（COPD）的肺康复、二十四式太极拳及呼吸功能训练辅助西药对慢性阻塞性肺疾病稳定期患者的影响，以及治未病在慢阻肺、哮喘治疗与康复中的应用为切入点进行分析。

一、COPD 的肺康复

　　COPD 是一种临床常见的呼吸系统慢性疾病，迄今尚缺乏根治性治疗手段。因此，临床治疗除控制急性期的症状外，应积极制订稳定期的肺康复训练方案，提高患者的生活质量。国外临床医学对于 COPD 稳定期肺康复的研究较为成熟，与之相比，传统中医康复具有辅助器械少、简单易学、费用低廉、患者依从性高的特点。基于肺康复循证医学指南的指导，学者从康复训练的不同方面，总结了现代医学和传统医学关于 COPD 稳定期肺康复训练的研究进展，并汲取二者各自的优点，积极探寻中西医结合的综合性肺康复训练方案[21]。

（一）现代医学肺康复研究进展

1997 年，美国胸科医师协会和美国心肺康复协会发表了肺康复的循证医学指南，并于 2007 年对该指南进行了更新，归纳了 1997—2007 年的研究结果，进一步证明了肺康复对于慢性呼吸系统疾病的有效性。指南中将肺康复定义为：对有症状、日常生活能力下降的慢性呼吸系统疾病患者采取的多学科综合干预措施。在患者个体化治疗中加入综合性肺康复方案，通过稳定或逆转疾病的全身表现而减轻症状，优化功能状态，增加患者依从性，减少医疗费用。现代医学康复学强调多学科合作和满足个体化需求，认为综合性肺康复方案应包括对患者进行评估、运动训练、呼吸训练、营养干预和社会心理支持等方面。

1. 四肢运动训练

运动受限是 COPD 患者临床表现的重要特征之一。COPD 患者存在骨骼肌功能障碍、通气障碍及心血管功能异常等，可能与低氧血症、高碳酸血症、炎症反应、营养不良、电解质紊乱、激素水平改变、心力衰竭等有关。同时，由于活动后这些生理及心理因素造成 COPD 患者运动能力下降，会出现呼吸困难，故患者不愿或不敢从事运动训练。COPD 病情呈进行性发展，患者肺功能恶化不可逆，但是合理的四肢运动训练对患者的肺功能康复有重要意义。研究发现，经过四肢运动训练后 COPD 患者呼吸效率提高、呼吸困难减轻、生活质量提高、机体内氧化酶活性升高，通气需求量和血中乳糖含量成比例下降。新指南中将下肢运动训练和上肢运动训练的推荐级别均定义为 1A 级，足以说明四肢运动训练在肺康复方案中的核心作用，且上、下肢联合训练方案优于单纯下肢运动训练。四肢运动训练方案主要包括运动的方式、强度、时间、频率、周期等。上肢训练方式如哑铃操，下肢训练方式如步行、慢跑、骑自行车等。目前临床多以最大摄氧量（VO_{2max}）或心率（HR）作为运动强度的监测指标，>70%VO_{2max} 为高强度运动；50%~70%VO$_{2max}$ 为中等强度运动；<50%VO$_{2max}$ 为低强度运动。已有研究证实，采用中高强度的训练才可能产生较明显的生理改变，得到较好的康复效果。但由于 COPD 患者多伴有心功能不全，运动训练可增加心脏的负担，因此有必要控制运动训练的强度。对于运动训练的时间、频率等方面，美国胸科协会和欧洲呼吸学会建议 COPD 患者的运动训练计划应持续 8~12 周，2~5 次 / 周，至少 20~30 分 / 次。有研究显示，肺康复的时间越长，活动耐力改善越明显。另外，医护人员在中医辨证康复观的指导下，全面分析患者病情，掌握病证的病机特点，从而确定个体化的运动训练方案，对于不能耐受上下肢联合训练的老年 COPD 患者，以单纯上肢或下肢间歇运动训练的方式代替联合训练，同样能提高运动耐量、改善生活质量。

2. 呼吸运动训练

一般正常呼吸的 65% 靠膈肌的活动，35% 靠辅助呼吸肌和肋间肌的作用。平静呼吸时腹肌并不参与呼吸，而运动时参与呼吸。COPD 患者由于炎症及呼吸肌功能障碍，导致呼吸运动困难，其膈肌长期处于下降状态并趋于平坦，腹壁扩张变大，呼吸肌无力。因此，患者在正常呼吸时很难保证膈肌的生理性上升，加上异常膨胀的肺失去弹性而不能进行生理性收缩，变成深吸气浅呼气，只能依赖辅助呼吸肌的低效率恶性呼吸。单纯依靠常规药物治疗并不能改善以上症状，只有通过具有针对性的呼吸训练才可促成正常呼吸肌运动模式的恢复和形成。目前呼吸训练的主要方式是缩唇呼吸、腹式呼吸等强化呼吸训练，即通过阈负荷、呼吸阻力和目标流速来锻炼呼吸肌的肌力和耐力，从而改善活动引起的呼吸困难症状，提高运动耐量。尽管呼吸肌训练对 COPD 患者运动能力的改善尚无定论，但对于适合药物治疗但仍有呼吸肌功能下降并伴有气短的 COPD 患者而言，呼吸肌训练可改善活动引起的呼吸困难症状、提高患者的生存质量。

3. 营养干预

随 COPD 的迁延，稳定期动脉血氧分压逐渐降低，二氧化碳潴留加重，进而促进了胃肠道功能障碍和营养不良的发生。有资料表明，20%~60% 的 COPD 患者存在营养不良。营养不良可使呼吸肌能量供需平衡失调，呼吸肌肌纤维结构改变，膈肌重量减轻，呼吸肌耐力下降，使肺功能受损；

还可以严重损害患者的免疫功能，使患者容易发生二重感染及呼吸衰竭，导致患者生存期缩短。因此，营养干预不仅能够明显改善 COPD 患者的肺功能状态和血气情况，而且对提高 COPD 患者的生活质量有明显的积极意义，特别是对于合并糖尿病、代谢综合征和营养不良的 COPD 患者，营养干预更有实际意义。综上所述，营养干预联合肺康复训练可增强 COPD 患者的呼吸肌功能，提高患者的运动能力，改善呼吸困难及生存质量，促进患者社会适应能力的提升。

4. 社会心理支持

COPD 患者肺功能下降、气急、行动不便、生活自理能力下降等可导致患者性情抑郁或焦虑、孤独感增强、社会活动减少，造成社会支持减少，生活质量满意度下降。正确的心理护理对患者疾病改善有很大帮助。对 COPD 患者的心理护理，需结合病例的心理特点，对患者进行心理疏导，消除不良情绪，讲解肺康复锻炼的目的，使患者认识到锻炼的重要性，能与医护人员更好地合作，树立锻炼的信心，逐渐消除焦虑等不良情绪，恢复自己的社会角色。

5. 家庭氧疗和无创通气

家庭氧疗一直以来就是肺康复的常规方法，可以预防肺动脉高压的进一步恶化，降低红细胞增多症的发生率，改善睡眠，增加肾血流量，减少心律失常的发生。有资料显示，长期氧疗者的 5 年生存率比未氧疗者增加 1 倍，运动耐力方面也有显著提高。一般采用鼻导管吸氧，氧流量为 1.0~2.0 L/min，吸氧时间 >15 h/d，目标是让患者在静息状态下达到动脉血氧分压 ≥ 60 mmHg（1 mmHg=0.133 kPa）和（或）使血氧饱和度升至 90% 以上。

无创机械通气可克服呼吸道阻力，防止肺不张，促进肺水肿的消退，有利于改善肺通气／血流比值，改善低氧血症及减少二氧化碳潴留，并避免呼吸肌疲劳，减少耗氧。而正压通气能够缓解患者换气功能和健康状态的恶化，减少患者的住院天数。但无创通气相对于其他康复方法较难普及，且尚未成为肺康复治疗的组成部分，仍需进一步研究。

（二）中医学肺康复研究进展

早在春秋战国时期，养生、康复思想便已出现。马王堆汉墓出土的《导引图》是现存最早的气功导引图形，同期出土的医书《十问》中就有关于气功吐纳的记载。《黄帝内经》是中医学最早的经典著作，正式从医学角度讨论养生和康复问题。此后，随着中医理论及治疗水平的逐步发展，历经汉、晋、隋、唐、宋、元、明、清等时期，形成了独具特色的中医康复疗法，如中药、针灸、按摩、熏洗、气功、运动等疗法。COPD属于我国传统医学"喘证""肺胀""痰饮"等范畴。该病稳定期因肺病日久，子盗母气，致脾土虚弱，生化乏源，则肺气更虚，卫外更弱，外邪易入；病势深入，耗伤肾气，则摄纳无权，喘促难愈。中医肺康复以其特有的康复疗法，如气功、中药、针灸、膏方疗法等，能补益肺、脾、肾三脏虚损，使肺能卫外、脾能生化、肾能纳气，最终提高患者的生活质量。

1. 呼吸气功训练

中医学认为本病病变首先在肺，乃外邪入侵致肺的宣降功能不利，气逆于上而为咳，升降失常而为喘。久则肺虚，导致肺气胀满，张缩无力，不能敛降。肺为气之主，肾为气之根，若肺虚及肾，致金不生水、肺不主气、肾不纳气，则气喘日益加重，呼吸短促难续，动则更甚。我国传统医学宝库中的气功，通过调息（呼吸）、调心（意念）、调身（姿势）相结合的练气法，以意引气，循经运行，使肺管扩张、气道通畅，肺气出入自如，清气内入，浊气外泄，吐故纳新，补肺敛气，补肾纳气，从而达到改善患者咳喘症状、增强机体抵抗力、减少发作的目的。如"六字诀"呼吸法：嘱患者取舒适体位（坐、卧位均可），全身放松用鼻吸气，同时鼓腹，用口呼气，合并嘘、呵、呼、呬、吹、嘻六个字的发音训练。"嘘字功"平肝气，"呵字功"去心火、滋心阴，"呼字功"培脾胃，"呬字功"理肺气，"吹字功"强肾固精，"嘻字功"通畅三焦。"六字诀"呼吸法糅合了缩唇呼吸和腹式呼吸，特点是在呼气时合并六音训练，通过六种不同的口型及发音，造成胸腹腔内产生不同的内压力，从而分别影响五脏和三焦。观察结果显示，经过"六字诀"呼吸法训练后，肺康复患者1 s用力呼气容积（FEV_1）、1 s用力呼气容积占用力肺活量的百分比（$FEV_1/FVC\%$）较训练前均得到了提高，有效缓解了呼吸困难症状。现代医学研究表明，缩唇呼吸可以促进腹肌参与呼吸，改善肺内气体交换，提高动脉血氧饱和度，同时增加潮气量，减少吸气时间，改善呼吸困难状况，降低呼吸时的氧耗量。COPD患者的膈肌受到肺的过度挤压，其膈面变得平坦，膈肌活动度减弱，收缩效率降低，重者膈肌无力而出现胸式呼吸。由胸式呼吸改为腹式呼吸，呼气时腹肌收缩帮助膈肌松弛，随腹腔内压增加而上抬，增加呼吸潮气量；吸气时膈肌收缩下降，腹肌松弛，保证最大吸气量。以鼻深吸气缩唇呼气进行深长而缓慢的缩唇—腹式呼吸可增加 COPD 患者的潮气量，减少功能残气量，提高呼吸道压力，有利于肺泡气的排出，改善通气/血流比例失调，从而改善气体交换，缓解呼吸困难症状。

2. 内服中药康复

COPD 稳定期乃由发作期外感时邪，损伤肺气，痰热瘀稽留，病程迁延日久，致使脾、肾气虚，最终导致肺、脾、肾三脏虚衰，气滞血瘀痰凝，加重病情。对此，内服中药疗法基本以调补肺、脾、肾三脏气虚为主，各有侧重，兼以化痰降气、活血化瘀。

3. 穴位贴敷

冬病夏治是中医学的特色疗法之一，根据传统中医理论"春夏养阳"的原则，盛夏伏天之时，采用穴位贴敷的治疗方法，起到疏通经络、健脾益肺、温阳补肾的功用，扶正固本从而减少和减轻一些冬天发病或加重、夏天缓解的慢性疾病。

所谓"冬病"一般指病情迁延，反复发作，遇寒加重，得温则缓，同时伴有阳气虚弱表现的病证。阳气虚弱之人，一般会出现畏寒、自汗、面色苍白、反复感冒等，肺阳虚则会呼吸不畅、咯吐白痰，脾阳虚则会消化不良、容易腹泻，肾阳虚则腰膝酸痛、小便清长、下肢水肿等。"三伏贴"则是在人体的特定腧穴上进行药物贴敷的一种治疗方法，可鼓舞正气，增加抗病能力，从而达到防治疾病的目的。一则夏天人体气血旺盛，腠理开泄，此时在穴位上贴敷中药，药力更易直达脏腑；二则人体阳气得天阳相助，有助于辛香、逐痰、通经之药与经络共同作用，而达到扶正祛邪治疗疾病的目的。

"三伏贴"可以治疗多种反复发作及过敏性病变，如慢性支气管炎、支气管哮喘、过敏性鼻炎、体虚感冒咳嗽。三伏贴敷是中医防病治病的治疗手段之一，要遵循中医"辨证论治"的基本原则，要因人而异，辨证取穴，不能人云亦云，盲目跟风。

4.形神共养

中医形神一体观认为，人体是一个形、神相互滋生、相互为用的整体，情志和疾病之间也存在着"因病而郁""因郁而病"的相互关系。积极乐观的精神状态可使人体脏腑功能协调，阴平阳秘，气血通畅，既病之后有助于身体康复。现代医学也发现，人在心情愉快时，机体可分泌激素、酶和乙酰胆碱，将机体代谢活动调节到最佳状态，并可增强免疫系统的功能。然而 COPD 患者因病情迁延、反复发作、反复住院等原因，常会形成一系列的异常心理状态，如性情抑郁或焦虑、孤独感增强、社会活动减少、生活满意度下降等。而且这些异常的心理因素常与躯体致病因素相互交织、相互作用，导致 COPD 症状的反复发作或恶化，延缓康复，增加社会缺陷和自杀风险。因此，对于 COPD 患者，应注重形神功能，强调二者的统一，从形体和神志两方面进行调理，即"形神共养"，为形体功能的康复营造健康的心理环境，如情志康复法和娱乐康复法。

（三）中西医结合肺康复治疗小结

中医康复医学与现代康复医学相比，在研究对象上均是以独立个体为目标，以整体回归社会为目的。但现代康复医学是建立在现代医学理论基础上的一门医学分支，以生理学、病理学、神经生理学、运动解剖学、运动生物力学等为基础。康复方法均建立在上述理论认识的基础上。在功能障碍的认识、评价、治疗及运用矫形学、假肢学及其他人工装置等功能补偿方面占有优势。而中医康复医学则是在现代中医"康复"概念的基础上，通过对中医临床学和中医养生学中有关功能康复的内容进行整理、提高后建立起来的新的中医学中的一个分支。其理论基础是中医学的基本理论，以阴阳五行学说、脏腑经络学说、病因病机学说、气血津液学说等为基础，以中医学整体观念和辨证论治为指导，在强调整体康复的同时，也主张辨证康复，康复方法的选择应用均在上述理论指导下进行，创造出中药、针灸、按摩、熏洗、气功、导引、食疗等行之有效的康复方法。中医康复和现代医学康复虽分属不同的医学体系，但二者有着共同的研究对象和目标，在各自康复理论的基础上，联合使用各自不同的优势疗法，扬长避短，互取精华，获得更好的康复效果。

二、二十四式太极拳及呼吸功能训练辅助西药对 COPD 稳定期患者的影响

COPD 是一种以持续气流受限为主要临床特征，以异常的气道炎症为主要病理特征的慢性气道炎症性疾病。康复训练作为 COPD 稳定期患者的治疗措施之一，其核心为运动疗法。目前的研究表明，各阶段的 COPD 患者均可从运动锻炼中获益。缩唇腹式呼吸和健步走是最主要的运动锻炼方式，可以提高老年人心肺功能，减少 COPD 对肺功能的影响。研究发现，太极拳亦有助于 COPD 的治疗。

我们观察山东中医药大学附属医院肺病科门诊及住院收治的 72 例患者，随机分为太极拳组、呼吸锻炼组、太极拳＋呼吸锻炼组、西药对照组，每组 18 例。太极拳组男 14 例，女 4 例；年龄 60~70 岁，平均（68.02±6.91）岁；病程 25~40 年，平均（33.41±2.45）年；受试前肺功能分级 GOLD 1 级 3 例，GOLD 2 级 13 例，GOLD 3 级 2 例。呼吸锻炼组男 13 例，女 5 例；年龄 59~71 岁，平均（67.21±5.96）岁；病程 25~38 年，平均（32.92±2.15）年；肺功能分级 GOLD 1 级 3 例，GOLD 2 级 13 例，GOLD 3 级 2 例。太极拳＋呼吸锻炼组男 14 例，女 4 例；年龄 61~70 岁，平均（66.82±6.33）岁；病程 24~39 年，平均（35.32±2.35）年；肺功能分级 GOLD 1 级 2 例，GOLD 2 级 14 例，GOLD 3 级 2 例。西药对照组男 12 例，女 6 例；年龄 60~72 岁，平均（66.71±5.84）岁；病程 26~41 年，平均（32.84±1.98）年；肺功能分级 GOLD 1 级 3 例，GOLD 2 级 14 例，GOLD 3 级 1 例。西药对照组：患者根据病情给予吸氧 2~3 L/min，6~8 h/d；布地奈德／福莫特罗都保吸入，每吸 160 μg/4.5 μg，每日 2 次；乙酰半胱氨酸泡腾片 0.6 g，每日 1 次。太极拳组：患者在西药对照组治疗基础上配合简化二十四式太极拳锻炼，每次经简单准备活动后配合音乐进行简化二十四式太极拳锻炼，锻炼时思想安静集中，专心引导动作，呼吸平稳，深匀自然，不可勉强憋气；身体保持舒松自然，逐步做到意、息、气、形自然协调同步，以使呼吸逐渐变得深长均匀、松柔慢匀，逐渐锻炼呼吸与运动的配合；举手及足外移时吸气使胸廓扩张，手放松下沉及收足时与呼气配合，胸廓回缩。练拳时心率控制在 120 次／分以内，每日锻炼 2 次，早晨及午后各 1 次，每次练习 2 遍，练习时间控制在 1 h 以内，强度由小逐渐向中度运动量过渡。

呼吸锻炼组：在西药对照组治疗基础上联合缩唇腹式呼吸。患者取半靠坐位或立位，一手轻轻放于胸前，呼吸时几乎不动，另一手放于上腹部，使腹部放松呼气时舌尖放在下颌牙齿内底部，舌体略弓起靠近上颌硬腭、软腭交界处以增加呼气气流的阻力，缩唇将气体缓慢呼出，同时另一手轻轻按压，帮助膈肌上移，并确认腹部向里凹陷。用鼻腔深吸气时腹部隆起，屏气 1~2 s，缩唇像吹口哨一样呼气，腹部尽量回收，缓缓吹气达 4~6 s，呼吸要深而缓，要求呼气时间是吸气时间的 2 倍。每次吸气后不要忙于呼出，宜稍屏气片刻再行缩唇呼气，逐渐延长呼气时间，降低呼吸频率。按照上述呼吸方法每天练习 3 次，每次 15 min。太极拳 + 呼吸锻炼组：在西药对照组治疗基础上联合太极拳运动及缩唇腹式呼吸。各组疗程均为 12 个月。观察患者肺功能、活动能力、慢阻肺评估测试、急性加重情况。

采用 SPSS16.0 统计软件进行统计学分析。计量资料以（$\bar{x} \pm s$）表示，采用 t 检验、方差分析；计数资料采用 χ^2 检验；同组治疗前后两两比较采用配对样本 t 检验，不同组同期比较采用单因素方差分析，并用 q 检验进行两两比较，检验水准取值 0.05。通过观察统计得出结论：太极拳组、呼吸锻炼组、太极拳 + 呼吸锻炼组治疗后 6、12 个月患者 6 分钟步行试验结果较治疗前明显延长，太极拳组、呼吸锻炼组、太极拳 + 呼吸锻炼组治疗后 12 个月较 6 个月有所延长。治疗后 12 个月，太极拳 + 呼吸锻炼组较太极拳组、呼吸锻炼组、西药对照组亦明显延长。太极拳组、呼吸锻炼组、太极拳 + 呼吸锻炼组平均住院天数均较西药对照组明显减少。

COPD 是全世界范围内发病率和死亡率较高的一种疾病，需要多学科综合治疗。目前研究结果显示，康复治疗可使患者获益，具有药物治疗不可替代的重要作用。太极拳是一项有氧运动，动作快慢均匀，各式之间连绵不断，全身各部位肌肉舒松协调，运动强度适中，配合深而慢的腹式呼吸，一吸一呼正好与动作一开一合相配，在呼吸中枢调控下，肌肉舒缩与呼吸周期进行开吸合呼的配合，降低呼吸频率，增加呼吸深度、胸廓扩张与回缩程度，导致肺泡通气量增加。同时，由于肺泡扩张，气管壁受外向牵拉作用使呼吸道扩张，在一定程度上降低了气道阻力，增加肺泡通气量。中医认为，太极拳通过拳术招式的形体运动来促进人体内部宗气的形成和分布，在心肺协同下，将宗气通过血脉贯通各脏腑组织、表里上下，发挥其滋润营养之作用。本研究结果表明，太极拳联合呼吸功能训练可明显提高活动能力，改善生活质量，缩短患者因急性加重住院天数。研究结果还显示，有效的肺康复训练时间越长，获益越多。本研究中发现对于肺功能较差患者太极拳运动强度过大，部分患者无法完成，而所有患者均可完成呼吸功能训练，说明肺康复训练应在呼吸功能训练基础上进行，循序渐进，持之以恒[22]。

三、从体质学说论"治未病"

（一）从体质学说论"治未病"在COPD早期干预中的作用

COPD全球患病率为4%~20%，是第4位死因。近年来，由于大气污染、吸烟、人群结构老龄化、社会环境的改变，我国40岁以上人群患病率高达8.2%，预计到2020年将上升为第3位死因。中医辨"体"论治与辨证论治相结合，早期干预COPD可使患者长期处于稳定期，提高生活质量，减少再次发病次数；COPD稳定期患者虽无明显不适症状，但慢性炎症仍存在，肺功能持续下降，病情一直进展，需要药物干预调节。从体质学说入手，结合中医"治未病"思想，对COPD早干预、早治疗进行探讨。

近年来，中医体质学获得了较快发展与广泛的临床应用，参透个体体质与疾病发展过程之间的联系，在临床施治中将辨"体"论治与辨证论治相结合，可在疾病早期进行干预。"治未病"是贯穿《内经》始终的预防医学思想，强调调整阴阳气血偏盛偏衰，损其有余，补其不足，使之相对平衡稳定，使气血调畅，脏腑经脉循行通畅，改善体质偏颇。体质辨识在"治未病"中占重要地位，且作为中医"治未病"的有效途径在临床上得到推广。辨识体质后从改变体质入手可达到预防和治疗疾病的目的，并把改善体质贯穿"治未病"思想的始终。治未病包括未病先防和既病防变两个方面。

未病先防，内调节COPD患者体质，外当避免高危因素。朱丹溪云："与其求疗于有疾之后，不若摄养于无疾之先……所以为医家之法，未病而先治……何患之有哉？"在未病时，适应自然界阴阳的变化规律，掌握各种科学养生方法，如锻炼身体、饮食节制、劳逸结合、规律作息，可预防疾病发生。正气亏损作为内因是发病的根本依据，而正气的强弱、正气内在的倾向性是个体体质所决定的。特定的体质与相应的病邪之间具有特殊的亲和能力，即古人所谓"同气相求"，具有某种"不良"体质倾向的人，当刺激源作用于机体时，该体质超过一定的阈值即可发病。由于体质具有可变性，通过改变个体的生活环境、饮食因素，并通过必要的锻炼和药物等摄生方法，逐渐使体质的偏性得以改善，提高其代偿能力，可以从根本上阻止致病因素对机体的侵害而实现未病先防。在无病的情况下，根据先天体质的不同，注重养生调摄，缩小与平和性体质的差异，降低疾病发生率；病理性体质与原发病关系密切，依据二者的相关性，进行对该类疾病高危人群的重点预防和早期诊治工作。对于痰湿体质的COPD患者，先天禀赋是形成和维持痰湿体质的物质基础和内在因素，并使痰湿体质长期处于相对稳定状态，后天饮食起居、生活调摄失常是痰湿体质形成的主要诱因，如高能量饮食、低运动水平的生活状态容易形成"痰湿体质"。日常生活中应通过饮食控制、运动锻炼、情志调摄等维持人体阴阳平衡，使"正气存内，邪不可干"，并根据不同的体质予以辨证施治，如痰湿质予参苓白术散、三子养亲汤等健脾利湿化痰。有吸烟史、职业接触史、年龄40岁以上的人定期进行肺功能及相关检查以早期排除COPD。COPD患者易在换季或秋冬季节发作，春夏季节较稳定，可应用《内经》中"冬病夏治"理论，如应用"三伏贴"进行穴位贴敷，辨证应用中药膏方调理体质等。在生活中做到"法于阴阳，和于术数，食饮有节，起居有常，不妄作劳"。

既病防变，则需先安未受邪之地。《素问·刺热》云："肾热病者颐先赤。病虽未发，见赤色者刺之，名曰治未病。"疾病初期，由于病位较浅、病情尚轻、正气仍足，故邪气易去。《难经》云："所谓治未病者，见肝之病，则知肝当传之与脾，故曰治未病焉。"先安未受邪之地，防止疾病进一步传变。中医认为COPD病位在肺，肺属金，脾属土，脾肺为母子之脏，若肺气虚弱，子盗母气致脾失健运，故治疗时应注意扶助脾土，既能益气健脾又能兼顾补益肺气，使土旺金生。肺虚则金不生水而致肾气虚弱，故采用益气滋肾法以达到金水相生状态，既顾护肾气又防子盗母气致肺气更虚。脾主运化，脾胃运化水湿功能失常，水湿内停聚为痰浊，上犯于肺，即所谓的"脾为生痰之源，肺为贮痰之器"；肾主水，对水液生成、分布、排泄起推动作用，肾气虚弱，不能温化水湿，聚而为痰。脾肾与痰湿密切相关，所以在治疗 COPD 中，注意兼顾脾肾功能，做到培土生金、金水相生，则可在改善体质的同时，对于治疗会起到促进作用，如麦门冬汤用于清养肺胃、百合固金汤滋养肺肾。

体质研究是实现中医预防的可行途径，也是中医预防现代疑难病症的切入点。体质能反映人体内在气血的本质，气血阴阳偏盛或偏衰将会导致体质偏颇，纠正或改善后可降低自身对疾病的易感性，预防疾病的发生和发展。将体质学说与中医"治未病"理论相结合，不仅可以预防或延缓慢阻肺的发生、发展，而且在病后积极治疗及稳定期的康复方面可以发挥更大的作用，为慢阻肺的预防和治疗提供新的理论依据及治疗方法，辨识及调节体质应贯穿"治未病"始终。通过流行病学对体质倾向予以评定，可以从健康人群中确定 COPD 的高危人群或早期患者，对患者施加早期诊断、早期治疗，从而达到预防康复的目的[23]。

（二）从体质学说论"治未病"在儿童过敏性哮喘中的应用

哮喘是一种由多种因素导致的疾病，通常以慢性气道炎症为主要特征，表现为随时间不断变化及加剧的呼吸系统相关症状，如喘息、气短、胸部紧迫感及咳嗽，同时有明显的呼气气流受限。哮喘一般被认为是由于基因—环境相互联系而发病和反复发作的复杂性疾病，这些相互作用中最重要的环节可能发生在早期，甚至母体子宫腔内。多种环境因素（包括生物性因素和社会性因素）均是哮喘发展的因素。近年来，儿童支气管哮喘的发病率在世界范围内呈逐年上升趋势，但由于治疗该病疗程长、病情容易反复，给家庭及社会带来较大经济负担，同时也带来极大的精神压力。过敏性哮喘常发生在儿童群体中，是最容易识别的哮喘类型，有较为明确的家族遗传史或者既往有过敏性疾病的病史。在该疾病被治疗之前，诱导痰检查通常会提示嗜酸性粒细胞气道炎症，这类患者常对糖皮质激素治疗敏感。现代医学通常以吸入速效 β_2 受体激动剂、白三烯受体调节剂、吸入型糖皮质激素对症治疗，但患儿家属对于长期应用此类药物较为排斥，若仅仅在急性发作期迅速缓解不适症状，而在缓解期不能坚持用药，会导致部分患儿病情控制不佳。中医学针对缓解期的治疗有独特优势，可从根本上调节患儿机体阴阳平衡，扶助一身正气，祛除邪气，以达到减轻哮喘急性发作时的症状的目的。在临床实践中从体质学说入手，结合中医"治未病"思想，可对过敏性哮喘患儿体质进行调节，早期干预、早期治疗，使患儿病情稳定，以达到减少发作次数的目的。小儿五脏六腑娇嫩，其中肺脏尤娇，乃为"稚阴稚阳"之体，"五脏六腑成而未全，全而未壮"。小儿素体肺脏娇嫩，脾脏常不足，肾脏常虚。肺脏居于五脏六腑上，乃五脏六腑之华盖，主气，司呼吸，主气的宣发与肃降，开窍于鼻，外合皮毛，《素问·咳论》言："皮毛者肺之合也，皮毛先受邪气，气以从其合也。"小儿的肌肤腠理较为疏松、薄嫩，且自身冷暖不知自我调节，如果感受外在邪气，易先犯肺，也就是所谓的"肺常不足"，人体正常的水液代谢为肺、脾、肾三脏所司，若肺、脾、肾三脏功能失调，则会导致水液代谢失常，痰浊内生，形成"宿根"，即所谓"痰之本水也，源于肾；痰之动湿也，主于脾；痰之末饮也，贮于肺"，小儿哮喘伏痰留饮需究肺、脾、肾三脏不足。脾主运化，如果人体脾胃运化水湿功能失常，水湿内停，聚为浊痰，向上犯于肺，就是所谓的"脾为生痰之源，肺为贮痰之器"；肾主水，对人体水液的生成、分布、排泄起着重要推动作用，若肾气虚弱，就不能温化水湿，则会导致聚而为痰。

中医学所讲的辨证论治，从根本上讲就是"辨体质"论治，正确把握好"辨体质"才能把握好"辨证"，这是治疗疾病的关键所在。一定程度上，体质影响着证的形成、传变与转归。体质是由先天遗传与后天因素共同决定的，新生儿的体质由先天因素决定，主要与父母的体质类型有着密切关系；出生后，小儿体质则受地理气候、社会环境、生活调养、疾病转归等诸多因素的影响，若饮食结构不合理，则造成营养不均衡。儿童常见的疾病由于失治或误治，日久亦可以影响小儿体质，小儿脏腑娇嫩，易虚易实，若过于温燥则易伤稚阴，若过于苦寒则易伤稚阳。现代医学对于体质学说的研究认为，健康的小儿体质应该为均衡质，即所谓的健康状态，易感患儿一般多为不均衡质，即亚健康状态，这种状态潜在地存在着对肺系疾病的易感性及病理倾向性。哮喘患儿素体具有肺、脾、肾常不足的体质特点，在疾病发展过程中，因哮喘患儿个体体质特点的差异及诱因的不同，会导致发作期有着不同的症状。同时，哮喘的反复发作，又会导致肺气阴耗伤、脾阳受损、肾阴阳亏虚，因而形成哮喘发作后缓解期的各种不同症状，可根据个体体质差异而导致的疾病不同发展过程，辨体论治，在疾病早期阶段进行有效干预，在患病期间注重肺、脾、肾三脏调理，以更有效地治疗哮喘。

"治未病"思想是对调理哮喘患儿体质的指导，中医所说的"治未病"思想贯穿于《黄帝内经》始终，是一种预防医学思想，强调调整人体一身阴阳气血偏盛偏衰的重要性，损其有余，补其不足，从而使人体相对平衡稳定，使气血阴阳得以调畅，脏腑经脉循行能够顺畅，以改善人体的偏颇体质。临床上，应从患儿的体质出发，首先对患儿体质状态进行辨识，然后根据其具体的体质特点采取有效的干预措施，例如采用中药、针灸推拿、穴位贴敷、生活调摄等，使患儿机体逐渐恢复到正常状态，以达到减少疾病反复发作，甚至根治的目的。

未病先防，内调患儿体质，外避高危因素。在未病时，针对可能会发生哮喘的高危人群，要进行提前干预，预防其发病。哮喘是一种由潜在的特应性体质逐步发展而来的疾病，父母双方都是特应性体质时，子女的发病概率约50%。有哮喘病家族史、表现为过敏体质者的患儿、反复上呼吸道感染不易痊愈者，都是发生哮喘的高危人群。高危哮喘患儿是指容易患哮喘病的个体，不等于是已被诊断为哮喘病的患儿，要对其进行早期干预。结合现代医学，查找变应原，改善居住环境，注意饮食清淡营养，同时，通过辨体论治，在季节交替时，肺气虚者宜服用玉屏风散，脾气虚者宜给予参苓白术散加减，肾阴虚者则给予六味地黄丸加减，以改善其偏颇体质。《难经》言："所谓治未病者，见肝之病，则知肝当传之与脾，故曰治未病焉。"临床上应注重先安未受邪之地，防止疾病进一步传变。对于临床上已经诊断为过敏性哮喘的患儿，在辨体论治的同时，需注意顾护脾肾之气。哮喘的病位在肺，肺脏在五行中属金，脾脏在五行中属土，脾肺乃为母子之脏，如果肺气虚衰，子盗母气则会导致脾失健运，在治疗时应注意扶助脾土，以使土旺金生。如果肺脏虚弱，金不生水会导致肾气虚弱，可以采用益气滋肾法，以达到金水相生的目的。脾、肾二脏与痰饮密切相关，在治疗小儿哮喘的过程中，应注意兼顾肺、脾、肾三脏功能的综合调理，以达到培土生金、金水相生的目的，在改善人体体质的同时，可以对治疗疾病起到促进作用。哮喘病患儿容易在换季时节或者秋冬季节发作，春季和夏季比较稳定，可应用《黄帝内经》中"冬病夏治"理论，例如在三伏天应用"三伏贴"进行穴位贴敷或者辨证应用中药膏方调理体质等。

在哮喘缓解期，因患儿处于生长发育阶段，易受外感、过敏等因素影响使病情迁延，中医药在治疗小儿哮喘方面有独特优势，保持了中医整体观念的理论特色，辨证论治及辨体论治，不仅适用于哮喘发作期的治疗，亦应贯穿于哮喘病患儿缓解期的治疗。中医药在治疗小儿哮喘时应注重从调理患儿素体出发，通过对哮喘患儿体质特点的研究，针对不同体质类型哮喘患儿制订相应的治疗方案，以探索治疗小儿哮喘的新思路[24]。

参考文献

［1］李玉清，高建平，李兰珍. 温肺化饮法在肺系疾病治疗中的应用研究［J］. 亚太传统医药，2017, 13（7）: 49-51.

［2］蔡丹，邹卫兵. 邹卫兵教授以温肺理脾行瘀法治疗慢性阻塞性肺疾病稳定期经验总结［J］. 亚太传统医药，2017, 13（6）: 97-98.

［3］朱佳琪. 温补肺肾法论治寒哮［J］. 实用中医内科杂志，2013, 27（1）: 52-53.

［4］秦臻，任艳玲. 基于"阳为气、阴为味"探讨左归丸、右归丸的组方特点［J］. 中医杂志，2017, 58（7）: 545-547.

［5］李云海.《金匮要略》肺病治法探析［J］. 光明中医，2011, 26（2）: 198-199.

［6］戴天木.《金匮要略》治肺十法［J］. 中医研究，2004, 17（2）: 11-12.

［7］雷光田. 肺病治疗八法［J］. 湖南中医杂志，1996, 12（5）: 30-31.

［8］傅志红.《金匮要略》皂荚丸在肺系病中的应用［J］. 中国医药学报，2001, 16（4）: 42-44.

［9］周济安. 治肺十法［J］. 成都中医学院学报，1980, 19（6）: 60-62.

［10］田梅，张伟. 浅谈血虚从肺论治［J］. 中医药信息，2013, 30（5）: 10-11.

［11］杨丽."培土生金"法之探讨［J］. 中国中医基础医学杂志，2016, 17（10）: 1074-1075.

［12］张伟. 中医肺十论［M］. 济南：山东科学技术出版社，2014: 193-203.

［13］张兰坤，过伟峰，肖婧，等. 从叶天士"络以通为用"学说谈通络药物的临床应用［J］. 中医杂志，2014, 55（9）: 804-805.

［14］王儒平，陈雪梅."脾为生痰之源，肺为贮痰之器"的机理［J］. 河南中医，2013, 33（9）: 1396-1397.

［15］阎小燕，朱雪，卢绪香. 张伟教授从培土生金法论治间质性肺炎经验总结［J］. 中医学报，2015, 30（12）: 1724-1726.

［16］王英，张伟．"培土生金法"对肺癌中晚期化疗减毒增效作用探讨［J］．湖北中医药大学学报，2017，19（1）：54-57.

［17］李斐然，张伟．从培土生金法论治肺癌癌因性疲乏［J］．湖北中医药大学学报，2019，21（1）：52-55.

［18］张伟，郭梦倩．试论"肺为血脏"与活血化瘀法［J］．吉林中医药，2012，32（7）：649-651.

［19］刘静，张伟．浅析治血四法在支气管扩张之咯血症中的治疗应用［J］．湖南中医杂志，2016，32（11）：137.

［20］李燕村，王英，张伟．张伟辨治原发性纤毛运动障碍经验［J］．山东中医杂志，2017，36（5）：398-400.

［21］瞿波，董守金，蔡林丽，等．慢性阻塞性肺疾病稳定期的中西医肺康复研究进展［J］．华西医学，2014，29（2）：385-390.

［22］张兴彩，蔡余力，张伟，等．二十四式太极拳及呼吸功能训练辅助西药对慢性阻塞性肺疾病稳定期患者的影响［J］．中医杂志，2014，55（22）：1937-1941.

［23］金延强，张伟．从体质学说论"治未病"在慢性阻塞性肺疾病早期干预的作用［J］．湖北中医药大学学报，2015，17（5）：57-59.

［24］王英，张伟．从体质学说论治未病在儿童过敏性哮喘中的应用［J］．亚太传统医药，2018，14（6）：110-111.

第七章　肺系病方药新论

第一节

膏方在肺系病中的应用

呼吸系统疾病如反复感冒、支气管哮喘、慢性阻塞性肺疾病、肺癌、间质性肺病、反复肺部感染等,是严重危害人们身体健康的常见病、多发病,其病机多为虚实夹杂、本虚标实,临床治疗往往比较棘手,应用膏方治疗、调理能改善症状,延缓病情发展,显著降低病死率,提高生活质量,促进机体恢复,运用经验介绍如下。

一、膏方眼目

(一)扶正祛邪,攻补兼施,标本兼顾

传统观念认为,膏方具有补益的作用,多用于调养,治疗疾病的作用较弱,其实不然,膏方不等于补药,其治疗作用不容忽视。膏方具有扶正祛邪、标本兼顾之功,临床上运用膏方治疗间质性肺病、肺癌、慢性阻塞性肺疾病、支气管哮喘等,常可取得很好的疗效,正如秦伯未《膏方大全》所载:"膏方非单纯补剂,乃包含救偏却病之义。"

(二)肺系膏方四季皆宜

民间有"冬令一进补,春天可打虎""三九补一冬,来年无病痛"之说。实际上,膏方的组方原则遵循中医整体观念和辨证论治的思想,其使用并不局限于冬季,尤其对肺系疾病来说,四季皆宜。肺系疾病多病程较长,迁延难愈,反复发作,尤其冬季气候寒冷,温度变化剧烈,加之近几年雾霾天气频繁出现,肺系疾病冬季发作频繁,发作时以咳、痰、喘等标实表现为主,临床上多选用止咳平喘、祛痰化瘀等以治标为主的膏方治疗,控

制病情。同冬病夏治之三伏贴一样，夏季膏方在防治肺系疾病秋冬发病中有独特的优势，其原理主要是在夏季阳气旺盛之时，治以辛温药物，取其同气相求之理，温壮人体肺气，从而增强肺主气司呼吸、通调水道、宣发肃降及主治节的功能，收复耗散之气，散"宿根"之邪气，使正气渐复、阳气渐旺，抗病力增强，从而降低秋冬季节的发病率或缓解疾病发作时的症状，以达到扶正祛邪的目的。另外，《素问·四气调神大论》云："夫四时阴阳者，万物之根本也，所以圣人春夏养阳，秋冬养阴，以从其根。""春夏养阳"为夏季膏方的应用提供了理论基础，夏季膏方的应用也是中医辨证论治的新发展，是对顺时养生和因时制宜学说的补充和完善，是传统中医治疗方法的扩大和突破。所以，于盛夏顺应气候季节综合体质，正确应用膏方，有助于辅助人体阳气，提高机体免疫力，从而达到防病治病的目的。

另外，需注意膏方用药应与四时相应，如春季风邪为患，须在方中加入祛风药，如荆芥、桑叶等；夏季气候炎热，须配伍适量的寒凉药，如黄连、黄芩、石膏等；秋天病多燥邪作祟，宜加入温润气分药，如杏仁、桔梗、沙参之类；冬天多为寒邪致病，宜加入温热药，如附子、干姜之属。随证应变，治病防病，四季可用。

（三）注重虫类药物的应用

因虫类药往往具有一定的毒性和攻伐作用，在膏方的推广应用中较少提及。虫类药物为血肉有情之品，大多药力峻猛，起效迅速，如果应用得当，配伍有法，常可取得显著疗效。在治疗肺系疾病的膏方中，在辨证论治的基础上配伍虫类药物可大大提高临床效果，常用的虫类药物包括地龙、全蝎、蜈蚣、僵蚕、水蛭、蛤蚧、白花蛇、乌梢蛇等。如肺癌患者手术、放疗、化疗之后，常表现为气血不足，脾胃之气耗伤，化源不足，在配制膏方时，常在辨证论治的基础上加用蛤蚧扶正为主，兼以蜈蚣等消积解毒之品，使正气渐旺、气血渐生，不但能改善患者生活质量、减轻放化疗之不良反应，而且有很好的抗癌作用，在预防肿瘤转移等方面具有良好的效果。虫类药可在辨证论治的基础上大大提高疗效，所以临床上遇到虫类药物的适应证时，在把握安全剂量的前提下，当用则用。

（四）肺系膏方善用活血化瘀药

在临床实践中发现，肺不仅为气之主，肺亦多血，为血脏，对全身血液的生成和运行有着极为重要的作用。肺为血脏，易生瘀。另外，肺系疾病多病程较长，病势缠绵，所谓久病多瘀、久病入络，终致瘀血内停。瘀血不仅为肺系病的病理产物，而且形成后又成为新的致病因素，久则能化热、生痰、损耗肺气，阻碍肺气宣降，加重肺气郁闭，致使疾病恶性循环，治疗越发棘手。近年来，学者们先后开展了从"瘀"认识和治疗支气管哮喘、慢性阻塞性肺疾病、间质性肺病等肺系病的临床及动物研究，结果证实，瘀在上述疾病的发生、发展过程中起到了重要作用，运用活血化瘀药物治疗可取得显著的临床效果。因此，在辨证论治的前提下，肺系膏方中适当配伍活血化瘀之品，如川芎、地龙、丹参、赤芍等，可以使血运通畅、肺气宣通，进一步提高临床疗效，改善临床预后。

另外，对于合并高血压、高脂血症、糖尿病、冠心病等基础病的患者，膏方中配伍应用活血药亦有辅助治疗作用。现代研究证实，川芎可降低肺动脉压，同时减少心肌耗氧量，且不影响体循环、血氧分压（PaO_2）及血氧饱和度（SaO_2）；赤芍可降低血黏度，改善肺血运状态，降低肺血管阻力；丹参可通过减少血小板黏附蛋白 CD61 的表达，减轻血小板黏附和聚集，降低血液的黏度，改变红细胞的变形性，达到改善或促进微循环的作用。

（五）顾护中焦脾胃

顾护中焦、保护胃气在治疗肺系疾病中有十分重要的意义。首先，脾胃为水谷之海、后天之本、气血生化之源，由《素问·玉机真脏论》中"五脏者，皆禀气于胃，胃者，五脏之本也""脾脉者土也，孤藏以灌四傍者也"的论述可见，胃气之盛衰，关系五脏的盛衰，故顾护中焦，脾胃健运则五脏得养，可促进肺系疾病痊愈。其次，顾护脾胃可杜生痰之源。中焦运化水液，若脾胃虚弱，失于健运，则水湿内停，聚而生痰成饮，上逆于肺而出现咳、痰、喘等，脾为生痰之源，肺为贮痰之器，顾护中焦脾胃即为治生痰之源。第三，脾健邪自去，健脾可促进痰、瘀的消散。脾胃健运，气血充盛，升降有序，气机条畅，津液及血随之运行不息，则无痰饮、瘀血生成之虞。第四，脾为肺之母，健脾可培土生金，促进肺系疾病的恢复，现代研究也证实了培土生金的临床意义，如应用培土生金法综合治疗后，患者营养学指标血清总蛋白、白蛋白、前白蛋白有明显增高，同时用力肺活量、最大通气量都有明显改善。且该法可以较好地缓解呼吸肌疲劳及肺功能进行性下降，并有减轻患者慢性缺氧和二氧化碳潴留的作用，同时还可以改善症状，并纠正慢性阻塞性肺疾病引起的胃肠功能紊乱，减轻营养不良症状，从而提高患者的生活质量。故临证配制膏方时，顾护脾胃应摆在重要的位置。在辨证论治的基础上，加用鸡内金、砂仁、炒白术、炒山药、佛手、白豆蔻等健脾和胃理气之品，可提高临床治疗效果。

二、膏方在间质性肺疾病中的应用

弥漫性间质性肺疾病是以肺泡壁为主并包括肺泡周围组织及其相邻支撑结构病变的一组非肿瘤、非感染性疾病群，病因可达 180 种以上，表现为渐进性劳力性气促、限制性通气功能障碍伴弥散性功能降低、低氧血症和影像学上的双肺弥漫性病变。一般认为，本病可归属于中医学"肺痿""咳嗽"等范畴。中医膏方在治疗方面主要有以下优势。

（一）养正固本除积

针对病机复杂的弥漫性间质性肺疾病，应重视"肺毒"对该病的影响。卢绪香认为，"毒"即一切致病因素的总称，在间质性肺炎患者中着重表现为"痰毒""瘀毒"。"肺毒"的存在，阻碍了气、血、津、液的生成，加重了间质性肺炎患者自身精微物质的耗损。《灵枢·营卫生会》云："中焦亦并胃中……化其精微，上注于肺脉乃化而为血，以奉生身，莫贵于此。"间质性肺炎属于消耗性疾病，痰、瘀胶结，上焦郁阻，水津失布，精血难生，虽化痰、逐瘀等攻伐之品可祛邪实，但尚不及补养精血。元·罗天益《卫生宝鉴》述："洁古老人有云，养正积自除。"考易水学派养正之旨，应高度重视"养正祛邪"在治疗间质性肺疾病中的积极作用，进一步扩大"养正积自除"治则的临床运用。

间质性肺炎患者的机体处于日渐消耗的状态，故遵《内经》"虚则补之""精不足者补之以味"之意，于膏方中配以大剂量西洋参、党参、阿胶、鹿角胶、龟板胶、蜂蜜等。其中不乏血肉有情之品，可补益亏耗之躯。肺系膏方明确的扶正思想、补益力量，为当前国际上治疗弥漫性间质性肺疾病提供了宝贵的经验和启示。

（二）改善糖皮质激素引起的不良反应

现代医学常规采用糖皮质激素联合免疫抑制剂治疗间质性肺炎，患者多表现出不同程度的不良反应。

1. 肾阴亏耗，阴虚火旺

负清亮认为激素药性偏阳，归肾经，在外源性激素超生理量长期使用的情况下，其作用机制类似于"壮火食气"，故伤及肾阴（阳盛则病）。阴液耗伤，阴不制阳，阳热之气偏旺，患者常表现出烦躁易怒、潮热盗汗、口燥咽干等症状。膏方佐以滋阴降火类药物，以纠其偏。

2. 正气不足，御邪乏力

久用糖皮质激素，部分患者机体免疫力明显下降，尽管同时辅用提高免疫力药物，其气道、肺内感染的发生概率仍较高。膏方配伍扶正、补益类中药，可补其虚。

3. 中气失运，胆胃失和

久服糖皮质激素可诱发胃、十二指肠溃疡，临床虽配合抗消化性溃疡药物，患者仍有反酸、胃灼热、胃痛等不良反应，膏方配伍理气和胃、治酸芳香类药物可有效缓解胃肠道反应。

4. 肾精亏损，骨质疏松

金明柱等认为，长期使用糖皮质激素，暗耗肾精，精髓空虚，骨骼失养而致骨质疏松，甚则骨折。膏方配伍滋肾填精、滋阴降火类药物可补其亏。另外，某些中药本身具有类激素作用，能够显著增强和延长激素的疗效，减少激素的服用量。

糖皮质激素引发的不良反应复杂多样，考之，与患者先天禀赋、身体素养关系密切，治疗上应因人制宜、随证化裁。

（三）"太圣清肺膏"的组方与原则

针对间质性肺炎患者"本虚标实"的根本病机，需灵活把握"养正"与"祛邪"的用药分寸，综合分析间质性肺炎的现代病理研究及久服糖皮质激素产生的复杂临床症状，运用中医膏方弥补其缺陷。基于上述认识，本着"养正祛邪""标本兼顾"的原则，结合数十年临床经验，笔者创制"太圣清肺膏"。长期的临床实践证明，太圣清肺膏治疗间质性肺炎效果显著。方药包括：炙麻黄、炒苦杏仁、炒白果仁、桔梗、平贝母、浙贝母、黄芩、前胡、白前、炙枇杷叶、防风、金银花、蒲公英、鱼腥草、炒白扁豆、瓜蒌、丹参、北沙参、麦冬、百合、海浮石、茯苓、麸炒山药、浮小麦、醋鸡内金、砂仁、阿胶等。功用为健脾益肺，止咳平喘。用法为一料4周，早晚各1袋，温水调服。

间质性肺炎患者病情迁延，本虚标实，痰瘀搏结，肺气壅阻，其症或咳或喘，或伴心慌胸闷，或伴烦躁易怒，或伴二便失常，兼症复杂，根源在于脾胃升降失职，母虚子弱，精血内亏而痰瘀壅遏气机。太圣清肺膏标本兼顾，炒白扁豆、麸炒山药、醋鸡内金、砂仁、茯苓诸药培补中土，复脾胃升清降浊之机，"虚则补其母"，可壮肺脏之本；炙麻黄、炒苦杏仁、炒白果仁、桔梗、前胡、白前、炙枇杷叶宣肺降气，宣中有降，降中寓升，能解肺气壅遏之实，咳嗽、憋喘可缓；平贝母、浙贝母、黄芩、金银花、蒲公英、鱼腥草、瓜蒌相须为伍，清化上焦瘀热胶结之痰瘀，痰热消退，肺气清明，可复肃降之职；北沙参、麦冬、百合善养肺胃津液，滋肺叶之枯萎，真阴得来，虚热可除；丹参与阿胶、龟板胶、鹿角胶为伍，大补亏耗之精血，补中寓舒，补而不滞；海浮石、浮小麦收敛浮散之真气，助肺复其肃降之能；炙甘草调和诸药，生姜、大枣、木糖醇、蜂蜜俱为辅料，糖尿病、血糖偏高者单用木糖醇。

太圣清肺膏组方庞大，药味众多而有序，诸药相须为伍，各司其职，标本兼顾。临证依患者兼症，随证化裁。失眠、烦躁易怒者，加炒酸枣仁、合欢皮、合欢花；咳嗽严重者，去平贝母、浙贝母，加川贝母、蛤蚧；伴腹满、舌苔厚腻、大便不畅者，可加干姜，重用鸡内金、砂仁、葛根；胸闷、憋喘重者，去平贝母、浙贝母，加川贝母、炒地龙、蛤蚧、蜈蚣。临证组方应因人制宜，随证加减，方可获效显著。

三、膏方在支气管哮喘中的应用

支气管哮喘是常见的慢性呼吸道疾病之一，近年来其患病率在全球范围内呈逐年升高的趋势。支气管哮喘多发病于夜间或凌晨，受凉、闻及刺激性气味时容易诱发。其中，由嗜酸性粒细胞、T淋巴细胞、肥大细胞等参与的慢性炎症反应引起气道反应性增强，进而出现呼吸道的呼气受限，最终导致咳嗽、咯痰、喘憋、气促、喉中哮鸣有声等诸多症状，一般在应用气管扩张药物治疗后可缓解，归属于中医学"哮病"范畴[1-3]。

（一）中医病因病机

哮病为宿痰内伏于肺，复因外感、饮食、情志、劳倦等诱因引发，而致痰气交阻于气道，肺失宣发肃降，肺气出入为艰[4]。一般认为哮病的病理因素以痰为主，肺不能宣散津液，脾不能转输精微，肝不能疏布津液，肾不能蒸化水液，以致津液凝聚成痰，伏藏于肺，而为哮病发生的"夙根"。每遇气候突变、饮食不当、情志失调、劳累过度等诱因则触发，导致气机逆乱而发作。正如《景岳全书·喘促》言："喘有夙根，遇寒即发，或遇劳即发者，亦名哮喘。"

哮病分为发作期及缓解期，二者病理变化不同[5]。发作期为"伏痰"遭遇诱因引触，痰随气升，气因痰阻，痰气搏结，壅塞气道，肺失宣发肃降，以致痰鸣如吼，气息喘促。李用粹《证治汇补·哮病》言："哮及痰喘之久而长发者，因内有壅塞之气，外有非时之感，膈有胶固之痰，三者相合，闭拒气道，搏击有声，发为哮病。"发作期以邪实为主，病位主要责之肺系，病理环节为痰气交阻、气道挛急，故见呼气困难、自觉呼出为快。发作期根据病因及体质差异，可分为寒哮、热哮、寒包热哮、风痰哮、虚哮、郁哮等。若素体阳虚，病因于寒，寒痰为患，发为寒哮；若素体阳盛，又感热邪，属痰热为患，发为热哮；若痰热内蕴，风寒外束引发，可表现为外寒内热的寒包热哮；痰浊伏肺，肺气壅实，风邪触发者可表现为风痰哮；反复发作，正气耗损或素体虚弱，可表现为虚哮。若因情志失调而诱发以及女子发作与月经周期关系密切者，以气郁痰阻为突出表现则为郁哮。若哮病长期反复发作，寒痰损伤脾肾之阳，痰热耗伤肺肾之阴，病变则可从实转虚，在缓解期容易表现为肺、脾、肾等脏虚损之候。肺虚不能主气，气不化津，则痰浊内蕴，又因卫外不固，更易遭受外邪侵袭而诱发；脾虚运化失司，水谷精微不化，反积湿生痰，上贮于肺，影响肺气升降，常因饮食不当诱发；肾虚精气亏乏，摄纳失常，阳虚则水泛为痰，阴虚则虚火灼津成痰，上干于肺，而致肺气出纳失司，每遇情志劳倦诱发。肺主通调水道，脾主运化水液，肾主水，三者均与水液运化密切相关。三者在病理上也相互影响，常相兼为病，不同程度表现为气血阴阳亏虚。一旦急性发作，常不易缓解，邪实与正虚错综并见，肺肾两虚而痰浊壅盛。严重者因肺气闭阻，不能治理调节心血之运行，心失所养，命门火衰，不能上济于心，则心阳亦同时受累，甚至发生"喘脱"危候。

（二）治则治法

"发时治标，平时治本"为哮病治疗的基本原则。发时当攻邪治标，祛痰利气，寒哮宜温化宣肺，热哮当清化肃肺，郁哮应疏肝解郁平喘，风哮当祛风化痰平喘，虚哮应固本祛邪。表证明显者兼以解表；反复日久，正虚邪实者又当攻补兼施，不可拘泥。平时扶正治本，阳气虚者应温补，阴虚者宜滋养，分别采取补肺、健脾、益肾等法，以冀减轻、减少或控制其发作。如寒热虚实错杂，当兼以治之。《景岳全书·喘促》言"扶正气者，须辨阴阳，阴虚者补其阴，阳虚者补其阳。攻邪气者，须分微甚，或散其风，或温其寒，或清其痰火。然发久者，气无不虚……若攻之太过，未有不致日甚而危者"，为哮病临证辨治之准则。

（三）膏方在哮病中的运用

临床治疗哮病应用膏方时应灵活机动，详述如下：①膏方并不等同于单纯的补益，膏方的功效与药物组成是相关联的；②膏方用药也应遵循辨证原则，强调根据气血阴阳的偏衰进行"个体化进补"，故服用膏方者应定期复诊；③冬令进补膏方是膏方临床使用的主要但非唯一形式，只要对于祛病强体有利，一年四季皆可服用；④扩大膏方的适应证，膏方既可在"未病"时单独服用，又可在病中或病后服用调养身体。膏方适用于男女老幼，但具体还要结合个人体质。膏方分为补肺膏方和清肺膏方，哮病急性发作期先用中医汤剂止咳平喘、清热化痰、祛风利气等治法以求速效，再用清肺膏方标本同治，缓解期可根据具体情况过渡为采用补肺膏方治其本。

1. 清肺膏

清肺膏方中炙麻黄宣肺平喘，白果敛肺定喘，二者相伍，共奏定喘之效；炒苦杏仁、桔梗一宣一降，疏利气机而止咳平喘；前胡、白前、枇杷叶降气化痰而止咳平喘；瓜蒌、海浮石清热而化痰，用于痰热壅盛、咳喘气逆者；黄芩、金银花、鱼腥草均入肺经而清肺热，蒲公英可清热解毒，四者在体外实验中均有不同程度的抑菌、抗病毒的功效。上呼吸道感染是引起支气管哮喘发作的较常见诱因，上述药物不仅可以治疗上呼吸道感染，还可以预防。风盛则痒，伴有眼痒、鼻痒、咽痒咳嗽，以及对冷空气、油烟和刺激性气味较敏感时，在防风基础上加徐长卿、蜂房、蝉蜕等以祛风止痒。炒扁豆、炒山药、茯苓健脾和胃，脾为生痰之源，脾健则痰无所生，食少便溏者加炒白术、薏苡仁，腹胀、饮食难消者加焦三仙，伴有反酸、胃灼热者加海螵蛸。百合、沙参、麦冬滋阴润肺止咳，适用于以干咳为主的反复咳嗽时间较长者。丹参活血通络，适用于病程较长、口唇发绀、舌质紫黯者，伴有杵状指者可加西红花。炙甘草调和药性，且有类激素样作用，可减轻支气管哮喘患者气道非特异性炎症；阿胶、龟甲胶、鹿角胶不仅可以缓和药效，使药物作用持久，还有相应补益功效。阿胶养血活血，唇甲淡白等血虚之相可适当加用；龟甲胶滋阴潜阳，用于肝肾阴虚、虚热上扰、阴虚盗汗者；鹿角胶温补肾阳，用于阳虚失温，腰膝酸软等。蜂蜜、木糖醇为矫味药，血糖正常者可用蜂蜜，糖尿病或者血糖高于正常者可用木糖醇。鸡内金、砂仁消食和胃，减轻补益药物滋腻之性。咳嗽，甚则影响睡眠者可加地龙、川贝、诃子；动则汗出，时有畏冷者加浮小麦、麻黄根；汗多伴有睡眠不佳、心悸多梦者可加龙骨、牡蛎、炒枣仁；气虚者加西洋参、黄芪；阳虚者加蛤蚧、桂枝、淫羊藿、肉苁蓉等；阴虚者加沙参、麦冬、百合；肝郁不舒者加柴胡、白芍、川芎；小便频数，咳甚遗尿者加升麻、葛根。清肺膏方多应用于哮病急性发作期，哮病急性发作时先予中药水煎剂7~10剂服用，以快速减轻临床症状及急性发作程度。需要指出的是，哮喘急性发作时需视情况应用西医缓解药物，及时调整控制性药物治疗方案。在西医控制性药物应用的同时，运用中药膏方可更好地稳定病情，减少吸入性药物的使用剂量。

2. 补益膏

膏方组成：熟地、山药、山萸肉、丹皮、泽泻、茯苓、黄芪、白术、防风、阿胶等。哮病缓解期不同程度地出现肺脾肾亏虚为病机根本，本方主要以六味地黄汤和玉屏风散为底方进行加减化裁应用，六味地黄汤滋阴补肾，肝脾肾同治，玉屏风散益气固表，可减少外邪侵袭。辨证选择胶类，血糖正常者可用蜂蜜，血糖高者用木糖醇。反复咳嗽者加川贝、地龙、诃子；气虚者加西洋参；阴虚者加麦冬、沙参、百合；阳虚者加肉苁蓉、淫羊藿、蛤蚧、桂枝、冬虫夏草；常规加上鸡内金、砂仁消食和胃，减轻补益药物滋腻之性；气道反应性较高，伴有鼻痒、咽痒、耳痒，反复咳嗽者可加徐长卿、蜂房、蝉蜕，此期患者多为久病入络，适当应用活血化瘀药，如丹参、川芎、西红花改善微循环，减轻炎症反应。缓解期邪轻正虚，补益膏方的应用可以调整气血阴阳，减少哮病发作次数。尤其对小儿与老年患者临床应用较多，结合西医治疗可较好地稳定病情，减少发作。

（四）病案举隅

某女，47岁，间断性咳嗽、咳痰3年，加重伴发作性胸闷憋喘2个月。患者3年前受凉后感冒，咳嗽不止，夜间咳甚，偶咳少量白黏痰，不易咳出，自服止咳化痰药物后症状有所缓解，后多次因感冒伴有咳嗽不止自服止咳化痰类药物治疗，症状反复，未予系统治疗。2个月多前自觉受凉后出现咳嗽，呈阵发性，咽痒则咳，咳甚时伴有憋气，咳白色黏液痰，较难咳出，夜间咳甚，发作性胸部憋闷感，可自行缓解，以夜间为主，偶可闻及喉间鸣音如笛声，对冷空气及刺激性气味敏感，未有鼻塞、流涕，怕冷，易汗出，平时易感冒、乏力，咳嗽影响入睡，纳可，二便调，舌质淡，苔白腻，脉浮紧。就诊于门诊，行一氧化氮呼气测定，结果示179 ppb，行胸片示双肺纹理增粗，余未见明显异常，行血常规示嗜酸性粒细胞0.6×10^9/L。西医诊断支气管哮喘，中医诊断哮病，风痰上扰证。患者由于畏惧激素的不良反应拒绝应用激素治疗。故予中药治疗，拟华盖平喘散（炙麻黄、炒苦杏仁、炒白果、桔梗、浙贝、黄芩、徐长卿、生甘草）加防风、蜂房、地龙、诃子、前胡、白前、枇杷叶，共7剂，水煎服，日1剂。1周后复诊，咳嗽明显减轻，痰较前容易咳出，胸闷憋气程度减轻，纳眠可，二便调，舌质淡，苔白腻，脉浮紧。上方继服，同时加用孟鲁司特钠，10天后复诊。来诊时偶咽痒，痒即咳嗽，咳嗽不著，无明显胸闷憋气，痰不多，较易咳出，怕冷，易汗出，乏力减轻，纳眠可，二便调，舌质淡，苔白，脉浮紧。予中药清肺膏方去海浮石、丹参、沙参、麦冬、龟甲胶、木糖醇，加川贝、地龙、蛤蚧、徐长卿。服用2料后，基本无咳嗽、胸闷憋喘，出汗、乏力、怕冷均大有减轻，面色红润有光泽。后调整为补益膏方，去木糖醇、龟甲胶、阿胶，加蛤蚧、防风、徐长卿，服用3个月后完全停药，7年间未有发作。

按语：风痰壅盛，阻于肺则见喉中痰涎壅盛，声如曳锯或鸣声如吹哨笛，咯痰黏腻难出或为白色泡沫样痰；风痰阻肺，肺气郁闭，升降失司则见喘急胸满或胸部憋塞，但坐不得卧；风邪善行而数变，外风自口鼻、皮毛而入，侵袭肺系，营卫失和，肺失宣肃，起病多急，常倏忽来去，发前自觉鼻、咽、眼、耳发痒，喷嚏，鼻塞，流涕，随之迅速发作；舌苔厚浊，脉滑实为风痰壅盛之象。治以祛风涤痰、降气平喘。华盖平喘散由炙麻黄、炒杏仁、炒白果、桔梗、浙贝、黄芩、川芎、丹参、炒地龙、生甘草组成，功效为清热化痰、宣肺平喘，适用于哮喘较重或持续难以缓解的患者。选用清肺膏方，哮病急性发作时先予中药水煎剂 7~10 剂，以快速减轻临床症状，改善急性发作程度。

四、结语

膏方在肺系疾病的治疗中取得了显著疗效，在以后的临床工作中，应不断总结、完善，突出膏方特色，拓宽膏方应用领域，积极推广膏方在疾病治疗、治未病、强身健体、提高生活质量等领域的运用，进一步提升膏方在肺系病预防和治疗中的地位和作用。

第二节　中医药与激素

中医在治疗肺系病方面具有自己的特色。几千年来，中医已经对肺部疾病有了深刻的认识，并总结出了一些独特的治疗方法。糖皮质激素疗法诞生之后，为疾病的治疗提供了新的思路与方法，也在肺系病的治疗中起到了重要的作用。但是，长期的临床观察发现，激素在某些疾病中的治疗效果并不理想。同时，激素的不良反应使得激素的应用受到了很大的限制，患者甚至"谈激素色变"，对激素治疗存在抵触心理。下面，就激素与中医疗法配合治疗肺系病进行分析。

一、应用激素治疗的肺系病特点

2011 年 2 月，卫生部印发《糖皮质激素类药物临床应用指导原则》，原则中提到了常见的需用激素治疗的肺系疾病，主要有支气管哮喘、外源性过敏性肺泡炎、结节病、特发性间质性肺炎、嗜酸粒细胞性支气管炎、变态反应性支气管肺曲霉菌病、慢性阻塞性肺病急性加重期、变应性鼻炎等。分析可以发现，以上提到的这些疾病无论从西医角度看，还是从中医角度看，都具有一些共性。

首先，从西医角度而言，这类疾病多属于变态反应性疾病（慢性阻塞性肺病除外），而且呼吸系统的特点决定了肺系病的变态反应在日常生活中难以避免，比如变态反应性支气管肺曲霉病是人体对寄生于支气管内的曲霉抗原发生变态反应引起的一种疾病，曲霉本身就寄生在支气管内。又如结节病，现在多认为属于自身免疫性疾病，这种抗原几乎无法去除。又如支气管哮喘，该病患者除了哮喘外，多伴有变应性鼻炎或者变应性皮炎等，多数患者检查过敏原可发现对多种物质敏感，常见的有尘螨、粉尘、花粉、冷热空气、某些食物等，这些致敏原多无法避免，对患者的生活造成了极大的不便。

第二，这些疾病多属特发性，甚至原因不明。现代医学治疗疾病经历了从"审症论治"到"审因施治"的发展阶段。但对于病因不明或者只发现部分病理过程的疾病，治疗效果大多并不理想。上述提到的疾病多属此类。另外，有些疾病虽然病因和病理过程已经明确，但如上所述，病因难以消除，也使西药治疗变得困难。故使用非特异性抗炎作用的激素进行治疗。

从中医角度看，首先，这些疾病多与患者体质有关。《灵枢·论勇》云："有人于此，并行并立，其年长少等也，衣之厚薄均也，卒然遇烈风暴雨，或病或不病。"以上疾病的患者，处于与健康人同样的环境，但是却产生病理过程，中医认为，这种差异与体质有关。随着体质学说现代研究的深入，关于体质学说的现代医学支持越来越多。如有学者研究了肾虚质大鼠的免疫指标，发现其血清中 IL-2、IL-6、IL-10、γ-干扰素（IFN-γ）、T淋巴细胞 CD4$^+$ 等均有不同程度的升高。近年来，又有学者提出了"肥胖性哮喘"的概念，发现超重或者肥胖患者的气道反应性增强，与中医所讲的"气虚湿盛"体质有关。

第三，此类疾病的中医辨证多与虚、瘀相关，后者包括痰瘀、血瘀，虚多为本，瘀多为标。中医认为"久病多虚"，疾病反复发作迁延不愈，首先影响肺脏。肺主气，司呼吸，又能助心行血，推动全身之血的运行，对一身气血有统领的作用。所以肺脏长期受累，必然影响整体。司呼吸功能异常可影响肾纳气，久可影响气化。肾气不足，失于温煦，则阳虚。在以上慢性病患者中，常见到的症状就是畏寒、手足冰凉等。另外，肺气不足则全身之气匮乏，气虚则无力推动血液运行和津液输布，致使病理产物——痰、瘀产生，从而进一步导致"虚"的发展，患者往往出现虚实夹杂证。

二、少火、壮火与糖皮质激素

《素问·阴阳应象大论》言："阴味出下窍，阳气出上窍。味厚者为阴，薄为阴之阳。气厚者为阳，薄为阳之阴。味厚则泄，薄则通。气薄则发泄，厚则发热。壮火之气衰，少火之气壮。壮火食气，气食少火。壮火散气，少火生气。气味辛甘发散为阳，酸苦涌泄为阴。"是指药食气味对人体之气的作用，此为中医学最早的药食气味理论。从阴阳划分，药食之气属无形，为阳，药食之味属有形，则为阴。根据药食之气的作用趋势划分阴阳，"气厚为阳，薄为阳之阴"，故"壮火之气衰，少火之气壮"。火，即药物饮食之气。"壮火"指的是药物饮食中气厚、气味纯阳者；"少火"指的是药物饮食中气薄、气味温和者。气，说的是人体之正气。所以，药物饮食中气厚、气味纯阳之品，如乌头、附子之类，久服或多服容易耗伤人体的正气，故言"壮火之气衰""壮火食气"；药物饮食中气薄、气味温和的温柔和缓之品，如当归、人参之类，则能补益气血，使人体之气壮盛，故言"少火之气壮""气食少火"。"气薄则发泄，厚则发热"，气厚者为阳中之阳，作用趋势是"发热"，气薄者为阳中之阴，作用趋势是"发泄"，说的是药物饮食气厚者，性味峻猛，若用之不当，会因过度过量"发热"而耗伤人体的正气，而药物饮食气薄者，性味温和，一方面可以祛邪外出，另一方面则不至于伤及正气。

另有部分医家如张介宾认为，火指阳气，"壮火"说的是病理之火，人体阳气偏亢，属病态之火热。"壮火"炽热，会消耗人体的正气，正所谓"壮火之气衰"。"少火"说的是生理之火，机体平和正常之气，是人体所需要的温柔平和的阳气，正所谓"少火之气壮"。《类经·阴阳类》言："火，天地之阳气也。天非此火，不能生万物；人非此火，不能有生，故万物之主，皆由阳气。但阳和之火则生物，亢烈之火反害物，故火太过则气反衰，火和平则气乃壮。壮火散气，故云食气，犹言火食此气也……此虽承气味而言，然造化之道，少则壮，壮则衰，自是如此，不特专言气味者。"张介宾从药食气味之火的厚薄，论及生理之火和病理之火，又结合万物造化之道来解释，对后世医家具有重要的启迪意义。《素问·阴阳应象大论》中的"热伤气"，以及《素问·举痛论》中的"炅则气泄"说的都是火热太过会损耗人体的精气，这些都是《内经》对这一理论的阐释。

中医学认为，"阴平阳秘，精神乃治"，阴阳平衡是维持机体正常生理活动的基础。而肾为水火之脏，为五脏阴阳的根本，糖皮质激素为肾上腺皮质所分泌的激素，其性"纯阳"，生理剂量的糖皮质激素是维持机体正常生命活动的"少火"，发挥"少火生气""少火之气壮"的功用。与此相对应，现代医学认为，生理情况下糖皮质激素通过基因调控途径影响物质代谢过程，调节糖、脂肪、蛋白质的生物合成和代谢，促进肝糖原的合成。外源性超生理剂量的糖皮质激素所产生的不良反应是发越、耗损人体之正气的"壮火"，产生"壮火食气""壮火散气""壮火之气衰"的影响。

三、激素不良反应的中医辨析

激素在临床应用的最大限制莫过于不良反应。已经证实，这类药物长期服用可抑制人体下丘脑－垂体－肾上腺皮质轴（HPA 轴），从而导致诸多不良反应的发生，如药源性库欣综合征、继发性感染、骨质疏松、神经系统症状、胃肠道反应等。目前，西药预防激素的不良反应多采用胃黏膜保护剂、钙剂，以及适当使用镇静剂等方法，但不良反应发生率仍较高。

很多中医临床工作者对激素的不良反应进行了中医辨证分析。首先，对于激素，目前大多数医家认为其归属于"补肾温阳"类药物。长期以来，在使用激素治疗疾病过程中医家观察到，大剂量激素应用早期患者临床上所表现的证候大多属阴虚火旺证。其中，阴虚主要指机体精、血、津液等物质亏耗，阴气不足，其滋润、宁静、潜降和制约阳热的功能减退，以及因阴不制阳，导致阳气偏盛，出现燥热、升动和化气太过等阳相对亢盛、产热相对增加、代谢增强等虚热内生、虚性亢奋的病理状态。临床以低热不退、五心烦热、心烦失眠、口燥咽干、骨蒸潮热、午后颧红、面红胜火、头晕耳鸣、盗汗、舌红少苔少津、小便短黄、大便干结、脉细数等症状多见。而阳虚指阳气亏损，失去温煦推动功能，脏腑功能减退，出现寒从内生、易外感、精神萎靡、活动减少、代谢低下等功能抑制的病理状态。临床多以畏寒肢冷、面色㿠白、神疲乏力、气短、口淡不渴或喜热饮、尿清便溏或尿少浮肿、舌淡胖、少气懒言、脉沉迟无力或细弱等为主要症状，类似于过量服用中药温热之品所致临床表现。由此看来，激素类似中药"纯阳"之品，而"纯阳"之药长期应用极易造成阳性耗阴。

沈自尹院士于1965年开展肾的实质研究，对肾阳虚、肾阴虚的机制进行了大量临床及实验研究，发现肾阳虚患者垂体-肾上腺皮质系统功能低下，服用温补肾阳药物可保护肾上腺免受大剂量激素所致反馈抑制，而服用滋阴清火药物可治疗大剂量激素早期的阴虚火旺证。

另外，有医家从长期应用激素产生不良反应的临床表现上进行了标本辨证。2011年卫生部颁布的《糖皮质激素类药物临床应用指导原则》指出激素的不良反应共11条。有人认为，分析所提到的11条，可归为肾虚证、郁证、气滞证、肾实证、虚实夹杂证等。从病机方面可归纳为2条，一为肾元亏虚，二为湿郁。肾中寓真阴真阳，外源性纯阳燥烈之品施与人体之阴阳，致使肾中阴阳失衡，重阳过盛，耗伤阴液，使阴津不能内敛，故肾失封藏，肾精不能正常蒸腾气化，体内津液的输布和排泄失常，且肾虚则髓海不充，故表现为类库欣综合征、低血钾等代谢紊乱。且水不利则病血分，故瘀血证亦伴随发生，肾虚则天癸不健，故影响儿童发育、男性性功能，导致女子月事不行；肾虚则骨髓不充，因而出现无菌性骨坏死等骨病；重阳则盛，阳盛耗阴，虚火内动，故兴奋失眠。激素减量则已虚之阳失去助养，患者又易出现阴盛阳衰之证，如焦虑、抑郁状态；肾元亏虚则精气不足，气虚邪凑，因而抗病能力减弱，患者易发生各种感染。二为湿郁。肾为先天之本，脾胃为后天之本，激素运用时，伤及先天之本，使得脾胃失去资助，因而出现消化道症状，后天不能补养先天，又加重了肾虚；脾胃升降失常，水湿不运，加重水液代谢紊乱，水湿郁积，可出现水肿等症状，湿浊上泛则加重青光眼；脾主肌肉，化源不足则肌肉失去滋润濡养，故伤口愈合不良，肌肉无力，重者肌肉萎缩，久积化热，则热盛肉腐，出现溃疡、胃腑脉络破损则血溢脉外出现消化道出血。

激素的不良反应与其使用剂量、使用时间密切相关。《糖皮质激素类药物临床应用指导原则》明确指出，一般认为给药剂量（以泼尼松为例）可分为以下几种情况：①长期服用维持剂量：2.5~15.0 mg/d；②小剂量：

小于 0.5 mg/（kg·d）；③中等剂量：0.5~1.0 mg/（kg·d）；④大剂量：大于 1.0 mg/（kg·d）；⑤冲击剂量：（以甲泼尼龙为例）7.5~30.0 mg/（kg·d）。有研究者对 1994—2007 年国内期刊中相关文献 37 篇共 1 944 例支气管哮喘患者进行回顾性总结，结果显示，支气管哮喘患者使用激素的大剂量治疗阶段，以湿热内蕴型（38.34%）和阴虚内热型（19.50%）为主要证型；撤减阶段，以气阴两虚型（36.11%）和气虚湿阻型（32.84%）为主要证型；维持量阶段，以肾阳亏虚型（40.16%）为主要证型；而血瘀型则在不同阶段都有体现，基本上与上述观点相符合。

四、中医药疗法与激素疗法配合策略

糖皮质激素的效应与不良反应与其使用量及时间密切相关，故在使用时，应充分考虑不同用量及疗程的特点，在治疗原发疾病和对抗激素不良反应间抓住主要矛盾，以期达到最佳的治疗效果。

（一）小剂量应用激素治疗期

此期激素应用的治疗剂量较小，不良作用往往不明显，所以，治疗上，应以原发疾病为主，减少激素的使用剂量和时间，防止不良作用的发生。在此阶段，由于患者所需的激素剂量较小，中医治疗可以相对较易地起到替代作用。值得单独提出的是，减少激素用量对于患儿来说更为必要。有研究者将符合小儿哮喘诊断标准的 61 例患儿随机分为治疗组（30 例）和对照组（31 例），治疗组发作时给予 β_2-受体激动剂、茶碱类药物解除支气管痉挛，同时加用中药煎服。根据辨证分为寒喘、热喘、痰喘、虚喘而分别应用不同的中药方剂（小青龙汤、麻杏石甘汤、三子养亲汤、补肺阿胶汤、六君子汤、金匮肾气丸、麦味地黄汤）治疗。对照组发作时给予 β_2-受体激动剂、茶碱类及激素联合用药。两组均以 2 周为 1 个疗程，随访 1 年，观察疗效。以全年无发作为显效；发作程度明显减轻，发作次数明显减少，平喘药物用量明显减少为有效；哮喘改善不明显为无效。结果：治疗组显效 6 例（20.0%），有效 22 例（73.3%），无效 2 例（6.7%），总有效率为 93.3%。对照组显效 2 例（6.4%），有效 14 例（45.2%），无效 15 例（48.4%），总有效率为 51.6%。两组总有效率比较差异有统计学意义（$P<0.01$）。表明用中药替代激素可使患儿哮喘再发作的次数明显减少，

甚至可完全控制，使患儿的过敏状态得到改善，机体防御功能得到加强。

（二）大剂量应用激素治疗期

此时期激素的应用剂量一般较大，使用时间较长，激素的不良作用多有显现，表现为兴奋、失眠、多汗、面红、五心烦热、口干、痤疮、舌红等阴虚火旺之候。有学者观察到，成年人应用泼尼松 30 mg 以上，服药 15 天便可出现上述症状。故辨证论治不仅要考虑到原发病，同时要配合滋阴清热、健脾益肾、利水消肿之品等。常有采用中医疗法成功避免糖皮质激素不良作用的报道。曾有学者报道，针对口服泼尼松 60 mg/d 的肾病患者，配合利水消肿、理气活血化瘀中药（黄芪 30 g、枸杞 30 g、五味子 10 g、泽泻 20 g、金钱草 30 g、地龙 15 g、丹参 20 g、紫花地丁 30 g、白花蛇舌草 20 g、白茅根 20 g、益母草 30 g、火把花根 15 g、佛手 10 g、麦芽 20 g、甘草 5 g），2 个月内激素逐渐减至 5 mg/d，又经 1 个月后停用，共服上方 32 剂。整个治疗期间饮食、睡眠、生命体征等正常，未出现库欣综合征、水肿、痤疮等。随访 1 个月疾病未复发，1 年后随访原有疾病痊愈。

（三）激素减量期

此期激素的用量减少，机体失去外界助阳，表现逐渐出现从阴虚向阳虚的转化，最终导致阴阳两虚，常见面色苍白、肢体疲倦、少气懒言、形寒肢冷等。此时的中医治疗要充分考虑激素撤减的因素。激素撤减时，温阳益气补肾之品可起到一定的激素替代作用，而滋阴清热药物可以有效地拮抗激素的"纯阳之性"。有研究比较了同样需要激素治疗的肾病患者的激素撤减过程中温阳与滋阴疗法的疗效，结果表明，滋阴疗法在增加尿量、减少尿蛋白、降低血尿素氮和胆固醇方面优于温阳疗法，而且经滋阴疗法治疗后患者的反跳和激素重新加用更少，可作为我们治疗肺系病的参考和借鉴。激素撤减至维持量时，患者还会出现阳虚而无力推动血行之瘀，以及津液输布失常的痰等表现，故在此阶段，还应辅以活血化瘀、行气化痰之品，随症处理。

（四）激素停用期

激素逐渐减量至停用，多说明患者治疗情况较好。此时，患者的情况较稳定，激素停用后主要表现可大致归纳为以下三点：一为自身体质的特点，二为长期应用温阳药后出现的阴阳失衡，三为久病正气损耗、气血不畅。不同患者的表现各有侧重。此期的治疗应以调整阴阳气血为主，纠正偏颇的体质，防止疾病复发；针对患者的正气亏虚情况，要适当补益，但又强调对气机、血行、水饮的调节，防止出现壅塞。例如，曾有学者报道给予一例哮喘发作伴胸闷、咳嗽咳痰、畏寒、多汗的患者黄芪 15 g、防风 9 g、白术 15 g、柴胡 9 g、前胡 9 g、射干 12 g、胡颓子叶 12 g、补骨脂 12 g、杜仲 9 g、巴戟天 9 g、炙甘草 9 g、辛夷 4.5 g、瓜蒌 12 g，以益肺固表、温肾纳气、化痰平喘。连续服用 1 个月，病情稳定。之后门诊随访 2 年，第 1 年咳喘偶有小作，但服用宣肺平喘中药后，收效迅速，并且感冒次数明显减少，第 2 年哮喘未作，偶有感冒咳嗽也没有引起哮喘。

五、现代医学对于中医疗法的支持

中医中药虽在临床上疗效确切，在患者心中地位较高，并且越来越受到各方重视，但是相对于现代医学而言，中医被认为缺乏客观性证据、不精确，中医的很多思维方式难以得到普遍的认可。随着现代医学的发展，中医中药的治疗作用机制逐渐被揭开，现代医学手段成为支持中医的有效论据，但值得强调的是，绝不能因为现代医学手段而抛弃中医的理论基础。

从 20 世纪 60 年代开始即有学者进行中药对抗激素不良作用的研究。血 11- 羟皮质类固醇是肾上腺皮质合成的类固醇之一，其分泌呈昼夜节律变化——在晨 8 时达顶点，夜晚降至最低点，清晨分泌促肾上腺皮质激素（ACTH）较多，这种节律及含量可反映肾上腺皮质的功能。外源性皮质醇水平增高时（如服用地塞米松），可反馈抑制垂体的 ACTH 分泌，继而导致血皮质醇分泌下降。早在 1973 年，我国研究者对比了健康人、服用地塞米松的健康实验者及先服用中药再服地塞米松的健康实验者的血 11- 羟皮质类固醇的节律变化，结果发现，中药可以拮抗激素对垂体 - 肾上腺皮质系统的反馈抑制。

在对抗激素引起的高凝状态方面，研究发现，红花黄色素可明显延长大鼠血浆凝血酶时间、凝血酶原时间、活化部分凝血活酶时间，明显降低大鼠血浆纤维蛋白原含量，显著抑制由二磷酸腺苷引起的家兔血小板聚集。血竭、包合血竭与复方活化血竭在体内、外均能抑制花生四烯酸（AA）、二磷酸腺苷（ADP）、银杏内酯（PAF）等血小板诱导剂引起的血小板聚集。稀莶草可抗血栓组分，降低血瘀动物血小板的最大聚集率，升高血小板的 cAMP/cGMP 值，降低血栓素 B2（TXB2）等。在对抗激素引起的骨质疏松方面，有研究者发现在使用地塞米松的同时灌服补肾方浸膏（主要成分为肉苁蓉、补骨脂、紫河车、鹿茸、石斛、菊花、牡蛎）的小鼠的全身骨密度及股骨抗压强度均明显优于单纯地塞米松组。

　　免疫应答过强是包括支气管哮喘在内的变态反应性疾病的特征，而激素具有调节免疫的作用，这也是变态反应长期使用激素的原因。目前，很多研究发现，某些中药也具有良好的免疫调节作用，可以有效抑制过强的免疫应答，从而降低激素的使用剂量，防止过敏反应的发生。如有研究者选取了 3 种中药单体，即分别从淫羊藿、黄芩、黄芪中提取的淫羊藿苷、黄芩苷、黄芪甲苷，经优化配比组成小复方培养液，作用于刀豆素 A 诱导的过敏性鼻炎小鼠的脾淋巴细胞。结果显示，小复方对刀豆素 A 诱导的过敏性鼻炎小鼠的淋巴细胞增殖具有明显的抑制作用，即对小鼠的免疫有明显的调节作用。

　　上述提到的疾病中多存在不明原因或者无法避免的炎症反应。越来越多的中药及活性成分被发现具有良好的抗炎作用，机制涉及抑制过度升高的细胞因子及黏附因子、抑制炎性因子的生成或拮抗炎性因子的作用、调节核因子、清除氧自由基等多方面。越来越多的具有抗炎作用的中药活性物质被发现，涉及清热、化湿、补益、解表、温里等诸多类别。如黄芪总苷对组胺、5-羟色胺引起的小鼠皮肤血管通透性增加有明显的抑制作用，并可显著降低大鼠角叉菜胶气囊炎症渗出液中前列腺素 E2（PGE2）含量。姜黄素可以通过降低肿瘤坏死因子（TNF）-α、白细胞介素（IL）-1β 抑制 B 细胞增殖和自身抗体的产生并阻止效应性 T 细胞的功能，达到减轻炎症的效果。雷公藤内酯醇可能通过抑制转录因子 GATA3 的结合活性进而抑制白细胞介素（IL）-5 的 mRNA 表达，减少 IL-5 的生成，发挥抗哮喘作用。明党参多糖可显著降低脂多糖（LPS）刺激所致的核转录因子 κB（NF-κB）结合活性的升高，降低 TNF、IL-1、IL-6 等细胞因子的表达，发挥抗炎抗应激等活性。

　　在减少激素用量方面，有临床工作者研究了 60 例哮喘患儿，将其随机分为实验组与对照组。实验组使用半量激素（普米克喷雾吸入每次 200 μg，每天 1 次）配合速效平喘合剂颗粒（炙麻黄、生白芍、细辛、桑白皮、葶苈子、白芥子、苏子、炒莱菔子、地龙、款冬花）日 1 剂，口服。对照组使用全量激素（普米克喷雾吸入每次 200 μg，每天 1 次）。比较两种治疗方案的临床疗效和抗炎作用。结果显示：①在治疗第 4 周，治疗组达到良好控制比例为 43.3%（13/30），对照组为 36.7%（11/30），两组无显著差异。②与治疗前相比，治疗结束后，两组患者哮喘症状评分均显著减少，两组间相比无显著差异（$P<0.05$）。③两组患者治疗前后肺功能各项指标均无显著性差异。表明中药可以减少激素的用量，并达到与全剂量激素相同的治疗效果。有研究者在激素治疗 8 周后或减量撤药过程中以健脾温肾为治则，治以理中丸或肾气丸为主，酌加桑寄生、黄芪、补骨脂、鹿角胶等药物；阴阳两虚加二至丸（女贞子、旱莲草），每周 1~3 剂。治疗后，不良作用发生率为 9.5%（7/74），显著低于西药对照组（复方氢氧化铝、多种维生素、钙剂等）的 22.5%，差异有统计学意义。

六、激素、中医与临床——以 COPD 为例

在慢性阻塞性肺疾病全球倡议定义（global initiative for chronic obstructive lung disease，GOLD）中，吸入性糖皮质激素（ICS）被作为治疗 COPD 的推荐药物。作为抑制气道黏膜炎症最有效的药物，ICS 能够改善 COPD 患者的肺功能，并缩短康复时间。但该药不良反应大，在某种程度上降低了患者用药的依从性。故此，根据古代文献与临床经验，从"西药中化"角度用中药方剂对 ICS 进行配伍，从而达到减毒增效的目的，可取得较好效果，现总结如下。

（一）现代医学 ICS 治疗 COPD 的研究现状

1. COPD 发病机制研究

COPD 是围绕持续气流受限为核心的一种慢性呼吸系统疾病。COPD 的病理涉及肺泡的破坏和细支气管纤维化两个方面，其发病机制目前尚不清楚。研究显示，COPD 的演变过程中涉及各种细胞因子及炎症介质的参与，如减少的 $CD4^+/CD25^+Treg$ 会抵抗 $CD4^+T$ 细胞大量聚集的抑制作用，影响诱导中性粒细胞、巨噬细胞的释放与浸润，从而引起炎性反应[7]。另外，

弹性蛋白间质成分会因中性粒细胞蛋白酶（NE）/a1–抗胰蛋白酶（a1–AT）的失衡遭到损害，通过促使分泌的黏液腺体对肺组织造成破坏，形成肺气肿。14 号染色体长臂（14q31–32.3）的 SERPINA1 基因突变主导这一过程的发生，使 a1–AT 酶失活所致[8]。

2.ICS 治疗 COPD 的机制

机体中，肾上腺束状带的合成和分泌是糖皮质激素的主要来源，包括皮质醇，有氢化可的松和可的松等物质。生理状态下，糖、脂肪、蛋白质等三大营养物质的代谢都受到糖皮质激素的调控。外源性 ICS 能够直接作用于肺部组织，通过细胞核到达细胞质，与受体结合。其透过细胞核膜，对毛细血管扩张产生抑制，并减少渗出的炎性物质，白细胞亦受到其抑制作用，从而减弱浸润及吞噬反应。到了炎症后期，毛细血管和成纤维细胞都会受到激素影响而减少增生[9]。陈秀丽[10]将 108 例 COPD 患者均分为治疗组和对照组，治疗组用 ICS 治疗，结果表明，ICS 能够显著改善 COPD 患者的症状，恢复其肺功能，提高患者生活质量。但是长期应用 ICS 会导致物质和水盐代谢平衡紊乱，导致诸如满月脸、水牛背、糖尿病和骨质疏松等严重的不良反应[11]。

（二）中医对 COPD 病因病机的认识

一般认为，"肺胀"最能概括 COPD 的病变本质，如《诸病源候论》载："肺胀则气逆，而肺本虚，气为不足……故咳逆短气也。"在病机认识上，COPD 的根本病机是肺肾阳衰、外邪侵袭、浊瘀胶着，初则由气入营，久则瘀结在络。

1.肺肾阳衰

古代医籍中鲜有关于"肺阳"的论述，但阴阳蕴于五脏中。如《素问·汤液醪醴论》所载："五阳已布，疏涤五脏。"又如王冰对《素问·阴阳别论》中"凡阳有五，五五二十五阳"注解道："五阳谓五脏之阳气也。"肺肾两脏关系密切，肺属金，肾属水，肺肾相关，金水相生。故肺阳由肾阳随经入肺，温煦肺气而生，并发挥温分肉、御外邪和散水气之功[12]。《难经·十一难》载："人吸者随阴入，呼者因阳出。"肺肾阳虚，宗气失司，呼吸不畅，导致咳喘、气促、胀满、痞塞等症状发生；而上焦肺阳虚衰，兼下焦阴水不受肾阳所制，则导致阴水上泛而痰多、吐涎沫和四肢浮肿诸症。肺朝百脉，肺阳虚则肺中虚冷，行于肺中的气血津液凝滞，则郁积、饮停、化痰、血瘀。《外台秘要》载："肺虚感微寒而成咳，咳而气还聚于肺，肺则胀。"同时，这些互阻痰瘀又会阻滞胸中，形成浊气。浊气壅滞在胸中，经络失养，肿胀由之而生，所以影像学检查见 COPD 出现肺气肿表现，且病情进展，肺泡壁受到损伤、融合，逐渐演绎为肺大泡[13]。

2. 由气入营

中医理论中，血液由"营气"和津液组成，亦为人体重要的营养物质之一，《灵枢·邪客》载："营气者，泌其津液，注之于脉，化以为血。"肺肾阳虚致瘀浊内生，滞于胸中，正虚积损，肺由之膨膨而胀满。随着 COPD 的发展，肺病日久，则各类病理产物郁阻气机，久而化热，由气分而渐入营分，即《读医随笔·承制生化论》所谓"气虚不足以推血，则血必有瘀"。邪入营分，即邪气深入，伤及阴血，到了正邪交争的关键阶段。《温热论》云："肺主气属卫，心主血属营。"心又主神明，且肺与脑相关，肺中之魄，被脑元神之气所控制，同时，魄亦藏于肺中，主治节，通调水道以布散水液。故患者可能出现躁烦、心悸，甚者有神昏、惊厥等意识不清的症状[15]。

3. 瘀结在络

经脉别出的支横细小部分即为络脉，《灵枢·脉度》载："经脉为里，支而横者为络。"肺病日久，气、瘀、痰、浊等病理产物相互搏结，蕴结而成毒，久治不愈，残留的浊毒由经入络，导致络脉失和[16]。一旦病深入肺络，则转为慢性病理过程，并形成恶性循环，引发肺动脉高压（PAH）或进一步造成肺源性心脏病（CCP）。王媛[17]对 COPD 合并肺动脉高压模型大鼠进行研究，将 MCT 一次性注射至大鼠腹腔内，并对细支气管周围的小动脉进行观察，肺血管的内皮细胞损伤引发小血管结构重建，并诱导肺动脉高压的形成，这符合 COPD 合并肺动脉高压的病理特点。对中医的邪气入络、肺络不畅，产生新的级联反应——络愈虚愈滞作出解释，并对"久病入络"的微观辨证给予启发。

（三）糖皮质激素在 COPD 中的药理作用

1. 补火助阳

中医认为糖皮质激素属辛甘燥热、温阳之品，归肾、脾、肺经，具有补火助阳、健脾益肾之功[18]。大量糖皮质激素有振奋心阳、回阳破阴、救逆固脱、峻补真阳之功，治疗由于阳气暴脱、阴寒内盛导致的休克，症见意识模糊、功能低下、汗出神疲、撮空理线、脉细数无力或脉微欲绝等。如《素问》："寒淫于内，治以甘热。"

2. 豁痰祛瘀

利用糖皮质激素辛温之性，能够通络解瘀、豁痰开窍，使互结之浊瘀得以散解。可减轻早期炎症的渗出水肿、毛细血管扩张、白细胞浸润和吞噬，改善红、肿、热、痛等炎症临床表现，防止组织粘连和瘢痕形成。

3. 升举肾水

糖皮质激素虽属"纯阳"，具辛温之性，但能升发肾气，提举肾水，上潮于心，使水天一气，上下循环，故能灭真火，非苦寒泄热之品所能比。因此，常被用于治疗非常严重的感染热，如肝炎、伤寒、脑膜炎及晚期癌症等的发热症状。现代医学认为，糖皮质激素的这一退热机制是抑制体温调节中枢，使致热原反应减少产生释放相关。但糖皮质激素这一功效也导致其涸竭肾中真阴的作用更强大，更易导致肾水枯竭，所以必须慎用。

（四）"西药中化"配伍 ICS 的经验

通过剂型上的创新，ICS 除了具有便于携带、使用方便的优势外，还能够使糖皮质激素直接通过口腔到达肺部，大大减少进入血液循环的激素量，提高肝脏的灭活比例，以减少全身不良反应，从而达到减毒增效的目的。尽管如此，ICS 并不能完全弥补糖皮质激素的缺陷。因此，从"西药中化"角度，结合 COPD 的中医病因病机，可对 ICS 的使用给予创新和发展。

1. 透营转气药物配伍 ICS

结合中西医两方面的优势，可有效治疗呼吸系统的疑难杂症。通过多年的临床实践，发现在治疗尚处于"入营"阶段的 COPD 时，可在使用 ICS 的同时加入自拟的"太圣肃白汤"。太圣肃白汤由麻黄、杏仁、金银花、桔梗、川贝、浙贝、黄芩、鱼腥草、甘草等基本药物组成。麻杏属辛温甘苦合用，以宣肺平喘、利水消肿；二贝乃清热化痰、散结开郁之品；桔梗主开，导诸药入肺；甘草生津；鱼腥草消肿，排肺经脓疡；金银花、黄芩辛凉苦寒，可透肺清热。诸药合用，清热生津，化痰理气，开气分之道路，使入营之邪热从气分而散[19]。该方配合 ICS 可降低其用量，增强疗效。

2. 膏方配伍

肺病日久，病邪深入肺络，正气不顾，阴液损伤，治疗上需宿邪缓攻。太圣清肺膏的创制结合了日久入络的 COPD 病机。太圣清肺膏方药由炙麻黄、炒苦杏仁、炒白果仁、桔梗、二贝、黄芩、前胡、白前、枇杷叶、防风、金银花、蒲公英、鱼腥草、白扁豆、瓜蒌、丹参、北沙参、麦冬、百合、茯苓、山药、浮小麦、鸡内金、砂仁、甘草、阿胶、龟甲胶、鹿角胶、姜枣等组成，辅料是木糖醇或蜂蜜[20]。诸药可救因 ICS 药性峻猛而损伤阴液之弊，并可固本培元，正如秦伯未所言："膏方非单纯补剂,乃包含救偏却病之义。"

3. 虫类药配伍

由于 COPD 患病日久，浊痰瘀血，交织凝着，阻滞脉络，使疾病缠绵难愈。此时，若纯用补虚，留邪为寇，药力无力损邪，徒伤正气，而虫类药乃血肉有情之品，善于入络搜剔、刮毒散瘀。如蜈蚣为常用的一味药物，正如《医学衷中参西录》所载："走窜之力最速，内脏腑，外经络，凡气血凝聚之处皆能开。"故此在剂型上加以创新，高温烘焙加以炮制，灌注于胶囊，药汁送服;亦可调入膏方,其目的不外祛邪不伤正,治病不留瘀[21];

中西医结合临床目前仍处于探索阶段，很多临床工作者正在不断地探究如何将现代医学和中医学结合到一起。激素与中医药联合治疗这些难治性疾病为中西医结合之路做出了较好的示范。中西医结合，既不是对中医理论的完全放弃，也不是单纯的治疗手段上的结合，而是采取合适的诊治思路，将现代医学和祖国传统医学的成果共同运用到患者身上，在这种治疗一体化的理念下，中西药完全可以一同运用到疾病的治疗过程中。

第三节 基于文献回顾的流行性感冒防治用药规律研究

流行性感冒简称流感，是由流感病毒引起的一种急性呼吸道传染病。中医认为流行性感冒是由疫毒致病，属于中医学"温病"范畴，呈流行性，有发病急、传染快的特点。一般认为寒热异常，温凉失节，岁时不和是流行性感冒的主要病因，而其最根本的病因是正气不足，或因素体元气虚弱，或因饮食劳倦伤及脾胃，致脾肺气虚，同时，也可因素体阳虚、阴虚或病后、产后调摄不慎以致阴血亏损，外感风邪疫毒。

近年来，对于连翘、板蓝根、鱼腥草、金银花、大青叶等单味中药的抗病毒作用的研究，以及经方抗流感病毒及其有效成分研究、中药复方抗病毒研究等方面，都取得了一定的成果。并且中药简便廉验的优点深入人心。但是，流感病毒变异性极强，一般3~5年发生一次小变异，引起小流行，10~20年发生一次大变异或发生基因重组，引起一次大流行，甚至发生席卷全世界的大流行。一般认为流感发生时，在大多数人群中表现出中医证候的相似性，因而可以用统一的方剂加减进行治疗和预防。但是发生于不同季节、不同地区的流感，证候特点不一样。每次流感爆发由于疫苗的研制需要时间，而如何运用中医药优势早期干预尚需研究。此处通过搜集整理1978年以后有关治疗流行性感冒的单药及组方，进行分析探讨，揭示近年来治疗流行性感冒的用药规律，为临床预防及治疗提供理论依据。

一、资料与方法

（一）文献收集

首先确立检索词，中医检索词包括咳嗽、瘟疫、温病、中药、方剂，西医检索词包括流行性感冒、流感、传染病、中药、方剂；以以上检索词为主题词，以中国生物医学文献数据库、中国中医药期刊文献数据库、CHKD会议论文全文数据库、CHKD博硕士学位论文全文数据库、中国医药学位论文全文数据库、中国医药学术会议论文全文数据库、维普期刊数据库、万方期刊数据库为主要检索目标，检索自 1978 年以前所有治疗中用到的中药单药及组方，对其中符合纳入标准的文献进行筛选。

（二）文献纳入标准

选择有关呼吸系统传染病的临床研究文献，要求诊断标准及疗效评价标准明确、治疗过程完整、疗效肯定；有关中药或植物药治疗流感的医话医论；有关中药或植物药治疗流感的综述文献；其他与中药或植物药治疗流感相关的文献。

（三）方剂选入和排除标准

凡属于本研究证治范围的中医方药均可入选，包括膏、丹、丸、散、汤等剂型。无配伍意义的单方、地方性草药组成的方剂予以排除。

（四）数据挖掘

按照"十一五规划教材"中国中医药出版社出版的《中药学》中的分类方法，将符合纳入标准文献中的中药归类，建立 Excel 数据表格。应用 Excel 和 SPSS 统计分析软件进行数据统计处理。

1. 建立数据库

设计 Excel 表格进行录入，建立数据库进行统计。

2. 统计方法

选用 SPSS18.0 统计软件进行统计。

二、结果

（一）方药分析

1. 方剂频数分析

在治疗流行性感冒的组方中，数据库共涉及方剂 40 种，除自拟方剂外，香薷饮、银翘散、竹叶石膏汤、麻杏石甘汤、沙参麦冬汤出现频次较高，频数 ≥ 4，柴葛解肌汤频数 ≥ 3，桑菊饮、升降散、香苏散、白虎汤、大柴胡汤频数 ≥ 2。

2. 中药频数分析

在治疗流行性感冒的单味中药中，共涉及中药 148 种，其中出现频数

>10 的有 16 味，主要为清热解毒类、化痰类、祛风类、化湿类中药。数据库中所用中药除甘草外，连翘、金银花、生石膏、黄芩、桔梗、杏仁使用频率较高。

（二）流行性感冒诊疗规律

1. 症状特点

一般症状：发热、纳差、口渴、烦躁；典型症状：头痛、咳嗽、四肢酸痛、恶寒、咽痛、咽干、咯痰、鼻塞、流涕；舌象：舌红、苔黄、苔腻、苔白；脉象：脉数、脉滑、脉浮、脉细。由此可以看出，流行性感冒症状表现以呼吸系统症状为主，脉浮等表证出现频数较高；以热象为主，有一部分症状无明显热象，而表现为恶寒不发热或发热不甚，且舌苔薄白，提示一部分流感患者发病可能与寒疫有关；头痛、四肢酸痛、咽痛等疼痛症状明显，可能与风、毒有关。

2. 病性病位

病性：热、风、毒、湿、寒、阴虚是流行性感冒的常见病性要素。病位：流行性感冒病位以肺最为常见，此外，卫分也是流行性感冒常见病位。

3. 常用中药及方剂

（1）通过对流行性感冒的方药分析可以得出在流行性感冒治疗中的常见证型及治疗方剂：暑热感冒用香薷饮，风热犯肺用银翘散、桑菊饮、升降散，肺热壅盛、肺气上逆用麻杏石甘汤，肺阴不足用沙参麦冬汤，风寒侵袭用香苏散、柴葛解肌汤，气分热盛用白虎汤。

（2）常用中药：在流行性感冒治疗中，清热解毒、化痰、祛风、祛湿类药物较为常用。

三、总结

流行性感冒属于中医"温病"等范畴，中医药防治温病无论是古代还是现代都具有独特优势，从汉代·张仲景的《伤寒杂病论》，到明清时期的温病理论体系，都是中医治疗该病的理论精华。本研究通过对流行性感冒相关的临床文献进行研究发现，该病病位以肺最为常见；病性因素可归结为湿、热、毒、气虚、阴虚、血虚、燥、风、寒。脏腑辨证和卫气营血辨证方法是流行性感冒临床辨证的主要方法。在治疗中，通过频数分析方法揭示了这一时期治疗流行性感冒的用药规律，清热解毒类、化痰类、祛风类、化湿类中药使用频率最高，尤以连翘、金银花、生石膏、黄芩、桔梗、杏仁使用频率较高。中药方剂中香薷饮、银翘散、竹叶石膏汤、麻杏石甘汤、沙参麦冬汤出现频次较高，为临床预防及治疗提供了一定的理论依据。

第四节 虫类药在间质性肺疾病中的应用

间质性肺疾病（interstitial lung disease，ILD），亦称弥漫性实质性肺疾病（diffuse parenchymal lung disease，DPLD），是一种主要累及肺间质和肺泡腔，导致肺泡—毛细血管功能单位丧失的弥漫性肺疾病。ILD 包括 200 多种急性和慢性肺部疾病，目前国际上将 ILD/DPLD 分为四类：①已知病因的 ILD；②特发性间质性肺炎（IIP）；③肉芽肿性 ILD；④其他少见的 ILD。间质性肺病作为呼吸系统疾病中的沉疴顽疾，病因病机复杂，预后较差，大部分特发性肺纤维化患者被确诊后，平均生存期仅 2~5 年。该病的治疗若从痰、瘀、毒邪和络病学说入手，将虫类药应用于间质性肺病的治疗当中，可获佳效，兹以共鉴。

一、间质性肺病的中医病机

肺为气之主，亦为多血之脏。五脏相关，肺与它脏之间关系密切，"脏腑功能失调""气运失常""血运失常""津液代谢失常""正气亏虚"贯穿间质性肺病病变的始终，更可从"毒"论治间质性肺病。毒损肺络是间质性肺病的病理基础，同时也是导致病情进展演变的重要因素，从而创立了间质性肺病的痰、虚、瘀、毒病机学说，其中以虚为本，痰阻、血瘀、毒滞为标，并且痰、瘀、毒痹阻肺络贯穿肺纤维化始终。

"痰"——间质性肺病以慢性咳嗽时伴咳痰、进行性气急为主要临床表现，疾病各期均存在不同程度的痰湿之证；"瘀"——间质性肺病患者脾失健运，痰湿内生，气机阻滞，肝失疏泄，气机不利，正气亏虚，推动血行无力皆可导致血瘀；"毒"——毒损肺络，迁延难愈，痰瘀相互交结损伤正气是间质性肺病病机的关键。脏腑受损加重毒邪化生，从而进一步损伤脏腑正气；"虚"——正气亏虚是疾病发生的内在条件，间质性肺病属本虚标实之证，患者素体亏虚，邪易伤体，致使疾病的发生及进一步发展。本虚以肺、脾、肾虚为主，标实主要指痰浊与瘀血。其中，"虚"是发病的内在因素，"痰、瘀、毒"是伤及肺络的关键，加之长期应用糖皮质激素等药物，机体的防御功能更加低下，易招致外邪侵犯，更加损伤正气，从而形成邪实正虚的临床表现，最终导致毒、痰、瘀、虚相互交结，致使病势缠绵，变证丛生。间质性肺病作为棘手杂症，其毒邪致病、邪入络脉具有鲜明的特色，兹述如下。

（一）毒邪与间质性肺病

《说文解字》释："毒，厚也，害人之草，往往而生，从中从毒。"即毒的本意指毒草，有厚重、害人之性。而从病因角度来论毒邪，则有狭义和广义之别。《诸病源候论·温病发斑候》曰："冬时天时温暖，人感乖戾之气，未即发病，至春又被积寒所折，毒气不得发泄，至夏遇温热，温毒始发于肌肤，斑烂隐疹，如锦文也。"描述了疫疠毒邪，是狭义之毒。广义之毒则泛指邪气，所谓"无毒不成邪、无邪不有毒"。广义上，毒邪在间质性肺病中可泛指一切致病因素，包括外感之毒和内生之毒。外感之毒，可由三种途径而入，或从口鼻随气而入，或从皮毛玄府而聚，或从口聚于胃关于肺，如中医学之外感六淫、疫疠邪气、鱼蟹虫毒、药石之毒等，皆为间质性肺病的重要致病因素。亦如现代医学所研究的间质性肺病致病因素：诸如吸入游离二氧化硅，发霉的干草、谷物，高浓度的氧气、二氧化硫、烟雾等有害气体，以及细菌、病毒、真菌等微生物的感染，放射线的损伤，使用博莱霉素、胺碘酮等的药物损伤，皆属于此类。内生之毒，指脏腑功能紊乱，阴阳失衡，气血津液运行失调，而形成气滞、痰饮、瘀血、糟粕，日久皆可化毒，同时外感邪气亦可久郁体内，化生内毒，是间质性肺病重要的病理产物。内外之毒，交互影响，互为加重因素，而使疾病缠绵，迁延不愈。

毒邪在间质性肺病不同的致病阶段，对机体的影响也各有所不同。肺主气司呼吸，毒邪侵及气分，如痰毒可直接阻滞气道，影响肺气宣肃，而出现胸闷、咳嗽。肺主治节，助心行血，毒邪深入血分，肺的功能失调，可导致血液循行不畅，瘀血内停而成瘀毒，临床可兼见痰中带血或咯血、面色晦暗、爪甲青紫、肌肉或关节瘀肿刺痛等表现。

（二）络病学说与间质性肺病

络病即是以络脉阻滞为特点的一类病证。络病学说与间质性肺病的关联，可从病位、病程、病机言之。首先病位为肺络，《灵枢·脉度》描述络脉曰："经脉为里，支而横者为络，络之别出为孙。"关于肺的脉络，其络脉细小，分布广泛，分支众多，是营卫气血津液输布的通道，是连接五脏六腑的通路，而这些都是与现代医学认为间质性肺病病位在肺间质、肺泡和（或）细支气管共同行使通气功能和弥散功能所一脉相承。其次，病程"久病入络""初为气结在经，久则血伤入络""邪入络脉""络息成积"，《难经·五十难》云："肺之积为息贲。"故而出现如胸闷、咳喘呼吸功能异常症状。间质性肺病多数起病隐匿，病程较长，尤其是纤维化期阶段，更是缠绵反复难愈。再次，病机为毒损络瘀，络脉有"行气血和阴阳""内灌脏腑，外濡腠理"的功能，而络瘀则肺朝百脉不利，毒壅损肺络或血气来源不足，运行乏力，而成肺络瘀阻之证。现代医学认为间质性肺病过程中，弥漫性肺泡炎、支气管、小动脉、毛细血管长期病理改变导致肺脏功能衰竭的慢性病理过程与"邪入络脉"的机制一致。

二、虫类药在间质性肺病的应用

虫类药属动物药的一部分，一般指入药的昆虫及一些小型动物，中医学称之为"虫蚁之品"。虫类药有独特的药效特点，性喜攻逐走窜、通经达络，若配伍得当，常有出其不意之功效。此外，虫类药具活血化瘀、破积消癥、搜风剔络、补益培本、消痈散肿等功效，在临床上有着广泛的用途。针对肺纤维化的病机变化特点，在治疗肺纤维化时常选用地龙、蝉蜕、僵蚕、蛤蚧、蜈蚣、全蝎等药物，以化痰散结、活血化瘀、消癥解毒、补益肺肾。

分开说来，"痰"——化痰散结。间质性肺病患者易感外邪，邪气从口鼻、皮毛而入，与伏痰搏结，出现咽痒咽痛、咯吐黄痰、咳嗽气喘等症状。针对此种症状，常用蝉蜕、僵蚕等药物疏风利咽、清热化痰。"瘀"——活血化瘀。该病病程较长，久病多虚，气虚血运无力则生瘀，加之久病入络，因此方中加入水蛭、虻虫、地龙等药物以活血化瘀、搜络祛邪。"毒"——消癥解毒。患者毒损肺络，邪毒顽恶难解，痰瘀胶结，正气损耗，加入蜈蚣，可攻毒散结通络。"虚"——补益肺肾。患者常肺肾两亏、气失摄纳，此时需补益肺肾、纳气定喘，可在辨证遣方时选用蛤蚧等药物补肺润肾、益精助阳、定喘止嗽。

虫类药物为中药的重要组成部分，由于药性特殊，在临床运用上，我们要充分认识其毒性，谨慎使用，严格炮制，峻药缓投，防止出现过敏反应，鉴别排病反应与中毒反应。现代药理学研究发现，虫类药有抗炎、抗过敏、解痉平喘、溶栓、利尿及免疫调节等作用，因此虫类药在临床上可广泛运用于肺纤维化的治疗中。兹举蜈蚣一例，详陈应用。

（一）蜈蚣药用研究史

蜈蚣（centipede），又名千足虫、天龙、百脚等，属节肢动物门唇足纲整形目蜈蚣科动物，其药用始见于《神农本草经》，为传统的虫类药材。《中国药典》对其有详细记载，蜈蚣辛温有毒，归肝经，能息风镇痉、攻毒散结、通络止痛，用于小儿惊风、抽搐痉挛、中风口歪、半身不遂、破伤风、风湿顽痹、疮疡、瘰疬、毒蛇咬伤，并定其正品来源为蜈蚣科动物少棘巨蜈蚣（Scolopendra subspinipes mutilans L．Koc）。蜈蚣为血肉有情之品，内含人体所需氨基酸及球蛋白等，易于吸收和利用，可直补人体所需，强壮滋补，疗效可靠。同时，其性喜攻逐走窜，通经达络，祛邪散毒，搜剔疏利，无处不至，非草木、矿石之类所能比拟。古今医家对蜈蚣多有应用。古籍中记载蜈蚣，《神农本草经》曰："味辛，温。主鬼疰蛊毒，啖诸蛇虫鱼毒，杀鬼物老精，温疟，去三虫。"《本草纲目》言："治小儿惊厥风搐，脐风口噤，丹毒，秃疮，瘰疬，便毒，痔漏，蛇伤。"近代医家徐凯在各期肺癌的辨治上必选用虫类药，最常用的为蜈蚣、全蝎，结合辨证和药理治疗肺癌得到良好的效果。研究发现，全蝎、蜈蚣可改善大鼠气道炎症，对气道重塑有一定的改善或延缓作用。现代药理研究表明，蜈蚣的主要成分为蛋白质、脂质、氨基酸、微量元素等，不同类型的蜈蚣，化学成分有所差异，但均含有两种毒性成分——组胺和溶血蛋白质。蜈蚣具有镇静、镇痛、解痉、抗炎、提高人体免疫力、抗肿瘤、增强胃肠功能中枢抑制及抗惊厥等作用，同时可扩张血管，改善高凝血状态，利于病变细胞组织的复原。

（二）蜈蚣的药用经验

析间质性肺病之病机，知毒损络瘀贯穿始终。古之效用可与现代药理相贯通，中西医相合，辨病辨证，审机论治，深入把握蜈蚣之利弊，在规避其害的基础上，因证施用。下面就虫药蜈蚣应于间质性肺病的临床实践简作窥探。

1. 效专力宏，荡毒涤络

由于内外毒邪的胶结凝滞，毒损络瘀，已非草木之品所能取效，必用效专力宏能荡毒涤络的虫类药，正如叶天士所言"初病气结在经，久则血伤人络，辄仗蠕动之物，松透病根""病久则邪正混处其间，草木不能见效，当以虫蚁疏逐，以搜剔络中混处之邪"使"血无凝著，气可宣通"。《医学衷中参西录》云："蜈蚣，走窜之力最速，内而脏腑，外而经络，凡气血凝聚之处皆能开之。"所以，虫药之蜈蚣用于间质性肺病，可谓首选。

2. 量法得当，增效减毒

虫类药的安全性问题备受关注，故对患者辨证施治的基础上，应当注重蜈蚣的炮制、用法用量及配伍，以趋利避害，增效减毒。

（1）炮制：采用高温烘焙，既能杀菌去腥解毒，又酥脆便于碾粉，用药安全，便于服用。

（2）用法用量：将蜈蚣碾粉规范以克为单位，并将药粉灌注于胶囊，以药汁送服，不仅可规避虫药的不良气味，减轻对口咽食管等的直接刺激，并且可使药物的利用率更高。亦可将蜈蚣碾粉调入膏方。同时，视其病情、病期的不同及不同体质辨证加减用量，尤其对过敏体质者，小剂量开始，谨慎用之，一旦有过敏倾向随即停药，改变用药方案。

（3）配伍：虫类搜剔，佐以补剂，以祛邪不伤正。间质性肺病属本虚标实，在辨证论治调配膏方补益固本、宣肺止咳、化痰祛瘀的同时，倡以虫药蜈蚣伍全蝎"走脏腑，行经络"，搜剔软化肺络中胶着之痰瘀毒邪，以消补皆施，相得益彰。

三、小结

中医药在防治慢性呼吸系统疾病中起着重要作用，尤其将虫类药应用于间质性肺病等沉疴顽疾，具有明确的自身特点和优势。从毒、络学说入手，辨证辨病，审机论治，将虫药用于间质性肺病的治疗可为广大医家提供新思路，有助于结合现代医学研究成果不断发扬中医的特色和优势。蜈蚣毕竟属于有毒之品，临床用药依然受到一定限制，故结合现代研究手段如去除有毒成分或提取高效低毒成分，建立安全有效规范的用法用量标准，依然亟待我们的探索和研发。

第五节　自拟方与各类型中药对间质性肺疾病、肺纤维化的临床和实验研究

一、泰中济肺饮——培土生金与肺间质纤维化

（一）培土生金的重要意义

脾胃主受纳和运化水谷，饥饱失常、劳倦过度、外邪直中、七情内伤、木不疏土，均易致脾胃受损，以致脾胃虚弱，中气不足。而脾胃虚弱又易致外邪入侵，终致正气亏损，脏腑虚衰，气血不足，免疫功能低下，抗病能力减弱。在粉尘、化工等环境外因存在的情况下，易致间质性肺病的发生。因此，扶正固本，通过补益脾胃，培补生化之源，调理气血，可改善全身虚弱状态，提高机体免疫力。同时，通过健脾以除湿化痰，达到祛除病邪的目的。

肺间质纤维化缓解期注重益气扶正尤为必要，原因有三：其一，久病必虚；其二，肺间质纤维化治疗过程中多有糖皮质激素使用史，中医学认为，糖皮质激素属于纯阳之品，久用必耗气伤阴；其三，临床中广泛使用广谱抗生素，在抗菌杀毒过程中往往也挫败了人体正气，临床上患者会出现精神不振、乏力等正气虚损征象。故肺间质纤维化缓解期应注重加用补气药物以益气扶正，首选黄芪。张景岳在《景岳全书·本草正》中描述黄芪："味甘气平，气味俱轻，升多降少，阳中微阴……蜜炙性温，能补虚损。因其味轻，故专于气分而达表，所以能补元阳，充腠理，治劳伤，长肌肉。气虚而难汗者可发，表疏而多汗者可止。"缓解期配伍黄芪可以扶助已损之正气，更有利于祛毒外出；再者，黄芪充皮肤，肥腠理，实卫敛汗，祛风运毒，补气固表以防外邪侵入，杜绝外因引动，降低因外感而导致急性

加重的概率。

（二）相关实验研究

通过实验观察了益气类中药对肺纤维化大鼠模型肺组织中 TNF-α、IL-8 的影响。

1. 方法

32 只 SD 大鼠随机分为空白组、模型组、益气组和泼尼松组，采用气管内滴加博莱霉素的方法制作肺纤维化模型，并应用相应的药物灌胃干预，各组大鼠分别于第 28 天处死，观察大鼠肺组织匀浆中 TNF-α、IL-8 的表达水平。

2. 结果

与空白组比较，模型组、泼尼松组大鼠肺组织中 TNF-α、IL-8 的表达水平明显增高（$P<0.01$），益气组 IL-8 的表达水平明显增高（$P<0.01$）、TNF-α 表达水平无明显差异（$P>0.05$）。与模型组比较，益气组和泼尼松组肺纤维化程度明显减轻（$P<0.01$），肺组织中 TNF-α、IL-8 表达水平也显著降低（$P<0.01$）。益气组较泼尼松组肺纤维化程度更轻（$P<0.05$），肺组织中 TNF-α、IL-8 表达水平也更低（$P<0.01$）。

3. 结论

益气类中药与泼尼松均可下调肺组织中 TNF-α 及 IL-8 的表达水平，抑制或延缓肺纤维化的发生发展，益气类中药的效果较泼尼松更好。

（三）"泰中济肺饮"组方分析及随证加减

基于上述认识，结合临床，本着"急则治标，缓则固本"的原则，对于平稳期肺间质纤维化患者，从"培土生金"的治疗大法入手，创制"泰中济肺饮"。药物组成：党参、麦冬、炒白术、茯苓、陈皮、黄芪、半夏、五味子等。

功用健脾运湿、敛肺生津，专为间质性肺炎患者平稳期调护而设。本方取法生脉散、二陈汤，专奏培土生金、敛肺生津之功。方中白术味甘、微苦，入足阳明胃经、足太阴脾经，补中燥湿，止渴生津，最益脾精，大养胃气，降浊阴而进饮食，升清阳而消水谷，被前人誉为"脾脏补气健脾第一要药"。黄芪，味甘气平，入足阳明胃、手太阴肺经，入肺胃而补气，走经络而益营卫，兼能升阳举陷，善治胸中大气下陷。党参，味甘平，入足太阴脾、手太阴肺经，补血，生津。党参、黄芪、白术三药相须为伍，共为君药，有取法补中益气汤之意，起到了强壮脾胃、大补脾肺之气的功效，由于间质性肺炎属慢性虚损性疾病，故此三药同用，能够显著改善患者的食欲。茯苓、陈皮、半夏合为臣药，取法二陈汤，善于运化中焦水湿，更兼半夏长于降浊，能助阳明胃气下行，茯苓甘淡渗利，能复脾阳升清之机，三药配伍易于杜绝生痰之源。麦冬、五味子配伍党参，取法生脉散，五味子味酸微苦、咸，气涩，入手太阴肺经，可敛辛金而止咳，收庚金而住泻。麦冬味甘微苦寒，入肺、胃、心经，《本草汇言》赞其为清心润肺之药，能清肺中伏火。麦冬、五味子俱为佐药，可补水源而清燥金，并敛肺生津，收耗散之气。炙甘草调和诸药为使。临证当随患者病、证、症及现代医学的视、触、叩、听、生化检查、影像学检查等表现出的阳性体征化裁应用。

二、间质肺仙饮——活血、化痰与肺间质纤维化

（一）活血化瘀

1. 活血化瘀的重要意义

瘀是影响间质性肺病进展的重要因素。瘀血不仅是间质性肺病的病理产物，反过来又将进一步加重间质性肺病，因此，活血化瘀药的使用是非常重要的。间质肺仙饮中应用丹参、当归、川芎、赤芍等活血之品，并配入苏梗、桂枝等理气温阳之品以助血行。

现代药理研究表明，当归、川芎、丹参等活血化瘀药有调控免疫、提高机体抗氧化系统的抗氧化功能、清除氧自由基、抗炎的作用；活血化瘀药还能改善肺部微循环、血液流变，抑制血小板聚集，其中丹参、当归、川芎具有抗纤维化形成作用。

2. 临床应用活血化瘀法的注意事项

在临床应用活血法时，应重视 3 个方面的结合。第一，化痰活血与宣降肺气相结合。肺系久病，必导致肺之功能失调，肺气不宣，肺气不降，并出现相关症状，或以咳嗽为主症，或以气喘为主症，故应结合宣降肺气法以利于改善临床症状。第二，活血与扶正补虚相结合。肺系病久，多以虚实夹杂为患，正虚是其病变的主要方面。肺之虚证或气虚，或阴虚，或

气阴两虚，故应结合益气、养阴之法治疗。临证应详辨虚实之主次，补通并行，或补而兼通，或通而兼补，合理调整补虚与活血的关系。第三，活血与整体调治相结合。肺系疑难病常与其他脏腑病变联系，如心、脾、肾、大肠等，应注意从整体观念出发，处理好局部与整体的辨证关系，综合舌象、脉象及具体状态，在运用活血法的同时，注意整体调理。

晚期重度肺间质纤维化患者，可采用西医对症治疗，有感染者宜合理应用抗生素，低氧血症者采用氧气疗法，不采用激素和细胞毒性药物治疗。主要采用中医辨证论治，考虑到临床上辨证多以"肺肾气虚，痰瘀互阻""阴阳俱虚、血脉瘀阻"为主，可酌加当归、桃仁、丹参等活血化瘀药。至于"阳虚水泛血瘀"多见合并右心衰者，应根据虚实证候之异而辨证用药。总之，活血法治疗特发性肺间质纤维化较单纯西医治疗有以下优势：①自觉症状好转明显而持久；②复发率明显减少；③能明显延长患者的带病生存时间和提高患者的生活质量。

3. 相关实验研究

通过实验进行了活血化瘀类中药对博莱霉素诱导的大鼠肺纤维化模型肺组织病理变化及 TNF-α 和 IL-8 表达的影响。

（1）方法：将 SPF 级健康雄性 SD 大鼠 32 只随机分为正常对照组、模型组、活血化瘀类中药治疗组、泼尼松治疗组，每组 8 只。采用气管内滴入博莱霉素的方法制作肺纤维化大鼠模型，造模后第 2 天起，正常组及模型组以生理盐水灌胃，中药组以丹参、川芎水煎液灌胃，阳性组以泼尼松混悬液灌胃。28 天后处死各组大鼠，光镜下观察各组大鼠肺组织病理变化，并以酶联免疫吸附法测定大鼠肺组织 TNF-α 和 IL-8 表达水平。

（2）结果：模型组大鼠出现肺纤维化改变，活血药组与泼尼松组肺纤维化明显减轻，活血组作用更显著。模型组肺组织 TNF-α 表达显著高于正常组（$P<0.01$），泼尼松治疗组肺组织 TNF-α 显著高于正常对照组（$P<0.01$），活血化瘀类中药治疗组肺组织 TNF-α 与正常对照组比较无统计学意义（$P>0.05$）；活血化瘀类中药治疗组与泼尼松治疗组比较存在统计学意义（$P<0.01$）。模型组肺组织 IL-8 表达显著高于正常组（$P<0.01$）；活血化瘀类中药治疗组和泼尼松治疗组肺组织 IL-8 表达显著高于正常对照组（$P<0.01$），活血化瘀类中药组与泼尼松治疗组比较无统计学意义

（*P*>0.05），均低于模型组。

（3）结论：活血化瘀类中药对肺纤维化大鼠有明显的治疗作用，可减轻博莱霉素诱导的肺泡炎和肺纤维化程度，其机制与降低 TNF-α 和 IL-8 的表达水平有关。

（二）化痰行气

1. 化痰药对肺纤维化治疗作用的中医机制分析

肺为水之上源，生理功能为通调水道，正常功能的发挥利于水液的运行，若肺气不利，气不布津，则引起水液代谢障碍，津聚为痰；脾乃肺之母脏，子病亦可及母，脾气虚弱，无力运化水液精微，功能失调，水湿不行，聚积生为痰湿，"脾为生痰之源，肺为贮痰之器"，痰亦可循经上袭于肺；病变日久及肾，母病及子，肾气亏虚，导致阴津暗耗，阴不制阳，虚火内生，可炼液为痰，而阴病及阳，肾之阳气虚弱，水液失于温化，更助痰湿凝聚。因此，痰邪在肺痿的发病中属于起始因素，随着病情进展，渐及他脏，对本病的发生和发展具有促进作用。因此，鉴于痰邪在肺痿发病过程中的病机分析，化痰药在肺痿的治疗中起重要作用。痰邪得清，则肺脏宣降功能趋于正常，利于水液正常代谢，津液正常输布，肺得以濡养。经脉畅通，则血液流通正常，发挥其濡养脏腑的生理功能，且无血瘀之患。肺脏功能正常，则抵抗外邪能力正常发挥，防止外邪侵犯。肺气得复，则咳嗽、咳痰、喘息等症状得以缓解。

2. 相关实验研究

特发性肺纤维化在发病过程中上皮细胞的损伤和成纤维细胞的增殖相互作用，在机体受到内在或外源性病理因素影响时可引起上皮的损伤，以及相应的病理变化，此过程为特发性肺纤维化（IPF）病变的关键因素。这一过程引起了上皮细胞和间质细胞的交叉信号传导异常，引起了上皮细胞异常的增生、分化，促进其凋亡，另一方面促进了间质细胞的迁移、增生和活化，减少了其凋亡，导致成纤维细胞灶伴随细胞外基质合成和分泌增加，最终破坏肺实质。本病的特征性表现为成纤维细胞和肌纤维母细胞的增生，在肺脏聚集成纤维细胞灶。

目前认为肺泡损伤修复中抗纤维化和致纤维化二者的平衡紊乱是 IPF

的主要发病机制。IPF 的病理改变多源于肺泡上皮细胞的损伤和修复过程出现的异常；损伤修复的主要部位可见到大量的成纤维细胞灶；上述损伤导致成纤维细胞的增生，同时伴发有向肌成纤维细胞的转化。因此，纤维生成机制是导致 IPF 发病的重要途径。炎症反应并非肺纤维化发生的必要因素，可能对其发展起到了一定的推动作用。肌成纤维细胞在 IPF 纤维化过程中起关键作用，它是活化的成纤维细胞，特异性表达 α - 平滑肌肌动蛋白，肌成纤维细胞是产生包括 I 型胶原在内的细胞外基质的主要来源，并且可产生包括 TGF-β 在内的促纤维化因子。

瞬时受体电位通道（transient receptor potential channels，TRP channels）家族包括 6 个亚族，参与多种病理生理过程的调节。TRPV1 是瞬时受体电位离子通道的一个亚型，是一种非选择性阳离子通道，能够被辣椒素激活，克隆自啮齿类动物背根神经节神经元。人类 TRPV1 基因位于 17p13 染色体，由 17 个外显子组成。早期关于 TRPV1 的研究，其定义为感知热、痛刺激的神经元离子通道。目前研究表明，TRPV1 为多型通道，能被多种刺激激活，如刺激性化学物、酸性环境、43℃以上高温、内源性介质等，并且对整合这些不同的信号具有重要作用。有毒的外源性刺激物如辣椒素、树脂毒素和一些内源性介质如花生四烯酸、乙醇胺等能直接结合并开放 TRPV1 离子通道。同时，研究表明 TRPV1 在 G 蛋白偶联受体信号转导表达通路中起重要作用，如缓激肽、前列腺素类、神经生长因子、组胺等。早期关于 TRPV1 的研究认为其局限在伤害感受性神经元的表达，如背根神经节、三叉神经节、迷走神经节等部位。随着研究进展，TRPV1 在一系列组织和器官中被发现。就呼吸系统而言，TRPV1 阳性神经纤维分布于整个呼吸道，包括鼻、喉、上气道、肺实质、平滑肌和血管，在肺组织和气道的表达相对较低。但是初步数据表明，与健康非吸烟人群相比，肺气肿患者 TRPV1 的 mRNA 表达增高。因 TRPV1 能够被促炎性介质和有毒性刺激物激活，故其被看作是病理性受体，在病理性刺激物转导和炎症持续方面起重要作用。

存在潜在的炎症刺激的情况下，TRPV1 在支气管成纤维细胞中有一定表达，炎症过程中增生的成纤维细胞可导致气道重塑。TRPV1 肺泡上皮细胞表达增加。肺泡上皮细胞是炎症首要的攻击靶点。肺泡上皮细胞 TRPV1 受到激动剂刺激引起其活化，并导致细胞凋亡。TRPV1 拮抗剂用于治疗肺脏炎症反应。

实验结果表明，化痰药物作为拮抗物质抑制了 TRPV1 的表达，可保护肺泡上皮细胞，减轻炎症反应。其作用机制可能与抑制上皮细胞凋亡，减少了成纤维细胞的转化有关。

过氧化物酶体增殖物激活受体（Peroxisome proliferator–activated receptors，PPARs）是一类由配体激活的转录因子，属于 II 型核激素受体超家族成员，包含 PPAR α、PPAR β、PPAR γ 3 个亚型。在组织中分布广泛。早期人们认为其功能主要是调节脂肪细胞分化及糖、脂代谢，但越来越多的证据表明，PPAR γ 具有免疫抑制和抗炎效应，能够参与多种疾病的发病与转归。PPAR γ 在肺泡上皮细胞、支气管上皮细胞及巨噬细胞中均有分布，与正常肺组织相比，发生纤维化病变的肺组织中 PPAR γ 的表达较低。结合以往文献分析，在肺纤维化的病变过程中，PPAR γ 表达的下降在一定程度上参与了肺纤维化的发生。

PPAR γ 的活化能够抑制中性粒细胞在肺部的浸润，使炎症介质释放减少，从而减弱肺组织的损伤，有利于炎症损伤的修复。PPAR γ 激动剂能抑制 TGF–β1 诱导的肺成纤维细胞向肌成纤维细胞分化。PPAR γ 激动剂干预肺损伤大鼠的实验研究表明，PPAR γ 激动剂能够降低肺内羟脯氨酸与胶原含量，抑制促纤维化因子 TGF–β1 的分泌量。研究证据表明，PPAR γ 的活化可以作用于肺纤维化发病中的多个环节，从而延缓肺纤维化的发生和发展。

化痰药物干预后 PPAR γ 在肺纤维化大鼠中的表达增多，减轻了纤维化损伤。其作用机制可能为药物促进了 PPAR γ 表达上调，抑制了免疫、炎症反应，减少了肺成纤维细胞向肌成纤维细胞分化，从而减少了肺纤维化大鼠肺部损伤的程度，对肺组织起到了保护作用。其作用途径为 PPAR γ 及其配体抑制 TGF–β1 转录，引起成纤维细胞合成减少、活化减弱，胶原沉积减少；肺泡上皮和基底膜的损伤减轻，细胞外基质的降解受抑制，减弱了气道重塑，进而对博莱霉素诱导的肺纤维化模型进行负性调控。

肺泡上皮细胞在 IPF 发病机制中具有重要作用，研究表明，紧邻成纤维细胞灶的肺泡上皮有基因表型的变异及形态学改变，出现异常增生。发生异常增生的肺泡上皮能够分泌多种促纤维化的因子，包括 TGF–β、

TNF-α 等。这些促纤维化的因子，能够调控成纤维细胞的增殖和分化。因此，纤维化过程中有多种生长因子参与，其中 TGF-β1 被认为是导致肺纤维化的关键开关。TGF-β 有 3 个亚型，TGF-β 同源双聚体多肽参与生长发育、创伤修复等病理过程，是细胞外基质蛋白合成的诱导物和多种组织胶原的主要调节物。

IPF 患者肺组织的蜂窝灶周围的肺泡上皮中有生物活性的 TGF-β1 有异常的高表达，IPF 患者的 BALF 灌洗液中 TGF-β1 的水平明显升高，动物模型中也显示肺组织过度表达 TGF-β1 会诱导肺纤维化的产生，反之抑制 TGF-β1 的表达可以避免肺纤维化的发生。TGF-β1 能诱导气管成纤维细胞发生表型变化，分化成肌纤维母细胞，表现为其标志物 α 平滑肌肌动蛋白原的表达增强及相关组织重塑基因的高表达，导致过多的结缔组织基质沉着，包括纤维结合蛋白和 Ⅰ 型胶原蛋白等。上述过程主要是通过激活 Smad3 蛋白的途径完成的。TGF-β1 通过与 TGF-β1 Ⅰ 型受体结合成复合物，使下游的 Smad 蛋白家族活化，进一步引起各种转录因子相互作用以调控相关基因转录。化痰药干预治疗，能够降低肺纤维化大鼠肺组织内 TGF-β1 的含量，减少成纤维细胞的增殖分裂和胶原蛋白的合成，降低细胞外基质沉积，减少肺纤维化病变的程度。

3. 临床效方——间质肺仙饮

临床上论治 IPF 时一般主要将其归为"肺痿"的范畴，主以间质肺仙饮，并临证加减。方药组成如下：炙麻黄、炒杏仁、炒白果、桔梗、浙贝、黄芩、川芎、丹参、炒地龙等。

特发性肺间质纤维化的本质为本虚标实，基本病机为正虚邪滞，肺络痹阻。故治疗上应标本兼顾，以益气、活血、化痰为治疗原则。间质肺仙饮中，炙麻黄宣肺散邪以平喘，白果为敛肺定喘之要药，《本草纲目》言其"熟食温肺益气，定喘嗽"，两药相伍，宣肺不耗气，敛肺不留邪。炒杏仁降气平喘、止咳祛痰，黄芩、桔梗、浙贝母有清泄肺热、化痰止咳之功，川芎为血中气药，可行气，并助丹参活血化瘀，地龙善于通络定喘，生甘草有补脾益气、祛痰止咳、调和诸药的功效。诸药合用，共奏益气、活血、化痰之功，临床随证加减，多获良效。

间质性肺炎是一类病机复杂的疾病，进行性呼吸困难、胸闷憋喘是其主要症状，而临床上患者的表现并不完全相似。现将常见的随症加减介绍如下：①伴有频繁、剧烈咳嗽者，加炙麻黄、炒苦杏仁、前胡、白前、炙枇杷叶，以清宣肺气，复其肃降之职，咳嗽可缓。此类患者多属感冒后期，已经行抗感染治疗，已不发热，咳嗽以夜间、清晨加重，症由风寒束肺、肺失宣降所致。②伴咳嗽、咽痛、干痒不爽者，加生地、桔梗、射干、挂金灯，此类患者多因思虑过多、熬夜、烟酒、进食辛辣等所致，治当滋阴降火、清热利咽。③胸闷、憋喘严重，稍动即喘、双寸脉浮、涩或伴头痛者，加炒地龙、蜈蚣、蛤蚧、川芎，此属痰瘀阻络、肾不纳气，病情较重，配合逐瘀通络、补肾纳气类药物，以缓解症状，临床不可拘于中药，应配合氧疗、支气管舒张剂、糖皮质激素等联合治疗。④伴失眠健忘、烦躁易怒、舌红、白睛血丝者，此属肝血失养、阴虚火旺，治当养血安神、疏肝解郁，加栀子、柴胡、郁金、炒酸枣仁、合欢皮、合欢花。⑤伴大便黏腻不爽、腹胀不舒、纳呆、痰多、舌苔厚腻、头脑昏沉不清者，此属脾失健运、痰浊中阻，盖因脾阳衰败、运湿无权，加干姜、鸡内金、砂仁、瓜蒌、焦麦芽、焦山楂、焦神曲、葛根，以振奋胃阳、化痰除湿；⑥体弱易感、怕冷而易出汗者，此属肺卫不固，治当益气固表，重用黄芪，加防风、浮小麦、生姜、大枣，嘱患者注意保暖，避风寒，食勿过饱。

第六节　经方、特药与肺系病

一、苏子降气汤在老年慢性喘息性支气管炎中的应用

慢性支气管炎是指气管、支气管黏膜及其周围组织的慢性非特异性炎症，喘息明显者常称为喘息性支气管炎，是老年人呼吸系统的常见病、多发病，部分患者可发展成阻塞性肺病、肺心病，不仅给患者带来了身体上的痛苦及经济上的负担，还严重影响了患者的生活质量。慢性喘息性支气管炎以肺虚为主，病久必累及脾肾，痰浊交阻为本病之标实，治疗上标本兼顾，扶正祛邪，尤重脾肾二脏，可提高治疗效果。现将运用苏子降气汤

治疗慢性喘息性支气管炎的经验简要介绍如下。

（一）病因病机

关于慢性喘息性支气管炎的发病机制，现代医学认为患者气道内有慢性炎症，炎症本身造成气道狭窄，通气不畅。另外，炎症增加了气道高反应性，使气道对外界刺激产生过强的收缩反应。中医辨证多属"喘证"范畴，喘证是以呼吸困难、张口抬肩、鼻翼煽动、不能平卧为特征的临床病证，其病位在肺肾，涉及肝脾。肺主气司呼吸，外合皮毛，是气体交换的场所，肺的宣降功能正常，则吸清吐浊，呼吸均匀。《类证治裁·喘症》言："肺为气之主，肾为气之根，肺主出气，肾主纳气，阴阳相交，呼吸乃和。"肺主呼吸属金，肾主纳气属水，金水相生，肾气摄纳有权，则肺气宣降有司，若肺病及肾或劳欲损肾，肾元不固，气不归原，气逆于肺发为喘。引起喘证的病因甚多，但究其根本不外乎外感六淫、饮食不当、情志不畅及久病劳倦等，喘证的病理性质有虚实之别，叶天士云："在肺为实，在肾为虚。"《医碥》谓："气根于肾，亦归于肾，故曰肾纳气，其息深深。"呼吸深长有余，呼出为快，气粗声高，伴有痰鸣咳嗽，脉象有力者实喘居多；呼吸短促难续，深吸为快，气怯声低，少有痰鸣咳嗽、脉象微弱者多为虚喘。而老年慢性喘息性支气管炎患者病因多为年老体弱，肺气不足，肾气虚衰，又其复感外邪，反复发作，迁延不愈，病久伤正，由肺及肾，病情为虚实夹杂。邪气壅阻于上则肺失宣降，肾气亏虚于下则肾纳失常，故病机为痰浊阻肺于上、肾虚于下，证属肺实肾虚的上盛下虚证，治疗以降逆化痰、温肾纳气为主。

对于慢性喘息性支气管炎，治疗应该是全方位、多角度的，除了给予药物治疗以外，还应该重视疾病的预防，平素畅情志、慎风寒、适寒温，注意休息。饮食不当是该病发作的一大原因，应戒除烟酒，忌食海鲜，对于辛辣刺激性食物尽量少食，避免五味过极，化生痰湿。宜食用新鲜蔬菜水果、优质蛋白等清淡而营养丰富的食物。平素体虚易感冒的患者，注意加强体育锻炼，增强体质，同时可服玉屏风散预防感冒。

（二）治疗方法

现代医学治疗慢性喘息性支气管炎以抗感染、平喘和祛痰等为主，病情严重者使用糖皮质激素。虽有一定疗效，但容易复发。中医辨证施治，以虚实夹杂着手考虑，标本兼治。采用中药苏子降气汤加减治疗，临床效果较为满意。处方：苏子、法半夏、当归、厚朴、前胡、肉桂、沉香、甘草、苏叶、生姜、大枣。本方见于《太平惠民和剂局方》，用于治疗痰涎壅盛、咳喘短气、胸膈满闷、咽喉不利等症属上盛下虚者。方中苏子辛温，降气祛痰，止咳平喘，为君药，《本草汇》谓苏子"散气甚捷，最能清利上下诸气，定喘痰有功"；法半夏燥湿降逆化痰，厚朴宽胸下气除满，前胡祛痰止咳下气，三药为臣，合苏子共奏降气祛痰平喘之功。君臣相配，上实得疗。现代中药药理学研究表明，苏子、前胡、半夏、厚朴均能祛痰镇咳，且半夏有较强的缓解支气管痉挛的作用，且本方诸药均有抗菌消炎作用。肉桂辛甘大热，能温补下元、纳气平喘，沉香味辛、苦，性微温，降气温中，暖肾纳气，肉桂沉香合用以调气，温下元，使下虚得治。本方当归之用，当如《神农本草经》言"当归，味甘温，主咳逆上气"；略加生姜、苏叶化痰止咳、散寒宣肺，共为佐药；甘草、大枣顾护胃气、调和诸药，是为使药。全方君臣佐使，相得益彰，共奏降逆平喘、温肾化痰之功。

现代研究证明，苏子降气汤能提高老年喘息性支气管炎患者的免疫力、抗病力，改善肺通气功能，效果确切。在临床应用本方时应适当临证加减，表证较著者，可加杏仁、麻黄以宣肺平喘、疏散外邪；气逆明显者，可加用川贝、白芥子、炒莱菔子，合苏子取三子养亲汤之意，加强降气化痰之力，莱菔子尤当炒用，使其性升变为性降，用其下气之力；若下虚甚者，可加冬虫夏草、紫石英、胡桃肉以补肾固本；兼气虚者，可加山药、人参等健脾益气，同时因脾为生痰之源，所以在治疗后期可加健脾之药以减少痰液生成；且此证患者易合并便秘，因肺与大肠相表里，在治肺的同时，可酌加火麻仁、柏子仁等润肠通便，忌用苦寒攻伐之品。

（三）病案举例

王某，男，67岁，以"咳嗽咳痰伴呼吸困难14天"为主诉就诊，患者既往慢性支气管炎病史8年余，每年冬季发作加重。现咳嗽咳痰，痰多色白，不易咯出，呼吸困难，不能平卧，腰腿酸软，轻微腹胀，大便2日一行，质干难排，小便调，舌润而胖，苔腻，脉沉细。属上盛下虚之咳喘，为肾不纳气之故，治宜降逆化痰、温肾纳气。处方：苏子、白芥子、莱菔子、清半夏、当归、厚朴、前胡、川贝、肉桂、沉香、火麻仁、甘草、苏叶、生姜、大枣。连服 5 剂。复诊咳嗽缓解，痰液减少，易咳出，仍不能平卧，动则喘息，腹胀基本消失，大便日行 1 次，质可，上方去厚朴、火麻仁，加山药、人参、胡桃肉、冬虫夏草，连服 7 剂。三诊咳嗽明显缓解，偶有咳痰，可平卧，二便调。上方去火麻仁，继服 14 剂，嘱其平时适寒暑，清淡饮食。随访至今未再复发。

按语：患者年老体衰，咳喘已有 8 年余，久咳必致肺气亏虚，母病及子，亦致肾气受损，肾不纳气。肺主呼吸，肾主纳气，人体的呼吸运动，虽由肺所主，但亦需肾的纳气功能以协助。今患者肺气不足，肃降失常，且肾气亏虚，摄纳无权，以致喘咳日重。故用本方加白芥子、莱菔子降气豁痰，除上盛之标邪，火麻仁润肠通便。脾为生痰之源，故复诊加山药、人参健脾益气，以绝生痰之源，胡桃肉、冬虫夏草补肾固元。再诊大便调，去火麻仁继服培本善后。药证相投，收效乃速。

二、风药在肺系病中的应用

"风药"一词，首见于金·张元素《医学启源》，中医所谓"风药"是指在中医理论指导下，在功能上具有祛除、疏散外风或平息、搜剔内风，临床上主要用来治疗风病的一类药物，具体是指中药中质轻气清有疏解宣透作用的药物。风药发散不仅祛邪，且能调畅气机，开发郁结，在多种肺系疾病的治疗中得到广泛运用，现介绍如下。

（一）风药应用的理论基础

张元素作为易水学派的宗师，首创了"药类法象"理论，效法天地五运之象，认为"药有气味厚薄、升降浮沉、补泻主治之法，各各不同"，同时将不同属性药物归纳为"风升生""热浮长""湿化成""燥降收""寒沉藏"五类。"风升生"一类药物属味之薄者，阴中之阳。其弟子李东垣在《脾胃论》中提出"如脉弦者，是风动之证，以风药通之"。风药的使用基于《内经》中"阳之气，以天地之疾风名之"的论述，同时因辛散药力可起醒脾散滞、疏肝解郁之效，肝为风木之脏，用"风药"的名称来说明风药的舒发条达下焦肝肾阳气方面的作用。

肺乃华盖，主气司呼吸，合一身皮毛，开窍于鼻。风邪侵袭最易犯肺，导致肺失宣肃，引发咳喘等症状。风药多质轻薄，性升浮，因此具主升之功；

其味辛，辛能行，故风药主行。因此，风药之功，或取其味辛，横向主行；或取其质轻薄，性升浮，纵向主升；或二者兼而取之，横纵皆用而主散。机体外感风邪时，可应用风药发散祛邪、开郁畅气、燥湿化痰、辛温通阳、升阳助补、通络开窍、活血化瘀。同时，"风为百病之长"，是多种外邪的先导，寒、热、燥、湿等邪常依附风邪而为病患，常见外感风寒、风热或兼夹湿邪。因此，在运用风药治疗风邪的同时，应注意统筹治疗寒、热、燥、湿等邪气。在内伤杂病的治疗中，依据李东垣提出的"内伤脾胃，百病由生"的内伤致病说，在临床中应重视脾胃清阳，广泛运用风药以发挥其生发、散火、升阳、燥湿等独特功效。

（二）风药在临床上的应用

1. 过敏性疾病

周仲瑛认为中医所说的"风邪"应包括某些过敏因素所引起的变态反应性疾病及其临床症状表现，而现代药理学研究表明某些风药具有抗过敏作用，能够抗变态反应。因此，临床上运用中医风药治疗过敏性疾病时，实际上寓有抗变态反应的意义。同时也有其他研究证明，多数祛风药具有抗变态反应作用，可以抑制免疫反应，具有抗组织胺、抗过敏、抗变态反应、抑制抗体或清除抗原的作用。

（1）过敏性鼻炎：过敏性鼻炎以鼻塞、流涕、喷嚏为主要表现，中医认为肺主皮毛，开窍于鼻。外邪入侵，肺失宣降，可见鼻窍不利，风药味薄气轻、药性升浮，具有发散祛邪的作用，能将各种入侵的邪气从表而解。国医大师干祖望指出，鼻居面中，为清阳交会之处，属清窍，需清阳之气升腾濡养，若脾阳不振，升清失常，则浊邪无处可泄，郁积鼻窍则发为鼻鼽。遣方用药当重用蝉蜕、薄荷、防风、荆芥、葛根等药，宣散透邪，辛散通窍。

（2）过敏性哮喘：过敏性哮喘为机体受到抗原刺激后产生的特异性免疫应答而引起组织损伤和（或）生理功能紊乱的一种临床常见病，属于Ⅰ型变态反应性疾病。过敏性哮喘起病急，发病快，传变迅速，易反复发作，具有与过敏原接触即可触发的特点，与风为阳邪、风性主动、风善行数变的性质和特点相似。《内经·玉机真脏论》曰："是故风者，百病之长也。今风寒客伤于人……弗治，病入舍于肺……发咳上气。"过敏性哮喘的发生与风邪侵袭紧密相关，风邪致病导致过敏性哮喘的原因为外风在其所主之时令侵袭五脏，导致五脏风，五脏风没有得到及时的诊治则发展为"五脏伏风"，复感风寒之邪，外风引发内在之伏风，内外之邪相合，则致肺脏失于宣降，风盛而挛，轻者引发过敏性咳嗽，出现干咳、咽痒、无痰。同时，如果五脏伏风久而不愈，会导致气、痰、瘀三者彼此胶结，日久风摇钟鸣，可致哮喘。

此外，情志、饮食、运动等皆为内风形成的根源。心风肝风可由情志失常导致，饮食失于节制可引起脾风，运动过量而引发肾风。当情志、饮食不当、禀赋不足、运动失于调节等原因引起内脏风时，轻者可引起气道的痉挛，导致过敏性咳嗽，严重者使得津液输布失常，津液停聚为痰，致气道痉挛，最终可发展为哮病。风邪犯肺会导致津液损伤，所以症状以干咳为主；治疗当以疏风宣肺止咳为基本治疗法则，以如意解表方加减治疗，宣利肺气，疏风止咳。

2. 慢性支气管炎及慢性阻塞性肺疾病

《金匮要略·肺痿肺痈咳嗽上气病》云："风中于卫，呼气不入；热过于营，吸而不出。风伤皮毛，热伤血脉。"提出了风热犯肺可致血热而呼吸不利的病机。在慢性支气管炎、慢性阻塞性肺病急性起病过程中，外感风热之邪，抑或外感风寒之邪后寒郁化热，热邪煎灼肺部之血络，致血热，终迫血妄行。针对慢性支气管炎及慢性阻塞性肺疾病中肺热的情况，尤其当温热之邪侵入营分时，当运用透热转气法，给邪气以出路，使其透出营分。如何透热转气，用风药疏解之为重要方法。风药疏解、开发腠理，汗出而气机畅通，邪热亦得以从营分透解而出。

3. 间质性肺病

肺为气之主，亦为多血之脏。五脏相关，肺与他脏之间关系密切，肺纤维化病变的整个发展过程离不开"气血失调""津液失于输布""五脏功能失宜""正气不足"，也当从"毒"论治肺纤维化。痰、虚、瘀、毒为肺纤维化基本病机之学说立足于这一理论。该理论认为，肺纤维化本质为"虚"，在标表现为痰阻、血瘀、毒滞，且痰、瘀、毒痹阻肺络存在于肺纤维化发生发展的整个过程之中。

肺纤维化起病隐匿，病程迁延难愈，符合"久病入络"的特点。络主血脉，此外还有输布津液、气血的作用，因络脉分支广泛且络体结构极其微小，故而络中之气血双向流动，在经脉循环之外，因而络脉易郁易滞。风药质轻味辛，具有发散解表、祛邪开郁、通阳化湿、调畅气机、通络开窍、活血化瘀等多重功效，一方面能够针对虚、瘀、痰、毒等多种病因予以相应治疗；另外一方面可直接作用于血分，有效促进机体气化，从而推动血液运行，起到活血化瘀、祛瘀通络的作用。

4. 内科杂病

李东垣提出"内伤脾胃，百病由生"的内伤致病说，在治疗内科杂病的过程中，应重视脾胃阳气，注意益气健脾、顾护中气。同时，以健脾为基础，在方中注意运用风药，发挥其发散解表、祛邪开郁、通阳化湿的功效。风药质轻味辛，可上浮而升发脾胃之阳，故气机不畅、升降失宜而导致脘腹胀闷不舒、纳呆痞满、溏泻下利者，在方中加用风药可以调畅气机、升举脾胃之清阳，使清阳得以升、浊阴得以降，阳升阴降则泄利可止而痞胀自除，葛根、防风之类为必用之品。

5. 助兴药力

凡组方之要，贵在灵动。尤其滋补之剂，最忌呆滞。假若方中一味运用补药，则运化乏力，效力难达。在运用膏方行补益之用时，应在众补益药中加以风药，使全方灵动，补益之效倍增。故而运化有力，非风药莫属。现代药理研究证明，风药具有抗炎、抗过敏、镇痛、镇静、改善心血管功能、抗心律失常、提高免疫力、抗肿瘤等作用。由此可见，不论是古代还是现代，风药都是处方开药时的常用药物。由于风药的临床应用非常广泛，所以，其临床应用指征就成为一个关键问题。曾有学者根据古今文献和临床实际情况，提出风病以人体"上部、皮肤、关节、孔窍"和"急、动、肿、痛、痉、瘫、痒、麻"为临床表现特征，也是风药应用的临床依据。

（三）小结

综上所述，风药质轻味辛，具有发散解表、祛邪开郁、通阳化湿、调畅气机、通络开窍、活血化瘀等多重功效，在肺系疾病的治疗中，起着重要的作用。当代医家应在前人的基础上对风药加以总结及运用，将风药的多种功效巧妙地运用于临床，以更好地发挥风药的治疗作用。

参考文献

［1］张玉芳，刘建博.支气管哮喘中医病因病机和辨证分型研究近况［J］.广州中医药大学学报，2010，27（2）：192-194.

［2］李素云，李亚，李建生，等.支气管哮喘缓解期中医证候及其临床特征的文献分析［J］.辽宁中医杂志，2010，38（9）：391-393.

［3］杨华萃，罗笑容.浅谈提高中医治疗小儿哮喘临床疗效的思路与方法［J］.陕西中医，2006，27（3）：312-313.

［4］何德平，王维亮，郭秋菊.支气管哮喘中医证候分布规律的文献研究［J］.辽宁中医药大学学报，2010，12（8）：71-72.

［5］封继宏，孙增涛.支气管哮喘中医证候现代研究进展［J］.北京中医药，2007，26（9）：623-625.

［6］林琳.周仲瑛教授治疗哮喘病经验介绍［J］.新中医，2004，36（11）：7-8.

［7］高恒兴，温中梅，袁海波，等.慢性阻塞性肺疾病发病机制研究的最新进展［J］.中国老年学杂志，2015，35（10）：5668-5670.

［8］Stoller JK, Aboussouan LS.A review of a1-antitrypsin deficiency［J］.Am Jrespir CritCare Med, 2012, 185（3）：246-259.

［9］李永清.糖皮质激素的药理作用及不良反应［J］.北方药学，2013，10（11）：32-33.

［10］陈秀丽.吸入糖皮质激素治疗稳定期慢性阻塞性肺疾病的临床分析［J］.中国医药指南，2013，8（11）：545-546.

［11］王伟东.浅谈糖皮质激素类药物［J］.航空航天医药，2010，21（3）：429-430.

［12］谢平金，卢锦东，胡伟雄，等.肺阳在过敏性鼻炎发病及治疗中的作用探讨［J］.中国中医基础医学杂志，2014，20（12）：1673-1676.

［13］王传博，王婕琼，李泽庚，等.慢性阻塞性肺疾病浊气论［J］.中医杂志，2013，54（23）：2060-2062.

［14］李建生.正虚积损为慢性阻塞性肺疾病的主要病机［J］.中华中医药杂志，2011，26（8）：1710-1713.

［15］刘晓明，张伟.从肺与脑的相关性探讨慢性阻塞性肺疾病的证治［J］.中医杂志，2015，56（1）：87-88.

［16］刘维，王朝旭.从叶天士"久病入络"思想辨治类风湿关节炎痰瘀痹阻证［J］.

中国中医基础医学杂志, 2012, 18（8）: 865-866.

［17］王媛, 骆仙芳, 夏永良, 等. 肺络瘀阻与 COPD 合并肺动脉高压的相关性研究 ［J］. 中华中医药学刊, 2010, 28（6）: 1247-1249.

［18］刘芬芬, 羊维, 黄琳, 等. 中医学对糖皮质激素主治功效的药性认识［J］. 中华中医药杂志, 2015, 30（4）: 1268-1270.

［19］刘晓明, 张伟. 张伟教授从痰、瘀、虚、毒论治间质性肺疾病的经验［J］. 时珍国医国药, 2015, 26（3）: 706-707.

［20］王禹水, 卢绪香, 朱雪. 张伟运用膏方治疗间质性肺炎的经验［J］. 江苏中医, 2014, 46（8）: 20-21.

［21］黄迪, 张伟, 石朝民. 从毒、络学说管窥蜈蚣在间质性肺病中的应用［J］. 时珍国医国药, 2015, 26（6）: 1441-1442.

第八章　肺病科、中医学与现代医学

第一节　肺病科学科建设

一、山东中医药大学附属医院肺病科简介

山东中医药大学附属医院肺病科在各研究室专项研究的基础上，形成了独特的学术特色和临证风格，已发展成为集医疗、教学、科研于一体的专病学科。学科坚持突出中医特色，结合现代医学发展动态，充分发挥中西医结合的优势，在对呼吸系统疾病的防治，尤其是弥漫性间质性肺疾病（ILD）、慢性阻塞性肺疾病（COPD）、支气管哮喘、肺癌等难治性呼吸系统疾病方面积累了丰富的临证经验，取得了独特的疗效，并在长期的临床实践中总结出肺胀、哮病、肺痿等中医优势病种的诊疗常规。

（一）弥漫性间质性肺疾病

学术团队不断总结经验，并针对肺纤维化的病机变化，首次提出"气运失常""血运失常""津液代谢失常""脏腑功能失调""本虚标实"贯穿ILD病程始终，并首次提出从"毒"论治肺纤维化，强调了"虚、痰、瘀、毒"在肺纤维化发生、发展中的作用，形成了虚、痰、瘀、毒病理学说，开创了虚、痰、瘀、毒辨证论治体系。临床上根据肺纤维化的病因病机，创立了治疗肺纤维化的"234准则"，即：两个结合、三大原则、四大治法。两个结合指中西药结合治疗和病证结合治疗；三大治疗原则为"以和为贵""以通为顺""以稳为健"；四大治法为活血通络、化痰散结、清热解毒、扶正固本。辨证与辨病相结合，中西医并用，善用虫药，重视活血，顾护脾胃，标本兼顾，显著提高了ILD的临床疗效。并成立肺纤维化诊疗

中心，建设肺纤维化中医特色病房。目前由本科室主持修订的《弥漫性间质性肺病中医诊疗指南》（2013.7修订）于2013年由肺系病专业委员会进行颁布与推广，取得了较大的社会效益。

（二）慢性阻塞性肺疾病

采取中西医结合、辨证辨病相结合的方法治疗COPD效果显著，根据多年临床实践，提出"痰、瘀、虚"为COPD发病的关键环节，痰、瘀、虚三者互相影响共同导致COPD的发生、促进病程进展，并以祛痰化瘀补虚为治疗大法。急性加重期以宣肺平喘、降气化痰治标为主，缓解期治以扶正固本、化痰活血通络，治虚又有补肺、补脾、补肾的主次之分。除此之外，应用中医特色疗法，以冬病夏治、冬病冬治为指导思想，进行三伏、三九穴位贴敷治疗。同时，借鉴科研成果，采用药罐疗法进行治疗，以预防COPD急性加重，维持病情的稳定，延缓疾病的进展，提高患者生活质量。

（三）支气管哮喘

对支气管哮喘的治疗另辟蹊径，主张从"瘀"论治哮喘，提出痰瘀痹阻互为因果的病因病机，善于采用中西医结合、局部与整体结合的治疗方法。另外，在中医整体辨证论治、以祛痰为基本大法的基础上，将活血化瘀法贯穿哮喘病防治全过程，同时配合穴位贴敷、耳穴疗法等以祛除哮喘之"夙根"，达到临床治愈的目的，可减少糖皮质激素的用量，防止或减轻长期应用激素带来的不良反应。

（四）肺癌

采用中西医并重的治疗方法，辨证、辨病、辨体相结合，同时辨病位、辨病理、辨病期，做到多角度、多层次、多靶位治疗以提高临床疗效。早期提倡手术、放化疗的同时配合中医中药辨证施治，减轻手术、放化疗带来的恶心、呕吐、乏力等不良反应，提高疗效。对于晚期癌症患者，主张采取保守疗法，对症治疗及营养支持，采用中药扶正的同时兼顾祛邪，补肺益肾、活血通络、顾护脾胃。另外，中医膏方在肺癌放、化疗后的调理方面具有独特的优势，可改善患者的症状，提高患者生活质量，延长患者寿命。

近年来，中医药在肺系病的治疗中发挥了越来越大的优势，不仅体现在常规病种及优势病种的治疗上，在流行病学的预防和治疗中更是占据重要地位。2018年甲流爆发之时，团队根据中医药的诊疗特色，参与制定并形成了《山东省甲型H1N1流感中医药治疗方案》《山东省甲型H1N1流感中医药预防方案》，为广大人民的身心健康保驾护航。

二、肺病科发展探讨

（一）肺病科发展存在的问题与对策

1. 临床研究证据级别较低，临床疗效优势得不到体现，缺乏公认、可推广的行业标准

近年来，依托专业学会及各种科研项目的支持，中医界开展了系统的中医药防治肺系疾病前瞻性、多中心、随机对照研究，形成了多个疾病的诊治指南。但是存在诸多问题，如研究方法不够科学、规范，干预手段以中药居多，中医诊疗方法和手段单一且分散，研究周期较短，疗效评价注重短期症状改善，未能系统观察中医药对肺系病终点事件的远期影响。因此，临床试验证据级别不高，难以体现中医综合防治、辨证论治的优势，由此无法形成公认、可推广的行业标准。

肺系疾病多反复发作、缠绵难愈，中医综合防治方法包括中药、针灸、拔罐、贴敷、膏方、吐纳、气功等多种手段，具有明显优势，因此，今后在科学研究中应着重开展多中心、大样本的临床研究，进行中医综合防治方法的临床评价和技术操作规范研究，保证疗效的真实性、准确性和可重复性，开展以疾病终点事件为评价手段的长期观察的临床研究，比如哮喘、慢阻肺的急性发作次数，肺癌、特发性肺纤维化的生存期等，最终形成诊疗指南，促进规范的应用和普及推广。

2. 基础研究西化严重，缺乏创新中医理论，特色新药研发水平不高

开展基础研究的目的是促进中医药基础理论的继承、发展与创新，目前研究出现盲目追求使用高新技术和跟踪热点问题的现象，花费大量人力、物力和财力验证早已明确的中医理论，缺乏中医理论创新。特别是在新药研发中，新药开发以古方改进或成分提取为主，中药复方制剂低水平重复，缺少重大突破，机制研究出现脱离临床疗效盲目应用高新技术的倾向。抛

开中医药理论思维与诊疗特色，一味按照西医的思维进行研究，结果只能是西化，而不是中医药现代化，更无法创新中医理论，研制创新药物。

因此，在科研立项和新药审评过程中，强调中医药理论指导，以此为基础运用多学科理念、方法、技术与手段进行跨学科协作研究，拓宽新药研发思路，提高新药研发水平是进一步工作的重点。中成药是中药汤剂的扩展剂型，中药复方反映了方剂的配伍，应充分体现辨证论治和病证结合，注意治则、治法的协调。在新药研发中需注意继承历代医家经验，从临床中寻找继承点，对临床确有疗效并长期应用的院内制剂进行开发，并探讨研发新药的理论支撑。新药研发应真正做到突出重点、追求特色，重视安全有效、质量控制和中医药理论指导，建立上市后再评价制度，健全研发与淘汰制度，推动特色创新药物的研制工作。

3.现行院校教育不利于中医传承，名老中医经验学术思想传承不足

中医学作为中华民族与疾病作斗争的智慧结晶，其传承与创新发展已成为中医药发展的源泉和基础。现存的院校教育是一种"显性—显性"的传承模式（从教材到学生），这种模式的优点是知识能够广泛地传播和共享，能够培养大批的中医药毕业生，但毕业生往往难以继承中医药精华——隐性知识，因此难以培养出中医大家。而既往名老中医经验传承研究均是对一法一方的研究，缺乏对学术思想的升华，特别是传承方法的研究。

中医学是一门实践性、应用性很强的科学，因此，基于临床的师徒制是传承名老中医经验的前提和基础。依托现有名医传承工作站（室）资源，确立师徒关系，名老中医口传心授，学生耳闻目睹，学习名老中医辨证论治方法和思维轨迹，并运用文献挖掘、病案分析、学术访谈和临床实践等方法，实现隐性知识的转移、获取和转化，系统总结研究名老中医经验和学术思想并出版专著，形成临床诊疗方案，举办全国学术交流活动推广应用是进一步工作的重点。

（二）肺病科发展远期规划

1.医疗方面

注重建设规划，做好学科分化。利用已有的资源，争取最大的建设绩效；取得突破，形成自己的特色；抢占学术"制高点"；多方面提升，"遍地开花"。

2. 科研方面

加强科学研究，提升学术水平。应当按照《国家中医药管理局中医药重点学科建设与管理办法》中"中医药重点学科应当有明确的学科学术发展目标和若干个稳定的研究方向，并有支撑这些方向的研究课题"的要求努力完善本学科的科研建设。

科研成果是学科建设成效的标志，课题申报便是其中一项检验标准。课题申报过程是对科室水平的考察，通过申报可打开思路，发现不足。注重"大成果"的申报，并持续追踪；其次还应注重论文发表，要求既有"量"又有"质"，不仅局限于国内高级别杂志，敢于冲击 SCI，以杂志、期刊的高要求提升科室水平，提升科室的影响力；实验室建设也是中医学科建设的重要组成部分，必须加强对实验室建设的重视程度，积极借鉴西医成功经验，科学管理。

3. 教学方面

一要加强学术交流，增强学术合作，二要关心人才成长，培养接班人。内部学术交流可以营造学术氛围，创造学术环境，培养学术风气，促进学科发展；院际学术交流能够巩固合作，学习经验，扩大影响力；人才交流使人才"流进来""送出去"，吸取经验，带动整体；跨行交流可扩大学科的研究层面，汲取相关专业的经验，推广科研成果。

4. 人才方面

人才培养是学科建设的核心内容，处于战略地位。在学科人员的配置上应做到学术骨干与青年专业人员配套、研究人员与技术人员配套、本学科与相关学科人员配套，从而建设成结构合理、人员精干、富有创新和开拓精神的现代化学科。学科带头人是人才建设的核心任务，直接关系着一个学科的建设与发展，可类比中医脏象理论中的"君主之官"，引领学科人才队伍的带头人更应该加强自身学术能力和学术修养。

（三）肺病科发展展望

1. 基于疾病全程，以体现中医药临床疗效特色优势为目的，开展融医疗、养生、康复、预防和保健于一体，全链条的肺系疾病防治模式研究

临床疗效是中医药生存和发展的根本，是将中医药特色转化为优势的

具体体现。肺系疾病多反复发作、缠绵难愈，严重影响患者生活质量，如慢性阻塞性肺疾病、支气管哮喘、肺癌和肺纤维化等，患者需要长期服药治疗，疾病负担严重。而新发、突发传染病，人们缺乏认识，有效药物研发周期长。目前，此类疾病诊治中医药特色优势淡化趋势得到遏制并扭转，但中医药特色优势还未充分发挥，中医诊疗方法和手段单一且分散，临床疗效还有很大的提升空间。

中医在长期的历史发展过程中，形成了丰富多样的治疗手段，在当前，又包容吸纳了许多现代技术，这为临床提供了多种可供选择的方法，也形成了中医治病的"组合拳"。对于肺系疾病目前确有疗效的包括冬病夏治、穴位贴敷、呼吸功能锻炼等，其他如针灸、拔罐、膏方、吐纳和气功等，可作为综合防治手段加以运用，并运用于以下几个角度。

（1）肺系病中医外治法：选择中医药外治疗效确切、有优势的呼吸系统疾病，开展中医外治疗法的临床评价和技术操作规范研究，提高中医外治水平，促进规范应用和普及推广。

（2）肺系慢病中医全程防治模式：基于疾病全程，发挥中医整体观和辨证论治优势，针对不同发病阶段，以患者为中心制订综合诊疗方案，探索建立融预防、治疗和康复为一体、全病程的肺系慢病防治模式。

（3）新发呼吸传染病：继承中医温热病理论，掌握现代呼吸传染病特点，探索疾病传变和证候演变规律，创新中医理论，研制创新药物，形成诊疗指南，应对新发传染病。

2. 以中医理论为指导、提高疗效为目的，运用多学科理念、方法、技术与手段进行跨学科协作研究，促进中医肺系病学研究现代化

中医的基本概念和现代生命科学有许多相似之处，中医药也需要与时俱进，为进一步提高中医药疗效，需要结合现代多学科的理念、方法、技术和手段进行跨学科协作。肺系疾病诊治中，应立足中医理论，从客观实际出发，体现中医药单独治疗优势的同时，在真实世界下，开展病证结合的疗效机制、肺功能保护和中医评价方法研究，从而促进中医理论创新，提高诊治疗效。

（1）病证结合疗效机制研究：以中医理论为指导，运用多学科理念、方法、技术与手段，在真实世界下，掌握疾病证候特点与演变规律，探索

疾病核心病机，寻找中医干预优势阶段，创新治则治法，研制创新药物，明确作用机制，提高临床疗效。

（2）中医肺系疾病疗效评价方法研究：传统中医根据主观指标评价疾病疗效和预后，严重影响了中医临床的真实疗效。而西医依据理化检查，只重视疾病的生物学指标，不能客观评价中医药的疗效和安全。注重提炼中医药治疗疾病的优势，采用量表学、软指标、目标成就评量、经济学等评价技术和方法，建立适合中医药特点的评价指标体系，彰显中医药的远后效应和个性化特点。

3. 以名老中医为核心、学术传承为目的、平台建设为依托，培养中医肺系病研究人才队伍，促进肺病学科可持续发展

中医学的传承与创新发展是中医药发展的源泉和基础，中医学"只可意会，不可言传"的特点又增加了其传承的难度，目前严重"西化"的医疗环境更使得中医传承迫在眉睫。名老中医作为一种"核心资源"，应从以下角度加以重视。

（1）名老中医经验学术思想研究：对名老中医专家临床资料进行整理、挖掘、研究，提炼学术思想和临床经验，通过出版专著，形成诊疗方案等方法，推广应用于临床。

（2）名老中医经验传承方法学研究：在大科学的背景下现代教育走向大众化、人才培养走向多元化，多学科交叉、跨学科研究已经成为时代亟须。中医传承工作也需要结合现代自然科学与社会科学新方法、新理论和新技术，进行名老中医专家经验传承方法学的整理、传承和改进研究，探索形成有效的中医传承方法。

（3）名老中医经验传承平台建设：依托现有名医传承工作站（室）资源，以名老中医为核心，同现代信息化技术相结合，通过室站联合培养，举办学术交流活动，建立医案评价、学术观点讨论等交流平台，建立名老中医经验学术思想传承平台。

第二节

中医学与现代医学

一、中医学的当下

（一）现存问题

中医药的发展不是一朝一夕可以完成的，因为在其发展过程中有太多的阻碍，我们必须正确认识到前进道路上的绊脚石，并一个个清除，才能走得更平坦、更远。国医大师朱良春对中医药发展现状和前景展望的分析给了我们极大的启发。在前进的路上，我们不能眼高于顶、大步流星，而要低头看路、一步一个脚印踏踏实实地向前走。如今中医药发展仍面临很多亟待解决的难题。

1. 中医理论和前人宝贵经验的继承不够

中医学理论有两大特色和优势：整体观念与辨证论治，"复方"是中医辨证论治的主要措施。继承不泥古，创新不离宗，要继承传统中医药理论之精髓，淘汰不适应现代社会发展的部分，要运用现代先进科技，对传统中医药理论、诊断与治疗进行诠释、改进和发展，形成现代中医药理论体系以及现代中医的诊断与治疗体系。前人在长期实践中留给我们的珍贵经验十分丰富，但今人真正继承并加以运用发展的太少。现代中医药工作者所知仅是沧海一粟，无数的宝贵经验被湮没。古人云："脏腑如能语，医者面如土。"诸多卓效药甚至是特效药、好的辨证识病的方法，沉埋千百年，未能被发掘者，不知凡几。当前许多疑难杂证，特别是癌症等，我们有时望病兴叹，徒呼奈何，事实上，"既生斯疾，必有斯药"。在实践上，中医面临的问题是如何总结临床规律，将中医治疗经验上升到常规治疗层面，便于更多的人去把握和领悟，尽可能变人自为战的"作坊式操作"为规范化的"生产流程"。

2. 辨证水平和医疗质量下降

中医辨证的基本内容是四诊八纲。而要辨证，首先认症，四诊就是认症识病的重要手段。望、闻、问、切四者不可缺一，古人云："四诊合参，庶可万全。"四诊是中医的基本功，是医者认症识病水平的体现。但当今部分医生只用问诊和生化物理检查，望、闻、切仅是点缀，长久下去，辨证水平如何提高？中医的生命和前途在于疗效，而疗效决定于辨证，只有正确全面地辨证，才能得出完善的论治，从而取得较好的疗效。由于辨证粗忽、论治失当，导致医疗质量下降、是必然的后果。试问医疗质量下降、疗效不佳，还有谁来求诊呢？狠抓基本功的提高，突出中医特色，不断提高医疗质量，中医振兴才有希望。

3. 滥用西药，中医急症的阵地萎缩

中医师学习西医基本知识和抢救技术是必要的，但不能因此丢掉中医的辨证论治，忽视了中医的特色。不能一见高热或是炎症，就用抗生素，中药仅是陪衬而已。滥用西药的风气目前还带有普遍性，因而中医急症的阵地萎缩了，中医似乎只能看慢性病，长此以往，中医前途堪忧。中医治疗热病或是部分急症是有丰富经验的，要抓紧中医基本功的锻炼，发挥中医药的特色和优势。

4. 药材不地道，炮制不如法

中药是中医战胜疾病的重要武器，工欲善其事，必先利其器，必须加强中药材市场的管理。中药是特殊商品，不可唯利是图，要加强药品广告的严格审核。对老药工在中药鉴别和炮制方面的经验，应予以继承。

5. 医院经费严重不足，收益较低，设备简陋，难以适应新形势的要求

我们除了呼吁增加中医机构经费的投入外，更要自强、自信、自尊，奋力拼搏，力图体制的改革，争取自给有余，自我发展，力求"自强不息，止于至善"。

（二）解决之道

作为中医工作者，我们要抓住机遇，迎接挑战，接受客观形势对我们的要求和期望，迎头赶上，知难而进，只有如此，中医的前途才能更加辉煌。刻苦钻研，打牢基础，精读经典，泛览群书，是很重要的一环。《黄帝内经》《伤寒杂病论》《神农本草经》等经典著作"文简、意博、理奥、趣深"，不通读原文，就无法窥其全貌和理解全书的主要精神；不通读原文，更无法认识和辨别精华与糟粕。通读后再熟读警句，掌握精髓，所谓"书读百遍，

其义自见"。对后世历代名著要泛览，择其善者而取之。要善于独立思考，融会贯通，举一反三，触类旁通，引申发展。中医理论是金钥匙，处处都闪烁着光芒。例如"肝开窍于目"，视神经萎缩、眼底病变等用养肝明目之药常收佳效。"脾主肌肉"，重症肌无力用大量白术、黄芪等补脾益气之品治疗有效。"肺与大肠相表里"，肺炎用大量大黄加于辨证论治中可大大提高疗效。"六腑以通为用"，胰腺炎用清热通下与活血化瘀药煎汁灌肠，每奏殊功。类此事例，举不胜举。围绕"人"和"药"两个核心，应采取以下措施。

1. 中医理论核心和中医教材改革

关于中医理论核心问题，仁智之见，各有不同，除个别学者认为阴阳、五行学说不能作为中医基本理论的核心内涵之外，大多数学者的看法基本接近，"天人合一的整体观"成为学者共识。因为在生理、病理、辨证、诊断、治疗、预防等方面，基本内容都是以整体观作为核心的。中医的整体观，贯穿于"阴阳五行学说""脏象学说""经络学说"等之中，如果偏离了整体观念这一核心，就会只注意局部而忽视整体，就与因人、因时、因地等对待疾病的整体观相违背。身处新时代的我们，更应该运用现代科学技术手段，研究、弘扬中医药学，为全人类的健康服务。现行的中医药教材基本上是根据中医固有理论和各科技能进行编写的，但部分内容脱离临床实际，涉及病种太少，不少常见病、常用药被遗漏，因而学生一接触临床便感到生疏和脱节。所以，教材要进一步修订，吸收部分临床家参与编写，使内容更符合实际，更趋完善。

2. 培养人才，一专多能

中医之生命在于学术，学术之根源本于临床，临床水平之检测在于疗效，而疗效之关键在于人才。翻开中医学发展史，每一个学术鼎盛时期的出现，都是以一代临床大家的突出贡献和卓越成就作为标志的，所以临床人才是中医学存在、发展的基础，失去临床人才，中医学将成为无源之水、无根之木。为此，培养人才乃是当务之急。

中医临床阵地日见萎缩，就诊率日见下降，虽然有诸多外在因素，但中医临床人员能力下降是重要的内在因素。老一辈中医专家日见凋稀，对其宝贵经验加以抢救继承是中医界的一件大事。年轻一代中医在市场经济大潮冲击下，在诸如进修难、晋升难、工作累、待遇低等一系列实际问题的困扰下，安于临床工作者日见减少，这一恶性循环不容忽视。高水平的临床家后继乏人，已成为阻碍中医学术稳定提高的关键。故而，当前加强中医临床人才培养的工作，已不仅仅是单纯的学术问题，而是关系到中医事业存亡与发展的根本大计。当然，中医事业是一个系统工程，科研、教学、临床、管理等缺一不可，但其着眼点，毫无疑问是以临床为中心。所以，抓住了临床医技人才的培养，就是抓住了根本、抓住了要害。唯此，才能保证中医医疗质量的不断提高。与此同时，亦不能忽视中医药基础理论的研究，这也是振兴中医的重要一环。人才是关键，而杰出人才群体的出现是一个渐进的积累过程。要为有志之士的成长提高创造必要的物质条件和政策环境，使新一代名医群体从速崛起。要培养一专多能的人才，既是通才，又是专才，才能突出特色，提高疗效，在患者中树立威信。除了虚心向老中医请教，继续搞好老中医经验继承外，要鼓励和支持他们有目的地自觉学习，抓紧时间多读书，勤于实践，善于思考，积累升华，为中医事业的振兴做出更大贡献。

3. 贯彻落实中医药法

中医药法是中医药发展的根本大法，中医药法着眼于为人民群众提供公平、可及、满意的中医药服务，强化体系建设，规范服务行为，保障服务质量，创新服务管理，发挥好中医药特色优势，探索用中国式办法解决好医改这个世界性难题。作为中医人，我们应该珍惜并带头贯彻实施中医药法，不仅要在中医药系统，还要在全社会形成全方位、多层次的宣传格局，中医人应自觉将中医药法规定的各项制度落实到工作实践中，让广大群众全面准确地了解中医药法，营造依法保护扶持促进中医药发展的良好法治环境。中医人应牢固树立"法律至上"的意识，提高运用法治思维和法治方式的能力，自觉做中医药法的推动者、守护者和践行者。

4. 保护中药材

传承发展中医药离不开对中药材的保护和发展，对中药的保护性发展不但是坚持人与自然和谐共生的必要之举，也有利于中医药潜力的发掘与运用。比如，随着《中药材保护和发展规划（2015—2020年）》的实施，中医药养生、保健、康复等方面潜力持续释放，其与养老、旅游等融合发展趋势明显。

二、中医学与现代医学

（一）中医学与现代医学并非对立

中医源远流长，屠呦呦的一握青蒿，毋庸置疑地走在了世界前列。但时至今日，中医偶尔还会被蒙上"玄学"的外衣，受到否定。中医不是玄学，只是很多理论由于目前科学发展的局限性，还不能全面透彻地被解释。中医中很多不为现在科技解释的内容，都被贴上封建、迷信的标签而受到质疑。而目前越来越多传统中医理论，开始被逐渐发展的现代科学技术证实，中医也越来越被大众认可。2017 年 3 月 22 日，国际顶级刊物 Nature 发表了一篇名为 *The lung is a site of platelet biogenesis and a reservoir for haematopoietic progenitors* 论文。来自加州大学的学者发现，肺不仅是个呼吸器官，还参与人体的造血过程，具有造血功能，可以生产血小板、巨噬细胞。在小鼠模型中，由肺部制造的血小板数量超过了总体的一半。这一点在先前从未被描述，是现代医学的新发现。实际上，"肺生血"早在《黄帝内经》中就有所提及，而 2014 年出版的《中医肺十论》中对该理论进行了汇总与发散，首次详细阐明了"肺生血，肺为血脏"的观点。此书论证早在《黄帝内经》中，就有"肺生血"的记载，认识到机体的血先在肺内产生，然后经肺脉循行全身，以营养五脏六腑、四肢百骸，如《灵枢·营卫生会》篇曰："中焦亦并胃中，出上焦之后，此所受气者，泌糟粕，蒸津液，化其精微，上注于肺脉，乃化而为血。"此书还从肺生血、肺行血、肺与脉的关系、气血之间的关系及现代解剖学的认识等方面，证明肺脏多血，肺与血关系密切，故肺为血脏，在全身血液的生成和运行中发挥着极为重要的作用。此理论，与 2017 年 Nature 提出的肺为造血器官的观点不谋而合。中医中很多超前的理论因为没有被现代科学所证实而被人们认为是荒谬的、错误的，从而被埋藏于黑暗中，殊为可惜。众多像"肺生血"理论这样的中医药瑰宝有待我们去发掘，使它们重现于世。

从"痘衣法"到现代疫苗的产生，可一窥中医药技术的继承和创新之路。古代的痘衣法，是最原始的人痘接种法，具体方法为取天花患儿的贴身内衣，给尚未出痘的健康小儿穿着，以达到种痘之目的。后期又演化出了旱苗法、水苗法等。《医宗金鉴》中选时苗的唯一标准是区别痘苗的顺与不顺，"顺之痘苗，苍蜡光泽，肥大厚实，可以收而用之"。这里指出，痘苗的选择应选择有把握的"顺苗"，并且还要经过"养苗""选炼"，使之成为"熟苗"。古人通过连续接种和选炼降低痘苗毒性，保留其抗原活性同时增加了安全性，在许多年后的今日来看，是十分符合现代免疫学原理的，与如今的疫苗定向减毒选育、使菌株毒性汰尽、抗原独存的原理亦是完全一致的。中医药对天花这种传染病的预防措施早已走在世界前列，然而不管是痘衣法还是后来的旱苗法、水苗法，实施起来都有一定的局限性、安全性和不便，因此今人研究了天花发病的病因和机制，在种痘的基础上演变出了现代安全有效的疫苗，不得不说这是一项伟大的创新性突破。

（二）思维之别

中医是国宝，在历史上曾远播异国，极享盛誉。但随着西方经济的发展，另一种医学——现代医学，蓬勃扩张，这使得中医受到了极大的排挤，甚至为人所抛弃，以致中医的地位日渐衰落。然而，真正的中医人仍心怀信念，用自己的努力向国人、向世人证明中医是正确的，是科学的，是值得继承和发展的瑰宝。经过几代中医人的努力，中医的发展蒸蒸日上，取得了与现代医学同等的地位，与现代医学并驾齐驱。纵观中医起起落落的曲折发展历史，这种千年前的传承不仅没有被消灭掉，更是有力地顶起了医学的半边天。那么中医与现代医学到底有何区别，又分别有何不足？

中西医思维存在明显的差异，中医认为人体是一个内外统一的整体，内环境的协调与否可反映于外，即所谓"有诸内，必形诸外"，主要从这种整体性来认识人的生理病理特点，形成了以整体观念、辨证论治、脏象学说为特色的诊疗体系。现代医学认为人是可分解的，所以提出解剖、分解、还原的研究方法，可从分子、细胞等角度研究人体生理机制，力求解释疾病发生发展的每一个环节。中西医诊疗思维又各有其缺点。中医的缺点首先是创新性不足。中医是传承了多年的一种医学体系，在理论与方法中的创新性不足，这主要是因为中医的理论和方法具有一定的模糊性与主观性，且许多理论是通过取类比象的形象思维方法、司外揣内的观察方法和阴阳五行的方法建立起来的，而正是这些方法造成了理论和方法的模糊性和主观性，也具备了多重假说的性质。第二为封闭性较强。中医学具备封闭性、保守性的特点，很少积极主动地与外界进行信息交换，习惯从固有的认识中寻求答案，依赖古贤或是权威的学说，而这种特点大大影响了医者的进取心，难以在原有基础上进行创新，从而使得中医学发展缓慢。对比中西医的教学课本，不难发现，中医的课本，例如中医基础理论的课本，拿20世纪的到今天来看，依然处处精彩。中医的科研在取得成果时，会去追溯古代经典医籍，如《伤寒论》《黄帝内经》等，来佐证观点的正确性。中医在循证找证据时，多是历史、过去的。现代医学的教材，如20世纪50年代的教材，与现在相比知识已经明显落后。因为现代医学知识一直随现代科学技术发展而刷新，相关知识更是日新月异。现代医学取得成绩时，会按照现代理论如分子生物学等，以证明观点的正确性。现代医学引用的证据都是与时代平行的或者是向前看、超前的。这样看来，虽然传统中医有很大的继承价值，但它的创新仍存在滞后性，这也是影响目前中医发展的重要原因。中医中的穴位、经络目前仍不能用科学解释。中医的很多治疗方法都不能用目前的科学来解释，这也是为什么很多人对中医持怀疑态度。而现代医学诊疗的不足则体现在忽视局部与整体的关系上。现代医学多在还原论的指导下开展治疗，因而从根本上忽视了人是一个统一的整体，仅仅机械地从最微细的水平上研究人体的结构与功能，在相当一部分的复杂疾病上体现了其局限性，如在研究高血压发生的原因过程中，由于其影响因素太多，根本无法将其还原成单一因素进行研究，甚至易于引发医疗事故。其次忽视了人的特异性。西医在治疗过程中多为"治病"非"治人"，而忽略了人的整体性和特异性。西医多利用设备检测生理生化指标，从数据中按照统一标准对症下药，仅仅落脚于病症的普遍性而忽视了个体的特殊性，同时也忽视了人与自然、社会之间的联系，不注重人的精神、心理因素对疾病所产生的影响，这在现代医学模式下凸显出越来越多的不足。

中医药学和西医药学是两种医药学，二者都是科学，各有所长。西医药不能、也不可能"包打天下"。那种只承认西医学是科学，不承认中医学是科学的观点显然是错误的，在现实生活中，对部分人固守"即使中医药能治好西医药治不了的病，但由于与西医学模式不符，便是不科学"的观点是极不可取的。中医和西医诊病是运用两种完全不同的诊疗思维，不能说谁对谁错，谁应该听谁的。正如不能将西医药纳入中医药的评价体系中一样，也不能将中医药纳入西医药的评价体系和轨道之中。无论中西医思维有多大的差别，只要能达到共同的目的——治愈疾病，那就是正确的，即"不管是黑猫白猫，能捉老鼠的就是好猫。"

综上，中西医各有其优缺点，更应该将它们的长处结合起来，采用西医先进的科学仪器，发扬中医文化整体观、辨证观的治病理念，根据患者具体情况，运用最优的治病方法，达到更有效的诊疗效果。

（三）中西医结合的可行性

1. 中西医结合的可行性

像其他自然科学学科一样，中西医结合是符合医学发展规律的。它能满足中西医学发展的互补需要，是医学科学发展的必然趋势。以人文的方式分析，从哲学的角度、认识论的一元真理观来看，同一认识对象的真理只能是一个，而中西医认识对象是相同的；从认识对象和承担的任务上看，两种医学都以认识人类自身为对象，以防治疾病、提高人口素质及健康水平为奋斗目标。从中西医学的差异来看，正是这种差异开辟了有待于深入一步研究的新领域，并可能开通二者之间统一的道路。从中西医结合的成功经验和成果来看，中西结合也具有可行性。

以自然科学的角度看，我们也可以从波粒二象性探讨中西医结合的可行性。科学史上，关于光的本质，粒子说不能说明其波动性，波动说不能说明其粒子性，争论200余年，最后统一于波粒二象性理论。关于物质存在的基本形态，场论不能说明粒子性，粒子论不能说明场的连续性，建立在量子力学上的量子场论把对场（连续存在的物质形态、相互作用）和粒子（量子）的认识统一起来，在一定程度上反映了基本粒子的产生、消灭和它们之间相互转化的规律，特别是在说明电子与电磁场相互作用方面取得很好效果。既然科学史上可以将物质存在形态场论与粒子论、微观粒子的运动形式波动性与粒子性统一起来，统一到一个新的高级的理论中。类比于中西医，中医强调连续性、整体性与"波"的概念相仿，而西医强调结构性、微观性与"粒子"概念相似。那么是否可以推想在具有波动性的元气论（场）与具有粒子性的原子（粒子）思想指导下的中西医学理论也可以用这种方式结合成一种新的医学呢？结合人文与自然两大角度进行归纳分析，可知中西医学都是可以结合的。

2. 中西医结合的方式

中西医结合主要包括在诊断上的病证结合，在治疗时的综合协调，在理论上的相互为用。病证结合就是运用现代医学诊断方法确定病名，同时进行中医辨证，作出分型和分期。这样就从两种不同的医学角度审视疾病，既重视病因和局部病理改变，又通盘考虑疾病过程中的整体反应及动态变化，并以此指导治疗。综合协调是指在治疗的不同环节按中西医各自的理论优选各自的疗法，不是简单的中药加西药，而是有机配合、互相补充，这样往往能获得更高的疗效。理论上相互为用是根据不同需要，或侧重以中医理论指导治疗，或侧重以现代医学理论指导治疗，或按中西医结合后形成的新理论指导治疗。

上面提到的中西医结合三种方式，首先也是较易做到的就是诊治上的"病证结合"。中医重视辨证，通过望、闻、问、切四诊合参，综合分析研究并根据八纲、脏腑等辨证方法确定病因、病位、病性。这种辨证体现了整体性、联系性、功能性等特点，但微观细节不够细致、确切。西医以辨病为主，通过视、触、叩、听，充分利用各种实验室理化检查，而确定病因、病位、病性。这种辨病体现了局部性、实物性、结构性等特点，但对疾病的整体反应重视不够。辨病与辨证相结合，辨证的范围就缩小了，便于统一临床诊断标准及疗效的比较，也利于充分运用现代科学理论和方法阐明证的实质，促进中西医结合的发展。西医诊断多在病，中医诊断多在证。如同二维的坐标，中医的证就像 Y 轴，西医的病则是 X 轴，通过 X、Y 轴，就可以确定一种病证结合的点，相当于一个二维诊断。仅有病或者单纯证的诊断，是一维的，这种二维的诊断亦是中西医结合的诊断。临床上曾有一位哮喘患者，同时患有不孕症。当哮喘控制后，也成功怀孕了。其实在治疗哮喘时，并没有特别考虑不孕症问题。这类似中医针灸的一个观点"宁失其穴，勿失其经"。抓住经就相当于抓住了证，根据证来确定治则，选择药物。对于痰湿内阻的哮喘进行健脾化痰的治疗，同时也治疗了病机同为痰湿内阻的不孕症。所以当证治愈了，病也就不复存在了，这类似于中医学中"异病同治"的概念。

3. 中西医结合的难点

尽管中西医结合路径较为明晰，实际上，中西医结合有诸多难点。

（1）理论体系缺乏：中西医结合理论基础的缺乏，就在于无法用中西医结合的理论去解释某一种疾病。例如，中医针对肺炎一病的病机解释为邪犯肺卫、痰热壅肺；西医解释为细菌、病毒或其他病原体感染。中西医如何结合？现在的中西医结合多是"肚皮结合"，即患者服了中药再吃西药。主要是根据临床需要所做出的结合，但并未从理论上将中西医结合。作为一个独立学科而言，如果没有完备理论体系作为基础支撑，就会极大程度上影响它的传承。即使目前中西医结合的临床疗效，优于单纯应用中医和西医的任何一种治疗方法，但没有传承发展的能力。

（2）执业结构变化：随着《中医药法》等的提出，中医的发展逐渐得到了重视，西医学随着现代科技发展也日臻完善，但中西医结合的发展，反而受到一定程度的忽视。现在主要是什么人在做中西医结合这项工作呢？目前看来，主要是中医执业人员在中医院完成这件事，西医院及西医执业者中从事此项工作的人少之又少。

（3）学科界限不清：中西医结合目前尚未形成理论体系，其学科等级存在争议。

4. 中西医结合的前景

（1）结合预期：如上所述的难点是中西医结合的瓶颈。面对瓶颈，有些人产生了悲观论点，认为"中西医结合遥遥无期""中西医结而不合"，而有些人无视中西医结合现状、困难，盲目乐观，认为完成中西医结合的大任近在眼前。其实现在中西医结合面临的首要问题不是要不要、能不能的问题，而是"路该怎么走""融合在何时"的问题。认真学习世界史博士李约瑟的有关论述必将给我们以有益的启示。世界史学家李约瑟博士经过几十年的研究，发现了一条科学发展的基本规律——世界科学兴起律。这条规律是通过研究东西方科学史上的"融合点"与"超越点"的不同时发现的，可表述为"一门科学研究的对象有机程度越高，它所涉及的现象综合性越强，那么在欧洲文明和中国文明之间，它的超越点和融合点的时间间隔越长"。从近代以来的科学发展来看，沿着时间轴，每一门学科领域，差不多都可以找到西方科学超过中国科学的"超越点"，也能找到东西方科学统一起来的"融合点"，而"超越点与融合点"之间的时间间隔，是随着各学科所研究对象的有机程度提高而增长的。那么据此推测：中西医融合点＝超越点（1900 年）＋超越点与融合点之间的间隔时间（＞180 年）＞2080 年。

（2）发展方向：中医药的最终出路在于与时俱进、不断创新，这并不是意味着中医药要向西医靠拢或者说"中医药西化"。首先要明确中医药的发展，不能背离中医药理论，这是前提、是核心，同时也要认识到时代在前进，科学在发展，人们对中医药的要求也在与时俱进，不但要"知其然还要知其所以然"，就是说，无论是中医药理论或是成功的诊断治疗，还需要现代科学、医学知识的解释和表述，需要用现代先进的科技手段证明，更需要立足现实，应用先进的现代科学知识与技术，改进、丰富与发展中医药理论，以及治疗与诊断技术，这些都是中医药现代化所要完成的任务。

中西医结合的发展，要求我们把中西医理法方药"互补"起来，重视"病证结合"，取中西医所长，去其所短，即吸收西医的"白箱"（内部结构完全了解）精华，也吸收中医的"黑箱"（内部结构完全不了解）精华，以"水晶箱"（既了解内部结构，又不干扰各关系）形式，将中西医统一于能够包含中西两医，又高于中西两医的更发达、更完备的医学形态中。中西两医的"融合点"尚未到来，此时做"硬性结合"不可能实现，用一方取舍或取代另一方更是违背历史规律的。目前，我们只有坚定不移地"把中医固有理论和现代科学研究用系统论结合起来，一定能实现一次扬弃，搞一次科学革命"，一次"东方的科学革命"。

中医需要传承，但主观性大、不精确成为影响其发展的瓶颈。对中医学来说，如果可以应用数学方法进行研究，就可以弥补其缺乏定量、精确性认识和停留在经验科学层面上的不足，挖掘和发扬中医文化。传统中医必须与基础学科对接，马克思曾说过，一种科学只有在成功运用数学时，才算达到了真正完善的地步。一门学科想要被世界所认可，其数理语言的表述是把标尺，中医也不例外。将数学方法应用于中医学，可以使中医不再局限于整理古代文献、挖掘秘方，而是力争用数理语言表述中医的内涵和理论，使中医研究走向更为科学化发展的道路。以阴阳为例，阴阳学说是中医学基础理论的核心，贯穿中医的理法方药，有效指导着中医临床实践。但同时，阴阳又是相当抽象的属性概念，一定程度上阻碍了中医理论的进步。所以，阴阳的现代化与客观化一直是人们研究的目标，其涉及内分泌系统、自主神经系统、免疫系统、受体、细胞信号传导甚至基因水平变化等。阴阳存在量化关系。20世纪70年代曾有风靡一时的细胞功能调节的"阴阳学说"认为，环磷腺苷（cAMP）和环磷鸟苷（cGMP）的水平可以反映体内阴阳的变化。阳虚时，cAMP/cGMP比值升高；阴虚时，cAMP/cGMP比值降低。但随着研究的深入，发现人体内存在的类似上述现象十分普遍，如血栓素（TXA_2）和前列环素（PGI_2）、血液中的钙（Ca^{2+}）与磷（HPO_4^{2-}）水平，等等，都存在类似的对立统一现象。中医学中的"阴阳"实则是一个整体概念，并非某一对矛盾决定，而是需要将所有矛盾综合起来才可以确定。单纯从某一个方面来看，与权衡多方面后，可能会得出不同结果，这就是中医整体观的体现。二维模式可以与物理中力的平行四边形法则类比，亦可演化至三维模式。求多个力的合力，亦是以此法则为基础。这种结构呈现一种向量关系的模式，即得到一个有大小、有方向的量。与人体阴阳相同，方向代表阴阳，数值代表水平。阴阳又存在二维关系。我们在表现人体的阴阳关系时，可以用柱状图来表示高低。阴阳正常可以在一定范围内波动，保持动态平衡。超出或低于这个范围，阴阳就会失去平衡。太极图也是阴阳学说的一种直观、量化、形象的显示。太极图象征了自然界最基本的运动——简谐振动，反映出一种"反向同步协调运动"。太极图虽然是阴阳学说的高度概括，是古人认识、解释自然的模型图。但其在表达阴阳学说内容上，却难免局限在二维，有平面化和绝对化的遗憾。此时我们需要一种三维的模式图。太极球是中医理论从二维到三维空间的拓展，更符合人体的立体性、三维性。太极球包含了无数动态的太极图，其也是太极图概念的延伸。但对于太极球具体按何形式运转、不同人的太极球又有何不同将是我们下一步研究的方向。

中医对于病因学有自己独特的认识，重视"审因论治"。就肺系疾病而言，发病多起于外感六淫，却对不同致病因素的强弱缺乏衡量标准。经过多年的观察研究，我们提出了中医病因学新思路：致病当量。这一理论的提出，将中医病因学的研究从横向层面延伸到纵向层面。致病当量，指在同一群体中可以引起机体一定程度病理生理改变的致病因子的量，可以理解为一个衡量机体病理改变的常数。临床上，当气温骤变时，无论季节是否寒冷，皆易导致疾病发生。所以，我们考虑除了恒定低温，温度的骤变也是导致寒邪的重要原因，故就此对其展开研究，提出"致病当量"的概念，并以最常见的"寒邪因子"作为突破口进行研究。通过对致病当量的探索，我们发现，只有通过定量研究才能发现中医致病因子的实质，只有通过定量模拟才能发现致病因子损伤的强弱程度，只有通过定量模拟才能对比不同致病因子的强弱。因此，病因是相对抽象的事物，只有利用数学语言，才能更好地将其清楚展现。不同的群体中，同一个"当量病因"引起的病理改变不同，即《内经》所云："有人于此，并行并立，其年长少等也，衣之厚薄均也，卒然遇烈风暴雨，或病或不病。"故不同个体间病理程度的差异，可以用"当量系数"表示，此即符合中医学中"因人而异"的特点。"致病当量"的提出，是理论上对医学研究的创新，为中医学研究的新模式提供了一种可能性。

三、"医学 4.0"

（一）"医学 4.0"概念的提出

如上，医学要在以患者为中心的基础上紧跟时代形势，医学与科技的结合有着必然性与可行性。运用当前先进科学技术，实现医学信息化和智能化的结合，高效整合医学及其相关学科的信息，智能分析疾病发生发展的趋势与特点，制定相应的个体化诊疗对策，并给出相应的防治应答，不断提高医疗水平、改善医疗环境，这将是现代医学的一次新发展，也是中医学的创新方向。2013 年 4 月，德国在汉诺威工业博览会上正式推出"工业 4.0"战略，以网络实体系统和物联网为技术基础，旨在提升制造业的智能化水平，提高德国工业的竞争力，在新一轮工业革命中占领先机。我国于 2015 年 5 月提出"中国制造 2025"战略，旨在依靠和发展高端装备制造业实现中国由制造大国向制造强国的转变。工业革命依次经历了蒸汽时代、电气时代、信息时代、智能时代，每一次工业革命都推动了医学的发展。工业 4.0 总体以信息物理系统、云计算、大数据分析、IT 系统安全、3D 打印、增强现实、机器人这七项核心技术为支柱。对此，我们提出一个新概念——"医学 4.0"，其原则精神是，合理运用工业 4.0 中的核心技术，不断实现具有信息化、智能化、个性化、合作化特征的医学。

1. 背景

（1）历次工业革命与医学的发展：德国工业 4.0 概念的提出基于工业革命的演变，将第一次工业革命，以机器制造为时代特征的蒸汽时代看作工业 1.0 时代；第二次工业革命，以电气化时代发展为特征的电气时代看作工业 2.0 时代；第三次工业革命，以计算机网络为特征的信息时代看作工业 3.0 时代；而工业 4.0 是要实现以信息智能化为特征的智能时代，可以看作人类历史上第四次工业革命或"再工业化"时代。

历次工业革命对医学都具有极大的推动作用，如工业 1.0 时代机械化运动推翻了以经验推理和哲学理论为主的传统医学模式，把人比作机器的机械式医学悄然兴起；工业 2.0 时代，细胞学说、进化论和能量守恒定律的创立，使人们的自然观、运动观发生了变化，促使了辩证唯物主义观点的确立，细菌学说的诞生、外科学的进步等使科学主义占据优势地位，实验医学兴起，促进了生物医学模式的形成；工业 3.0 时代医学技术依托信息技术空前进步，心电图、超声波技术、电子计算机 X 射线断层成像（CT）及磁共振成像技术的出现与应用，大大提高了诊疗水平。

（2）历次医学发展时代：医学在每个时期均由具有时代共性的思想主导，这种时代性的思想对医学实践有着规范作用，并根据医学具体实践情况不断调整，使之更好地指导医学发展，这种主导每一时期医学发展的思想为医学模式，是一个医学时代的标志。医学迄今为止共经历了 3 次模式的发展：第一次是传统医学模式，该时期以自然哲学思想为主导，利用自然界的属性解释人类生命的属性，通过直觉观察和思辨性研究，把人和自然融为一体，达成对生命的整体性认识，推翻以鬼神学说为主导的神灵主义医学模式，使医学得到了第一次系统化，该时期可看作医学 1.0 时代；第二次是近代生物医学模式，文艺复兴后随着机械论的发展，人体被看作是由许多零件组成的复杂机器，学者认为每一种疾病都可在器官、组织、细胞分子中找到根源，18 世纪末随着细胞学说、进化论的发现及细菌学的发展，人们认识到疾病是可以通过生物学的变量来测定的，由此借助科技手段，展开一系列生物实验研究，该时期可看作医学 2.0 时代；第三次是现代生物 – 心理 – 社会医学模式，随着人类文明的不断进步，环境问题、心理因素、社会文化等日益受到关注，人们对健康的认识进一步深化，不再单纯以身体没有疾病作为健康的定义，而是要同时有健康社会适应能力和良好的心理素质，使医学朝着更加综合、人文的方向发展，该时期可看作医学3.0时代。

中西医学在这一大形势下共同发展着，但由于其发展过程中的社会文化、哲学思想、科技水平不同，二者在医学模式下存在着发展差异，总体来讲，中、西医学共同经历了传统医学发展模式后，西方医学随着工业的变革、科技的进步，受到唯物主义理论的影响，对机体的研究以"还原论""心身二元论"为理论基础，在实验中不断开展疾病的微观研究，随着医学实践的不断开展，指导思想发生转变，促成了后两次医学模式的形成。然而，中医学的发展主要在医学1.0时代，近代随着西医学的引进、科技的进步，中医学在一定程度上与科技融合，学者开展中医实验研究，但因其独特的理论体系，有些理论无法或难以被现代方法所研究，其发展模式仍然处于自然哲学模式，在医学大发展下，中医学有着独特的发展时代。

中医学1.0——理论奠基时期：春秋之前，人们对人体、疾病和自然现象的认识还处于蒙昧状态，对生命现象的解读依靠鬼神学说。之后随着自然哲学主义、朴素唯物主义思想的兴起及"阴阳五行"学说的建立，中医学逐渐从巫术中分离出来。至秦汉三国时期，中医学从分散的实践经验积累上升为较为系统的理论，《黄帝内经》标志着中医学最早理论体系的建立，其与《难经》《神农本草经》《伤寒杂病论》共同奠定了中医学理论的基础。

中医学2.0——理论完善时期：汉代以后各代医家对中医文献进行整理、编撰、诠释，丰富了中医理论体系。宋金元时期随着理学、运气学说的兴起，加之医学环境的自由，以"金元四大家"为代表出现学术争鸣的现象，促进基础理论和临床研究的不断发展与创新。至明清时期，随着对中医经典的深入研究、辨证论治体系的完善、中药学与方剂学的进步，中医学理论体系日臻成熟。

中医学3.0——近现代化探索时期：明清以来，西学东渐和侵略者入侵，西方医学的传入对中医学造成一定冲击。20世纪50年代以后，以"团结中西医"为医学工作方针之一，不断促进中医学与近现代多学科的结合，这一时期中医学在中药药理研究、中西医结合临床治疗等实践领域取得了丰硕的成果，但是中医理论体系的发展仍未取得重大突破，中医学在近现代化发展道路上处于研究和探索阶段。

从以上历史发展史可以看出，西医学的发展主要依靠更高端的科技设备来指导医学研究，所以能更好地吸收、利用工业革命成果，使其医学更加微观化。而中医学对工业革命成果的利用不如西医学，因其独特的理论体系，中医学在发展过程中存在着客观化、标准化难的问题，中医学从宏观角度探求生命的本质，辨证论治，两种医学体系既各有特异性又存在很多共性，如同一种疾病会出现不同的证候，而不同疾病可能会出现相同的证候，这与西医学从微观角度探求的同一疾病会有不同的基因表达方式，而不同疾病会有相同的基因表达方式具有共通性，未来依靠基础力量及高新科技，两种医学体系有望达到较佳的融合状态。

（二）工业 4.0 与医学 4.0

工业、医学是社会发展的不同领域，科学技术在不同方面的合理运用都会大力推动其发展。"工业 4.0"是在云计算、大数据等现有的信息化基础上实现物理系统与网络虚拟系统的联系，是对信息的一种智能化，实现工业模式由集中式控制向分散式增强型控制的转变，其目标是建立一个高度灵活的个性化和数字化的产品与服务的生产模式。德国工业 4.0 总体以信息物理系统、云计算、大数据分析、IT 系统安全、增材制造、增强现实、机器人这 7 项核心技术为支柱，而这些科学技术及其所改变的生产模式、营销模式等对医学的发展具有很大促进作用，合理运用工业 4.0 中的核心技术，不断实现具有信息化、智能化、个性化、合作化特征的医学是时代所趋。

（三）医学 4.0——核心科技下的信息、智能、个性、合作化医学

1. 云计算、大数据下的信息医学

医学随着发展，相关性数据越来越多，现代海量的医学相关性数据无法在一定时间范围内用常规软件工具进行捕捉、管理和处理额外数据集合，需要新的处理模式以更强的决策力、洞察发现力和流程优化能力采集、储存、分析、转化这些海量、高增长率和多样化的医学信息资产，故依托现代大数据、云计算优势实现对医学数据在大规模范围、不同时间维度、不

同数据类型的采集，经通信、网络技术将预处理过的数据汇总至云端数据库储存并计算，在保证医学数据的质量和安全管理下，创新数据挖掘算法，以提高预测性分析结果的可靠度，对数据进行网状分析、处理和转化，实现医学的信息化。

（1）医学相关信息化：①医患智囊库：实行医学基础、临床数据的全方面获取与采集，并上传云端形成医学大数据库，实行两端口开放制，有侧重点地供医患双方使用：开放于医生群体的端口以权威、专业为特点形成医生智囊库，以供医生便捷查阅、学习不同学科知识，更好地指导专科临床实践；开放于患者端口以权威、普及为特点形成患者智囊库，供患者用更科学的、可信度高的、简便通俗的方式了解医学基本知识，使患者变被动为主动，积极发挥个人主观能动性，形成正确的健康观、疾病观、生命观，正确认识生命、疾病的规律，保护患者不被伪科学主义所蒙骗，使患者充分信任自己的医生，医患双方精诚合作共同作战。②医疗设备数据库：通过传感技术、通信技术等实现医疗设备对患者检查数据的采集，实现检查信息的实时采集与运输，实时上传云端形成大数据库，既可扩展医学数据资源，又可不断完善患者的个人纵横向信息，此外，检查信息经整合实时传送到医生服务端口，让医生第一时间了解患者本次及历次检查结果。③医院信息库：运用大数据实现对医院、科室及工作者医生信息的纵、横向整合，数据分析医院、科室、医生的优势点与劣势点，为患者就诊提供全面参考。

（2）患者相关信息化：运用智能传感医疗设备对生理健康人的身体信号不断提取，形成大数据，根据这些身体信号的数据分析，预测疾病的发展与转归，提前采取针对性应对措施，降低发病率。

同时，运用信息采集技术实现对患者信息的纵、横向整合，纵向信息主要是指具有医学相关性的个人综合信息，比如患者的年龄、民族、所居地、教育程度等基本信息，以及患者从出生至今所患疾病的种类、次数、严重程度、检查资料、治疗过程等信息。横向信息主要是指患者一个或多个纵向信息的横向统计学信息，比如生活在某地区的患哮喘病的人数，以及规律使用吸入药治疗的人数。

如此一方面可预测医学区域病、季节病、性别病等病种的发病规律，并做出相应干预措施；另一方面，医生在诊治患者时可更好地通过网络系统准确了解患者的综合信息，根据患者的信号提示、用药经历、经济条件、宗教信仰等实施针对性治疗。

（3）医学相关学科信息化：应用大数据优势，实现对物理、化学、材料等自然基础学科和心理、社会等人文基础学科的整合，实现基础学科的信息化，更好地与医学进行选择性交融以促进医学发展。

2. 信息物理系统下的智能医学

信息无障碍是信息智能化极重要的发展方向，依靠大数据、物联网等优势在实现医学的信息化基础上依托信息物理系统（CPS）进一步实现医学的智能化。CPS包含环境感知、嵌入式计算、网络通信、网络控制等系统工程，使物理设备具有计算、通信、精确控制、远程协调和自治等五大功能，实现计算进程和物理进程统一，是集计算、通信和控制于一体的下一代智能系统。医学合理运用CPS实现医院、医疗设备、诊疗系统、多方交流、医疗服务等方面的智能化，使医学更加智能、简便、人性化。

（1）智能诊疗：医生的诊疗技术是医学的主要组成部分，医生在专业知识的基础上，对其他学科知识及时准确的获知在临床中是必不可少的，通过互联网将医学体系、医学技术不断智能化，实现在首诊负责制的基础上，通过远程视频或医学机器人等医学智能系统实现智能化会诊。

未来医学中远程诊疗主要提供诊疗方式上的辅助，医学机器人主要提供诊断诊疗决策上的辅助，二者将成为医学诊疗的主要辅助工具，应用于医学诊疗、康复等有关领域，对提高医生诊疗水平、规避医疗风险、推动医学进步具有很大的作用。在这种智能化时代下，医生是医学活动的主导因素，智能系统或机器是医生的助手。一方面，有智能系统提供的参考决策，可提高医生的诊断正确率和治疗有效率；另一方面，智能系统可相对帮医生分担繁重的医学任务。

（2）智能医院：医院是开展医学工作的重要载体，在实现医患双方信息化基础上，将医、患两端点实现智能网络化，医院管理系统端运用CPS等技术实现分诊、预约、挂号一条龙智能服务，根据患者发布的文字或语音求诊信息，利用数据处理转化器将患者表达的非专业医学术语转化为医学专业术语，并根据患者主诉进行初步智能问诊，形成系统疾病信息采集后，做出初步诊断，将所诊断疾病与各医院优势学科、优势医生等匹配，智能推荐适合患者病情的医院、科室及医生。智能分诊后，根据患者病情轻重情况与合适医生预约人数情况，进行智能预约推荐，而身处交通不便的偏远地区的患者也可通过远程视频的方法与主治医生进行病情交流，医生通过医院端显示的患者整体信息与视频中患者的具体情况做出远程诊疗。

由此，可便利患者就诊过程，优化医学资源配置，减少医学资源浪费现象，由集中医疗向分散式高效医疗发展，实现分级诊疗、区域诊疗、远程诊疗的理性结合，从而改善医疗环境，提供更加合理又能满足个体需求的智能医院管理模式。

（3）智能医疗设备：医疗设备是医疗、科研、教学、临床学科工作最基本的要素，包括专业医疗设备和家用医疗设备。在医疗设备数据库基础上，运用 CPS 等智能手段实现设备的智能化，运用材料学等技术智造体内无创检查设备，如智能体内控制型内镜等，为患者提供更加合适、安全、有效、人性化的检查方式，并智能分析检查结果和给予处理方法，在为医生提供准确、快速、有效的检查资料的同时提供诊疗参考。

此外，家用医疗设备的智能化是现代医学发展的大趋势，运用增材制造等技术制造出简便、无创、个性化、可供携带、可穿戴的智能家用医疗设备，如可检测血脂、血糖、心率等信息的健康手环，可检测生命体征的背心，无创式光谱血糖仪，智能手机超声波探头，智能心电图，智能体温表等，患者可通过简单的操作或无须操作就能对个人基本指标进行检测，医疗设备在采集检测数据的同时进行智能分析，给出相关应对措施，消除患者的操作与分析障碍，使患者拥有一个不断更新的和无缝连接的全面的健康记录，既可增加患者对自我健康的主动权和参与感，又可为医务工作者提供触手可得的全面病史，便于更高效、更全面地为患者服务。

（4）智能药物：将感应器嵌入药物，实现药物的智能化，一方面，药物进入人体溶解后，感应器可发送信号至患者随身携带的接收装置，接收装置可通过蓝牙等信号传播方式将该信号及感应到的其他健康数据，如血流动力学、血脂指数，传送到患者的移动设备，继而在患者允许的前提下传送到家人或医生的移动设备。医生可根据患者药物感应器发出的信号了解患者的服药时间、方法是否正确。另一方面，运用控释手段，实现药物的智能药品释放。此外，结合计算机技术、遗传学、蛋白质组学、基因组学、临床数据等促进智能药物的基因靶向精准治疗。

（5）智能交流：通过网络通信、物联网、CPS等技术，一方面可实现人－机智能交流，如机器人、医学APP的运用，使得患者与机器人或智能医学软件进行智能对话，获取相应病情处理对策；另一方面，实现机－机智能交流，各设备、机器通过物联网联系到一起，并通过CPS等智能系统实现智能交流，使医学各检查环节高效进行。

（6）智能服务：医学是以患者为中心不断为其提供健康相关性服务的学科，运用智能科技打造医学智能服务网，针对患者的特异性为患者提供个性化医疗相关服务，主要包括生活和心理服务。生活方面，实现智能生成个性化养生保健方案、智能提示药品服用天数、智能提醒就诊时间、智能药品采购、在院期间智能订餐、就医相关性智能交通、智能围医疗产品等服务；心理方面，实现智能心理疏导、智能发泄途径、智能关怀安慰等服务。

3. 增材制造下的3D医学

增材制造技术是采用材料逐渐累加的方法制造实体零件的技术，相对于传统的材料去除一切削加工技术是一种"自上而下"的制造方法，将增材制造技术运用到医学领域，融合计算机辅助设计、材料加工与成形技术，以数字模型文件为基础，通过软件与数控系统将专用的医用生物材料通过各种物理、化学方式逐层堆积，制造出实体医用物品，如医学模型、生物支架、医学植入物、药片、制造部分人体器官等，实现医学中个体化匹配治疗和复杂微观结构的可调控性。

4. 增强现实技术下的精确医学

增强现实技术，是一种实时地计算摄影机影像的位置及角度并加上相应图像的技术，将其应用于医学领域，使原本在医学现实世界的一定时间空间范围内很难体验到的实体信息通过电脑等科学技术模拟仿真后再叠加，将虚拟的医学世界"无缝"叠加到现实医学世界并进行互动，可更好地指导医学精准定位。

5. 信息智能化的个体化医学

医学具有复杂性的原因之一就是每个人都有不同的情况，所患疾病在具有普遍性的基础上还具有特殊性，以往"一刀切"的单一诊疗模式已不再适用，运用智能医学实施个体化诊疗是未来医学发展的方向。中西医学关于个体化诊疗有着不同的理解方式，西医学是以辨病论治为原则，根据不同疾病及其不同时期、类别施以不同的治疗，根据患者机体状况的不同施以不同的药物和药量；中医学的个体化医疗有着数千年的历史，以整体观念和辨证论治为特点，精髓在于辨证论治，并以体质学说、三因制宜等思想为基础，临床根据不同证候表现、体质类型、影响因素施以不同方药并临证加减。

由此可见，西医微观上的辨病与中医宏观上的辨证都是个体化治疗的表现，基于现代及未来科技的发展，西医在辨病的基础上通过基因组学、蛋白质学、代谢酶学等技术探求不同个体的基因特性，根据个体基因信息为患者量身定制治疗方法，同时，结合中医宏观思想综合考虑疾病的发生发展。信息智能化医学将会为中医学因天、因地、因人制宜提供触手可及的个人综合资料，为实施个体辨证治疗提供可视化的信息，同时，在辨证基础上结合现代医学微观理论，从扁平化加立体化的角度对疾病进行诊疗，以更好地制订个体化治疗方案。

6. 综合因素的合作医学

（1）医-患合作：医学的发展不单靠医学工作者的努力，更依赖患者的配合，没有患者的配合，再高超的医术、再智能的设备都不能达到最佳效果。通过各种智能医疗设备或软件提高患者的能动性，可使其主动学习基本医学知识、了解生命运动的规律、随时监测机体状况，从而正视机体出现的病理状态，相信医生的决策并主动参与到医学实践中。同样，医生根据患者的喜好、性格、认知程度、宗教信仰等保证治疗效果的前提下与患者配合，不仅为患者治愈疾病，更要帮助、安慰患者。医患双方相互信任、共同配合，内外相应才能战胜疾病。

（2）机-机合作：物联网、CPS等技术让医疗设备具有计算、通信、精确控制、远程协调和自治等五大功能，实现设备与设备之间智能交流、合作，优化设备资源配置，提高诊查效率，使智能设备最大限度为患者提供信息、资源、安全方面的保障。

（3）人－机合作：各种智能化的实现均依赖人与机器的配合，在智能化医学下，人类要适应时代的发展，做到与机器、系统等智能化设备的合作，人的配合使机器更多地发挥其价值，使人类智慧的产物更好地服务于人类，当然，在享受智能设备带来便利的同时又要有自主甄别能力，不过分依赖设备，与智能设备理性合作。

（4）学科－学科合作：当代科学技术的迅速发展越来越依赖于不同学科之间的交叉融合，学科交叉融合是科学技术发展的必然趋势。同样，医学的发展也需要材料学、物理、化学、药学、工程学、生物力学等学科的相互渗透与融贯，如纳米生物技术、骨形态发生蛋白材料、体外激光碎石、纳米粒药物载体等都是多学科交叉发展的结果。可见，医学与多学科之间交叉合作，寻求合适结合点，积极利用其他学科的优势理论与成果促进医学的发展，医学的发展也会带动其他学科的进步。

（四）医学 4.0 面临的挑战

1. 安全和保密

当前对网络信息安全缺乏系统的法律法规保护、缺乏核心技术、缺乏安全意识，通信、网络、信息化技术在为医学带来发展动力和空间的同时，由于大量的传感器和设备被连接到医学网络，加大了网络间谍、黑客、诈骗分子等社会不安定分子对信息攻击、攫取的可能性，严重威胁着医患双方的数据安全和保密工作。因此，如何提高信息安全度，开展可预见的维护系统，最大程度发挥信息智能化医学带来的便利，是当前亟须解决的问题。

2. 医学伦理学

智能医学发展下，信息数据库在帮助医学工作者更好地开展个体化诊疗的同时，患者的隐私权、知情同意权、医疗选择权、医疗监督权等是否会受到重视和尊重，医学数据是否会滥用，医生的道德、责任、审慎等是否会被智能机器所弱化，都是当下及未来医学应当考虑及解决的伦理学问题。

3. 中医标准化

西医学以分析、实验、定量研究为主，其研究结果具有重复性、可证伪性和客观性，可通过制订、发布和实施标准达到统一。因此，对新科技的适应能力比较强，可快速、良好地与新兴科技接轨，不断完善各项标准。作为经验医学的中医学，要想适应时代要求，与时俱进，就要实现其自身的客观化、标准化，以拥有规范的中医学秩序，不断走向国际化。近年来，通过现代医学方法探讨中医标准化问题取得了一些进展，但也面对着诸多亟须解决的难题。中医在病名、病证、诊疗等多方面具有主观性、模糊性和不确定性，单纯按照现代医学思维"西化"中医是不可取的，中医学的现代发展必定是立足于传统中医理论的，基于中医理论脚踏实地地从基础学科不断挖掘有利价值，让自然科学更好地为医学服务。但对于中医学标准化的方法仍待进一步探索与验证，如何在保持中医学特色的基础上对其实现标准发展，是现代医学亟须解决的问题。

4. 生物医用材料

生物医学材料是材料和医学领域多学科交叉形成的一门新兴学科，是医疗健康产业的物质基础，引导着当代医疗技术和健康事业的革新和发展，如当代纳米技术、表面改性技术、3D打印技术、干细胞技术等前沿科学技术与生物医用材料的制造具有密切的关系，推动着临床治疗、诊断技术的革新。但目前一些医学技术仍然缺乏合适材料的支持，如在远程诊疗中中医学"四诊"的脉诊如何更精确地还原，现代脉诊仪与现实脉搏如何实现零差距，听诊器、血糖仪、血压计等医疗器械如何更加人性化，需要基于医学与多学科不断探索与发展，为人类健康提供安全系数高、可信程度高的医疗器械与支持技术。

（五）时代展望

医学4.0旨在实现个体化的互联网智能医学以造福人类健康，依托互联网、物联网、大数据、云计算、信息物理系统等前沿先进技术实现医学的信息化、智能化，未来医学智能信息网的广泛形成，使得医学资源的共享、获取更加便利，医疗资源的分配、整合更加合理，中西医学的融合、发展更加科学，医患双方的信任、合作更加可观，医生诊疗的方式、方法更加智能，

453

让医学信息越来越全面化、安全化，医学环境越来越秩序化、人文化，让智能医学更好地协助医学工作者为患者服务，在现实－虚拟诊疗模式下，以医学数据库为根基，依托通信科技、智能科技、建材科技、虚拟科技等升级医学水平，打造全方位为患者量身定制的诊疗体系，实现诊断更加精确、治疗更加有效、服务更加人性的个体化智能医学，建立起科学发展的健康村。

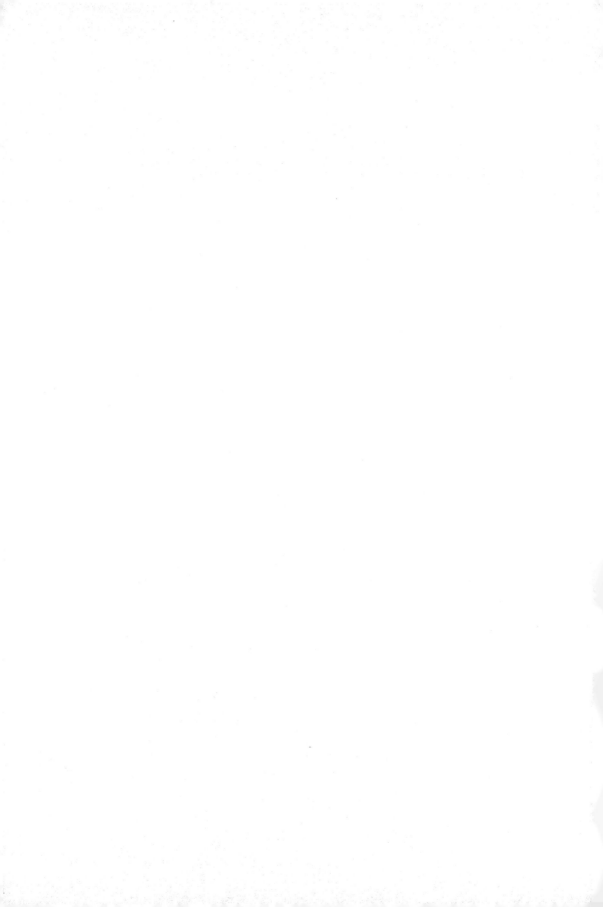